常见中药炮制品
在方剂中的选用

主　审　曹俊岭

主　编　孙洪胜　高　山

副主编　邱丽丽　薛春苗　李春晓　牟大可　张小伟

编　者　（以姓氏笔画为序）

于　蕾　（内蒙古自治区中医医院）

马彦江　（河南中医药大学第一附属医院）

王道东　（山东中医药大学附属医院）

韦　颖　（淄博职业学院）

朱宗敏　（山东中医药大学附属医院）

孙洪胜　（山东中医药大学附属医院）

牟大可　（山东中医药大学附属医院）

李春晓　（河南中医药大学第一附属医院）

肖　扬　（天津中医药大学第二附属医院）

吴惠妃　（广州中医药大学附属中山中医院）

邱丽丽　（滨州职业学院）

张小伟　（淄博职业学院）

张红艳　（山东中医药大学第二附属医院）

袁　波　（山东中医药大学附属医院）

高　山　（黑龙江省中医药科学院）

黄开颜　（湖南中医药大学第一附属医院）

黄亚威　（江苏省中医院）

曹俊岭　（北京中医药大学东直门医院）

隋晓丽　（山东中医药大学第二附属医院）

廖小红　（广州中医药大学第一附属医院）

薛春苗　（北京中医药大学东直门医院）

U0388359

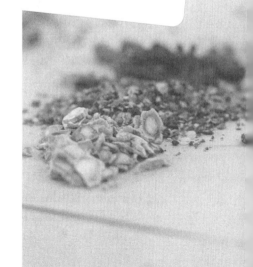

人民卫生出版社
·北　京·

图书在版编目（CIP）数据

常见中药炮制品在方剂中的选用 / 孙洪胜，高山主编. — 北京：人民卫生出版社，2025.3
ISBN 978-7-117-34181-3

Ⅰ. ①常…　Ⅱ. ①孙…　②高…　Ⅲ. ①中药炮制学
Ⅳ. ①R283

中国版本图书馆 CIP 数据核字（2022）第 241973 号

人卫智网　www.ipmph.com	医学教育、学术、考试、健康，	
	购书智慧智能综合服务平台	
人卫官网　www.pmph.com	人卫官方资讯发布平台	

常见中药炮制品在方剂中的选用
Changjian Zhongyao Paozhipin zai Fangji zhong de Xuanyong

主　　编：孙洪胜　高　山
出版发行：人民卫生出版社（中继线 010-59780011）
地　　址：北京市朝阳区潘家园南里 19 号
邮　　编：100021
E - mail：pmph @ pmph.com
购书热线：010-59787592　010-59787584　010-65264830
印　　刷：三河市尚艺印装有限公司
经　　销：新华书店
开　　本：710×1000　1/16　印张：32
字　　数：541 千字
版　　次：2025 年 3 月第 1 版
印　　次：2025 年 3 月第 1 次印刷
标准书号：ISBN 978-7-117-34181-3
定　　价：89.00 元

打击盗版举报电话：010-59787491　E-mail：WQ @ pmph.com
质量问题联系电话：010-59787234　E-mail：zhiliang @ pmph.com
数字融合服务电话：4001118166　E-mail：zengzhi @ pmph.com

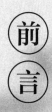

前言

　　中药炮制是根据中医药理论，依据辨证论治用药和药物自身性质以及调剂、制剂的不同要求，所采取的传统制药技术。同种中药饮片采用不同的炮制方法，其性味、功效就发生了程度不同的变化。在传统方剂学中，关于中药炮制品的辨析应用内容较少，临床医师对于辨证应用中药炮制品方面的知识相对不足。中药临床药师只有熟练掌握了中药炮制品的辨析应用，才能对中药饮片处方进行辨证论治的点评。所以中药炮制品的辨析应用对于提高中药饮片使用的安全性和有效性至关重要。

　　本书分为上、下两篇。上篇总论：重点介绍了中药炮制的起源与发展、中药炮制的目的及对药物的影响，中药炮制方法的分类及辅料，中药炮制对药性的影响，中药炮制对方剂疗效的影响，以及传统方剂的分类、配伍理论及炮制品规格的选用原则。下篇各论：依据以药统方的原则，按照植物类（用药部位分为根及根茎类，茎、皮类，叶类和花类，全草类，果实及种子类，树脂类）、动物类、矿物类的中药分类方法，内容涉及中药饮片 90 种，方剂 600 余个。每味中药饮片的内容包括：炮制历史沿革、不同炮制品临床应用特点、不同炮制品在传统方剂中的合理选用三个方面。各论重点是不同炮制品的性效特点和临床应用辨析，以及不同炮制品在传统方剂中的应用例证。在传统方剂例证中除方剂的组成、用法、功用主治外，还包括了炮制品选用分析和处方规范书写格式。炮制品选用分析，对组成传统方剂的每味中药饮片的炮制品在方中具体作用都进行了辨析，确定中药炮制品。根据炮制品选用分析，列出该方剂的处方规范书写格式。处方规范书写格式包括处方用名和特殊煎服方法，处方用名采用《中华人民共和国药典》（以下简称《中国药典》）（2020 年版）的规范化名称，符合《处方管理办法》的各项规定。

前言

本书重传统而有所创新，重基础而不离实践，重经典而精于权变，义简而不失深刻，由点及面，从医悟道，以期为临床合理使用中药饮片的各类炮制品提供理论依据，为中药临床药师审核、点评中药饮片处方奠定基础。

本书部分参考了孙洪胜等主编，2016 年人民卫生出版社出版的《中药临床方剂学》。中药饮片炮制品规格以《中国药典》（2020 年版）为准。《中国药典》未包括的内容，主要参考了叶定江等主编，2011 年人民卫生出版社出版的中医药学高级丛书《中药炮制学》（第 2 版），在此深表谢意。

编者

2025 年 2 月

上篇　总论

下篇　各论

目录

上篇　总论

第一章
中药炮制的起源与发展

第一节　中药炮制的起源

中药炮制历史可追溯到原始社会，古人在劳动和寻找食物的过程中积累了初步的药物知识，同时也创造了药物加工炮制的方法，即有了中药就有了中药炮制。如洗净、除去泥土杂质、打成小块等对中药的简单加工，便是中药炮制的萌芽。

炮制古称"炮炙"，指用火加工处理药材的方法。炮制的起源与火的应用关系密切。人类对火的利用不仅可使生食变为熟食，同时也使药物"炮炙"加工具备了客观条件。古人把这种熟食的方法应用到药物加工上，如"炮""烧"等，就形成了中药炮制的雏形。

酒的发明与应用在我国历史悠久。采用酒治病或制造药酒来治病，丰富了用药内容，《汉书·食货志》："酒，百药之长。"人们应用酒来炮制药物，形成了辅料制法，充实了药物炮制的内容。

第二节　中药炮制的发展

从有文字记载分析，中药炮制的发展主要分为以下 4 个时期：

一、先秦至宋代
（一）春秋战国时期

《五十二病方》是我国现存较早的医药方书，收录现存的方子 283 个，书中记载了净制、切制、水制、水火共制等中药炮制方面的内容，不仅有炮制名称的记载，而且有炮制方法、操作过程等记述。本书列举的有关药物炮制工艺内容，是我国现存最早的医药文献记载。

《黄帝内经》在《灵枢·邪客》中有用"半夏汤"的记载。"半夏汤"中的"治半夏"即为修治过的半夏，说明当时已注意到有毒药物的炮制。

（二）汉代

《神农本草经》问世，书中指出："药有……阴干暴干，采造时月，生熟，土地所出，真伪新陈，并各有法。"其中"阴干""暴干"说的是产地加工，"生熟"说的是药物炮制。另外，还有"露蜂房……熬""桑螵蛸……蒸"等炮制方法的记载。

汉代的方书在处方的脚注往往标有炮制方法，如麻黄汤：麻黄去节, 三两　桂枝二两　杏仁去皮尖, 七十个　甘草炙, 一两（《伤寒论》）；大承气汤：大黄四两, 酒洗　厚朴去皮, 炙, 八两　枳实炙, 五枚　芒硝三合（《金匮要略》）。

汉代时药物的炮制方法已很全面，开始向药性处理方面发展，炮制理论也开始引起人们的注意，如《神农本草经》序录中"凡此七情，合和视之。当用相须相使者良，勿用相恶相反者。若有毒宜制，可用相畏相杀者，不尔勿合用也"。说明当时已有对有毒药物炮制方法与机制的解释。张仲景在《金匮玉函经》中提出药物"有须烧炼炮炙，生熟有定"，开创了药物生熟异用学说的先导。此期，在炼丹术的推动下，矿物药的炮制也取得了很大的成就。可见，汉代时中药炮制的目的、原则已初步确立，出现了大量炮制方法和炮制品，但方法比较简单。

（三）两晋、南北朝

南北朝刘宋时雷敩著《雷公炮炙论》。全书以炮制为主，总结了当时炮制学的成就，是我国第一部炮制学专著。该书阐述药物炮制方法较详细完备，工艺操作上创造了很多新方法，如飞法、煅法、米泔水浸等，并广泛应用辅料炮制药物。书中记载的炮制方法虽不完全为了医疗，但大部分炮制目的是解除药物毒性、防止变性以保持药效、缓和药物作用、防腐便于贮藏，或有利于加工粉碎等，具有一定的科学性与实用价值。梁代陶弘景所著的《本草经集注》上卷药物总论中有药物的初步处理方法，如㕮咀、干燥、捣筛等方法及某些药物在合药时需经炮制，并指出炮制能影响疗效。

（四）唐代

孙思邈在《备急千金要方》卷一"合和第七"中指出：临床用药"有须烧炼炮炙，生熟有定……诸经方用药，所有熬炼节度，皆脚注之。"指出了炮制的重要性。此外，还提出了"凡钟乳等诸石，以玉槌水研，三日三夜，漂炼，务令极细"，即今水飞的操作。《新修本草》收载了很多炮制方法，除了煨、煅、燔、炒、蒸、煮等外，还有作曲、作豉、芒硝提净等方法；对玉石、玉屑、丹砂、云母、石钟乳、矾石、硝石等矿物药的炮制方法均有记载；在辅料用酒方面指出"唯米酒入药"。此期，炮制方法日益丰富。

（五）宋代

宋代工农业生产的发展，加上政府对药学事业的重视，建立了世界上第一所药局——太平惠民和剂局，均为中药炮制创造了良好的条件。当时炮制方面有长足进步，炮制方法大有改进，炮制目的多样化，开始了为减毒而炮制的同时，重视制备成药饮片炮制的新阶段。

唐慎微编撰的《经史证类备急本草》，在每种药物之后附有炮制方法，为后世制药行业提供了药物炮制资料。沈括在《苏沈良方》一书中收集了行之有效的炮制方法，如湿纸煨、面煨、煅制、泥裹、烧通赤、醋炙、酒制、姜汁炙、蜜制、纸包炒、麸炒、黑豆蒸、水飞等。还用皂角从小便中提炼秋石，被认为是我国古代提炼激素的开始。陈师文等编撰的《太平惠民和剂局方》，强调"凡有修合，依法炮制"，并特设"论炮炙三品药石类例"，专章讨论了炮制技术，收录了185种中药的炮制方法和要求，逐渐注意到药物经炮制后性味功效的改变，成为政府法定制药技术标准的组成部分，对保证药品质量起了很大的作用。该书实践性强，很多与现代应用的方法相似，如水飞、醋淬、镑、纸煨、面煨、巴豆制霜、苍术米泔水浸等。

先秦至宋代，炮制的原则、方法、适用品种初具规模，是炮制技术的形成时期。

二、金、元、明时期

（一）金元时期

金元时期，炮制理论得到了不断发展和提高，特别是金元四大家的学说，对中药炮制理论影响巨大。将归经学说的发展直接应用到中药炮制上，逐渐形成了传统的炮制理论。如王好古在《汤液本草》中引李杲"用药心法"有"黄芩、黄连、黄檗、知母，病在头面及手梢皮肤者，须用酒炒之，借酒力以上腾也。咽之下，脐之上，须酒洗之，在下生用。大凡生升熟降，大黄须煨，恐寒则损胃气。至于川乌、附子须炮，以制毒也"。张元素认为白芍"酒浸行经，止中部腹痛""木香行肝气，火煨用，可实大肠"。葛可久在《十药神书》中首次提出炭药止血的理论，如著名的"十灰散"。

（二）明代

明代医药学的进步超过了以往任何时代，中药炮制技术也有较大进步，在炮制理论上也有重要建树。徐彦纯编撰的《本草发挥》对炮制作用原理有较多的阐述，如"神曲火炒以补天五之气，入足阳明胃经""用上焦药须酒浸暴干……恐伤胃气也"。陈嘉谟在《本草蒙筌》的"制造资水火"中提出"凡药制造，贵在适中，不及则功效难求，太过则气味反失……酒制升提，姜制发散，入盐走肾脏……米泔制去燥性和中，乳制滋润回枯助生阴血，蜜制甘缓难化增益元阳……"，反映了当时炮制理论的发展概况。李时珍的《本草纲目》载药 1 892 种，其中有 330 味药列有"修治"专目。在"修治"专目中综述了前代 50 多家的炮制资料。在 330 味药物中，载有李时珍本人炮制经验或见解的就有 144 条，如木香、高良姜、芜蔚子、枫香脂、樟脑等炮制方法都是李时珍个人的经验记载。缪希雍所撰《炮炙大法》是继《雷公炮炙论》之后又一部有价值的炮制学专著。其收载 439 种药物的炮制方法，大部分内容能反映当时的社会生产实际，在前人的基础上有了进一步发展，并将前人的炮制方法进行了归纳，如"雷公炮炙十七法"。

金元时期至明代是中药炮制理论的形成时期。

三、清代

此期的医药文献多有炮制方法和作用的专项记载，但也有对某些炮制的不同认识和看法。刘若金所著《本草述》收载有关炮制的药物 300 多种，记述药物的各种炮制方法、作用目的以及理论解释，内容丰富。经杨时泰修改删节为《本草述钩元》，使得原著的义旨更为明显易解。如黄芪"治痈疽生用，治肺气虚蜜炙用，治下虚盐水或蒸或炒用"等。张仲岩所著的《修事指南》为清代炮制学专著，收录药物 232 种，较为系统地叙述了各种炮制方法。张仲岩认为炮制在中医药学中非常重要："炮制不明，药性不确，则汤方无准而病症无验也。"该书在炮制理论上也有所发挥，如提出"吴茱萸汁制抑苦寒而扶胃气，猪胆汁制泻胆火而达木郁"等。赵学敏的《本草纲目拾遗》和唐容川的《血证论》，除了记载当时很多炮制方法外，还特别记载了相当数量的炭药，在张仲景"烧灰存性"的基础上提出"炒炭存性"的要求。炭药在清代有相当大的发展，并很有特色。

清代，出现"分剂合用"的新制品。如《柳选四家医案》中黄柏分成四份：一份盐水炒，一份生晒，一份酒炒，一份用益智仁末三钱拌炒去益智仁；香附三两分三份：一份盐水炒，一份醋炒，一份蜜水炒。又如《串雅内编》中大黄药物分成四份，经不同辅料处理，最后合并服用。

在清代有关中药炮制的论著中，还有对明、清时期的炮制品认识上不一致的情况。如《本草通玄》中不同意豨莶草"生泻熟补"，认为"豨莶草苦寒之品，且有毒令人吐，以为生寒熟温，理或有之，以为生泻熟补，未敢尽信，岂有苦寒搜风之剂，一经蒸煮便有补益之功。"《本草新编》中不同意何首乌九蒸九晒，认为"首乌经九蒸之后，气味尽失"。《本草纲目拾遗》中不同意半夏长期浸泡等。

清代是对炮制品种和技术进一步扩大应用时期。

四、现代

现代炮制基本沿用明、清的理论和方法，由于遵循不同，经验不同，各地方不甚统一，但经过多年努力，已逐步趋向统一和完善。中华人民共和国成立以后，各地对散在的本地区具有悠久历史的炮制经验进行了整理，在此基础上制订出各省市中药炮制规范，同时《中华人民共和国药典》（以下简称《中国药典》）也收载了炮制内容，制订了中药炮制通则，并相继出版了一些炮制专著。

1963 年，中医研究院中药研究所等单位将全国现有的炮制经验汇集出版了《中药炮制经验集成》，共收载常用 501 味中药当时的炮制方法。

1998 年，江西科学技术出版社出版的王孝涛等编撰的《历代中药炮制法汇典》，分古代部分和现代部分两册，收集了春秋战国时期至 1985 年常用中药的主要炮制文献，共收集中药 1 100 余种，每种中药有处方用名、炮制方法、炮制作用等项内容。是一部较为完整的炮制文献资料。

2005 年，叶定江等主编的《中药炮制学辞典》出版。该辞典分人物著作篇、名词术语篇、药物炮制篇三部分，共收辞目 2 160 余条，其中名词术语 788 条，炮制文献 225 条，对炮制有贡献的医药专家 156 条，药物炮制 994 条。内容涉及中药炮制学发展历史、工具运用、工艺改革、方法创新、作用研究等方面，是一本全面反映中药炮制学历史源流及最新研究成果的工具书。

教材建设方面，1979 年首次编写出版全国高等医药院校教材《中药炮制学》。2008 年出版的国家"十一五"规划教材《中药炮制学》，为继承和发扬中药炮制奠定了基础，并一直修订沿用。

2004 年国家食品药品监督管理局下发了《关于推进中药饮片等类别药品监督实施 GMP 工作的通知》，明确规定自 2008 年 1 月 1 日起，所有中药饮片生产企业必须在符合 GMP 的条件下生产，未通过认证的一律不许生产。这是我国传统中医药发展史上的一个重大事件。

2010 年版《中国药典》大幅增加了中药饮片标准的收载数量。2020 年版《中国药典》一部收载中药 2 711 种，其中新增 117 种、修订 452 种。总之，中药炮制在继承传统经验的基础上，不断研究炮制原理，改进工艺设备，使中药炮制理论和技术更加完善，更加适应中药产业的发展，制订出更合理、更科学的质量标准，保证中药饮片临床使用的安全有效。

第二章
中药炮制的目的及对药物的影响

第一节　中药炮制的目的

　　中药来源于自然界的植物、动物、矿物，或质地坚硬、粗大，或含有杂质、泥沙，或含有毒性成分等，所以临床使用时，需要经过特定的炮制，使之成为饮片以后才能应用。中药炮制的目的是多方面的，一种中药可以有多种炮制方法，一种炮制方法也可以兼有几个目的，这些既有主次之分，又彼此密切联系。一般认为中药炮制的目的有以下几个方面。

一、降低或消除药物的毒性或副作用

　　部分中药如乌头、附子、半夏、天南星、甘遂、大戟等，虽然有好的临床疗效，但是因其自身的毒性较大，存在用药安全隐患，故需通过炮制降低其毒性。其中最典型的就是附子，附子的炮制方法始见于汉代，从汉唐时代以炮、烧、煨、炒等火炮方法，宋代用液体辅料及药汁炮制，至明代以后蒸煮等湿法为主，无论哪种炮制方法，其目的均是降低毒性，保证临床用药安全。附子的毒性来源于双酯型二萜类生物碱，该类化合物的化学结构不稳定，易产生水解，炮制过程中的加热、加水或加压处理就是为了使其最终水解为毒性低的乌头原碱。又如斑蝥，有毒成分为斑蝥素，对皮肤、黏膜有强烈的刺激性，能引起充血、发赤和起疱，生品仅外用，口服必须经过加工炮制。斑蝥素在84℃开始升华，其升华点为110℃，米炒时锅温为128℃，可以使斑蝥素部分升华而降低含量，从而使斑蝥的毒性减弱。巴豆生用毒性强烈，仅供外用蚀疮，研究表明，其中巴豆脂是巴豆油中的毒性成分，也是引起化学剥脱性皮肤损伤的有效成分，传统的去油制霜炮制方法，可缓和巴豆的泻下作用，降低毒性。千金子为峻泻逐水药，生品毒性较大，作用峻烈，多供外用，制霜后，能缓和泻下作用，降低毒性。

　　炮制还可以降低或除去药物的副作用。如瓜蒌子生用寒滑之性明显，将其制霜炮制成瓜蒌子霜后，功专润肺祛痰，但滑肠作用显著减弱，且能避免

恶心、腹泻的副作用。汉代张仲景曾指出：麻黄"生令人烦，汗出不可止"，说明麻黄生用有"烦"和"出汗多"的副作用，用时"皆先煮数沸"，便可除去其副作用。柏子仁具有宁心安神、润肠通便等作用，如果用于宁心安神则需避免服后产生滑肠致泻的副作用，去油制霜法炮制后即消除了滑肠致泻的副作用。

二、改变或缓和药物的性能

由于中药大多数来源于自然界的植物、动物和矿物，其气味常具有一定的"偏性"。因此，中药以其四气（寒、热、温、凉）和五味（辛、甘、酸、苦、咸）来表示这种性能。临床应用时，若性味过于偏胜，往往会对人体产生副作用，如太寒则伤阳、太热则伤阴、太辛则损津耗气、太甘则生湿助满、太酸则损齿伤筋、太苦则伤胃耗液、太咸能助痰湿。因此，药物具有的"偏性"，需要经各种外部条件对药物加工炮制，使药物的气与味因炮制方法的不同而改变，不至"太过"或"不及"，克服药物的"偏性"，而达"适中"，从而利于发挥药物疗效，或相应地扩大药物作用的范围。

改变药物性能最典型的例子当属地黄的炮制，鲜地黄含汁液较多，以清热生津、凉血止血为主；经蒸制后的熟地黄，质厚，味浓，其性由寒转温，其味由苦转甜，其功效由清转补，以滋阴补血、益精填髓为主。又如甘草生用，味甘偏凉，长于清热解毒、祛痰止咳，用于肺热咳嗽、痰黄、咽喉肿痛、痈疽疮毒、口舌生疮、胸闷心烦之心胃有热等；经过蜜制后，药性由凉转温，蜜甘草味甘偏温，功效由清泄转为温补，以补脾和胃、益气复脉力强，用于脾胃虚弱、倦怠乏力、心动悸、脉结代等。天南星生用辛温燥烈，经胆汁炮制后，其燥烈之性缓和，药性由温转凉，味由辛转苦，药效由温化寒痰转为清化热痰。

某些药物由于药性过于刚烈，临床应用时易耗伤患者正气，需要炮制来缓和其刚烈之性。纵观历代炮制方法沿革，常采用炒制、蜜制等方法来缓和药性，故有"甘能缓""炒以缓其性"的说法。麻黄生用以发汗解表，利水消肿作用力强，多用于风寒表实证和风水浮肿。蜂蜜性味甘平，具有甘缓润燥作用，麻黄经蜜制后，性温偏润，辛散发汗作用缓和，增强宣肺平喘止咳之效，多用于表证较轻而肺气壅阻咳嗽气喘者。苍术生用温燥而辛烈，燥湿、祛风、散寒力强，研究表明，苍术之"燥性"与其挥发油有关，经过麸炒之后，挥发油含量降低，缓和其燥性。芥子生品辛散力强，善于通络止痛，炒制后缓和辛散走窜之性，可避免耗气伤阴，并善于顺气豁痰，且能提高煎出效果。

三、增强药物疗效

中药在临床应用时，除了复方配伍的方法，还可以通过适当的炮制方法提高药物疗效。中药所含的药效成分，通过适当的炮制处理，可以提高其溶出率，并使溶出物易于吸收，从而增强药物疗效。所谓"逢子必炒"，来源于明代《医宗粹言》："决明子、萝卜子、芥子、苏子、韭子、青葙子，凡药用子者俱要炒过，入煎方得味出。"因为大部分种子都有外壳，所以种子类中药的有效成分不易煎出，经过炒制处理后，外壳爆裂，有利于提高种子类药材有效成分的溶出度。还可以借助炮制所用的液体辅料来增强药物疗效，如蜂蜜具有甘缓益脾、润肺止咳的功效，将其作为液体辅料炮制款冬花、紫菀等化痰止咳药，可以增强其润肺止咳的作用。

四、改变或增强药物作用的趋势

中医用升降浮沉来表示药物作用于人体的不同趋向，在于说明药物在体内的作用趋向性能。药物的作用趋向是与疾病所表现的趋向相对而言的，可以利用药物升降沉浮的作用趋向以纠正机体功能的失调。通过采用不同的炮制方法，可以引药入经及改变其作用部位和趋向。改变药物作用趋势，典型的例子就是莱菔子的炮制"生升熟降"。《本经逢原》记载："生能升，熟能降；生则吐风痰，熟则定痰嗽。"莱菔子生用升多于降，用于涌吐风痰，炒制后，降多于升，用于降气化痰，消食除胀。另，大黄苦寒，其性沉而不浮，其用是走而不守，酒制后能引药上行，能在上焦产生清降热邪的作用，治疗上焦实热引起的牙痛等症。又如明代《本草纲目》记载："黄柏性寒而沉，生用则降实火，熟用则不伤胃，酒制则治上，盐制则治下，蜜制则治中。"黄柏生用性寒苦燥而沉，酒制后可缓和寒性，并能借酒升腾之力，引药上行，清上焦之热，用于热壅上焦诸证及足痿等。

五、改变药物作用的部位或增强药物对某一部位的作用

经络学说即研究人体经络的生理功能、病理变化及其与脏腑相互关系的学说，弥补了脏象学说的不足，是中药归经的又一理论基础。所谓中药归经，即表示该药对某些脏腑和经络有明显的选择性。一种药物往往归入数

经，在临床上常嫌其作用分散，通过炮制进行适当调整，使其作用专一。前人从实践中总结出一些规律性的认识——"生升熟降""酒制升提""盐制入肾"等。如酒黄连，借酒力引药上行，缓其寒性，善清头目之火，多用于肝火偏旺，目赤肿痛。柴胡，入心包络、肝、三焦、胆经，经醋制后，作用专于肝经，使其更有效地治疗肝经的疾病。一般补肾药如杜仲、巴戟天、韭菜子等盐制后能增强补肝肾的作用。

六、便于调剂和制剂

植物类药物中根及根茎类、藤木类、果实类等经炮制后加工成一定规格的饮片，如切成片、丝、段、块等，便于调剂时分剂量和配方。如杜仲的炮制要求"断丝而不焦化"，这是因为杜仲炒断丝后有利于调配、煎煮和粉碎，可更好地发挥药效。矿物类、贝壳类及动物骨甲类药物，如自然铜、磁石、赭石、牡蛎、石决明等，这类药物质地坚硬，难于粉碎，不便制剂和调剂，而且在短时间内也不易煎出有效成分，因此必须经过炮制，采用煅、煅淬、砂烫等炮制方法使质地变为酥脆，易于粉碎，使有效成分易于煎出。

七、确保药物洁净，利于贮藏保管

中药材在采收过程中常常会混入非药用部位、霉败品，甚至是泥沙等杂质，为了保证临床用药的卫生和用药剂量的准确，需要经过严格的分离和洗刷，使其达到所规定的洁净度。如去除某些根类中药的芦头、皮类中药的栓皮、昆虫类中药的头足翅等。

药物在加工炮制过程中都经过干燥处理，使药物含水量降低，避免霉烂变质，有利于贮存。某些昆虫类药物经过加热处理，如蒸、炒等能杀死虫卵，防止孵化，便于贮存，如桑螵蛸等。植物种子类药物经过加热处理，如蒸、炒、焯等，能终止种子发芽，便于贮存而不变质，如紫苏子、莱菔子等。某些含苷类药物经加热处理破坏酶的活性，避免有效成分被酶解损失，以利久贮，如黄芩、苦杏仁等。

八、利于服用

中药中某些动物类或其他有特异臭味的药物，往往为病人所厌恶，难以口服或服后出现恶心、呕吐、心烦等不良反应。为了利于服用，常将此类药物采用漂洗、酒制、醋制、蜜制、麸炒等方法处理，能起到矫臭矫味的效果。如酒制乌梢蛇、紫河车，麸炒僵蚕、椿根皮，醋制乳香、没药等。

第二节 中药炮制对药物的影响

《类经》曰："药以治病，因毒为能。所谓毒者，以气味之有偏也。"中药的四气五味，是药性之本。通过炮制的方法，可纠正药物之偏性，使之适应中医临床用药意图，恢复人体阴阳平衡状态，从而达到防病祛邪、延年益寿的作用。炮制的火候不到，则功效难求；炮制太过，则气味反失。因此，炮制一定要得法，贵在适中。

一、炮制改变药物的理化性质

药物自身的理化性质是发挥药效作用的物质基础。经过加热、水浸及各类辅料的处理，其理化性质会发生改变，有量变也有质变。研究炮制前后药物理化性质的变化，对探讨中药炮制的作用和原理有着极其重要的意义。

（一）净制

净制作为中药炮制的第一道工序，非常重要。比如去除非药用部位，提高药品质量，典型的例子是山茱萸，是药用植物山茱萸的干燥成熟果肉，其主要的药效成分之一是熊果酸，具有降低血清转氨酶的作用，并有镇静、降温、抗菌、抗炎的作用。在净制环节，需要除去非药用部位果核。因为研究表明，山茱萸果核中熊果酸含量约为其果肉中的1/6。又如巴戟天的传统炮制方法要求"去心"（除去木心）净制，只用根皮。因为研究表明，巴戟天根皮中有毒元素铅的含量较木心中低，而锌、铁、锰等微量元素含量较木心多，故其抽去木心可减少有毒元素的含量，提高人体必需微量元素的含量。

（二）切制

将净选后的药物进行软化（干燥的药材切制成饮片必须经过水处理），切成一定规格的片、丝、块、段等炮制工艺，称为饮片切制。中药饮片采用不同的软化工艺和饮片片型规格对其理化性质都有影响。

水处理软化药材的原则为"少泡多润，药透水尽"，主要目的就是适当控制用水量、浸润时间和温度，防止扩散现象的发生，避免药材中有效成分的流失。如甘草、秦皮、牡丹皮、槟榔，其所含有效成分甘草酸、秦皮苷、丹皮酚、槟榔碱均为水溶性成分，久浸易造成有效成分的流失，故应在软化切制时采用"少泡多润"方法。

《金匮玉函经》曰："凡㕮咀药，欲如豆大，粗则药力不尽。"饮片的厚薄、长短，粒度的大小、粗细与有效成分的溶出度都息息相关，因此饮片类型会直接影响药物疗效。有研究表明，丹参饮片片型规格不同，对丹参水溶性成分溶出度有很大影响，以水溶性总酚的和原儿茶醛的溶出度为指标，含量顺序为薄片 > 斜薄片 > 厚片 > 斜厚片。

有些中药材在软化切制过程中，出现变色情况，这往往与药物中所含成分发生变性有关。如黄芩在软化切制过程中"变绿"现象，是由于其所含的黄芩苷被自身所含的酶在一定的温度、湿度条件下酶解成黄芩素，该成分为黄色，其结构不稳定，久置空气中易被氧化成绿色物质。因此，为了提高黄芩素的含量，常采用蒸法或煮制软化的方法代替冷浸法。鞣质含有较多酚羟基，极性较强，所以易溶于水，尤其易溶于热水，因而以鞣质为主要药用成分的药物在炮制过程中用水处理时要格外注意。含有鞣质成分的药物在切制工序中容易变红，原因是鞣质为强的还原剂，易被氧化，生成鞣红，如地榆、虎杖、侧柏叶、石榴皮等。中药槟榔、白芍等切片时露置空气中有时泛红，就是这些药物所含的鞣质氧化成鞣红所造成的。

（三）炮炙

将净选、切制的饮片进行火制或水火共制的传统炮制工艺称为炮炙，包括炒、煨、炮、煅、蒸、煮、制、燀等多种炮制工艺。又可分为干热法炮炙和湿热法炮炙两大类。干热法炮炙是指只用火（高温）来炮制药物的方法，如炒黄、炒焦、炒炭、煨制、煅制等。湿热法炮炙即水火共制，包括蒸制、煮制、燀制、炙制等。根据临床应用的不同需要，选择不同的炮制方法，改变药物的理化性质，从而改变其临床疗效。

槐花、苦杏仁、黄芩等含苷类成分的药物，往往含有相应的分解酶，在一定的温度和湿度条件下，其药效成分芦丁、苦杏仁苷、黄芩苷等可被相应的酶分解，有效成分含量降低，影响临床疗效。因此，含苷类药物常采用炒、蒸、烘、燀或暴晒的方法破坏或抑制酶的活性，可保证药物有效成分免受酶解。又如中医认为苍术之"燥性"与其所含挥发油有关，古代炮制方法中的泔水浸、辅料炒（麸炒、土炒等）及加热炒制（炒焦、焙制等）都能使挥发油含量降低，从而起到"缓和燥性"的作用。有研究测定苍术不同炮制品的挥发油含量，结果表明，经过炮制后挥发油含量均明显减少，对比生品，其中清炒减少 18%，麸炒减少 39%，米泔水炙减少 47%；挥发油的组分无明显改变，但主要成分的相对含量有不同程度的差异，物理常数（比重、比旋度、折光率）有所不同。又如何首乌，有研究表明，生首乌经炮制后，其游离蒽醌衍生物含量递增，炮制32小时游离蒽醌衍生物的含量最高，50小时后其结合蒽醌的含量减少，对比生、制首乌中所含的蒽醌衍生物，两者无质的差别，主要是量的差异；高效液相特征图谱研究结果表明，无论哪种炮制方法（黑豆汁蒸、炖、清蒸），炮制后对比炮制前的高效液相特征图谱，均有新的色谱峰产生，并且随着炮制时间的延长，新产生色谱峰的面积逐渐增加，由此说明炮制后何首乌所含成分有质的变化。

二、炮制影响药物的药效

《太平圣惠方》曰："炮制失其体性，筛罗粗恶，分剂差殊，虽有疗疾之名，永无必愈之效，是以医者必须殷勤注意。"炮制工艺是否合理，方法是否得当，将直接影响临床疗效。中药通过不同的方法和辅料加工炮制后，以不同方式（改善药物形质）降低或消除药物的毒副作用，增强药物疗效，或产生新的药效。

（一）改善药物的形和质

中药材只有经过加工炮制后才能成为中药饮片，供临床使用。在长期的炮制历史沿革中，形成了各具特色的饮片类型，如圆片、骨牌片、肚片、蝴蝶片、马蹄片、腰子片、凤眼片、剪片等，经过加工炮制后的中药饮片，色彩鲜明，厚薄均匀，整齐美观，形质兼美，故有"白芍飞上天，木通不见边，陈皮一条线，半夏鱼鳞片，肉桂薄肚片，黄柏骨牌片，甘草柳叶片，桂枝瓜子片，枳壳凤眼片，川蝴蝶双飞片"之说。《金匮玉函经》曰："欲如豆大，粗则药力不尽。"饮片的形和质会直接影响药物疗效。通过切制处理的药材，不仅可以增大饮片的表面积，利于有效成分的煎出，同时还可以减少饮片的破碎度，提高其商品价值。

（二）降低消除毒副作用

药物经过炮制可调整功效，以适应临床不同的用药需求。如苦寒药，虽能泻热，但是过于苦寒易损伤脾阳，炒制后可缓和苦寒之性，如炒栀子。大黄生品苦寒沉降，气味重浊，走而不守，直达下焦，泻下作用峻烈，经过酒蒸为熟大黄后，泻下作用缓和，腹痛之副作用减轻。某些动物类药材，生品气味腥臭，经过炒制后，可矫臭矫味，便于服用，如麸炒僵蚕。

（三）增强药效

种子类药材经过炒制，矿物类药材经过煅制，均可使其质地变得酥脆，利于粉碎，且使水分易于渗入至饮片内部，利于有效成分的溶出，从而提高药效。中药加入不同辅料进行炮制，可借助辅料发挥协同、调节作用，影响药物的临床疗效。如活血药酒制可使作用增强而力速，适用于瘀滞肿痛较强而需效速者，如酒五灵脂、酒乳香、酒没药等。醋制疏肝理气药，可增强其疏肝止痛作用，如醋柴胡、醋香附等。温肾类中药用盐炮制，增强其补肾作用，如知母盐制后可引药下行，专于入肾，增强滋阴降火的作用，善清虚热。姜制可增强化痰止咳作用，如姜竹茹。蜜制能增强止咳类或补气类中药的功效，如蜜紫菀、炙黄芪等。黑豆汁制可增强补肝肾的作用，如黑豆制何首乌。

（四）产生新的药效

清代张秉成《本草便读》曰："煨熟则散性全无，即由胃入肠，不行阴阳之表，但入阳明之里，升清为用，亦如升麻之煨熟，即升而不散，可以厚肠止泻耳。"说明药物经过炮制后可改变药性，产生新的药效。葛根生用擅于解肌退热，透疹，生津，多用于热病口渴、麻疹等；煨制后，发散作用被减轻，增强了止泻功能，多用于湿热泻痢、脾虚泄泻。清代《本草述钩元》论莱菔子"治痰证喘促必用炒，而宣吐风痰则用生"，是典型的对生熟异治的论述。有些中药经过炒制后，会产生不同程度的焦香气，发挥焦香健脾开胃的作用，如炒谷芽、炒麦芽、炒白扁豆等。有些药物经过炒炭或煅制成炭后，可以产生止血的作用，如荆芥炭、丹皮炭、血余炭、棕榈炭等。石膏煅制前后，功效发生了根本变化，生品长于清热泻火，除烦止渴，供内服；煅后则长于收敛，常供外用。

第三章
中药炮制方法的分类及辅料

　　分类，亦称"归类"，是根据事物的同和异把事物集合成类的过程。学科分类应反映学科专业内的异同和内在的联系。中药炮制方法的分类应反映中药炮制专业技术内在的异同和有机联系，既要体现对传统方法的继承性，又要有利于用现代科学方法进行研究。因此，要求分类必须能够体现炮制内容的系统性、完整性、科学性，便于学习、掌握中药炮制的内容，有助于教学和指导生产。

第一节　中药炮制方法分类的演变

　　中药炮制方法是在漫长的医疗实践中积累起来的，大部内容散见于历代本草著作及医学著作中。炮制方法的分类多见于序论、专章、专著中。我国药学史上第一位总结炮制方法的医药学家陶弘景，在《本草经集注》序录"合药分剂料理法则"中，把炮制方法与药用部位结合起来进行论述。如"凡汤酒膏中用诸石，皆细捣之如粟米……凡汤中完物皆擘破……诸齿骨并炙捣碎之……凡桂心、厚朴、杜仲、秦皮、木兰之辈，皆削去上虚软甲错处，取里有味者秤之……"这种分类方法是很粗略的，只能说是炮制方法分类的开端。

　　后世炮制专著，如《炮炙大法》《修事指南》等受本草学分类的影响，多采用以三品分类或以药用部位的分类方法。但在《炮炙大法》卷首把当时的炮制方法归纳为"雷公炮炙十七法"，以单元操作来分类。

　　明代陈嘉谟提出火制、水制、水火共制三类分类法。近代在三类分类法的基础上增加修治、其他制法而成五类分类法。现代教材和某些参考书中采用了工艺与辅料相结合的分类法。

第二节　中药炮制方法的分类方法

一、雷公炮炙十七法

明代缪希雍在《炮炙大法》将炮制方法分为十七种，名曰"雷公炮炙十七法"。十七种方法：煿、燀、炮、炙、煨、炒、煅、炼、制、度、飞、伏、镑、摋、晒、曝、露。

炮，即将药物埋于灰火中，"炮"到焦黑。《五十二病方》的炮鸡是将鸡裹草涂泥后将鸡烧熟，是"裹物烧"，直至炮生为熟。现代的"炮"即用炒法，将药物炒至微黑，如炮姜，或以高温砂炒至发"炮"，去砂取药，如炮甲珠等。

燀，《淮南子·览冥训》："火燀焱而不灭。"《集韵》："火焚也。"是对药物进行焚烧、烘烤之意。如《太平惠民和剂局方》："骨碎补，燀去毛。"

煿，《集韵·铎韵》："爆，火干也。或作煿。"《玉篇》："爆，落也，灼也，热也。"《说文解字》："爆，灼也。从火，暴声。"徐铉曰："火裂也。是以火烧物，使之干燥爆裂。"《广韵》："爆，迫于火也。"

炙，本法有几种释义。《五十二病方》之"炙蚕卵"及"炙梓叶"，是将药物置于近火处烤黄。张仲景用的炙阿胶、甘草炙，同于"炒"，"羊脂炙"等是指涂辅料后再炒。《太平惠民和剂局方》的"炙"与"炒"区别不明显，如该书中"炒香"与"炙香"即无区别。现已基本统一，"炙"即药物加液体辅料后，用文火炒干；或边炒边加液体辅料，继续以文火炒干。

煨，陶弘景谓"煨"为"糖灰炮"，即将药物埋在尚有余烬的灰火中缓慢令熟的意思。现代医学已广泛采用面裹煨、湿纸裹煨等，是在原法基础上的发展。

炒，汉代以前"炒"法少见，多为"熬"法，只是使用的工具有所不同，但均是置药于火上，使之达到所需的程度。雷敩时代已有麸皮炒、米炒、酥炒、酒炒等加辅料炒法，宋代《太平惠民和剂局方》中记述的炒法更多，现代炒法已成为炮制操作中的一项主要方法。

煅，将药物在火上煅烧的方法。多应用于矿物药与贝壳类药物的炮制，如云母、矾石的"烧"，张仲景的"炼"钟乳石，实际上都是煅。有些药物的煅常与淬相结合，以利于溶解和粉碎。

炼，将药物长时间地用火烧制，其含义比较广泛，如炼丹、炼蜜等。

制，为制其药物的偏性，使之就犯的泛称。药物通过制，能改变某些固有的性能。汉代即已应用姜制厚朴、蜜制乌头、酒制大黄、酥制皂荚等，可见制的方法较多，并随辅料、用量、温度、操作方法等不同而变化，常对不同药物作不同的处理。

度，指度量物体大、小、长、短。《五十二病方》中某些药物是以长度来计量的。如黄芩长三寸。"杞本（地骨皮）长尺，大如指。"随着历史的发展，后来逐步改用重量来计量。

飞，指"研飞"或"水飞"，部分药物为了达到极细的目的，常将其研为细末，置水中研磨，漂取其浮于水面的极细粉末备用。如水飞朱砂、水飞炉甘石等。而"飞丹炼石"的"飞"，则是指炼丹过程中的升华过程。

伏，一般指的是"伏火"，即药物按一定程序于火中处理，经过一定的时间，在相应温度下达到一定的要求。药物不同，伏火的要求不同，如伏龙肝，是指灶下黄土经长时间持续加热而成，其中氧化物较多，呈弱碱性，已非一般黄土。

镑，是利用一种多刃的刀具，将坚韧的药物刮削成极薄的片，以利调剂和制剂，如镑檀香、镑羚羊角等。现代多用其他工具代替。

搬，打击之意，使药物破碎。

暵，即晒。如白居易诗中有"其西晒药台"的记载。

曝，是指在强烈的阳光下曝晒。

露，指药物不加遮盖地日夜间暴露之，即所谓"日晒夜露"。如露乌贼骨。

二、其他分类方法

1. **三类分类法** 古代分为火制、水制和水火共制；现代分为净制、切制和炮炙。特点为统领各种中药的炮制，反映炮制的特色。

2. **五类分类法** 分为修治、水制、火制、水火共制及其他制法。此种分类方法对炮制方法的概括较为全面，但不利于编写和讲学。

3. **药用部位分类法** 特点是便于具体药物的查阅，适用于炮制规范及工具书类。

4. **工艺与辅料相结合分类法** 特点是能较好地体现中药炮制工艺的系

统性、条理性，既能体现整个炮制工艺程序，又便于叙述辅料对药物所起的作用。

第三节　中药炮制常用辅料

炮制辅料是指炮制过程中添加的具有辅助主药达到炮制目的的附加物料，它对主药可起协调作用，或增强疗效，或降低毒性，或减轻副作用，影响主药的理化性质。中药炮制中常用的辅料种类较多，一般可分为液体辅料和固体辅料两大类。

一、液体辅料

1. **酒**　用以制药的有黄酒、白酒两大类，浸药多用白酒，炙、蒸、煮药多用黄酒。

酒性大热，味甘、辛。能活血通络，祛风散寒，行药势，升提药力，矫味矫臭。药物经酒制后，有助于有效成分的溶出而增加疗效。动物的腥膻气味为三甲胺、氨基戊醛类等成分，酒制时此类成分可随酒挥发而除去。酒中含有酯类等醇香物质，可以矫味矫臭。

2. **醋**　炮制用醋为食用醋（米醋或其他发酵醋），化学合成品（醋精）不应使用。陈醋用于药物炮制更佳。

醋味酸、苦，性温。具有引药入肝、理气、止血、行水、消肿、解毒、散瘀止痛、矫味矫臭等作用。同时，醋具酸性，能与药物中所含的游离生物碱等成分结合成盐，从而增加其溶解度，使药物的有效成分易于煎出，提高疗效。醋能使大戟、芫花等药物毒性降低而有解毒作用。醋能和具腥膻气味的三甲胺类成分结合成盐而无臭气，故可除去药物的腥臭气味。此外，醋还具有杀菌防腐作用。

3. **蜂蜜**　为蜜蜂采集花粉酿制而成，中药炮制常用的是炼蜜，即将生蜜加适量水煮沸，滤过，去沫及杂质，稍浓缩而成。

炼蜜味甘，性温。有甘缓益脾、润肺止咳、矫味等作用。因此，蜜炙法多用于止咳平喘、补脾益气的药物。用炼蜜炮制药物，能与药物起协同作用，增强药物疗效或起解毒、缓和药物性能、矫味矫臭等作用。

4. **食盐水**　为食盐的结晶体加适量水溶化，经过滤而得的澄明液体。

食盐味咸，性寒。能强筋骨，软坚散结，清热，凉血，解毒，防腐，并能矫味。药物经食盐水制后，能改变药物的性能，增强药物的作用。

5. 生姜汁 取姜科植物姜的新鲜根茎，经捣碎取汁；或用干姜，加适量水共煎去渣而得的黄白色液体。姜汁有香气，其主要成分为挥发油、姜辣素（姜烯酮、姜酮、姜萜酮混合物），另外尚含有多种氨基酸、淀粉及树脂状物。

生姜味辛，性温。升腾发散而走表，能发表，散寒，温中，止呕，开痰，解毒。药物经姜汁制后能抑制其寒性，增强疗效，降低毒性。

6. 甘草汁 取甘草饮片水煎去渣而得的黄棕色至深棕色的液体。甘草主要成分为甘草酸及甘草苷、还原糖、淀粉及胶类物质等。

甘草味甘，性平。具补脾益气，清热解毒，祛痰止咳，缓急止痛作用。药物经甘草汁制后能缓和药性，降低毒性。中医处方中常用甘草为药引，调和诸药，在炮制和煎煮过程中亦起到增溶的作用。

7. 黑豆汁 为大豆的黑色种子，加适量水煮熬去渣而得的黑色混浊液体。

黑豆味甘，性平。能活血，利水，祛风，解毒，滋补肝肾。药物经黑豆汁制后能增强药物的疗效，降低药物毒性或副作用等。

8. 米泔水 为淘米时第二次滤出之灰白色混浊液体，其中含少量淀粉和维生素等。因易酸败发酵，应临用时收集。

米泔水味甘，性凉，无毒。能益气，除烦，止渴，解毒。米泔水对油脂有吸附作用，常用来浸泡含油质较多的药物，以除去部分油质，降低药物辛辣之性，增强补脾和中的作用。

9. 胆汁 系牛、猪、羊的新鲜胆汁，为绿褐色、微透明的液体，略有黏性，有特异腥臭气，主要成分为胆酸钠、胆色素、黏蛋白、脂类及无机盐类等。

胆汁味苦，性大寒。能清肝明目，利胆通肠，解毒消肿，润燥。与药物共制后，能降低药物的毒性或燥性，增强疗效。

10. 麻油 为脂麻科植物脂麻的成熟种子经冷压或热压所得的脂肪油，主要成分为亚油酸甘油酯、芝麻素等。

麻油味甘，性微寒。能清热，润燥，生肌。因沸点较高，常用以炮制质地坚硬或有毒药物，使之酥脆，降低毒性。凡混入杂质或酸败者不可用。

11. 其他 液体辅料还有吴茱萸汁、萝卜汁、羊脂油、鳖血、石灰水等。根据临床需要而选用。

二、固体辅料

1. 稻米　稻米为禾本科植物稻的种仁。主要成分为淀粉、蛋白质、脂肪、矿物质等，尚含少量的维生素、多种有机酸及糖类。

稻米味甘，性平。能补中益气，健脾和胃，除烦止渴，止泻痢。与药物共制，可增强药物疗效，降低刺激性和毒性。中药炮制多选用大米或糯米。

2. 麦麸　麦麸为小麦的种皮，呈褐黄色。主含淀粉、蛋白质及维生素等。

麦麸味甘、淡，性平。能和中益脾。与药物共制能缓和药物的燥性，增强疗效，除去药物不快之气味，使药物色泽均匀一致。麦麸还能吸附油质，亦有作为煨制的辅料。

3. 白矾　又称明矾，为三方晶系明矾矿石经提炼而成的不规则的块状结晶体，无色、透明或半透明，有玻璃样色泽，质硬脆易碎，味微酸而涩，易溶于水，主要成分为含水硫酸铝钾。

白矾味酸，性寒。能解毒，祛痰杀虫，收敛燥湿，防腐。与药物共制后，可防止腐烂，降低毒性，增强疗效。

4. 豆腐　豆腐为大豆种子粉碎后经特殊加工制成的乳白色固体，主含蛋白质、维生素、淀粉等物质。

豆腐味甘，性凉。能益气和中，生津润燥，清热解毒。豆腐具有较强的沉淀与吸附作用，与药物共制后，可降低药物毒性，去除污物。

5. 土　中药炮制常用的是灶心土（伏龙肝），也可用黄土、赤石脂等。灶心土呈焦土状，黑褐色，附烟熏气味。主含硅酸盐、钙盐及多种碱性氧化物。

灶心土味辛，性温。能温中和胃，止血，止呕，涩肠止泻等。与药物共制后可降低药物的刺激性，增强药物疗效。

6. 蛤粉　为帘蛤科动物文蛤、青蛤等的贝壳，经煅制粉碎后的灰白色粉末。主要成分为氧化钙等。

蛤粉味咸，性寒。能清热，利湿，化痰，软坚。与药物共制后，可除去药物的腥味，增强疗效。

7. 滑石粉　为单斜晶系鳞片状或斜方柱状的硅酸盐类矿物滑石经精选净化、粉碎、干燥而制得的细粉。本品为白色或类白色、细微、无砂性的粉末，手摸有滑腻感。

滑石粉味甘、淡，性寒。能利尿，清热，解暑。中药炮制常用滑石粉作中间传热体拌炒药物，可使药物受热均匀。

8. **河沙** 筛取粒度均匀适中的河沙，淘净泥土，除尽杂质，晒干备用。中药炮制常用河沙作中间传热体拌炒药物，主要取其温度高、传热快的特点，可使坚硬的药物受热均匀，经沙炒后药物质地变松脆，以便粉碎和利于煎出有效成分。另外，沙烫炒还可以破坏药物毒性成分，易于除去非药用部位。

9. **朱砂** 为三方晶系硫化物类矿物辰砂，主要成分为硫化汞。中药炮制用的朱砂，系经研磨或水飞后的洁净细粉。

朱砂味甘，性微寒。具有镇惊、安神、解毒等功效。常用朱砂拌制的药材有麦冬、茯苓、茯神、远志等。

第四章
中药炮制对药性的影响

　　中医药学认为，每种药物都具有一定的特性，或偏于寒或偏于热，或升或降，或苦或咸，或归经不同。利用此不同的特性，补偏救弊，调整机体阴阳气血的偏胜偏衰，恢复生理平衡而达治疗疾病的目的。关于药物具有这些不同特性的理论统称为药性理论，内容包括四气五味、升降浮沉、归经、毒性等，是药物本身固有的。然而，人们通过对中药进行加工炮制，或制其形，或制其性，或制其味，或制其质，可以调整或改变药性，或降其毒，或纠其偏，或增其效，或功其专等，取其所需满足临床。这是研究中药炮制理论的核心。

第一节　中药炮制对四气五味的影响

　　四气五味是中药基本性能之一。四气，亦称四性，指药物的寒、热、温、凉四种特性，由反复的临床实践，根据药物作用于人体之后，所发生不同反应和治疗效果而做出的概括性的归纳。能够治疗热证的药物，大多属于寒性或凉性；能够治疗寒证的药物，大多属于热性或温性。五味，即是药物的辛、苦、甘、酸、咸五种味道，是药物真实滋味与功效相结合的归纳。每种药物都具有气和味两个方面，错综复杂的性味组合构成药物的性味特性。炮制对性味的影响是复杂的，大致有如下几个方面。

　　1. 炮制纠正药物性味偏胜　最常见的是药物过于苦寒，易伤脾阳；过于辛热行散，易耗气伤阴；过酸易于损齿和刺激胃肠。如栀子苦寒之性甚强，用辛温的姜汁制能降低苦寒之性，以免伤中，即所谓以热制寒；补骨脂辛热而燥，易于伤阴，用咸寒润燥的盐炙后可缓和辛热温燥之性，即所谓以寒制热。以上均称为"反制"。山楂味甚酸，炒焦后可降低酸味，减少对胃的刺激性。此外，有的药物虽然性味并不过于偏胜，但根据临床需要，有时也要使某种性味减弱。如生姜辛微温，具有发汗解表、温中止呕的作用；但煨制后则辛味极弱，无发散之性，而长于逐寒暖胃，常用于胃寒呕吐。明代《本草通玄》和清代《得配本草》对生姜均有"生用发散，熟用和中"的记载。总之，纠正药物的偏性基本上遵从古代"相反为制"的原则。

2. 炮制使性味增强 一种情况是药性本强，但用于实证或重证仍嫌药力不足，通过炮制进一步增强药力。如以苦寒的胆汁制黄连，更增强黄连苦寒之性，所谓寒者益寒，用于泻肝胆实火，以求速效。以辛热的酒制仙茅，更增强仙茅温肾壮阳作用，所谓热者益热，常用于命门火衰、阴寒偏盛的阳痿精冷、宫寒不孕或寒湿痹痛。另一种情况是药性较缓和，药效不强，取效太慢，炮制可增强药性，从而增强药物的作用。如辛温的当归用辛热的酒制可增强辛散温通作用，常用于血瘀痛经或血瘀经闭以及跌损所致的瘀滞肿痛。泽泻甘寒，用咸寒的盐制可增强其泄热之力。以上称为"从制"，实际上是遵从的"相资为制"的原则。

3. 炮制改变药性，扩大药物用途 同一来源和同一药用部位的药物，经过炮制，使药性发生明显变化，而功用也发生明显的改变。一种情况是药物性味发生根本性的转变，炮制前后功用也迥然不同。如地黄性甘寒，具有清热凉血、养阴生津的作用，制成熟地黄后，则转变为甘温之品，具有滋阴补血的功效。即一者性寒，主清；一者性温，主补。天南星性本辛温，善于燥湿化痰，祛风止痉；加胆汁制成胆南星，则性味转为苦凉，具有清热化痰，息风定惊的功效。可见地黄炮制后其性（气）向相反的方面转化了，而天南星不但性（气）向相反的方面转化，而味也发生了根本性的转变。另一种情况是药物炮制后虽然基本上保持了原有的性味，但有所增损，故作用也有部分改变。如蒲黄能止血活血，但生品性滑，以活血作用见长；炒炭后增加了涩味，以止血作用见长。由此可见，蒲黄炒炭后，因味的增损，其作用侧重点就发生转移。

第二节　中药炮制对升降浮沉的影响

升降浮沉是指药物的作用趋向，也是中医临床用药应当遵循的规律之一。升降浮沉与气味有密切的关系。清代《本草备要》云："气厚味薄者浮而升，味厚气薄者沉而降，气味俱厚者能浮能沉，气味俱薄者可升可降。酸寒无升，辛甘无降；寒无浮，热无沉。"这对性味与升降浮沉的关系作了高度的概括。就四气而言，通常是温升、热浮、凉降、寒沉。就五味而言，辛甘为阳，主升浮，酸苦咸为阴，主沉降。就气味厚薄而言，以气胜者主升浮，以味胜者主沉降；气味俱弱或气味俱胜者，则作用趋向具有双向性（可升可降，可浮可沉）。性味与升降浮沉的关系有较普遍的意义。另外，升降浮沉与药用部位、药物质地也有一定的关系，一些医药著作有"根升而梢降""诸花皆升""诸子皆降""凡药轻虚者浮而升，重实者沉而降"等说，但这些不具有普遍性规律，只适用于某些药物。

药物升降浮沉的性能也并非固定不变，经过炮制后，由于性味等方面的变化，其作用趋向也有所改变，尤其对作用趋向具有双向性的药物更明显。药物生、熟（生、熟炮制品）与药物升降浮沉有一定的关系，辅料的影响更明显。明代《医学入门》云："凡病在头面及手梢皮肤者，须用酒炒，欲其上腾也。病在咽下脐上，须用酒浸洗。病在下者生用。欲升降皆行者，半生半熟。"辅料对药物升降浮沉的影响古今认识基本一致，通常是酒炒则升，姜汁炒则散，醋炒则收敛，盐水炒则下行等。至于药物究竟是"熟升生降"还是"生升熟降"，不具有普遍规律性，故不应偏执一面。总的原则应以炮制前后药性的变化为主要依据，并结合其他方面，具体药物具体分析。如黄柏苦寒，沉阴下降，原系清下焦湿热之品，经辛热升散的酒制后则苦寒之性减，借酒升腾之力，引药上行，清上焦头面之热。黄芩、大黄酒炒亦有类似作用。这与"熟升生降"的观点一致。莱菔子辛甘平（偏温），从性味来看主升浮，但因是子仁类药物，质重沉，故应沉降，综合来看，能升能降。张锡纯认为莱菔子"其力能升能降，生用则升多于降，炒用则降多于升"，这种认识与实际情况基本一致。所以莱菔子生品以升为主，炒后以降为主，这与"生升熟降"的观点相吻合。由此可见，药物通过炮制可以使升降浮沉的性能发生一定的变化。

第三节 中药炮制对归经的影响

归经就是指药物对于机体某些脏腑经络的病变部位起着主要特殊选择性作用，也是指药物治病的适应范围。药物的性味存在差异，或性同味异，或味同性异，或性味皆异，加之一药多味，这样就构成了错综复杂的性味组合，故有一药多效。为使临床上更加准确地应用药物针对主症，作用于主脏以发挥其主治疗效，加强专一性，多采用不同的中药炮制方法。在长期实践中，前人已积累了不少这方面的知识，《素问·宣明五气》篇载："五味所入。酸入肝，辛入肺，苦入心，咸入肾，甘入脾。"明代陈嘉谟《本草蒙筌》进一步总结指出"酒制升提，姜制发散，入盐走肾脏仍使软坚，用醋注肝经且资住痛，童便制除劣性降下，米泔制去燥性和中，乳制滋润回枯助生阴血，蜜制甘缓难化增益元阳，陈壁土制窃真气骤补中焦，麦麸皮制抑酷性，勿伤上膈"等。

炮制对归经的影响主要有以下几点。

一、净选分档，归经两样

指一种药物其部位不同，归经是不同的，应当分开。如白丑泻肺经之水见长，黑丑泻肾经之水为胜；莲子心入心经清心热，莲子肉入脾肾心经补脾胃养心益肾；白茯苓生用以渗湿利水、益脾和胃为主；茯苓皮以利水消肿为快，茯苓木以平肝安神为重，茯神以宁心安神为胜，赤茯苓以渗利湿热为优。

二、生熟不同，归经有异

药物炮制前后归经有所改变。同一药物经过不同方法的炮制，亦能生熟异治。如生姜发散风寒，和中止呕；干姜则暖脾胃，回阳救逆；煨姜则主要用于和中止呕。煨姜与生姜比较，其辛散较差。若为炒姜炭则能温经止血，祛脐小腹寒邪。辛温之生姜经炮制而成为不同炮制品，适应于肺、心、脾、胃几个部位各自的需要。又如柴胡生用能升能散，解表退热力强，经醋炙后借醋味酸引入肝而发挥疏肝解郁的效果。

三、辅料炮制，归经突出

就是根据药物五味归经理论，用不同的辅料炮制药物，而起到引药归经或引经报使的作用。在中药炮制中，内容是相当丰富的，一般润肺止咳平喘、补中益气之药多用蜜制，以增归经疗疾之效，如百部、枇杷叶、黄芪、甘草等；活血通络、调经止痛、祛风除湿之药多用酒制，助归经入血分以增效，如当归、川芎、乌梢蛇、威灵仙等；疏肝理气、活血祛瘀、行气止痛之药多用醋制，入肝以助功效，如延胡索、香附、柴胡、乳香、莪术等；强腰膝、补肝肾、固精壮阳、利尿疗疝、滋阴泻相火之药多用盐制，下行入肝肾以增药效，如杜仲、巴戟天、小茴香、知母等；止咳化痰、温胃止呕之药多用姜制，以助归脾胃经增效，如黄连、竹茹、厚朴、草果等。

第四节　中药炮制对药物毒性的影响

在古代文献中，早期的"毒药"通常是药物的总称，凡能治病者，皆可称为毒药。如《周礼·天官冢宰》就有"医师掌医之政令，聚毒药以供医事"的记载。所谓"毒"主要是指药物的偏性，利用"毒"来纠正机体阴阳的偏胜偏衰。后世医药著作中所称的"毒"则是具有一定毒性和副作用的药物，用之不当，可出现不良反应或导致中毒，与现代"毒"的概念基本上是一致的。药物通过炮制，可以达到去毒的目的。有毒中药去毒的途径通常包括除去或减少有毒成分、辅料去毒和转化毒性成分等。有毒中药的炮制方法就是根据这些去毒途径，结合药效及药物自身特点来制定的。在去毒和存效的前提下，各种炮制方法可以单独应用，也可联合应用，视情况而定。炮制有毒药物时一定要注意去毒与存效并重，不可偏废，并且应根据药物的性质和毒性表现，选用恰当的炮制方法，才能收到良好的效果。否则，顾此失彼，可能造成毒去效失，甚至效失毒存，达不到炮制目的。中药炮制降低药物毒性的主要途径分为三个方面：一是使毒性成分发生改变，如川乌、草乌等；二是使毒性成分含量减少，如巴豆、马钱子等；三是利用辅料的解毒作用，如白矾制天南星、半夏等。

第五章
中药炮制对方剂疗效的影响

中医的学术体系主要由理、法、方、药四个方面有机组合而成，理是基本理论，法是治疗法则，方是方剂组成，药是药物应用，四者是不可分割的整体。辨证论治是理法方药运用于临床的过程，是中医的基本原则，若证变法亦变，组方用药也应根据病情需要有所取舍。方剂是由若干中药组成的，每味中药都是一个复杂体系，常常是一药多效，可以通过炮制调整药性，增利除弊，以适应临床用药需求，正所谓"药为医用，医为药存"。古代医药并未分开，在历代医学文献资料中不难发现，方剂中对方中药物的炮制要求常用脚注方式表明或在用法中予以说明，说明古代医家在长期的临床实践中，对中药的炮制有较全面和深入的研究。因此，中药炮制是以临床用药需求为依据，炮制方法是否恰当将直接影响方剂的临床疗效。

第一节　提高方剂疗效

方剂在临床应用中，是以患者的病情为依据进行遣方用药的，因此方剂中药物的炮制品选择也应由方剂的功效所决定。通过对组成方剂的中药进行炮制，确保各药比例准确，增强对病变部位作用，对其药效进行取舍，突出方剂需要的药效，使其治疗性更强，以充分发挥配伍后方剂的临床疗效。

净制是炮制的第一道工序，可除去非药用部位，防止非药用部位所占分量比例过大，造成药物在方剂中实际比例变小，进而影响临床疗效。

徐大椿认为"治病必分经络脏腑""不知经络而用药，其失也泛，必无捷效"。一味中药常作用于多个脏腑和经络，临床实际应用时，采用炮制方法，改变或增强药物的归经，可避免药物作用分散，增强药物对于病变部位的作用，使其作用更加专一，突出方剂对主脏主腑的治疗作用，降低对其他脏腑的影响，避免不良反应的发生。如缩泉丸，方中的益智仁主入脾经，兼入肾经；山药主入脾经，兼入肺、肾经；乌药主入肾经，兼入脾、肺、膀胱经。益智仁盐炙后则主入肾经，为方中君药，具有温肾纳气，固涩小便的作用。三药合用，温肾祛寒，健脾运湿，使全方作用侧重于肾，兼能顾脾。肾气足，则膀胱固，同时健后天之脾又可益先天之肾。故该方的主要功效是温肾缩尿，常用于下元虚冷，小便频数及小儿遗尿。

对组成方剂中药物选择适当的炮制品，调整药性，发挥各药物擅长的功效，从而充分发挥方剂配伍后的综合疗效。越鞠丸具有行气解郁的功效，主治六郁证，本证以肝郁脾滞为要，治以行气解郁为主，使气行则血行，气行则痰、火、湿、食诸郁自解。方中香附，宜醋制，以增其行气解郁作用，为君药；川芎为血中之气药，功善行气活血，以解血郁；苍术燥湿运脾，麸炒后辛性减弱，燥性缓和，增强其健脾和胃的作用，以解湿郁；栀子清热泻火，以解火郁，宜用炒栀子，以缓和其苦寒之性，消除副作用；神曲消食和胃，以解食郁，宜用焦神曲，以增强消食化积之力，四药皆为臣佐之品。此方虽无治痰郁之品，然痰郁多由脾湿引起，并与气、火、食郁有关，所以方中不另设治痰药，亦治病求本之意。诸药合用，行气解郁，气行血活，湿祛热清，食化脾健，气、血、湿、火、痰、食六郁自解。

第二节　消减方剂不良反应，利于治疗

由于中药是个复杂体系，常常一药多效，对于某一方剂而言，方中所含药物自身的某一个作用可能会出现与方剂整体功效相悖的现象，针对这种情况，采用炮制的方法，通过调整药性来扬长避短，达到配合整体方剂药效发挥的目的。以干姜和炮姜为例，干姜味辛，性热而偏燥，以温中散寒、回阳通脉、燥湿化痰为主；炮姜味辛，性热，但其辛燥之性和温里之力均不及干姜，长于温中止痛、止泻，温经止血。故四逆汤中用干姜，取其能守能走，力猛而速，功专温脾阳而散里寒，助附子破阴回阳，以迅速挽救衰微的肾阳。生化汤中则需用炮姜，因产后失血，血气大虚，炮姜辛热，既无辛散耗气、燥湿伤阴之弊，又善于温中止痛，且能入营血助当归、蜜甘草通脉生新，佐川芎、桃仁化瘀除旧，臻其全方生化之妙；若用生品，则因辛燥，耗气伤阴，于病不利。

因方剂中主要药物性味过于猛烈，在发挥治疗作用的同时也会产生不良反应，通过选择适当的佐药炮制品，减少主要药物可能引发的不良反应。如

麻黄汤中佐使药甘草，除了调和药性作用外，不取其清热解毒之效，宜选用蜜甘草，既能调和麻、杏之宣又能缓和麻、桂相合之峻烈，可使汗出而不致过猛而耗伤正气。又如陈皮炮制方法"和脾理胃不去白，理肺气则去白"，因此在补中益气汤中陈皮原方注明"不去白"，就是为了更好地发挥其理气醒脾之效，使方中补气药补中而无滞气之弊。

第三节 调整方剂适应证，扩大应用范围

同一个方剂中，药味组成不变，根据组方情况和用药意图，仅改变部分药味的炮制品规格，灵活变通，也可使方剂的整体功效发生改变，以适应不同的临床用药需求。如四物汤，为最常用的补血基础方，为了适应患者病情的需要，除了在加减上变化外，还可通过炮制调整它的作用。若血虚而兼血热者，宜以地黄易熟地黄；血虚而兼瘀者，除了加重当归、川芎的用量外，该二药还可酒炙。又如理中汤具有温中祛寒、补气健脾之效，若中焦虚寒而兼有内湿者，宜用干姜，取其辛热而燥，能祛寒燥湿；若中焦虚寒兼阳虚失血，则宜选用炮姜，取其苦温而守，善于温中止呕、止痛和温经止血，作用缓和持久。若腹泻明显，宜选用土炒白术，增强健脾止泻之效；若腹胀恶食，宜选用炒焦白术，可焦香健脾，避免壅滞之弊。又如甘草，炮制之后，药性不同，应用的方剂也有所不同。甘草生用性偏凉，长于清热解毒、甘淡利咽，多用于清泄剂，如银翘散、甘草汤、桔梗汤、普济消毒饮等；蜜甘草性偏温，长于补脾和胃、益气复脉，多用于温补剂，如四君子汤、补中益气汤、理中汤、四逆汤、炙甘草汤等，此外蜜甘草还有顾护脾胃之效，故也应用在某些清泄方中，如石膏汤、白虎汤、调胃承气汤等。

第四节 适应方剂的剂型要求，保证临床安全有效

每个方剂都要做成制剂才能供患者应用，而每一个制剂又都有其具体剂型。剂型不同，其制备方法也不同，故对药物的炮制要求亦异。汤剂通常都是用炮制后的饮片配方。

川乌、附子等在汤剂或浸膏片中，因要经过加热煎煮，故可直接用制川

乌、附子配方；但用于丸剂，因是连渣服用，又不再加热，故需将制川乌、附子用砂烫至体泡色黄，称为炮川乌、炮附片，一方面利于粉碎，更重要的是为了进一步降低毒性，保证用药安全。又如半夏，生品有毒，能戟人咽喉，使人呕吐，咽喉肿痛，失音，一般不宜内服，多做外用。有研究表明，半夏有效成分能溶于水，有毒成分不溶或难溶于水，故可随方入煎剂使用，但是不宜入丸散使用，因丸散剂是连渣服用，若用生品，不但不能镇吐，反而可能致吐。藿香正气水采用渗漉法制备，其中半夏生用不但可减少炮制工序，还能尽可能保留半夏中有效物质；藿香正气丸，半夏则应严格控制炮制工艺，尽可能降低其炮制品中毒性成分的含量，保证临床用药安全。

第六章
传统方剂的分类、配伍理论及炮制品规格的选用原则

第一节　传统方剂的分类

方剂的分类，历代著作记载不同，医家认识不同，创立了多种分类方法。概括起来主要有"七方"之说、"十剂"之说、按病证分类、按类方分类、按治法分类及综合分类法等。

一、"七方"之说

关于"七方"的最早记载，始于《黄帝内经》。《素问·至真要大论》曰"君一臣二，制之小也。君一臣三佐五，制之中也。君一臣三佐九，制之大也""君一臣二，奇之制也。君二臣四，偶之制也。君二臣三，奇之制也。君二臣六，偶之制也""补上治上制以缓，补下治下制以急，急则气味厚，缓则气味薄""近而奇偶，制小其服也，远而奇偶，制大其服也。大则数少，小则数多，多则九之，少则二之。奇之不去则偶之，是谓重方"。至金代成无己在《伤寒明理论·药方论》中指出："制方之用，大、小、缓、急、奇、偶、复七方是也。"并将《皇帝内经》的"重"改为"复"。后人引申为"七方"，是最早的方剂分类法。

二、"十剂"之说

关于"十剂"的最早来源，一直有不同的看法，有认为是源于南北朝梁代陶弘景，有认为源于南北朝北齐徐之才，有认为源于唐代陈藏器。但明确提出"十剂"名称的当属金代成无己。其在《伤寒明理论·药方论》云："制方之体，宣、通、补、泄、轻、重、涩、滑、燥、湿十剂是也。"后遂广为传播，后世言方者将此作为一种方剂的分类方法。

三、按病证分类

最早按病证分类的方书，首推《五十二病方》。该书以诸伤、伤痉、婴儿索痉、婴儿病痫、诸食病、牡痔、疽病等 52 种病证为纲，每一病证之下分别记载各种治疗方剂。其后，《金匮要略》《肘后备急方》《太平圣惠方》《普济方》《证治准绳·类方》《医方考》《医宗金鉴》等，均是以病证分类的代表性方书。

四、按类方分类

按类方分类，亦称按祖方或主方分类，是指方剂组成相近，体现同一具体治法的一类方剂。在同一组类方中，制方较早的基础方剂，称"祖方"，其他方剂为该祖方的衍化方。此分类方法为明代施沛《祖剂》所首创。书中指出："惟仲景之书，最为群方之祖……而后悉以仲景之方为祖；其《局方》二陈、四物、四君子等汤以类附焉。"清代张璐《张氏医通》卷 16 之"祖方"，亦按类方分类。将有关方剂分为 34 类，分列于桂枝汤、麻黄汤、续命汤等后。清代徐大椿《伤寒论类方》，将张仲景的方剂分为 12 类。按类方分类有利于探讨方剂的源流，对研究药物组成相近、治法相同的方剂具有重要意义。

五、按治法分类

"十剂"属按治法分类，但明确而系统地提出以治法分类的当属明代张介宾《景岳全书》中之补、和、攻、散、寒、热、固、因之八阵。张氏以八阵之治法将方剂进行分类，"以法统方"，突出了治法在方剂学中的地位，意义重大。其后，清代程钟龄在《医学心悟》中谓："论治病之方，则又以汗、和、下、消、吐、清、温、补八法尽之。"即程氏八法，此分类法具有很强的灵活性与包容性，颇受后人推崇。

六、综合分类法

清代汪昂之《医方集解》开创了综合分类法。该书将全书收载方剂，分为补养、发表、涌吐、攻里、表里、和解、理气、理血、祛风、祛寒、清暑、利湿、润燥、泻火、除痰、消导、收涩、杀虫、明目、痈疡、经产、救急 22 类。这种分类方法，以治法为主，结合病证、病因分类，并兼顾专科特点，切合临床实用，被后世多数医家推崇。如吴仪洛的《成方切用》、张秉成的《成方便读》等，均仿汪氏之分类方法。

第二节　传统方剂的配伍理论

中医传统方剂的配伍理论主要是君、臣、佐、使配伍理论。方剂中的"君臣佐使"最早见于《皇帝内经》。《素问·至真要大论》云："主病之谓君，佐君之谓臣，应臣之谓使。"另有，根据临床所需的制方大小来规定用药多少的记载，如"君一臣二""君一臣三佐五""君一臣三佐九"。后世医家在此基础上对传统方剂配伍理论进行了多方面补充和阐述。金·李杲《脾胃论》："君药分量最多，臣药次之，使药又次之，不可令臣过于君。"明·何瑭《医学管见》："大抵药之治病，各有所主。主治者，君也；辅治者，臣也；与君相反而相助者，佐也；引经及引治病之药至于病所者，使也。"清·吴仪洛《成方切用》："主病者，对症之要药也，故谓之君，君者味数少而分量重，赖之以为主也。佐君者谓之臣，味数稍多，而分量稍轻，所以匡君之不迨也。应臣者谓之使，数可出入，而分量更轻，所以备通行向导之使也。此则君臣佐使之义也。"今人对君臣佐使的认识日趋完善，并将其基本理论作为重要的组方原则。

君药，是针对主病或主证起主要治疗作用的药物。一般认为，君药选择针对性比较强、作用较为全面、药力较大的药物，以突出重点。多数方剂选择一味君药，但根据病情需要也可选择 2～3 味君药。如麻黄汤、桂枝汤、小柴胡汤分别以麻黄、桂枝、柴胡一味药为君药；青蒿鳖甲汤则以青蒿、鳖甲共为君药。

臣药，在方中的地位仅次于君药，意义有二：一是辅助君药治疗主病或主证的药物；二是治疗兼病或兼证的药物。臣药对君药的辅助，多以同类药物的相须配伍为主要形式，诸如麻黄汤中的桂枝，大承气汤中的芒硝等。

佐药，意义有三：一是佐助药，即辅助君、臣药的治疗作用，或直接治疗次要症状的药物，如麻黄汤中以杏仁为佐药，同麻黄一宣一降，增强止咳平喘之功；二是佐制药，即减轻或消除君、臣药的毒性、峻烈之性，如四逆汤中佐以甘草，既解附子之毒，又缓附子、干姜烈性；三是是反佐药，即根据病情需要，于方中配伍少量与君药性味或作用相反而又能在治疗中起相成作用的药物，如白通加猪胆汁汤，在大剂辛热回阳救逆药中，加入苦寒的猪胆汁，防病势拒药。

使药，意义有二：一是引经药，指引导方中他药直达病所的药物，如桔梗载药上行，牛膝引药下行；二是调和药，指具有调和诸药作用的药物。如甘草用于大寒大热大辛大苦或药力较猛的方剂中，以缓和毒性或峻烈之性。

第三节　传统方剂中炮制品规格的选用原则

法随证立，方从法出，随方用药。方剂的针对性强，对药物的炮制要求也变化多样。临床处方合理选用炮制品一般应做到以下三点。

一、全面掌握不同炮制品规格的药性和作用特点

药物因加工方法不同，其不同炮制品的性味、作用趋向、作用部位、功效、毒副作用等会发生一定的变化。临床选用不同炮制品时，不仅要掌握不同炮制品的共性特点，更要熟悉它们的个性差异。如黄芪有黄芪生用与蜜炙黄芪的不同，《中国药典》（2020 年版）记载黄芪生用具有"补气升阳、固表止汗、利水消肿、生津养血、行滞通痹、托毒排脓、敛疮生肌"的功能，而炙黄芪项下，功能只写了"益气补中"的功能。黄芪生品在临床应用比较广泛，如用于表虚风水证的防己黄芪汤、用于补气通络的补阳还五汤、用于补气生血的当归补血汤等；黄芪蜜炙后主要增强了益气补中之功，如用于中气不足的补中益气汤。再如当归有当归生用与酒当归的不同，二者共同功效特点为补血活血、调经止痛、润肠通便。然当归生用质润，长于补血调经和润肠通便，多用于血虚肠燥便秘、体虚；酒当归活血作用增强，用于血虚兼瘀滞者。此外，如何首乌与制何首乌，地黄与熟地黄，生姜与干姜等，生品与炮制品药性、功效差异较大，更应熟练掌握。

二、全面考虑组方特点、用药意图及病情特点

"药有个性之专长，方有合群之妙用"。虽不同炮制品有各自的药性功用特点，但中药治病更应考虑整个组方的特点及病情特点，才能在临床选择不同炮制品时有的放矢。如清热凉血药，一般来说，生品清热凉血作用较强，炒炭后则清热凉血作用减弱，而止血作用增强。若血热较盛的出血证宜用生品，出血量较多而血热不太盛者宜用炭药，并非一贯的"炒炭止血"。如《妇人良方》中的四生丸用荷叶、艾叶、柏叶、地黄四味生品治疗血热妄行的出血证。再如健脾止泻的方剂七味白术散，葛根若煨用，可增强止泻作

用，但本方意在用于脾虚久泻而兼有较轻外感者，葛根生用兼解表，同时发挥止泻作用。

三、关注不同历史时期的传统方剂与中药炮制品出现的年代对应关系

中医药是我国历史悠久的文化遗产，中医药文化源远流长，不仅仅表现在时间的跨度长。古代医药不分家，历代医家在总结前人的医药实践和经验的基础上，通过临床医疗的反复实践，一大批中医药学著作也随之涌现出来。早期医学著作记载的炮制方法比较简单，多是净制、切制和炮炙，炮制辅料品种和炮制工艺较少。历史朝代的更迭、文化的发展、生产力水平的提高以及中医药理论基础的不断丰富，都直接促进了农工医药技术的进步，传统炮制技术不断创立和改进，新的炮制辅料、炮制用具、炮制工艺层出不穷，最终发展成为现今中医药特色的中药炮制技术。

纵观中药炮制技术与理论的发展，不难发现，除了为数不多的炮制学专著外，大部分中药炮制学知识零散地存在于中医的本草、方书、医案等医学文献中。而且很多医学文献资料中，对于炮制方法的记载不同于专门的本草和炮制著作，多采用脚注方式，语言简练、记载简单，对于具体的炮制过程多语焉不详，对于这些医学文献资料中方剂药味炮制品规格的选择往往令当今的临床医师疑惑。

面对上述问题，本书借助本草文献资料，对临床常用的中药炮制品历史沿革和不同炮制品的功效侧重点进行了整理阐述。因为本草文献资料是以不断增补、层层包裹的修订方式发展的，从南北朝梁代陶弘景的《本草经集注》"合药分剂料理法"中首次对于医学文献资料中零散的炮制技术进行系统归纳总结，到宋代的炮制专著，这些本草文献资料将同时期的药学著作中出现的零散炮制方法进行了归纳总结，为研究同时期医学文献资料所记载方剂的中药炮制品规格的选择提供了参考的依据。

使用传统方剂时，以时间为线索，从方剂的形成年代入手，研究同时期的炮制专著，选择方剂中药的炮制品规格，对中医临床用药理论的阐明和提高具有极其重要的意义。

下篇 各论

第七章

植物类

第一节　根及根茎类

人　参

本品为五加科植物人参 *Panax ginseng* C. A. Mey. 的干燥根和根茎。栽培的俗称"园参";播种在山林野生状态下自然生长的称"林下山参";野生者为"山参"。多于秋季采挖。园参:9—10 月采挖 6 年以上的人参,洗净泥土,新鲜品称"水参";置日光下晒干即为"生晒参";蒸制后干燥称"红参"。山参经晒干,称"生晒山参"。

一、炮制历史沿革

人参的炮制历史沿革见表 7-1。

表 7-1　人参的炮制历史沿革

年代	书名	炮制品规格
南北朝刘宋	《雷公炮炙论》	去芦头
唐代	《外台秘要方》	锉入药中,焙干
	《小儿卫生总微论方》	焙制、微炒
宋代	《类编朱氏集验医方》	黄泥裹煨
	《疮疡经验全书》	去芦,上蒸
元代	《世医得效方》	蜜炙
	《普济方》	生碾为末,不用铜铁,捶碎,拍破,湿纸裹煨、盐炒
明代	《寿世保元》	陈酒浸
	《先醒斋医学广笔记》	人乳拌,烘干,人乳浸后返上蒸

续表

年代	书名	炮制品规格
清代	《本草新编》	五灵脂制
	《医学从众录》	川乌煮
	《医宗金鉴》	煎膏
现代	《中国药典》(2020 年版)	人参(生晒参)、红参

传统炮制方法有去芦头、蒸、烘焙、酒浸、粉碎等。目前临床上常用的炮制品规格有生晒参、红参，饮片形式有切片，也有散剂。服用方法为另煎或研末冲服。

二、不同炮制品临床应用特点

（一）生晒参

1. 加工方法　取原药材（园参），除去芦头，洗净，润透，切薄片，干燥，或捣碎。

2. 性效特点　甘、微苦，温。生晒参偏于补气生津，多用于气阴不足、津伤口渴、消渴等症，以清补为佳。常用于小柴胡汤、四君子汤、参苓白术散、完带汤、归脾汤、八珍汤、炙甘草汤、异功散、六君子汤、香砂六君子汤、升阳益胃汤、举元煎等。

（二）红参

1. 加工方法　取原药材（园参），洗净、蒸制后，干燥 [《中国药典》（2020 年版）]。

2. 性效特点　甘、微苦，温。红参经蒸制后，味甘而厚，性偏温，具有大补元气、复脉固脱、益气摄血之效，多用于气血虚亏，脉微肢冷，气不摄血，崩漏下血，心力衰竭，心源性休克，以温补见长。常用于败毒散、温脾汤、黄龙汤、半夏泻心汤、理中丸、补中益气汤、生脉散、龟鹿二仙胶、九仙散、真人养脏汤、生姜泻心汤、四逆加人参汤、桑螵蛸散、参苏饮、黄连汤等。

（三）临床应用辨析

生晒参和红参临床作用基本相似，可以互用。但是生晒参偏于补气生津，以清补为主；红参相对于生晒参味厚而温，大补元气，且复脉固脱、摄血作用较强。

三、不同炮制品在传统方剂中的合理选用

（一）红参

1. 败毒散（《小儿药证直诀》）

【组成】柴胡_{洗，去芦} 前胡 川芎 枳壳 羌活 独活 茯苓 桔梗_炒 人参各_{一两} 甘草_{半两}

【用法】原方为末，每服三钱，入生姜、薄荷煎服。

【功用主治】散寒祛湿，益气解表。主治气虚外感风寒湿证。症见憎寒壮热，头项强痛，肢体酸痛，无汗，鼻塞声重，咳嗽有痰，胸膈痞满，舌淡苔白，脉浮而按之无力。

【炮制品选用分析】方中羌活善祛上半身之风寒湿邪；独活善祛下半身之风寒湿邪，两药相配，发散风寒，祛风止痛，通治一身上下之风寒湿邪，共为君药。川芎、柴胡为臣药，川芎祛风止痛，柴胡发散透表，共助君药以辛散外邪，祛风止痛。佐以桔梗、前胡、枳壳宣肺降气，化痰止咳；茯苓健脾祛湿，杜绝生痰之源；人参在该方中补元气以扶正，以红参为宜，能扶助正气以驱邪外出，该方散中有补，不致耗伤真元，五药共为佐药。生姜、薄荷助君臣药以发散外邪；选用蜜甘草既助人参以益气和中，又能调和诸药，为使药。诸药合用，以解表为主，辅以益气，共成散寒祛湿、益气解表之剂。

【处方规范书写格式】羌活 6g 独活 6g 川芎 6g 柴胡 6g 前胡 6g 枳壳 6g 茯苓 6g 桔梗 6g 红参 6g^{另煎} 蜜甘草 3g 生姜^{自备} 薄荷^{自备}

2. 温脾汤（《备急千金要方》）

【组成】大黄_{四两} 附子_{大者一枚} 干姜 人参 甘草各_{二两}

【用法】上五味，㕮咀，以水八升，煮取二升半，分三服。

【功用主治】泻下寒积，温补脾阳。主治寒积腹痛证。症见便秘腹痛，脐周绞痛，手足不温，苔白不渴，脉沉弦而迟。

【炮制品选用分析】方中附子，以炮附片为宜，取其温壮脾阳以散寒凝；大黄以生用为宜，泻下积滞，其性虽属苦寒，但与辛热之附子相伍，制性存用，则奏温下之效，两者共为君药。干姜辛热，既能温脾散寒，又能增强附子温阳祛寒之效，为臣药。配以人参、甘草补气、益脾胃，人参宜用红参为宜，以温补元气，助附子、干姜温补阳气，并使大黄下不伤正，为佐药。甘草以蜜甘草为宜，调和诸药，兼为使药。诸药合用，共奏泻下寒积，温补脾阳之功。

【处方规范书写格式】炮附片 12g^{先煎}　大黄 12g^{后入}　干姜 6g　红参 6g^{另煎}　蜜甘草 6g

3. 黄龙汤（《伤寒六书》）

【组成】大黄_{三钱}　芒硝_{四钱}　枳实_{二钱}　厚朴_{一钱}　甘草_{一钱}　当归_{三钱}　人参_{二钱}

【用法】以水二盏，姜三片，枣二枚，煎之后再入桔梗一撮，热沸为度。

【功用主治】攻下热结，补气养血。主治阳明腑实，气血不足证。症见下利清水，色纯青，秽臭，或便秘，脘腹胀满或腹痛拒按，身热口渴，口舌干燥，谵语，甚则循衣撮空，神倦少气，舌苔焦黄或焦黑，脉虚。

【炮制品选用分析】方中大黄生用为宜，取其泻下清热力强为君药。芒硝润燥软坚，增强君药清热泻下之力，为臣药。枳实、厚朴行气导滞，枳实宜用麸炒制品；当归、人参补养气血，人参以红参为宜，补元气以扶正，与君、臣药相伍，共奏泻下而不伤气血之效，共为佐药。生姜、大枣、甘草和胃，使芒硝、大黄寒下而不败胃，桔梗开肺气而通肠腑，以上四药共为佐使药。诸药合用，共奏攻下扶正、邪正兼顾之效。

【处方规范书写格式】大黄 9g^{后下}　芒硝 6g^{冲服}　麸炒枳实 9g　厚朴 9g　当归 6g　红参 9g^{另煎}　蜜甘草 3g　桔梗 3g　生姜^{自备}　大枣^{自备}

4. 半夏泻心汤（《伤寒论》）

【组成】半夏_{洗，半升}　黄芩　干姜　人参_{各三两}　黄连_{一两}　大枣_{擘，十二枚}　甘草_{炙，三两}

【用法】上七味，以水一斗，煮取六升，去滓，再煎，取三升，温服一升，日三服。

【功用主治】寒热平调，消结散痞。主治寒热互结之痞证。症见心下痞，但满而不痛，或呕吐，肠鸣下利，舌苔腻而微黄。

【炮制品选用分析】方中半夏宜用姜半夏，增其温中降逆止呕之功，为君药。臣以干姜之辛热以温中散寒；黄芩、黄连苦寒泄热以开痞，其中黄连宜选用姜黄连，缓和其苦寒之性，取其止呕作用强。君臣相伍，寒热平调，辛开苦降。然寒热互结，又缘于中虚失运，升降失常，故以人参、大枣甘温益气，以补脾虚，人参以红参为宜，用以温补，共为佐药。蜜甘草补脾和中而调诸药，为佐使药。诸药相伍，使寒去热清，升降复常，则痞满可除，呕利自愈。

【处方规范书写格式】姜半夏 12g   黄芩 9g   姜黄连 3g   干姜 9g   红参 9g^{另煎}   蜜甘草 9g   大枣 12 枚

5. 理中丸（《伤寒论》）

【组成】人参   干姜   炙甘草   白术_{各三两}

【用法】上四味，捣筛，蜜和为丸，如鸡子黄许大。以沸汤数合，和一丸，研碎，温服之。日三四服，夜二服。腹中未热，益至三四丸，然不及汤。汤法：以四物依两数切，用水八升，煮取三升，去滓，温服一升，日三服。服汤后，如食顷，饮热粥一升许，微自温，勿发揭衣被。

【功用主治】温中祛寒，补气健脾。主治脾胃虚寒证。症见食少便溏，脘痞呕吐，腹痛喜温喜按，畏寒肢冷，口不渴，舌质淡苔白润，脉沉迟无力。主治阳虚失血证。症见吐血、衄血、便血、崩漏等失血，血色暗淡，面色㿠白，气短乏力，脉沉细或虚大无力。主治脾胃虚寒所致的胸痹，病后多涎唾，或小儿慢惊手足抽搐等。

【炮制品选用分析】方中干姜，大辛大热，温脾阳，祛寒湿，取其温中散寒、扶阳抑阴之效，为君药。人参甘温，益气健脾，宜用红参，协同君药以温补，为臣药。白术宜用麸炒白术，燥湿健脾作用增强，甘温苦燥，能辅助君臣祛除脾虚之湿浊，为佐药。甘草宜用蜜甘草，甘温益气，调中和胃，既可助人参、白术补中扶正，又可缓急止痛、调和药性，为使药。诸药配伍，共奏温中祛寒，补气健脾之效。

【处方规范书写格式】干姜 9g   红参 9g^{另煎}   麸炒白术 9g   蜜甘草 9g

6. 补中益气汤（《脾胃论》）

【组成】黄芪_{五分，病甚劳役热甚者一钱}   甘草_{炙，五分}   人参_{去芦，三分}   当归身_{酒焙干或日晒干，二分}   橘皮_{不去白，二分或三分}   升麻_{二分或三分}   柴胡_{二分或三分}   白术_{三分}

【用法】上药㕮咀，都作一服，水二盏，煎至一盏，量气弱、气盛，临病斟酌水盏大小，去滓，食远稍热服。

【功用主治】补中益气，升阳举陷，甘温除热。主治脾胃气虚证。症见纳差，少气懒言，体倦乏力，动则气促，舌淡苔白，脉虚软。主治气虚发热证。症见身热，自汗出，口渴喜热饮，少气懒言，食少体倦，脉洪而虚。主治中气下陷证。症见脱肛，子宫下垂，久泻，久痢，崩漏，头痛，气短乏力，舌淡脉虚弱。

【炮制品选用分析】方中黄芪宜用炙黄芪，取其功善益气补中，升阳固表的作用，为君药。配以人参益气补中，白术益气健脾以助中焦促运化，蜜甘草甘温益气，调中和胃，三药共为臣药；其中人参以红参为宜，取其较强的甘温之性，益气补中之效；白术宜选麸炒白术，以增强健脾作用，同时燥性缓和，协助黄芪增强补中气，益脾胃之功效。升麻、柴胡升举下陷之阳气，与黄芪相配，升阳举陷作用增强；其中柴胡以生用为宜，取其升举阳气之力强；升麻宜用蜜炙品，取其蜜炙后的升脾阳作用。陈皮（橘皮）理气和中，既调畅中焦气机，以助升阳之效，又于补气之中佐以理气，使补而不滞，宜选用贮放一年以上的陈皮，取其理气之力强，燥性缓和；当归养血补虚，气血同源，养血以助益气，以生用为宜，取其较强的补血作用，四药共为佐药。诸药配伍，既补益中焦脾胃之气，又升提下陷之气，共奏益气补中，升阳举陷，甘温除热之效。

【处方规范书写格式】炙黄芪 9g 或 18g　蜜甘草 9g　红参 6g^{另煎}　当归 6g　陈皮 6g　蜜升麻 6g　柴胡 6g　麸炒白术 9g

7. 生脉散（《医学启源》）

【组成】人参_{五分}　麦冬_{五分}　五味子_{五粒}

【用法】长流水煎，不拘时服。

【功用主治】益气养阴，敛汗生脉。主治湿热、暑热伤气耗阴证。症见汗多神疲，体倦乏力，气短懒言，咽干口渴，舌干红少苔，脉虚数。主治久咳肺虚，气阴两虚证。症见干咳少痰，短气自汗，口干舌燥，脉虚细。

【炮制品选用分析】方中人参甘温，大补肺气，生津液，为君药，且人参以用红参为宜，取其大补元气，复脉固脱之功效。麦冬甘寒养阴，清热生津，且润肺止咳，为臣药。五味子宜用醋五味子，醋制增强酸涩收敛之性，敛肺生津，收耗散之气，为佐药。三药合用，一补一润一敛，益气养阴，生津止渴，敛阴止汗，使气复津生，汗止阴存，气充脉复，故名"生脉"。至于久咳伤肺，气阴两虚证，取其益气养阴，敛肺止咳，令气阴两复，肺润津生，诸症可平。

【处方规范书写格式】红参 9g　麦冬 9g　醋五味子 6g

8. 龟鹿二仙胶（《医便》）

【组成】鹿角_{用新鲜麋鹿杀取角，解的不用，马鹿角不用，去角脑梢骨二寸绝断，劈开净用，十斤}龟板_{去弦，洗净，五斤，捶碎}　人参_{十五两}　枸杞子_{三十两}

【用法】上前三味袋盛，放长流水内浸三日，用铅坛一只，如无铅坛，底下放铅一大片亦可。将角并甲（龟甲）放入坛内，用水浸，高三五寸，黄蜡三两封口，放大锅内，桑柴火煮七昼夜。煮时坛内一日添热水一次，勿令沸起，锅内一日夜添水五次，候角酥取出，洗，滤净去滓。其滓即鹿角霜、龟甲霜也。将清汁另放。另将人参、枸杞子用铜锅以水三十六碗，熬至药面无水，以新布绞取清汁，将滓置石臼水捶捣细，用水二十四碗又熬如前；又滤又捣又熬，如此三次，以滓无味为度。将前龟、鹿汁并参、杞汁和入锅内，文火熬至滴水成珠不散，乃成胶也。每服初起一钱五分，十日加五分，加至三钱止，空心酒化下，常服乃可。

【功用主治】滋阴填精，益气壮阳。真元虚损，精血不足证。全身瘦削，阳痿遗精，两目昏花，腰膝酸软，久不孕育。

【炮制品选用分析】方中鹿角胶、龟甲胶俱为血肉有情之品，前者填精补髓，补肾壮阳，后者填精补髓，滋阴养血，二药相合，阴阳相配，填精益髓，阴阳双补，大补真元，共为君药。人参大补元气，宜用红参，补后天以益先天，可补气生精而助龟鹿二胶益阴助阳之力，枸杞子性味甘平，补肾益精，养肝明目，助龟甲胶滋补肝肾精血之功，二药共为臣药。君臣相配，药简力宏，精气血、阴阳并补，先后天兼顾，"精生而气旺，气旺而神昌，庶几龟鹿之年矣"。

【处方规范书写格式】鹿角胶 500g　龟甲胶 500g　红参 45g　枸杞子 90g（上方为制备膏方的处方，日服 3 次，每次 5～10g。亦可按照比例配制浓煎成汤剂使用。）

9. 九仙散（《王子昭方》，录自《医学正传》）

【组成】人参　款冬花　桑白皮　桔梗　五味子　阿胶　乌梅各一两　贝母半两　罂粟壳八两，去顶，蜜炒黄

【用法】上为末，每服三钱，白汤点服，嗽住止后服。

【功用主治】敛肺止咳，益气养阴。主治久咳伤肺，气阴两伤证。症见久咳不已，咳甚则气喘自汗，痰少而黏，脉虚数。

【炮制品选用分析】方中罂粟壳宜用蜜制品，功善敛肺止咳，重用为君药。五味子宜用醋五味子，与乌梅合用，敛肺气，助蜜罂粟壳敛肺止咳；人参补肺气，宜用红参，阿胶滋肺阴，气阴双补，共为臣药。款冬花宜用蜜制品，降气平喘、化痰止咳，桑白皮宜用蜜制品，清泄肺热、止咳平喘，川贝母清热化痰、润肺止咳，共为佐药。桔梗宣肺祛痰，载药上行，直趋病所，为佐使药。诸药合用，共奏敛肺止咳、益气养阴之功。

【处方规范书写格式】蜜罂粟壳 6g　醋五味子 12g　乌梅 12g　红参 12g　阿胶珠 12g烊化　蜜款冬花 12g　蜜桑白皮 12g　桔梗 12g　川贝母 6g

10. 真人养脏汤（纯阳真人养脏汤）(《太平惠民和剂局方》)

【组成】人参_{去芦}　当归_{去芦}　白术_{焙，各六钱}　肉豆蔻_{面裹，煨，半两}　肉桂_{去粗皮}　甘草_{炙，各八钱}　白芍药_{一两六钱}　木香_{不见火，一两四钱}　诃子_{去核，一两二钱}　罂粟壳_{去蒂、盖，蜜炙，三两六钱}

【用法】上锉为粗末，每服二大钱，水一盏半，煎至八分，去滓，食前温服。

【功用主治】涩肠固脱，温补脾肾。主治久泻久痢，脾肾虚寒证。症见大便滑脱不禁，泻痢无度，甚至脱肛坠下，脐腹疼痛，喜温喜按，倦怠食少，舌淡苔白，脉迟细。

【炮制品选用分析】方中罂粟壳宜选用蜜制品，重用涩肠止泻，为君药。麸煨肉豆蔻温中涩肠，诃子功专涩肠止泻为臣药。君臣相须为用，体现"急则治标""滑者涩之"之法。佐以肉桂温肾暖脾，人参宜用红参以补元气，土炒白术补气健脾，三药合用温补脾肾以治本；同时佐以当归、炒白芍养血和血，煨木香调气醒脾，共成调气和血，既治下痢腹痛后重，又使全方涩补不滞。蜜甘草合红参、土炒白术补中益气，又调和诸药。诸药合用，共奏涩肠固脱，温补脾肾之功。

【处方规范书写格式】蜜罂粟壳 6g　麸煨肉豆蔻 8g　煨诃子 9g　肉桂 6g　红参 6g^{另煎}　土炒白术 6g　当归 6g　炒白芍 12g　煨木香 3g　蜜甘草 6g

11. 其他方剂

（1）生姜泻心汤（《伤寒论》）

【组成】生姜_{切，四两}　甘草_{炙，三两}　人参_{三两}　干姜_{一两}　黄芩_{三两}　半夏_{洗，半升}　黄连_{一两}　大枣_{十二枚}

【用法】上八味，以水一斗，煮取六升，去滓，再煎，取三升，温服一升，日三服。

【功用主治】和胃消痞，宣散水气。主治水热互结痞证。症见心下痞硬，干噫食臭，腹中雷鸣下利者。

【炮制品选用分析】用红参取其温补元气之性。

【处方规范书写格式】生姜 12g　蜜甘草 9g　红参 9g^{另煎}　干姜 3g　黄芩 9g　姜半夏 9g　姜黄连 3g　大枣 4 枚

（2）四逆加人参汤（《伤寒论》）

【组成】甘草_{炙，二两}　附子_{生用，去皮，破八片，一枚}　干姜_{一两半}　人参_{一两}

【用法】上四味，以水三升，煮取一升二合，去滓，分温再服。

【功用主治】回阳救逆，益气固脱。主治少阴病。症见四肢厥逆，恶寒蜷卧，脉微而复自下利，利虽止而余症仍在者。

【炮制品选用分析】用红参取其温补元气，以固脱。

【处方规范书写格式】蜜甘草 6g　附片 15g^{先煎}　干姜 9g　红参 6g^{另煎}

（二）生晒参

1. 小柴胡汤（《伤寒论》）

【组成】柴胡_{半斤}　黄芩_{三两}　人参_{三两}　甘草_{炙，三两}　半夏_{洗，半升}　生姜_{切，三两}　大枣_{擘，十二枚}

【用法】上七味，以水一斗二升，煮取六升，去滓，再煎，取三升，温服一升，日三服。

【功用主治】和解少阳。主治伤寒少阳证。症见往来寒热，胸胁苦满，默默不欲饮食，心烦喜呕，口苦，咽干，目眩，舌苔薄白，脉弦者。主治妇人中风，热入血室证。症见经水适断，寒热发作有时者。主治疟疾、黄疸等病，而见少阳证者。

【炮制品选用分析】方中柴胡苦平，入肝胆经，透泄少阳之邪，并能疏泄气机之郁滞，使少阳半表之邪得以疏散，为君药。黄芩苦寒，清泄少阳半里之热，为臣药。柴胡之升散，得黄芩之降泄，两者配伍，和解少阳。方中柴胡、黄芩宜生用。佐以半夏、生姜和胃降逆止呕，半夏宜姜炙，增其降逆止呕之效；人参、大枣益气健脾，一者取其扶正以祛邪，一者取其益气以御邪内传，俾正气旺盛，则邪无内向之机。人参宜选用生晒参，偏于补气生津。蜜甘草助人参、大枣扶正，且能调和诸药，为使药。诸药合用，以和解少阳为主，兼补胃气，使邪气得解，枢机得利，胃气调和，则诸症自除。

【处方规范书写格式】柴胡 24g　黄芩 9g　生晒参 9g^{另煎}　姜半夏 9g　生姜 9g　大枣 4 枚　蜜甘草 9g

2. 四君子汤（《太平惠民和剂局方》）

【组成】人参_{去芦}　白术　茯苓_{去皮}　甘草_{炙，各等分}

【用法】上为细末，每服二钱，水一盏，煎至七分，通口服，不拘时；入盐少许，白汤点亦得。

【功用主治】益气健脾。主治脾胃气虚证。症见气短乏力，面色萎白，语声低微，食少便溏，舌淡苔白，脉虚弱。

【炮制品选用分析】方中人参甘温益气，健脾养胃，本方主治脾胃气虚，故选用补气作用较强的生晒参，为君药。白术性苦温，健脾燥湿，协助人参补益脾胃之气，为臣药；宜选麸炒白术，增强健脾作用，缓和燥性。佐以甘淡茯苓，健脾渗湿，与人参、白术相配，则健脾祛湿之功增强。甘草宜用蜜甘草，益气和中，调和诸药，为使药。四药配伍，共奏益气健脾之功。

【处方规范书写格式】生晒参 9g 另煎　　麸炒白术 9g　茯苓 9g　蜜甘草 6g

3. 参苓白术散（《太平惠民和剂局方》）

【组成】莲子肉 去皮，一斤　　薏苡仁 一斤　缩砂仁 一斤　桔梗 炒令深黄色，一斤　白扁豆 姜汁浸，去皮，微炒，一斤半　　白茯苓 二斤　人参 去芦，二斤　甘草 炒，二斤　白术 二斤　山药 二斤

【用法】上为细末，每服二钱，枣汤调下，小儿量岁数加减服。

【功用主治】益气健脾，渗湿止泻。主治脾虚湿盛证。症见饮食不化，胸脘痞闷，肠鸣泄泻，气短乏力，形体消瘦，面色萎黄，舌淡苔白腻，脉虚缓。主治肺脾气虚痰湿咳嗽证。症见咳嗽痰多色白，胸脘痞闷，神疲乏力，面色㿠白，纳差便溏，舌淡苔白腻，脉细弱而滑。

【炮制品选用分析】方中人参、白术、茯苓健脾渗湿，共为君药。其中人参宜用生晒参，取其补脾益气之功；白术宜用麸炒白术，健脾作用增强，同时燥性缓和。山药补脾益肺，莲子健脾涩肠止泻，薏苡仁健脾渗湿，白扁豆健脾化湿，均资健脾止泻之功，共为臣药，其中莲子、山药、薏苡仁、白扁豆皆宜用炒制品，使药性平和，长于健脾。佐以砂仁芳香醒脾，行气和胃，化湿止泻。桔梗宣利肺气，能载诸药上浮，使全方兼有脾肺双补之功，亦为佐药。蜜甘草、大枣补脾和中，调和诸药，共为佐使。综观全方，补中气，渗湿浊，行气滞，使脾气健运，湿邪得去，则诸症自除。

【处方规范书写格式】炒莲子 9g　麸炒薏苡仁 9g　砂仁 6g　桔梗 6g　炒白扁豆 12g　茯苓 15g　生晒参 15g 另煎　蜜甘草 10g　麸炒白术 15g　麸炒山药 15g　大枣 自备

4. 完带汤（《傅青主女科》）

【组成】白术 土炒，一两　山药 炒，一两　人参 二钱　白芍 酒炒，五钱　车前子 酒炒，三钱　苍术 制，三钱　甘草 一钱　陈皮 五分　黑芥穗 五分　柴胡 六分

【用法】水煎服。

【功用主治】补脾疏肝，化湿止带。主治脾虚肝郁，湿浊带下证。症见带下色白，清稀无臭，面色㿠白，倦怠便溏，舌淡苔白，脉缓或濡弱。

【炮制品选用分析】方中重用白术、山药补脾益气，以祛湿止带，共为君药；其中白术宜用土炒白术，借土气助脾，补脾止泻；山药宜用麸炒山药，以增强补中健脾、补肾固精之功。人参宜用生晒参，偏于补气，增强补中益气作用，以资君药补脾之力；苍术宜用麸炒苍术，以缓和燥性，增强健脾和胃之功；盐车前子清热利湿，以增君药祛湿之力；白芍宜用酒白芍，以降低酸寒之性，增强柔肝理脾之力，使木达而脾土自强。以上四药共为臣药。佐以陈皮理气燥湿，令气行而湿化，伍人参、白术又可使补而不滞；柴胡归肝经，宜用醋柴胡，以增强疏肝解郁作用；荆芥穗辛散祛风以胜湿，宜炒炭以助收涩止带，配人参、白术则有助于脾气之升。甘草宜用生品，以补脾益气，调和诸药，为佐使。诸药相配，使脾气健运，肝气条达，清阳得升，湿浊得化，则带下自止。

【处方规范书写格式】土炒白术 30g　麸炒山药 30g　生晒参 6g^{另煎}　酒白芍 15g　盐车前子 9g　麸炒苍术 9g　甘草 3g　陈皮 2g　荆芥穗炭 2g　醋柴胡 2g

5. 归脾汤（《重订严氏济生方》）

【组成】白术　茯神_{去木}　黄芪_{去芦}　龙眼肉　酸枣仁_{炒，去壳，各一两}　人参　木香_{不见火，各半两}　甘草_{炙，两钱半}　当归_{一钱}　远志_{一钱}　（当归、远志从《内科摘要》补入）

【用法】上㕮咀，每服四钱，水一盏半，加生姜五片，枣子一枚，煎至七分，去滓温服，不拘时候。

【功用主治】益气补血，健脾养心。主治心脾气血两虚证。症见心悸怔忡，失眠多梦，盗汗，头晕健忘，食欲不振，腹胀便溏，倦怠无力，面色萎黄，舌淡苔薄白，脉细弱。主治脾不统血证。症见妇女崩漏，月经超前，量多色淡，或淋漓不止等，还可见便血、皮下紫癜、尿血、肌衄、齿衄等，舌淡，脉细弱。

【炮制品选用分析】方中黄芪宜用炙黄芪，取其功善补气生血的作用；龙眼肉补益心脾，养血安神。两药共为君药，益气生血，补养心脾。配以人参补气养血，白术益气健脾，二药与炙黄芪相伍，其补脾益气作用益著；当归补血养心，酸枣仁宁心安神，两药与龙眼肉合用，补心血、安神之效增强。上述四药共为臣药，其中人参以生晒参为宜，取其补气养血、补脾益肺、生津安神之效；白术宜用麸炒白术，以缓和燥性，增强健脾作用；酸枣仁宜用炒酸枣仁，长于养心敛汗，增强养血安神作用。茯神养心安神，远志宁神益智，木香理气醒脾，与上述补气养血药配伍，增强益气补血、健脾安神作用，使补而不滞，滋而不腻。三药共为佐药，其中远志宜用制远志，以缓和其苦燥之性，增强安神益智作用。甘草宜用蜜甘草，以补益心脾之气，并调和诸药，为使药。加姜枣调和脾胃，以资生化。诸药配伍，共奏益气补血，健脾养心之效。

【处方规范书写格式】麸炒白术 18g　茯神 18g　炙黄芪 18g　龙眼肉 18g　炒酸枣仁 18g^{捣碎}　生晒参 9g^{另煎}　木香 9g　蜜甘草 6g　当归 3g　制远志 3g　生姜^{自备}　大枣^{自备}

6. 八珍汤（《正体类要》）

【组成】人参　白术　白茯苓　当归　川芎　白芍药　熟地黄_{各一钱}　甘草_{炙，五分}

【用法】加生姜三片，大枣五枚，水煎服。

【功用主治】益气补血。主治气血两虚证。症见面色萎白或无华，头晕目眩，四肢倦怠，气短懒言，心悸怔忡，饮食减少，舌淡苔薄白，脉细弱或虚大无力。

【炮制品选用分析】本方为四君子汤合四物汤的复方，四君补气，四物补血，合为八珍，以益气补血立法。方中人参宜用生晒参，补气较强，益气、健脾养胃；熟地黄甘温滋腻，补血滋阴，共为君药。臣以白术补气健脾，当归补血和血，其中白术宜用麸炒白术，增强健脾作用，缓和燥性。茯苓健脾安神，白芍养血敛阴，川芎活血行气，共为佐药。其中白芍与川芎均宜酒制，以降低白芍酸寒之性，并引药上行，增加活血、行气、止痛作用。甘草宜用蜜甘草，益气补中，调和药性，煎加生姜、大枣，调和脾胃，以助气血生化，共为使药。诸药合用，益气养血并重，共达益气补血之效。

【处方规范书写格式】生晒参 10g^{另煎}　麸炒白术 10g　茯苓 10g　当归 10g　酒川芎 10g　酒白芍 10g　熟地黄 10g　蜜甘草 5g　生姜^{自备}　大枣^{自备}

7. 炙甘草汤（《伤寒论》）

【组成】甘草_{炙，四两}　生姜_{切，三两}　桂枝_{去皮，三两}　人参_{二两}　生地黄_{一斤}　阿胶_{二两}　麦门冬_{去心，半升}　麻仁_{半升}　大枣_{擘，三十枚}

【用法】上以清酒七升，水八升，先煮八味，取三升，去滓，内胶烊消尽，温服一升，日三服。

【功用主治】滋阴养血，益气温阳，复脉定悸。主治阴血不足，阳气虚弱证。症见脉结代，心动悸，虚羸少气，舌光少苔，或舌干而瘦小者。主治虚劳肺痿。症见咳嗽，涎唾多，形瘦短气，虚烦不眠，自汗盗汗，咽干舌燥，大便干结，脉虚数。

【炮制品选用分析】方中甘草宜用蜜甘草，取其补脾和胃、益气复脉之功；地黄清热凉血、养阴生津。二药重用，益气养血以复脉之本，共为君药。麦冬滋养心阴，火麻仁、阿胶滋阴养血润燥，资生化之源，三药共为臣药。其中火麻仁宜选用炒制品，以增强润肠燥、滋阴血的作用；阿胶选用阿胶珠，炒珠后研细末烊化为宜，充分发挥阿胶补血止血、滋阴润燥之功效。人参益心气、补脾气，以滋气血生化之源；生姜辛温，具宣通之性，合桂枝以温通阳气，配大枣益脾胃以滋化源、调阴阳、和气血，四药共为佐药。其中人参以生晒参为宜，可大补元气，复脉固脱。诸药合用，可以益心气，补心血，滋心阴，温心阳，使血气畅通，脉始复常，故又名"复脉汤"。

【处方规范书写格式】蜜甘草 12g　生姜 9g　桂枝 9g　生晒参 6g^{另煎}
地黄 20g　阿胶珠 6g^{烊化}　麦冬 10g　炒火麻仁 10g　大枣 10 枚

8. 其他方剂

（1）异功散（《小儿药证直诀》）

【组成】人参_{切，去顶}　茯苓_{去皮}　白术　陈皮_锉　甘草_{炒，各等分}

【用法】上为细末，每服二钱，水一盏，生姜五片，枣二个，同煎至七分，食前温服，量多少与之。

【功用主治】益气健脾，行气化滞。主治脾胃气虚兼气滞证。症见饮食减少，大便溏薄，胸脘痞闷不舒，或呕吐泄泻等。

【炮制品选用分析】选用生晒参取其较强的补气作用，增强其健脾利湿作用。

【处方规范书写格式】生晒参 6g^{另煎}　茯苓 6g　麸炒白术 6g　陈皮 6g
蜜甘草 6g　生姜^{自备}　大枣^{自备}

（2）六君子汤（《医学正传》）

【组成】茯苓_{一钱}　甘草_{一钱}　人参_{一钱}　白术_{一钱五分}　陈皮_{一钱}　半夏_{一钱五分}

【用法】上细切，作一服，加大枣二枚，生姜三片，新汲水煎服。

【功用主治】益气健脾，燥湿化痰。主治脾胃气虚兼痰湿证。症见面色萎白，语声低微，食少便溏，咳嗽痰多色白，胸脘痞闷，呕逆，舌淡苔白腻，脉虚等。

【炮制品选用分析】选用生晒参取其较强的补气作用，增强其健脾作用。

【处方规范书写格式】茯苓 3g　蜜甘草 3g　生晒参 3g^{另煎}　麸炒白术 4.5g　陈皮 3g　姜半夏 4.5g　大枣^{自备}　生姜^{自备}

（3）香砂六君子汤（《古今名医方论》）

【组成】人参_{一钱}　白术_{二钱}　甘草_{七分}　茯苓_{二钱}　陈皮_{八分}　半夏_{一钱}　砂仁_{八分}　木香_{七分}

【用法】上加生姜二钱，水煎服。

【功用主治】益气健脾，行气化痰。主治脾胃气虚，痰阻气滞证。症见呕吐痞闷，不思饮食，脘腹胀痛，消瘦倦怠，或气虚肿满。

【炮制品选用分析】选用生晒参取其较强的补气作用，增强其健脾作用。

【处方规范书写格式】生晒参 3g^{另煎}　麸炒白术 6g　蜜甘草 2g　茯苓 6g　陈皮 2.5g　姜半夏 3g　砂仁 2.5g　木香 2g　生姜^{自备}

（4）升阳益胃汤（《内外伤辨惑论》）

【组成】黄芪_{二两}　半夏_{汤洗}　人参_{去芦}　炙甘草_{各一两}　独活　防风　白芍药　羌活_{各五钱}　橘皮_{四钱}　茯苓　柴胡　泽泻　白术_{各三钱}　黄连_{一钱}

【用法】上吹咀，每服三钱至五钱，加生姜五片，大枣二枚，用水三盏，煎至一盏，去滓，早饭后温服。

【功用主治】益气升阳，清热除湿。主治脾胃虚弱，湿热滞留中焦证。症见饮食无味，脘腹胀满，面色㿠白，畏风恶寒，头眩耳鸣，怠惰嗜卧，肢体重痛，大便不调，小便赤涩，口干舌干。

【炮制品选用分析】选用生晒参取其较强的补气作用，增强其健脾升阳作用。

【处方规范书写格式】炙黄芪 30g　姜半夏 15g　生晒参 15g^{另煎}　蜜甘草 15g　独活 9g　防风 9g　白芍 9g　羌活 9g　陈皮 6g　茯苓 5g　柴胡 5g　泽泻 5g　麸炒白术 5g　黄连 1.5g　生姜^{自备}　大枣^{自备}

（5）举元煎（《景岳全书》）

【组成】人参　黄芪_{炙，各三五钱}　炙甘草_{一二钱}　升麻_{炒，五七分}　白术_{炒，一二钱}

【用法】水煎服。

【功用主治】益气举陷。主治气虚下陷，血崩血脱，亡阳垂危等证。症见崩漏下血，神疲乏力，舌胖质淡，脉微弱等。

【炮制品选用分析】选用生晒参取其较强的补气作用，增强其益气升阳作用。

【处方规范书写格式】生晒参 15g^{另煎}　炙黄芪 15g　蜜甘草 6g　蜜升麻 3g　麸炒白术 6g

三　七

本品为五加科植物三七 *Panax notoginseng*（Burk.）F. H. Chen 的干燥根和根茎。秋季花开前采挖，洗净，分开主根，支根及根茎，干燥。支根习称"筋条"，根茎习称"剪口"。

一、炮制历史沿革

三七的炮制历史沿革见表 7-2。

表 7-2　三七的炮制历史沿革

年代	书名	炮制品规格
明代	《万氏女科》	势见有末
清代	《本草求真》	研用良
	《外科大成》	焙制
现代	《中国药典》(2020 年版)	三七粉(取三七,洗净,干燥,碾成细粉)

三七的炮制方法历代文献收载极少，研末冲服最为常见。

二、不同炮制品临床应用特点

（一）三七

1. **加工方法**　取原药材，除去杂质，用时捣碎。

2. **性效特点**　甘、微苦，温。具有散瘀止血、消肿定痛的功能。用于咯血，吐血，便血，崩漏，外伤出血，胸腹刺痛，跌扑肿痛等证。常用于化血丹、军门止血方、活血止痛汤、七宝散等。

（二）熟三七

1. **加工方法**　取净三七，打碎，分开大小块，用食用油炸至表面棕黄色，取出，沥去油，放凉，研细粉。或取三七，洗净，蒸透，取出，及时切片，干燥。

2. 性效特点　甘、微苦，温。熟三七止血化瘀作用较弱，而力偏滋补，多用于身体虚弱、气血不足的患者。常用于参茸三七补血片等。

（三）临床应用辨析

现在临床常用三七的活血化瘀作用，散剂冲服；熟三七较少使用。

三、不同炮制品在传统方剂中的合理选用

（一）三七

1. 各种出血证　可单味应用，研末吞服；也可配合花蕊石（煅存性）、血余炭同用，以增强化瘀止血之功，用于咳血及二便下血，如化血丹（《医学衷中参西录》）。对创伤出血，可研末外敷，能止血定痛，也可配白蜡、乳香、降香、血竭、五倍子、牡蛎各等分。不经火，为末，敷之，如军门止血方（《回生集》）。

2. 跌打损伤，瘀滞肿痛　常与当归、苏木末、川芎、炒赤芍等同用，具活血止痛作用，用于损伤瘀血，红肿疼痛，如活血止痛汤（《外科大成》）。

3. 赤痢、血痢　单味三七研末，米泔水调服（《濒湖集简方》）。

4. 大肠下血　单味三七研末，同淡白酒调服，加五分入四物汤亦可（《濒湖集简方》）。

5. 产后血多　单味三七研末，米汤服一钱（《濒湖集简方》）。

6. 刀伤　配龙骨、血竭等各等分，为末，温酒下。或掺上，如七宝散（《本草纲目拾遗》）。

（二）熟三七

三七的炮制方法始见于明代，熟制分蒸制和油炸。临床用药习惯，认为三七是"生撞熟补"，故熟三七有补血、强壮补虚的作用，用于身体虚弱、气血不足，症见面色苍白，头昏眼花，四肢无力，食欲不振，如参茸三七补血片。

姜

本品为姜科植物姜 *Zingiber officinale* Rosc. 的根茎。冬季采挖，除去须根及泥沙，适当保存，为生姜；晒干或低温干燥，为干姜。

一、炮制历史沿革

姜的炮制历史沿革见表 7-3。

表 7-3　姜的炮制

历史沿革年代	书名	炮制品规格
汉代	《金匮要略》	火炮
宋代	《太平圣惠方》	烧存性、甘草水煮
	《重修政和经史证类备急本草》	炒令黑
	《圣济总录》	盐炒
	《太平惠民和剂局方》	爁制、巴豆制
	《妇人大全良方》	黄泥裹煨、地黄汁炒
	《类编朱氏集验医方》	灶心土炒
明代	《奇效良方》	硇砂炒
	《医学入门》	通便炒黑
	《寿世保元》	水浸火煨，慢火煨至极黑，亦有生用者
清代	《外科大成》	姜炭
	《外科证治全生集》	炮姜炭
	《幼幼集成》	酒蒸炮姜
现代	《中国药典》(2020 年版)	生姜、干姜、姜炭、炮姜

历史上常见的炮制方法有火炮、盐炒、火煨、姜炭、炮姜炭、酒蒸炮姜等炮制方法。现在常见炮制品有生姜、干姜和炮姜。

二、不同炮制品临床应用特点

（一）干姜

1. **加工方法**　除去杂质，略泡，洗净，润透，切厚片或块，干燥 [《中国药典》(2020 年版)]。

2. **性效特点**　辛，热。温中散寒，回阳通脉，温肺化饮。用于脘腹冷痛，呕吐泄泻，肢冷脉微，寒饮喘咳。常用于小青龙汤、温脾汤、半夏泻心汤、理中丸、大建中汤、四逆汤、回阳救急汤、五积散、柴胡桂枝干姜汤、苓甘五味姜辛汤、黄连汤、通脉四逆汤等。

（二）炮姜

1. 加工方法　取干姜，照炒法（通则 0213）用砂烫至鼓起，表面棕褐色 [《中国药典》（2020 年版）]。

2. 性效特点　辛，热。温经止血，温中止痛。用于阳虚失血，吐衄崩漏，脾胃虚寒，腹痛吐泻。常用于生化汤、阳和汤、少腹逐瘀汤等。

（三）生姜

1. 加工方法　除去杂质，洗净。用时切厚片 [《中国药典》（2020 年版）]。

2. 性效特点　辛，微温。解表散寒，温中止呕，化痰止咳，解鱼蟹毒。用于风寒感冒，胃寒呕吐，寒痰咳嗽，鱼蟹中毒。常用于正柴胡饮、小建中汤、真武汤、桂枝汤、小柴胡汤、大柴胡汤、炙甘草汤、半夏厚朴汤、小半夏汤、旋覆代赭汤、橘皮竹茹汤、温经汤、射干麻黄汤等。

（四）临床应用辨析

生姜属于辛温解表药，散寒解表、温中止呕，在《伤寒论》方中常常与大枣联用。干姜属于温里药，炮姜属于止血药。干姜温中、回阳和化饮作用较强；炮姜温经、止血、止痛作用较强，多用于妇科。炮姜温里作用不及干姜迅速，但作用缓和而持久，温经止血止痛功效独有。

三、不同炮制品在传统方剂中的合理选用

（一）干姜

1. 小青龙汤（《伤寒论》）

【组成】麻黄去节，三两　　芍药三两　　细辛三两　　干姜三两　　甘草炙，三两　　桂枝去皮，三两　　五味子半升　　半夏洗，半升

【用法】上八味，以水一斗，先煮麻黄，减二升，去沫，内诸药，煮取三升，去滓，温服一升。

【功用主治】解表散寒，温肺化饮。主治外寒内饮证。症见恶寒发热，头身疼痛，无汗，喘咳，痰多清稀而量多，胸痞，或干呕，或痰饮喘咳，不得平卧，或身体疼重，头面四肢浮肿，舌苔白滑，脉浮。

【炮制品选用分析】方中麻黄、桂枝为君药，麻黄以生品为宜，取其发汗解表散寒，且麻黄又能宣肺止咳平喘；桂枝温阳以化内饮，两者相配，既

可加强解表之功，又可宣肺平喘，温阳化饮。干姜、细辛为臣药，干姜辛热，温肺化饮；细辛辛温，内可温肺化饮，外可助麻、桂解表散寒。五味子收敛肺气，生用为宜，与干姜、细辛相配，一散一收，使散寒而不伤肺气，敛肺气而不留邪，相辅相成，共奏化饮止咳平喘之效；白芍养阴和营，宜用炒白芍，去其寒凉之性，可防麻黄、桂枝发散太过而耗伤阴液；半夏燥湿化痰，和胃降逆，宜用姜半夏，与干姜、细辛相配，善于温化水饮，三药共为佐药。蜜甘草和中调药，为使药。

【处方规范书写格式】麻黄 9g^{先煎}　细辛 3g　干姜 9g　炒白芍 9g　桂枝 9g　姜半夏 9g　五味子 9g　蜜甘草 6g

2. 温脾汤（《备急千金要方》）

【组成】大黄_{四两}　附子_{大者一枚}　干姜　人参　甘草_{各二两}

【用法】上五味，㕮咀，以水八升，煮取二升半，分三服。

【功用主治】泻下寒积，温补脾阳。主治寒积腹痛证。症见便秘腹痛，脐周绞痛，手足不温，苔白不渴，脉沉弦而迟。

【炮制品选用分析】方中附子，以炮附片为宜，取其温壮脾阳以散寒凝；大黄以生用为宜，泻下积滞，其性虽属苦寒，但与辛热之附子相伍，制性存用，则奏温下之效，两者共为君药。干姜辛热，既能温脾散寒，又能增强附子温阳祛寒之效，为臣药。配以人参、甘草补益脾胃，人参宜用红参为宜，助附子、干姜温补阳气，并使大黄下不伤正，为佐药。甘草以蜜甘草为宜，调和诸药，兼为使药。诸药合用，共奏泻下寒积，温补脾阳之功。

【处方规范书写格式】炮附片 12g^{先煎}　大黄 12g^{后入}　干姜 6g　红参 6g^{另煎}　蜜甘草 6g

3. 半夏泻心汤（《伤寒论》）

【组成】半夏_{洗, 半升}　黄芩　干姜　人参_{各三两}　黄连_{一两}　大枣_{擘, 十二枚}　甘草_{炙, 三两}

【用法】上七味，以水一斗，煮取六升，去滓，再煎，取三升，温服一升，日三服。

【功用主治】寒热平调，消结散痞。主治寒热互结之痞证。症见心下痞，但满而不痛，或呕吐，肠鸣下利，舌苔腻而微黄。

【炮制品选用分析】方中半夏宜用姜半夏，增其温中降逆止呕之功，为君药。臣以干姜之辛热以温中散寒；黄芩、黄连苦寒泄热以开痞。其中黄连宜选用姜黄连，缓和其苦寒之性，取其止呕作用强。君臣相伍，寒热平调，辛开苦降。然寒热互结，又缘于中虚失运，升降失常，故以人参、大枣甘温益气，以补脾虚，人参以红参为宜，共为佐药。蜜甘草补脾和中而调诸药，为佐使药。诸药相伍，使寒去热清，升降复常，则痞满可除、呕利自愈。

【处方规范书写格式】姜半夏 12g　黄芩 9g　姜黄连 3g　干姜 9g　红参 9g^{另煎}　蜜甘草 9g　大枣 4 枚

4. 理中丸（《伤寒论》）

【组成】人参　干姜　炙甘草　白术_{各三两}

【用法】上四味，捣筛，蜜和为丸，如鸡子黄许大。以沸汤数合，和一丸，研碎，温服之。日三四服，夜二服。腹中未热，益至三四丸，然不及汤。汤法：以四物依两数切，用水八升，煮取三升，去滓，温服一升，日三服。服汤后，如食顷，饮热粥一升许，微自温，勿发揭衣被。

【功用主治】温中祛寒，补气健脾。主治脾胃虚寒证。症见食少便溏，脘痞呕吐，腹痛喜温喜按，畏寒肢冷，口不渴，舌质淡苔白润，脉沉迟无力。主治阳虚失血证。症见吐血、衄血、便血、崩漏等失血，血色暗淡，面色㿠白，气短乏力，脉沉细或虚大无力。主治脾胃虚寒所致的胸痹，病后多涎唾，或小儿慢惊手足抽搐等。

【炮制品选用分析】方中干姜，大辛大热，温脾阳，祛寒湿，取其温中散寒、扶阳抑阴之效，为君药。人参甘温，宜用红参，益气健脾，协同君药以温中健脾，为臣药。白术宜用麸炒白术，燥湿健脾作用增强，甘温苦燥，能辅助君臣祛除脾虚之湿浊，为佐药。甘草宜用蜜甘草，甘温益气，调中和胃，既可助人参、白术补中扶正，又可缓急止痛、调和药性，为使药。诸药配伍，共奏温中祛寒，补气健脾之效。

【处方规范书写格式】干姜 9g　红参 9g^{另煎}　麸炒白术 9g　蜜甘草 9g

5. 大建中汤（《金匮要略》）

【组成】蜀椒_{炒去汗，二合}　干姜_{四两}　人参_{二两}

【用法】上三味，以水四升，煮取二升，去渣，内饴糖，微火煮取一升半，分温再服，如一炊顷，可饮粥二升，后更服，当一日食糜，温覆之。

【功用主治】温中补虚，缓急止痛。主治中阳虚衰，阴寒内盛之脘腹剧痛证。症见胸脘及腹中寒痛剧烈，呕吐不能饮食，腹中痛无定处，隆起块状物上下走窜，不可触及，四肢厥冷，舌质淡苔白滑，脉沉伏而迟。

【炮制品选用分析】方中花椒（蜀椒）味辛性热，温脾胃，助肾阳，散寒止痛，为君药。干姜辛热，暖脾胃，助花椒散寒之力；饴糖甘润可温中补虚，缓急止痛，助花椒止痛之功，共为臣药。佐以人参补气健脾，合饴糖补中州之阳，中气足则痛自消。诸药配伍，共奏温中补虚、缓急止痛之效。

【处方规范书写格式】花椒 6g　干姜 12g　饴糖 30g^{烊化}　人参 6g^{另煎}

6. 四逆汤（《伤寒论》）

【组成】甘草_{炙，二两}　干姜_{一两半}　附子_{生用，去皮，破八片，一枚}

【用法】上三味，以水三升，煮取一升二合，去滓，分温再服。强人可大附子一枚，干姜三两。

【功用主治】回阳救逆。主治心肾阳衰寒厥证。症见四肢厥逆，恶寒蜷卧，神衰欲寐，面色苍白，腹痛下利，呕吐不渴，舌苔白滑，脉微细。

【炮制品选用分析】方中附子，大辛大热，温阳逐寒，温壮心肾之阳，回阳破阴救逆，为君药。干姜温中散寒，温阳通脉，助附子温里回阳，为臣药。甘草用蜜甘草，用量宜重，取其助阳需先益气，助君臣温阳补气，甘缓峻烈，防其破阴回阳过散之弊，并能调和诸药，为佐使药之用。诸药配伍，共奏回阳救逆之效。

【处方规范书写格式】附片 10g^{先煎}　干姜 6g　蜜甘草 12g

7. 回阳救急汤（《伤寒六书》）

【组成】熟附子　干姜　肉桂　人参　白术_炒　茯苓　陈皮　甘草_炙　五味子　半夏_制（原书未著用量）

【用法】水二盅，姜三片，煎之，临服入麝香三厘调服。

【功用主治】回阳救逆，益气生脉。主治寒邪直中三阴，真阳衰微证。症见恶寒蜷卧，四肢厥冷，腹痛战栗，或唇甲青紫，或吐涎沫，吐泻而口不渴，神衰欲寐，舌淡苔白，脉沉微，甚或无脉。

【炮制品选用分析】本方以四逆汤合六君子汤，再加肉桂、五味子、麝香、生姜组成。方中以附片配干姜、肉桂，其温壮元阳，祛寒通脉之功尤为显著，为君药，干姜作用是温中散寒，回阳通脉。六君子汤补益脾胃，固守中州。半夏宜用姜半夏，能燥湿化痰，降逆止呕，能除阳虚水湿不化所生的痰饮；白术宜用麸炒白术，益气健脾；陈皮既可调理气机以除胸脘痞闷，又能止呕以降胃气还能燥湿化痰以消湿聚之痰，所谓"气顺而痰消"；茯苓利水渗湿，利湿而不伤正气；甘草宜用蜜甘草，补中气，和诸药，共为臣药。人参助附子，可益气回阳固脱；佐以醋五味子补心、益气复脉，同为佐药。麝香辛香走窜，通行十二经脉，合醋五味子酸甘敛阴，可防麝香辛散太过，散中有收，既可以疏布诸药于全身，又可以避免虚阳浮越于外，为使药。诸药配伍，共奏回阳救逆，益气生脉之效。

【处方规范书写格式】附片 9g^{先煎}　干姜 6g　肉桂 3g^{研末冲服}　姜半夏 9g
蜜甘草 6g　麸炒白术 9g　陈皮 6g　茯苓 9g　人参 6g^{另煎}　醋五味子 3g　麝
香 0.1g^{冲服}　生姜^{自备}

8. 五积散（《仙授理伤续断秘方》）

【组成】苍术　桔梗_{各二十两}　枳壳　陈皮_{各六两}　芍药　白芷　川芎　川当
归　甘草　肉桂　茯苓　半夏_{汤泡,各三两}　厚朴　干姜_{各四两}　麻黄_{去根、节,六两}

【用法】上除肉桂、枳壳二味，余锉细，用慢火炒，令色转，摊冷，次
入枳壳、肉桂令匀。每服三钱，水一盏，加生姜三片，煎至半盏，去滓，热
服；凡被伤头痛，伤风发寒，每服二钱，加生姜、葱白煎，食后热服。

【功用主治】发表温里，顺气化痰，活血消积。主治外感风寒，内伤生
冷。症见身热无汗，头痛身疼，项背拘急，胸满恶食，呕吐腹痛，及妇女血
气不调，心腹疼痛，月经不调等属寒者。

【炮制品选用分析】方中麻黄、白芷辛温发散，解表散寒；干姜、肉桂
温散里寒，干姜作用是温中散寒。四药共除内外之寒。麸炒苍术、姜厚朴健
脾燥湿；半夏、陈皮、茯苓理气燥湿化痰，半夏宜用姜半夏，增其温化寒痰
之效；当归、川芎、白芍养血和血，活血止痛；桔梗、麸炒枳壳升降气机，
宽胸利膈；生姜散寒，温胃止呕；蜜甘草和中健脾，调和诸药。诸药合用，
共奏散寒、祛湿、理气、活血、化痰之功，是治疗寒、湿、气、血、痰五积
的主方。

【处方规范书写格式】麻黄 6g　白芷 5g　干姜 6g　肉桂 5g　麸炒苍术
15g　姜厚朴 6g　姜半夏 5g　陈皮 9g　茯苓 5g　白芍 5g　川芎 5g　当归
5g　桔梗 15g　麸炒枳壳 9g　蜜甘草 5g　生姜^{自备}　葱白^{自备}

9. 柴胡桂枝干姜汤（《伤寒论》）

【组成】柴胡_{半斤}　桂枝_{去皮,三两}　干姜_{二两}　栝楼根_{四两}　黄芩_{三两}　牡蛎
_{熬,二两}　甘草_{炙,二两}

【用法】上七味，以水一斗二升，煮取六升，去滓，再煎取三升，温服
一升，日三服。初服微烦，复服，汗出便愈。

【功用主治】和解少阳，温化水饮。主治伤寒胸胁满微结。症见小便不
利，渴而不呕，但头汗出，往来寒热，心烦。亦治疟疾寒多微有热，或但寒
不热。

【炮制品选用分析】方中柴胡与黄芩合用，和解少阳；天花粉（栝楼根）

与牡蛎合用养阴生津，化痰散结；桂枝、干姜、蜜甘草合用，振奋中阳，温化寒饮。干姜作用是温中散寒，化饮。诸药合用，共奏和解少阳，温化寒饮之功。

【处方规范书写格式】柴胡 24g　黄芩 9g　天花粉 12g　牡蛎 6g^{先煎}　桂枝 9g　干姜 6g　蜜甘草 6g

10. 苓甘五味姜辛汤（《金匮要略》）

【组成】茯苓_{四两}　甘草_{三两}　干姜_{三两}　细辛_{三两}　五味子_{半升}

【用法】上五味，以水八升，煮取三升，去滓，温服半升，日三服。

【功用主治】温肺化饮。主治寒饮咳嗽。症见咳嗽痰多，清稀色白，胸膈痞满，舌苔白滑，脉弦滑。

【炮制品选用分析】方以干姜为君，取其辛热之性，既温肺散寒以化饮，又温运脾阳以化湿。细辛温肺化饮助干姜散其凝聚之饮；茯苓健脾渗湿，既化积聚之痰，又杜生痰之源，二者共为臣药。佐以五味子收敛肺气而止咳，与细辛、干姜相伍，散中有收，散不伤正，收不留邪，使邪去而不伤正，其中五味子宜用醋制品，敛肺止咳力胜。蜜甘草为使，和中调药。诸药相合，共奏温肺化饮之功。

【处方规范书写格式】干姜 9g　茯苓 12g　细辛 5g　醋五味子 5g　蜜甘草 9g

11. 其他方剂

（1）黄连汤（《伤寒论》）

【组成】黄连　甘草_炙　干姜　桂枝_{各三两}　人参_{二两}　半夏_{洗，半升}　大枣_{擘，十二枚}

【用法】上七味，以水一斗，煮取六升，去滓，温服，日三服，夜二服。

【功用主治】寒热并调，和胃降逆。主治胃热肠寒证。症见腹中痛，欲呕吐者。

【炮制品选用分析】干姜的作用是温中散寒。

【处方规范书写格式】姜黄连 9g　蜜甘草 9g　干姜 9g　桂枝 9g　红参 6g^{另煎}　姜半夏 9g　大枣 4 枚

（2）通脉四逆汤（《伤寒论》）

【组成】甘草_{炙，二两}　附子_{生用，去皮，破八片，大者一枚}　干姜_{三两，强人可四两}

【用法】上三味，以水三升，煮取一升二合，去滓，分温再服，其脉即出者愈。

【功用主治】破阴回阳，通达内外。主治少阴病，阴盛格阳证。症见下利清谷，里寒外热，手足厥逆，脉微欲绝，身反不恶寒，其人面色赤，或腹痛，或干呕，或咽痛，或利止，脉不出者。若"吐已下断，汗出而厥，四肢拘急不解，脉微欲绝者"，加猪胆汁半合，名"通脉四逆加猪胆汁汤"。"分温再服，其脉即来。无猪胆，以羊胆代之"。

【炮制品选用分析】干姜作用是温中散寒，回阳通脉。

【处方规范书写格式】蜜甘草 6g　附片 20g^{先煎}　干姜 9g

（二）炮姜

1. 生化汤（《傅青主女科》）

【组成】全当归_{八钱}　川芎_{三钱}　桃仁_{去皮尖，研，十四粒}　干姜_{炮黑，五分}　甘草_{炙，五分}

【用法】黄酒、童便（临床目前已不使用）各半煎服。

【功用主治】化瘀生新，温经止痛。主治血虚寒凝，瘀血阻滞证。症见产后恶露不行，小腹冷痛。

【炮制品选用分析】方中重用当归补血活血，化瘀生新，为君药。川芎活血行气，燀桃仁活血祛瘀，均为臣药。炮姜入血散寒，温经止血、止痛；黄酒温通血脉以助药力，共为佐药。蜜甘草和中缓急，调和诸药，用以为使。全方配伍得当，寓生新于化瘀之内，使瘀血化新血生，诸症向愈。

【处方规范书写格式】当归 24g　川芎 9g　燀桃仁 6g　炮姜 2g　蜜甘草 2g　黄酒适量

2. 阳和汤（《外科证治全生集》）

【组成】熟地黄_{一两}　麻黄_{五分}　鹿角胶_{三钱}　白芥子_{炒研，二钱}　肉桂_{去皮，研粉，一钱}　生甘草_{一钱}　炮姜_{炭五分}

【用法】水煎服。

【功用主治】温阳补血，散寒通滞。主治阴疽。如贴骨疽、脱疽、流注、痰核、鹤膝风等，患处漫肿无头，肤色不变，酸痛无热，口中不渴，舌淡苔白，脉沉细或迟细。

【炮制品选用分析】方中重用熟地黄温补营血，填精补髓；鹿角胶温肾阳，益精血。二药合用，温阳补血，共为君药。肉桂、炮姜性辛热，入血分，温阳散寒，温通血脉，为臣药，炮姜温经、止血、止痛。芥子宜用炒芥子，增强温化寒痰，通络散结之效，可消皮里膜外之痰；与麻黄辛温解表，宣肺窍，开肌腠，散寒凝，合为佐药。方中君药借臣药佐药之辛温宣通，使得补益而不腻滞，臣药佐药得君药之滋润补益，则温散而不伤正。甘草生用解毒和中调药性，为使药。诸药配伍，共奏温阳补血、散寒通滞之效。

【处方规范书写格式】熟地黄 30g　鹿角胶 9g^{烊化}　肉桂 3g　炮姜 2g
炒芥子 6g　麻黄 2g　甘草 3g

3. 其他方剂

少腹逐瘀汤（《医林改错》）

【组成】小茴香_{炒，七粒}　干姜_{炒，二分}　元胡_{一钱}　没药_{研，二钱}　当归_{三钱}　川芎_{二钱}　官桂_{一钱}　赤芍_{二钱}　蒲黄_{生，三钱}　五灵脂_{炒，二钱}

【用法】水煎服。

【功用主治】活血祛瘀，温经止痛。主治少腹瘀血积块，疼痛或不痛，或痛而无积块，或少腹胀满，或经期腰酸、小腹胀，或月经一月见三五次，接连不断，断而又来，其色或紫或黑，或有血块，或崩或漏，兼少腹疼痛，或粉红兼白带者或瘀血阻滞，久不受孕等证。

【炮制品选用分析】炮姜作用为温经止痛。

【处方规范书写格式】盐小茴香 1.5g　炮姜 3g　醋延胡索（元胡）3g
醋没药 6g　当归 9g　川芎 6g　肉桂（官桂）3g　赤芍 6g　蒲黄 9g　醋五灵脂 6g

（三）生姜

1. 正柴胡饮（《景岳全书》）

【组成】柴胡_{一至三钱}　防风_{一钱}　陈皮_{一钱半}　芍药_{二钱}　甘草_{一钱}　生姜_{三五片}

【用法】水一盅半，煎七八分，热服。

【功用主治】解表散寒。主治外感风寒轻证。症见微恶风寒，发热，无汗，头痛身痛，舌苔薄白，脉浮。

【炮制品选用分析】方中以柴胡为君，生用为宜，辛散透邪解表，防风祛风散寒为臣，生姜辛温发散，助柴胡、防风解表透邪；陈皮疏畅气机，以助祛邪外出；白芍益阴和营，以炒白芍为宜，防辛散太过而伤阴，共为佐药。甘草宜用生品，调和诸药为使。

【处方规范书写格式】柴胡 9g　防风 3g　陈皮 4.5g　炒白芍 6g　甘草 3g　生姜 6g

2. 小建中汤（《伤寒论》）

【组成】桂枝_{去皮，三两}　甘草_{炙，二两}　大枣_{擘，十二枚}　芍药_{六两}　生姜_{切，三两}

胶饴一升

【用法】上六味，以水七升，煮取三升，去滓，内饴，更上微火消解。温服一升，日三服。

【功用主治】温中补虚，和里缓急。主治中焦虚寒，阴阳失调，肝脾不和证。症见脘腹拘急疼痛、时轻时重、喜温喜按；神疲乏力，少气懒言；或心悸虚烦，面色无华，兼见四肢酸楚、手足烦热、口干咽燥等，舌淡苔白，脉细弦。

【炮制品选用分析】方中重用甘温质润，温补中焦、缓急止痛的饴糖为君药。辅以温阳祛寒的桂枝，酸甘养阴的白芍，共奏温中化阳、柔肝止痛之功，为臣药。佐以生姜温中散寒，大枣补益脾气，合力助调阴阳、和营卫。蜜甘草益气和中，调和诸药，共为佐使。诸药配伍，共奏温中补虚，和中缓急之效。本方柔肝健脾，温阳益阴，强健中气，使阴阳调和，气血生化有源，故名"建中"。

【处方规范书写格式】饴糖 30g 烊化　桂枝 9g　白芍 18g　大枣 6 枚　生姜 9g　蜜甘草 6g

3. 吴茱萸汤（《伤寒论》）

【组成】吴茱萸洗,一升　人参三两　生姜切,六两　大枣擘,十二枚

【用法】上四味，以水七升，煮取二升，去滓。温服七合，日三服。

【功用主治】温中补虚，降逆止呕。主治肝胃虚寒，浊阴上逆证。症见食后欲呕，胸满脘痛，吞酸嘈杂，或干呕，或吐清涎冷沫，巅顶头痛，畏寒肢凉，甚则伴手足厥冷，大便溏泄，烦躁不宁，舌淡苔白滑，脉沉弦或迟。

【炮制品选用分析】方中吴茱萸温胃暖肝以祛寒，和胃降逆以止呕，为君药。重用生姜温胃散寒，降逆止呕，助吴茱萸温降之力，为臣药。人参甘温，益气健脾，为佐药。大枣助人参补气和中，合生姜调理脾胃，调和诸药为使药。诸药配伍，共奏温中补虚，降逆止呕之功。

【处方规范书写格式】制吴茱萸 9g　生姜 18g　人参 9g 另煎　大枣 4 枚

4. 真武汤（《伤寒论》）

【组成】茯苓三两　芍药三两　白术二两　生姜切,三两　附子炮,去皮,破八片,一枚

【用法】上五味，以水八升，煮取三升，去滓，温服七合，日三服。

【功用主治】温阳利水。主治脾肾阳虚，水气内停水泛证。症见小便不利，四肢沉重疼痛，腹痛下利，或肢体浮肿，或咳，或呕，舌淡胖，苔白滑

不渴，脉沉细。主治太阳病发汗太过，阳虚水泛证。症见汗出不解，其人仍发热，心下悸，头眩，身𥆧动，振振欲擗地。

【炮制品选用分析】本方以大辛大热之附子为君，宜用炮附片，取其温补肾阳、暖脾，长于补命门火之效，以温肾助阳，化气行水，且可降低毒性。白术生用为宜，甘苦而温，健脾益气兼燥湿利水；茯苓甘淡而平，利水渗湿。二者合用，以益气健脾祛湿，使脾气得复，湿从小便而去，共为臣药。佐以辛温之生姜，既助附子温阳散寒，又合茯苓、白术宣散水湿，兼能和胃降逆止呕。配伍酸收之白芍，用炒白芍为宜，其意有四：一者利小便以行水气；二者柔肝缓急以止腹痛；三者敛阴舒筋以解筋肉𥆧动；四者防止附子燥热伤阴，亦为佐药。诸药配伍，温脾肾以助阳气，利小便以祛水邪，共奏温阳利水之效。

【处方规范书写格式】炮附片 9g^{先煎} 茯苓 9g 白术 6g 炒白芍 9g 生姜 9g

5. 桂枝汤（《伤寒论》）

【组成】桂枝三两 芍药三两 甘草炙，二两 生姜三两 大枣十二枚

【用法】上五味，咬咀，以水七升，微火取煮取三升，去滓，适寒温，服一升。服已须臾，啜热稀粥一升余，以助药力。温覆令一时许，遍身微似有汗者益佳，不可令如水流漓，病必不除。若一服汗出病瘥，停后服，不必尽剂；若不汗，更服依前法；又不汗，后服小促其间，半日许，令三服尽。若病重者，一日一夜服，周时观之，服一剂尽，病证犹在者，更作服；若汗不出，乃服至二三剂。禁生冷、黏滑、肉面、五辛、酒酪、臭恶等物。

【功用主治】解肌发表，调和营卫。主治外感风寒表虚证。症见头痛发热，汗出恶风，鼻鸣干呕，苔白不渴，脉浮缓或浮弱者。

【炮制品选用分析】方中桂枝，辛甘温，取其辛温以解肌发汗，甘温以扶助卫阳，为君药。营阴外泄，故又选用益阴敛汗之炒白芍为臣药，敛固外泄之营阴，与桂枝相配，一散一收，既能外散在表之风寒，又能敛固外泄之营阴，并可使桂枝发汗而不过汗，使祛邪而不伤正，敛阴而不留邪，共奏解肌发汗，调和营卫之效。再以生姜、大枣为佐药。生姜辛温，助桂枝辛散在表之风寒，并能温胃止呕；大枣甘平，能补益脾胃。生姜与大枣相配，既能调和脾胃，又能调和营卫。蜜甘草为使药，与桂枝相配辛甘化阳，助阳实卫，有助于抵抗外邪，与炒白芍相配酸甘化阴，加强敛阴和营之功；与姜、枣相配，和中化生营卫。药仅五味，配伍严谨，散中有收，汗中

寓补。

【处方规范书写格式】桂枝 9g　炒白芍 9g　蜜甘草 6g　生姜 9g　大枣 6g

6. 小柴胡汤（《伤寒论》）

【组成】柴胡半斤　黄芩三两　人参三两　甘草炙，三两　半夏洗，半升　生姜切，三两　大枣擘，十二枚

【用法】上七味，以水一斗二升，煮取六升，去滓，再煎，取三升，温服一升，日三服。

【功用主治】和解少阳。主治伤寒少阳证。症见往来寒热，胸胁苦满，默默不欲饮食，心烦喜呕，口苦，咽干，目眩，舌苔薄白，脉弦者。主治妇人中风，热入血室证者。主治疟疾、黄疸等病而见少阳证者。

【炮制品选用分析】方中柴胡苦平，入肝胆经，透泄少阳之邪，并能疏泄气机之郁滞，使少阳半表之邪得以疏散，为君药。黄芩苦寒，清泄少阳半里之热，为臣药。柴胡之升散，得黄芩之降泄，两者配伍，和解少阳。方中柴胡、黄芩宜生用。佐以半夏、生姜和胃降逆止呕，半夏宜姜炙，增其降逆止呕之效，生姜作用温中散，寒降逆止呕；人参、大枣益气健脾，一者取其扶正以祛邪，一者取其益气以御邪内传，俾正气旺盛，则邪无内向之机。人参宜选用生晒参，偏于补气生津。蜜甘草助人参、大枣扶正，且能调和诸药，为使药。诸药合用，以和解少阳为主，兼补胃气，使邪气得解，枢机得利，胃气调和，则诸症自除。

【处方规范书写格式】柴胡 24g　黄芩 9g　生晒参 9g另煎　姜半夏 9g　生姜 9g　大枣 4 枚　蜜甘草 9g

7. 大柴胡汤（《金匮要略》）

【组成】柴胡半斤　黄芩三两　芍药三两　半夏洗，半升　枳实炙，四枚　大黄二两　大枣擘，十二枚　生姜切，五两

【用法】上八味，以水一斗二升，煮取六升，去滓渣，再煎。温服一升，日三服。

【功用主治】和解少阳，内泄热结。主治少阳阳明合病。症见往来寒热，胸胁苦满，呕不止，郁郁微烦，心下痞硬，或心下急痛，大便不解或协热下利，舌苔黄，脉弦数有力。

【炮制品选用分析】方中重用柴胡为君药，配臣药黄芩和解清热，以除少阳之邪。轻用大黄配枳实以内泻阳明热结，行气消痞，为臣药。白芍柔肝

缓急止痛，与大黄相配可治腹中实痛，与麸炒枳实相伍可以理气和血，以除心下满痛；姜半夏和胃降逆，配伍大量生姜，以治呕逆不止，共为佐药。大枣与生姜相配，能和营卫而行津液，并调和脾胃，功兼佐使。诸药合用，既不悖于少阳禁下的原则，又可和解少阳，内泄热结，使少阳与阳明合病得以双解，可谓一举两得。

【处方规范书写格式】柴胡 24g　黄芩 9g　麸炒枳实 9g　大黄 6g　白芍 9g　姜半夏 9g　大枣 4 枚　生姜 15g

8. 炙甘草汤（又名复脉汤）（《伤寒论》）

【组成】甘草炙，四两　生姜切，三两　桂枝去皮，三两　人参二两　生地黄一斤　阿胶二两　麦门冬去心，半升　麻仁半升　大枣擘，三十枚

【用法】上以清酒七升，水八升，先煮八味，取三升，去滓，内胶烊消尽，温服一升，日三服。

【功用主治】滋阴养血，益气温阳，复脉定悸。主治阴血不足，阳气虚弱证。症见脉结代，心动悸，虚羸少气，舌光少苔，或舌干而瘦小者。主治虚劳肺痿。症见咳嗽，涎唾多，形瘦短气，虚烦不眠，自汗盗汗，咽干舌燥，大便干结，脉虚数。

【炮制品选用分析】方中甘草宜用蜜甘草，取其补脾和胃、益气复脉之功；地黄清热凉血、养阴生津，二药重用，益气养血以复脉之本，共为君药。麦冬滋养心阴，火麻仁、阿胶滋阴养血润燥，资生化之源，三药共为臣药。其中火麻仁宜选用炒制品，以增强润肠燥、滋阴血的作用；阿胶选用阿胶珠，炒珠后研细末烊化为宜，充分发挥阿胶补血止血、滋阴润燥之功效。人参益心气、补脾气，以滋气血生化之源；生姜辛温，具宣通之性，合桂枝以温通阳气，配大枣益脾胃以滋化源，调阴阳、和气血，四药共为佐药。其中人参以生晒参为宜，可大补元气，复脉固脱，补脾益肺，生津养血。诸药合用，可以益心气，补心血，滋心阴，温心阳，使血气畅通，脉始复常，故又名"复脉汤"。

【处方规范书写格式】蜜甘草 12g　生姜 9g　桂枝 9g　生晒参 6g另煎　地黄 20g　阿胶珠 6g烊化　麦冬 10g　炒火麻仁 10g　大枣 10 枚

9. 半夏厚朴汤（《金匮要略》）

【组成】半夏一升　厚朴三两　茯苓四两　生姜五两　苏叶二两

【用法】上五味，以水七升，煮取四升，分温四服，日三夜一服。

【功用主治】行气散结，降逆化痰。主治梅核气。症见咽中如有物阻，

咯吐不出，吞咽不下，胸膈满闷，或咳或呕，舌苔白润或白滑，脉弦缓或弦滑。

【炮制品选用分析】方中半夏辛温入肺胃，化痰散结，降逆和胃，宜用姜半夏，取其温中化痰，降逆止呕之长，为君药；厚朴苦辛性温，下气除满，宜选用姜厚朴，既能消除对咽喉的刺激性，又能增强宽中和胃之功，为臣药。二药相合，化痰结，降逆气，痰气并治。茯苓渗湿健脾，湿去则痰无由生；生姜辛温散结，和胃止呕，且制半夏之毒；紫苏叶芳香行气，理肺疏肝，助厚朴以行气宽胸、宣通郁结之气，共为佐药。紫苏叶宣通郁结之气，兼作使药之用。诸药合用，共奏行气散结、降逆化痰之功。

【处方规范书写格式】姜半夏 12g　姜厚朴 12g　茯苓 12g　生姜 15g
紫苏叶 6g

10. 小半夏汤（《金匮要略》）

【组成】半夏一升　生姜半斤

【用法】以水七升，煮取一升半，分温再服。

【功用主治】化痰散饮，和胃降逆。主治痰饮呕吐。症见呕吐痰涎，口不渴，或干呕呃逆，谷不得下，小便自利，舌苔白滑。

【炮制品选用分析】方中选用姜半夏辛温，燥湿化痰涤饮，降逆和中止呕，用于痰饮呕吐，是为君药。生姜辛温，降逆止呕，又温胃散饮，为呕家之圣药，且制半夏之毒，是臣药又兼佐药之用。二药相配，使痰祛饮化，逆降胃和而呕吐自止。

【处方规范书写格式】姜半夏 20g　生姜 10g

11. 旋覆代赭汤（《伤寒论》）

【组成】旋覆花三两　人参二两　代赭石一两　甘草炙，三两　半夏洗，半升　生姜五两　大枣擘，十二枚

【用法】以水一斗，煮取六升，去滓再煎，取三升，温服一升，日三服。

【功用主治】降逆化痰，益气和胃。主治胃虚痰气内阻证。症见心下痞硬，噫气不除，或见纳差、呃逆，甚或呕吐，舌苔白腻，脉缓或滑。

【炮制品选用分析】方中旋覆花苦辛咸温，其性主降，功擅下气消痰，降逆止噫，宜选用蜜旋覆花，可增强润肺功效，重用为君。赭石重坠降逆，与君相伍，降逆下气化痰，煅后质地酥脆，便于粉碎，便于煎出有效成分，为臣药。半夏祛痰散结，降逆和胃，宜用姜半夏，取其燥湿化痰，降逆止

呕；生姜用量独重，一为和胃降逆增其止呕之功，二为宣散水气以助祛痰之力；人参、大枣、甘草甘温益气，健脾养胃，以治中虚气弱之本，俱为佐药。其中人参宜用生晒参，甘草宜蜜炙，补脾和胃，调和药性，兼作使药。诸药相合，标本兼治，共奏降逆化痰、益气和胃之功。

【处方规范书写格式】蜜旋覆花 9g ^{包煎} 煅赭石 3g ^{先煎} 姜半夏 9g 生晒参 6g ^{另煎} 蜜甘草 9g 生姜 15g 大枣 4 枚

12. 橘皮竹茹汤（《金匮要略》）

【组成】橘皮_{二升} 竹茹_{二升} 大枣_{三十枚} 生姜_{半斤} 甘草_{五两} 人参_{一两}

【用法】上六味，以水一升，煮取三升，温服一升，日三服。

【功用主治】降逆止呕，益气清热。主治胃虚有热之呃逆。症见呃逆或干呕，虚烦少气，口干，舌红嫩，脉虚数。

【炮制品选用分析】方中陈皮（橘皮）辛苦而温，行气和胃，以止呃；竹茹甘寒，清热安胃，以止呕，宜用姜竹茹，取其增强降逆止呕的功效，二药相伍，既能降逆止呃，又可清热和胃，止呕，共为君药。生姜和胃止呕，助君药以降逆止呃；人参益气补中，与陈皮相合，则行中有补，同为臣药。甘草、大枣益气补脾和胃，合人参补中以治胃气之虚，宜用生晒参；大枣与生姜为伍，调和脾胃，俱为佐药。甘草调和药性，兼作使药。诸药合用，共奏降逆止呕、益气清热之功。

【处方规范书写格式】陈皮 12g 姜竹茹 12g 生晒参 3g ^{另煎} 生姜 9g 甘草 6g 大枣 5 枚

13. 温经汤（《金匮要略》）

【组成】吴茱萸_{三两} 桂枝_{二两} 当归_{二两} 芍药_{二两} 阿胶_{二两} 麦冬_{去心，一升} 川芎_{二两} 牡丹皮_{去心，二两} 人参_{二两} 半夏_{半升} 生姜_{二两} 甘草_{二两}

【用法】水煎，阿胶烊冲，早晚分二次温服。

【功用主治】温经散寒，养血祛瘀。主治冲任虚寒、瘀血阻滞证。症见漏下不止，血色暗而有块，淋漓不畅，或月经超前或延后，或逾期不止，或一月数行，或经停不至，或痛经，小腹冷痛，唇口干燥，傍晚发热，手心烦热。亦治妇人宫冷，久不受孕。舌黯红，脉细涩。

【炮制品选用分析】方中制吴茱萸、桂枝温经散寒，通利血脉，共为君药。当归、川芎活血祛瘀，养血调经；牡丹皮活血散瘀，共为臣药。阿胶、白芍、麦冬，三药合用，养血调肝，滋阴润燥，并制吴茱萸、桂枝之温燥，为佐药。人参、甘草益气健脾，以资生化之源，阳生阴长，气旺血充，宜用生晒参；清半夏、生姜辛开散结，通降胃气，以助祛瘀调经；其中生姜又温胃气以助生化，且助吴茱萸、桂枝以温经散寒，以上均为佐药。甘草调和诸药，兼为使药。诸药合用，共奏温经散寒，养血祛瘀之功。

【处方规范书写格式】制吴茱萸 9g　桂枝 6g　当归 6g　川芎 6g　牡丹皮 6g　白芍 6g　阿胶 6g^{烊化}　麦冬 9g　生晒参 6g^{另煎}　清半夏 6g　生姜 6g　甘草 6g

大　黄

本品为蓼科植物掌叶大黄 *Rheum palmatum* L.、唐古特大黄 *Rheum tanguticum* Maxim. ex Balf. 或药用大黄 *Rheum officinale* Baill. 的干燥根或根茎。秋末茎叶枯萎或次年春发芽前采挖，除去细根，刮去外皮，切瓣或段，绳穿成串干燥或直接干燥。现在常用的炮制品规格有大黄、酒大黄、熟大黄及大黄炭。

一、炮制历史沿革

大黄的炮制历史沿革见表 7-4。

表 7-4　大黄的炮制历史沿革

年代	书名	炮制品规格
汉代	《金匮玉函经》	黑皮、炮熟、酒浸
	《注解伤寒论》	酒洗
	《金匮要略》	蒸制
	《颅囟经》	湿纸裹煨
唐代	《备急千金要方》	炒微赤、熬令黑色
	《食疗本草》	醋煎
宋代	《圣济总录》	九蒸九暴干、酒洗炒、酒浸炒、蜜水浸焙、醋炒、姜汁炙
	《普济本事方》	湿纸裹蒸
	《小儿药证直诀》	酒洗蒸、酒巴豆蒸炒
	《女科百问》	酒浸蒸

续表

年代	书名	炮制品规格
宋代	《博济方》	醋浸蒸
	《三因极一病证方论》	麸煨蒸
	《苏沈良方》	童便制
	《类证活人书》	米泔浸炒
金元时期	《儒门事亲》	面裹煨
	《瑞竹堂经验方》	酒浸后纸裹煨
	《卫生宝鉴》	醋浸后湿纸裹煨
	《十药神书》	烧存性
	《素问病机气宜保命集》	面裹煨
明、清	《普济方》	酒煮
	《医学纲目》	醋煮
	《证治准绳》	醋煨
	《寿世保元》	吴茱萸制
	《医宗说约》	韭汁制
	《外科证治全书》	石灰炒
现代	《中国药典》(2020 年版)	大黄、酒大黄、熟大黄、大黄炭

历史上大黄的炮制方法大致上分为炮、煨、煮、蒸、酒炙、醋炙、九蒸九暴干、蜜炙、姜汁炙、米泔炙、黄连吴茱萸制、韭汁制等炮制方法。现在炮制方法有大黄、酒大黄、熟大黄、大黄炭。

二、不同炮制品临床应用特点

（一）大黄

1. **加工方法** 除去杂质，洗净，润透，切厚片或块，晾干[《中国药典》（2020 年版）]。

2. **性效特点** 苦，寒。泻下攻积，清热泻火，凉血解毒，逐瘀通经，利湿退黄。用于实热积滞便秘，血热吐衄，目赤咽肿，痈肿疔疮，肠痈腹痛，瘀血经闭，产后瘀阻，跌打损伤，湿热痢疾，黄疸尿赤，淋证，水肿；

外治烧烫伤。常用于大承气汤、大黄牡丹汤、温脾汤、麻子仁丸、黄龙汤、增液承气汤、凉膈散、芍药汤、大柴胡汤、防风通圣散、桃核承气汤、茵陈蒿汤、八正散、枳实导滞丸、小承气汤、调胃承气汤、大陷胸汤、泻心汤、下瘀血汤等。

（二）酒大黄

1. 加工方法　取净大黄片，照酒炙法（通则 0213）炒干 [《中国药典》（2020 年版）]。

2. 性效特点　苦，寒。酒炙后，其泻下作用稍缓，并借酒升提之性，引药上行，以清上焦实热为主。酒大黄善清上焦血分热毒，用于目赤咽肿、齿龈肿痛。常用于复元活血汤等。

（三）熟大黄

1. 加工方法　取净大黄块，照酒炖或酒蒸法（通则 0213）炖或蒸至内外均呈黑色 [《中国药典》（2020 年版）]。

2. 性效特点　苦，寒。经酒蒸后，泻下作用缓和，减轻腹痛之副作用，并增强活血祛瘀的作用。熟大黄泻下力缓、泻火解毒，用于火毒疮疡，常用于滚痰丸、大黄䗪虫丸等。

（四）大黄炭

1. 加工方法　取净大黄片，照炒炭法（通则 0213）炒至表面焦黑色、内部焦褐色 [《中国药典》（2020 年版）]。

2. 性效特点　苦，寒。大黄炭凉血化瘀止血，用于血热有瘀出血症。常用于十灰散等。

（五）临床应用辨析

大黄生用泻下攻积力量作用最强，生品外用清热解毒，治疗外伤及烧烫伤；熟大黄泻下攻积减弱，保留其清热泻火，凉血解毒，逐瘀通经作用，活血祛瘀作用增强；酒大黄善清上焦血分热毒，活血祛瘀作用增强；大黄炭无泻下攻积作用，其作用为凉血化瘀止血。

三、不同炮制品在传统方剂中的合理选用

（一）大黄

1. 大承气汤（《伤寒论》）

【组成】大黄四两，酒洗　厚朴去皮，炙，八两　枳实炙，五枚　芒硝三合

【用法】上四味，以水一斗，先煮二物，取五升，去滓，内大黄，煮取

二升，去滓，内芒硝，更上微火一二沸，分温再服。得下，余勿服。

【功用主治】峻下热结，行气导滞。主治阳明腑实证。症见大便不通，脘腹胀满，腹痛拒按，按之硬，甚至潮热谵语，手足汗出，舌质红，苔黄燥起刺或焦黑燥裂，脉沉实。主治热结旁流证。症见下利清水，色纯青，气味臭秽，脐腹疼痛，按之坚硬有块，口干舌燥，脉滑实。主治热厥、痉病、发狂等属里热实证者。

【炮制品选用分析】方中大黄宜生用且后下，取其苦寒降泄、荡涤胃肠热结之强，为君药。以咸寒软坚润燥之芒硝为臣，与大黄相须为用，增其强峻下热结之力。厚朴宜生用，枳实宜麸炒，二者相配善于下气导滞、消痞除满为佐药，助大黄、芒硝泻下。诸药配伍，共奏急下热结之效。

【处方规范书写格式】大黄 12g^{后下} 厚朴 24g 麸炒枳实 12g 芒硝 9g^{冲服}

2. 大黄牡丹汤（《金匮要略》）

【组成】大黄_{四两} 牡丹_{一两} 桃仁_{五十个} 瓜子_{半升} 芒硝_{三合}

【用法】上五味，以水六升，煮取一升，去滓，内芒硝，再煎沸，顿服之。

【功用主治】泄热破瘀，散结消肿。主治肠痈初起，湿热瘀滞证。症见右下腹疼痛拒按，甚或局部有痞块，或右足屈而不伸，伸直则牵引痛剧，发热、恶寒、自汗出，舌苔黄腻，脉滑数。

【炮制品选用分析】方中大黄宜用生品，取其泄热逐瘀之力，清泻肠中湿热瘀毒，大黄是否后下要以热结程度而定。桃仁以燀桃仁为宜，破血散瘀，与大黄相配，泄热逐瘀，共为君药。芒硝清热泻下，软坚散结，助大黄荡涤实热而速下；牡丹皮凉血散瘀、消肿，助君药活血逐瘀而通滞，共为臣药。方中瓜子宜用冬瓜子，清肠中湿热，排脓散结消痈，为佐药。诸药合用，共奏泄热破瘀，散结消肿之效。

【处方规范书写格式】大黄 12g 燀桃仁 9g 牡丹皮 3g 芒硝 9g^{冲服} 冬瓜子 30g

3. 温脾汤（《备急千金要方》）

【组成】大黄_{四两} 附子_{大者一枚} 干姜 人参 甘草_{各二两}

【用法】上五味，㕮咀，以水八升，煮取二升半，分三服。

【功用主治】泻下寒积，温补脾阳。主治寒积腹痛证。症见便秘腹痛，脐周绞痛，手足不温，苔白不渴，脉沉弦而迟。

【炮制品选用分析】方中附子，以炮附片为宜，取其温壮脾阳以散寒凝；大黄以生用为宜，泻下积滞，其性虽属苦寒，但与辛热之附子相伍，制性存用，则奏温下之效，两者共为君药。干姜辛热，既能温脾散寒，又能增强附子温阳祛寒之效，为臣药。配以人参、甘草补益脾胃，人参宜用红参为宜，助附子、干姜温补阳气，并使大黄下不伤正，为佐药。甘草以蜜甘草为宜，调和诸药，兼为使药。诸药合用，共奏泻下寒积，温补脾阳之功。

【处方规范书写格式】炮附片 12g^{先煎}   大黄 12g^{后入}   干姜 6g   红参 6g^{另煎}   蜜甘草 6g

4. 麻子仁丸（又名脾约丸）（《伤寒论》）

【组成】麻子仁_{二升}   芍药_{半斤}   枳实_{炙，半斤}   大黄_{去皮，一斤}   厚朴_{炙，去皮，一尺}   杏仁_{去皮、尖、熬，别作脂，一升}

【用法】上药为末，蜜和丸，如梧桐子大，饮服十丸，日三服，渐加，以知为度。

【功用主治】润肠通便。主治脾约证。症见大便干结，小便频数，脘腹胀痛，舌红苔黄干，脉细涩。

【炮制品选用分析】方中火麻仁质润多脂，滋脾润燥，滑肠通便，为君药。大黄以生用为宜，泻下，清热，入汤剂是否后下以大便干结程度而定；苦杏仁肃降肺气，润肠通便，宜选用炒苦杏仁；芍药以炒白芍为宜，养阴和里，有助于滋脾润燥，润肠通便，共为臣药。枳实、厚朴以炒制为宜，下气破结，助君、臣药通便，为佐药。使以蜂蜜为丸，养胃润肠，共奏润肠通便之功。

【处方规范书写格式】火麻仁 30g   大黄 10g^{后入}   炒苦杏仁 10g   炒白芍 15g   麸炒枳实 9g   姜厚朴 10g

5. 黄龙汤（《伤寒六书》）

【组成】大黄_{三钱}   芒硝_{四钱}   枳实_{二钱}   厚朴_{一钱}   甘草_{一钱}   当归_{三钱}   人参_{二钱}

【用法】以水二盏，姜三片，枣二枚，煎之后再入桔梗一撮，热沸为度。

【功用主治】攻下热结，补气养血。主治阳明腑实，气血不足证。症见下利清水，色纯青，秽臭，或便秘，脘腹胀满或腹痛拒按，身热口渴，口舌干燥，谵语，甚则循衣撮空，神倦少气，舌苔焦黄或焦黑，脉虚。

【炮制品选用分析】方中大黄生用为宜，取其泻下清热力强为君药。芒硝润燥软坚，增强君药清热泻下之力，为臣药。枳实、厚朴行气导滞，枳实宜用炒制品；当归、人参补养气血，人参以红参为宜，与君、臣药相伍，共奏泻下而不伤气血之效，共为佐药。生姜、大枣、甘草和胃，使芒硝、大黄寒下而不败胃，桔梗开肺气而通肠腑，以上四药共为佐使药。甘草以蜜甘草为宜，调和诸药。诸药合用，共奏攻下扶正、邪正兼顾之效。

【处方规范书写格式】大黄 9g^{后下} 芒硝 6g^{冲服} 麸炒枳实 9g 厚朴 9g 当归 6g 红参 9g^{另煎} 桔梗 3g 蜜甘草 3g 生姜^{自备} 大枣^{自备}

6. 增液承气汤（《温病条辨》）

【组成】玄参_{一两} 麦冬_{连心，八钱} 细生地_{八钱} 大黄_{三钱} 芒硝_{一钱五分}

【用法】水八杯，煮取二杯，先服一杯，不知，再服。

【功用主治】滋阴增液，泄热通便。主治热结阴亏证。症见大便秘结，下之不通，脘腹胀满，口干唇燥，舌红苔黄，脉细数。

【炮制品选用分析】方中重用玄参为君，滋阴泄热通便，麦冬、地黄为臣，滋阴生津，君臣相合，即增液汤，功能滋阴清热，增液通便；佐以大黄、芒硝泄热通便、软坚润燥。大黄本方作用为泻下清热，汤剂需后下。诸药合用，共奏滋阴增液，泄热通便之效。

【处方规范书写格式】玄参 30g 麦冬 24g 地黄 24g 大黄 9g^{后下} 芒硝 4.5g^{溶化}

7. 凉膈散（《太平惠民和剂局方》）

【组成】川大黄 朴硝 甘草_{爁，各二十两} 山栀子仁 薄荷_{去梗} 黄芩_{各十两} 连翘_{二斤半}

【用法】上药为粗末，每服二钱，水一盏，入竹叶七片，蜜少许，煎至七分，去滓，食后温服。小儿可服半钱，更随岁数加减服之。得利下，住服。

【功用主治】泻火通便，清上泄下。主治上中二焦火热证。症见烦躁口渴，面赤唇焦，胸膈烦热，口舌生疮，睡卧不宁，谵语狂妄，或咽痛吐衄，便秘溲赤，或大便不畅，舌红苔黄，脉滑数。

【炮制品选用分析】重用连翘为君，清热解毒，透散上焦之热。黄芩清胸膈郁热；栀子通泻三焦，引火下行；大黄、芒硝泻火通便，以荡涤中焦燥热内结，共为臣药。大黄生用为宜，本方作用为泻下清热，汤剂需后下。薄荷清头目、利咽喉；竹叶清上焦之热，为佐药。使以甘草、蜂蜜，既能缓和芒硝、大黄峻泻之力，又能生津润燥，调和诸药。全方配伍，共奏泻火通便、清上泄下之功。

【处方规范书写格式】连翘 25g　黄芩 6g　栀子 6g　大黄 12g^{后下}　芒硝 12g^{冲服}　薄荷 6g^{后下}　竹叶 3g　甘草 12g

8. 芍药汤（《素问病机气宜保命集》）

【组成】芍药_{一两}　当归_{半两}　黄连_{半两}　槟榔　木香　甘草_{炒，各二钱}　大黄_{三钱}　黄芩_{半两}　官桂_{二钱半}

【用法】上药㕮咀，每服半两，水二盏，煎至一盏，食后温服。

【功用主治】清热燥湿，调气和血。主治湿热痢疾。症见腹痛，便脓血，赤白相兼，里急后重，肛门灼热，小便短赤，舌苔黄腻，脉弦数。

【炮制品选用分析】方中黄连、黄芩性味苦寒，清热燥湿，而解肠中湿热毒邪，以除致病之因，为君药。芍药宜用白芍，酸苦微寒，养血和营，缓急止痛，配以当归养血活血，体现"行血则便脓自愈"之义，且可兼顾湿热邪毒熏灼肠络，耗伤阴血之虑；木香、槟榔行气导滞，其中木香以煨木香为宜，长于实肠止泻，槟榔以炒槟榔为宜，功擅消积导滞，二药入于气分，寓"调气则后重自除"之意，四药相合，调气和血，为臣药。大黄苦寒沉降，泄热祛积逐瘀，既可助黄芩、黄连清热燥湿，又可增当归、白芍活血行气之效，其泻下通腑，荡涤肠中湿热积滞，使积滞自大便而去，乃"通因通用"之法，生用为宜；入少量辛热之肉桂（官桂），既助当归、白芍行血和营，又制黄芩、黄连苦寒之性，共为佐药。甘草宜用蜜甘草，益气和中，调和诸药，与白芍相配，又能缓急止痛，为佐使药。诸药合用，共奏调和气血，清热燥湿之功。

【处方规范书写格式】黄连 15g　黄芩 15g　白芍 30g　当归 15g　煨木香 6g　炒槟榔 6g　大黄 9g^{后下}　肉桂 5g　蜜甘草 6g

9. 大柴胡汤（《金匮要略》）

【组成】柴胡_{半斤}　黄芩_{三两}　芍药_{三两}　半夏_{洗，半升}　枳实_{炙，四枚}　大黄_{二两}　大枣_{擘，十二枚}　生姜_{切，五两}

【用法】上八味，以水一斗二升，煮取六升，去滓渣，再煎。温服一升，日三服。

【功用主治】和解少阳，内泄热结。主治少阳阳明合病。症见往来寒热，胸胁苦满，呕不止，郁郁微烦，心下痞硬，或心下急痛，大便不解或协热下利，舌苔黄，脉弦数有力。

【炮制品选用分析】方中重用柴胡为君药，配臣药黄芩和解清热，以除少阳之邪。轻用大黄配枳实以内泻阳明热结，行气消痞，为臣药，大黄宜生用，枳实宜用麸炒枳实。白芍柔肝缓急止痛，与大黄相配可治腹中实痛，与麸炒枳实相伍可以理气和血，以除心下满痛；姜半夏和胃降逆，配伍大量生姜，以治呕逆不止，共为佐药。大枣与生姜相配，能和营卫而行津液，并调和脾胃，功兼佐使。诸药合用，既不悖于少阳禁下的原则，又可和解少阳，内泄热结，使少阳与阳明合病得以双解，可谓一举两得。

【处方规范书写格式】柴胡 24g　黄芩 9g　麸炒枳实 9g　大黄 6g　白芍 9g　姜半夏 9g　大枣 4 枚　生姜 15g

10. 防风通圣散（《黄帝素问宣明论方》）

【组成】防风　川芎　当归　芍药　大黄　薄荷叶　麻黄　连翘　芒硝各半两　石膏　黄芩　桔梗各一两　滑石三两　甘草二两　荆芥　白术　栀子各一分。

【用法】上为末，每服二钱；水一大盏，生姜三片，煎至六分，温服。

【功用主治】疏风解表，泄热通便。主治外感风邪，内有蕴热，表里皆实之证。症见憎寒壮热，头目昏眩，目赤睛痛，口苦而干，咽喉不利，胸膈痞闷，咳呕喘满，涕唾稠黏，大便秘结，小便赤涩，舌苔黄腻，脉数有力。并可用治疮疡肿毒，肠风痔漏，鼻赤，瘾疹等。

【炮制品选用分析】方中麻黄、防风、荆芥、薄荷疏散在表之风邪，使表邪从汗而解；大黄、芒硝荡涤在里之实热，大黄宜生用，泄热通便；连翘、桔梗清宣上焦，解毒利咽；黄芩、石膏清泄肺胃之热；栀子、滑石粉清利湿热，引热自小便而出；用川芎、当归、白芍和血祛风，防火热之邪灼伤气血，并用白术健脾益气防汗下伤正；甘草、生姜调和诸药。诸药合用，共奏疏风解表、泄热通便之功。

【处方规范书写格式】防风 6g　薄荷 6g后下　麻黄 6g　荆芥 3g　大黄 6g后下　芒硝 6g冲服　连翘 6g　桔梗 12g　石膏 12g先煎　黄芩 12g　栀子 3g　滑石粉 20g包煎　当归 6g　川芎 6g　白芍 6g　白术 3g　甘草 10g　生姜自备

11. 桃核承气汤（《伤寒论》）

【组成】桃仁去皮尖，五十个　大黄四两　桂枝去皮，二两　甘草炙，二两　芒硝二两

【用法】上四味，以水七升，煮取二升半，去渣，内芒硝，更上火，微沸，下火，先食，温服五合，日三服，当微利。

【功用主治】逐瘀泄热。主治下焦蓄血证。症见少腹急结，小便自利，至夜发热，其人如狂，甚则谵语烦躁；以及血瘀经闭，痛经，脉沉实而涩者。

【炮制品选用分析】本方由调胃承气汤减芒硝之量，加燀桃仁、桂枝而成。方中燀桃仁苦甘平，活血破瘀；大黄苦寒，下瘀泄热。二者合用，瘀热并治，共为君药，大黄宜生用，取其清热泻火，凉血解毒，逐瘀通经之效。芒硝咸苦寒，泄热软坚，助大黄下瘀泄热；桂枝辛甘温，通行血脉，既助桃仁活血祛瘀，又防芒硝、大黄寒凉凝血之弊，桂枝与硝、黄同用，相反相成，桂枝得芒硝、大黄则温通而不助热；芒硝、大黄得桂枝则寒下而不凉遏，共为臣药。蜜甘草护胃安中，并缓诸药之峻烈，为佐使药。诸药合用，共奏破血下瘀之功。

【处方规范书写格式】燀桃仁 12g   大黄 12g   桂枝 6g   芒硝 6g^{冲服}   蜜甘草 6g

12. 茵陈蒿汤（《伤寒论》）

【组成】茵陈_{六两}   栀子_{十四枚}   大黄_{去皮，二两}

【用法】上三味，以水一斗二升，先煮茵陈，减六升，内二味，煮取三升，去滓，分三服。

【功用主治】清热利湿退黄。主治湿热黄疸。症见一身面目俱黄，黄色鲜明，发热，无汗或但头汗出，口渴欲饮，恶心呕吐，腹微满，小便短赤，大便不爽或秘结，舌红苔黄腻，脉沉数或滑数有力。

【炮制品选用分析】方中重用茵陈为君药，以其苦寒降泄，长于清利脾胃肝胆湿热，为治黄疸要药。栀子清热降火，通利三焦湿热，合茵陈可使湿热从小便而去，为臣药。大黄泄热逐瘀，通利大便，伍茵陈则令湿热瘀滞从大便而去，为佐药，大黄宜生用，取其清热泻火、凉血解毒、利湿退黄之效。诸药相合，使二便通利，湿热瘀滞前后分消，则腹满自减，黄疸自退。

【处方规范书写格式】茵陈 18g^{先煎}   栀子 12g   大黄 6g^{后下}

13. 八正散（《太平惠民和剂局方》）

【组成】车前子   瞿麦   萹蓄   滑石   山栀子仁   甘草_炙   木通   大黄_{面裹煨，去面，切，焙，各一斤}

【用法】上为散，每服二钱，水一盏，入灯心，煎至七分，去滓，温服，食后临卧。小儿量力少少与之。

【功用主治】清热泻火，利水通淋。主治热淋。症见尿频尿急，溺时涩痛，淋沥不畅，尿色浑赤，甚则癃闭不通，小腹急满，口燥咽干，舌苔黄腻，脉滑数。

【炮制品选用分析】方中滑石粉清热渗湿，利水通淋；木通上清心火，下利湿热，使湿热之邪从小便而去，共为君药。萹蓄、瞿麦、车前子均为清热利水通淋要药，合滑石、木通则利尿通淋之效尤彰，同为臣药。其中车前子选用盐车前子，泄热利尿而不伤阴，并引药下行，增强在肾经的作用。栀子清热泻火，清利三焦湿热；大黄荡涤邪热，通利肠腑，合诸药可令湿热由二便分消，俱为佐药，大黄宜生用，取其清热泻火，凉血解毒，利湿退黄之效。蜜甘草调和诸药，兼能清热缓急，故有佐使之功。煎加灯心草则更增利水通淋之力。诸药合用，既可直入膀胱清利而除邪，又兼通利大肠导浊以分消，务使湿热之邪尽从二便而去，共成清热泻火，利水通淋之剂。

【处方规范书写格式】滑石粉 9g^{包煎} 木通 9g 盐车前子 9g^{包煎} 瞿麦 9g 萹蓄 9g 栀子 9g 大黄 9g^{后下} 蜜甘草 9g 灯心草 2g

14. 枳实导滞丸（《内外伤辨惑论》）

【组成】大黄_{一两} 枳实_{麸炒，去瓤} 神曲_{炒，各五钱} 茯苓_{去皮} 黄芩_{去腐} 黄连_{拣净} 白术_{各三钱} 泽泻_{二钱}

【用法】上为细末，汤浸蒸饼为丸，如梧桐子大，每服五十丸至七十丸，温水送下，食远，量虚实加减服之。

【功用主治】消食导滞，清热祛湿。主治湿热食积证。症见脘腹胀痛，大便秘结，或下痢泄泻，小便短赤，舌苔黄腻，脉沉有力。

【炮制品选用分析】方中以苦寒之大黄为君药，攻积泄热，使胃肠湿热积滞从大便而下，大黄宜生用，取其泄热攻积导滞力峻，入汤剂宜后下。臣以苦辛微寒之枳实，行气消痞，除积化滞；神曲甘辛温，消食健脾和胃。其中枳实宜选用麸炒枳实，以缓其峻烈之性，免损正气，并可增强消痞散结之功；神曲宜选用麸炒神曲，增其甘香气味，善醒脾和胃，消食化滞。病属湿热，故佐以苦寒之黄芩、黄连，清热燥湿，止泻止痢；茯苓、泽泻淡渗利湿；白术甘苦温，健脾燥湿，兼顾正气。其中白术宜选用麸炒白术，以增强健脾燥湿之功，且缓和燥性。诸药配伍，共奏消食导滞，清热祛湿之功。

【处方规范书写格式】大黄 9g^{后下} 麸炒枳实 9g 麸炒神曲 9g 茯苓 6g 黄芩 6g 黄连 6g 麸炒白术 6g 泽泻 6g

（二）酒大黄

复元活血汤（《医学发明》）

【组成】柴胡_{半两} 栝楼根 当归_{各三钱} 红花 甘草 穿山甲_{炮，各二钱} 大黄_{酒浸，一两} 桃仁_{酒浸，去皮尖，研如泥，五十个}

【用法】除桃仁外，锉如麻豆大，每服一两，水一盏半，酒半盏，同煎至七分，去滓，大温服之，食前，以利为度，得利痛减，不尽服。

【功用主治】活血祛瘀，疏肝通络。主治跌打损伤，胁下瘀血证。症见胁肋瘀肿，痛不可忍。

【炮制品选用分析】方中重用酒大黄荡涤留瘀败血，引瘀血下行，大黄经过酒炙后活血化瘀作用增强；醋柴胡疏肝理气，使气行血活，兼可引诸药入肝经。两药合用，一升一降，以攻散胁下之瘀滞，共为君药。当归、桃仁、红花活血祛瘀，消肿止痛，共为臣药。炮穿山甲破瘀通络；天花粉（栝楼根）既能入血分消瘀血，又能清热散结消肿，共为佐药。甘草缓急止痛，调和诸药，是为使药。加酒煎药，以增强活血通络之力。诸药合用，气血畅行，肝络疏通，则胁痛自平。服药后以利为度，提示瘀血已下，免伤正气。

【处方规范书写格式】酒大黄 18g　醋柴胡 15g　当归 9g　红花 6g　桃仁 15g　天花粉 9g　炮穿山甲 6g^{先煎}　甘草 6g

（三）熟大黄

滚痰丸（《玉机微义》引《泰定养生主论》）

【组成】大黄^{酒蒸}　片黄芩^{酒洗净，各八两}　礞石^{一两捶碎，同焰硝一两，投入小砂罐内盖之，铁线缚定，盐泥固济，晒干，火煅红，候冷取出}　沉香^{半两}

【用法】上为细末，水丸梧桐子大，每服四五十丸，量虚实加减服，清茶、温水送下，临卧食后服。

【功用主治】泻火逐痰。主治实热老痰证。症见癫狂昏迷，或惊悸怔忡，或咳喘痰稠，或胸脘痞闷，或眩晕耳鸣，或绕颈结核，或口眼蠕动，或不寐，或梦寐奇怪之状，或骨节猝痛难以名状，或嗳息烦闷，大便秘结，舌苔黄腻，脉滑数有力。

【炮制品选用分析】方中礞石宜用煅青礞石，取其入肝力胜，能平肝镇惊，善治惊痫，与火硝同煅后攻逐下行之力尤强，能攻逐陈积伏匿之顽痰，故为君药。臣以大黄苦寒降泄，宜选熟大黄，经蒸制后，可减缓峻下及腹痛等副作用，增强活血祛瘀之功，善清血分热毒，荡涤实热，并开痰火下行之路。黄芩苦寒，酒制更宜清上焦之实热；沉香行气开郁，降逆平喘，使气顺则痰消。四药配伍，药简效宏，共奏泻火逐痰之功。

【处方规范书写格式】煅青礞石 3g　熟大黄 24g　酒黄芩 24g　沉香 2g

（四）大黄炭

十灰散（《十药神书》）

【组成】大蓟　小蓟　荷叶　侧柏叶　茅根　茜根　山栀　大黄　牡丹

皮 棕榈皮各等分

【用法】上药各烧灰存性，研极细末，用纸包，碗盖于地上一夕，出火毒，用时先将白藕捣汁或萝卜汁磨京墨半碗，调服五钱，食后服下。

【功用主治】凉血止血。主治血热妄行之上部出血证。症见呕血、吐血、咯血、嗽血、衄血等，血色鲜红，来势急暴，舌红，脉数。

【炮制品选用分析】方中大蓟、小蓟性味甘凉，长于凉血止血，且能祛瘀，是为君药。荷叶、侧柏叶、白茅根、茜草（茜根）皆能凉血止血；棕榈皮收涩止血，与君药相配，既能增强澄本清源之力，又有塞流止血之功，皆为臣药。血之所以上溢，是因为气盛火旺，故用栀子、大黄清热泻火，挫其鸱张之势，可使邪热从大小便而去，使气火降而助血止，是为佐药；重用凉降涩止之品，恐致留瘀，故以牡丹皮配大黄凉血祛瘀，使止血而不留瘀，亦为佐药。用法中用藕汁和萝卜汁磨京墨调服，藕汁能清热凉血散瘀、萝卜汁降气清热以助止血、京墨有收涩止血之功，皆属佐药之用。诸药炒炭存性，加强收敛止血之力。全方集凉血、止血、清降、祛瘀诸法于一方，但以凉血止血为主，使血热清，气火降，则出血自止。

【处方规范书写格式】大蓟炭 9g　小蓟炭 9g　荷叶炭 9g　侧柏炭 9g 茅根炭 9g　茜草炭 9g　栀子炭 9g　大黄炭 9g　牡丹皮炭 9g　棕榈炭 9g

山 药

本品为薯蓣科植物薯蓣 *Dioscorea opposita* Thunb. 的干燥根茎。冬季茎叶枯萎后采挖，切去根头，洗净，除去外皮和须根，干燥，习称"毛山药"；或除去外皮，趁鲜切厚片，干燥，称为"山药片"；也有选择肥大顺直的干燥山药，置清水中，浸至无干心，闷透，切齐两端，用木板搓成圆柱状，晒干，打光，习称"光山药"。现在常用的炮制品规格有山药、麸炒山药。

一、炮制历史沿革

山药的炮制历史沿革见表 7-5。

表 7-5　山药的炮制历史沿革

年代	书名	炮制品规格
南北朝刘宋	《雷公炮炙论》	蒸法

续表

年代	书名	炮制品规格
唐代	《食疗本草》	熟者和蜜法
宋代	《普济本事方》	姜炙
	《太平圣惠方》	姜炙
	《重修政和经史政类备急本草》	白矾水浸
	《妇人大全良方》	炒黄
	《类编朱氏集验医方》	酒浸、酒蒸
	《履巉岩本草》	酒煎
	《本草图经》	焙干
金元时期	《儒门事亲》	白矾水浸焙
	《瑞竹堂经验方》	酒浸、火炮
明代	《普济方》	姜汁浸炒
	《滇南本草》	乳汁浸
	《寿世保元》	葱盐炒黄姜汁拌蒸
	《景岳全书》	酒炒
	《外科正宗》	乳汁拌微焙
	《审视瑶函》	烘干
	《仁术便览》	焙
	《先醒斋医学广笔记》	醋煮
清代	《本草求真》	炒黄
	《本草述钩元》	烘干
	《医宗说约》	人乳拌蒸
	《外科大成》	乳拌微焙
	《医方集解》	酒蒸
	《幼幼集成》	乳汁蒸
	《得配本草》	乳拌蒸

年代	书名	炮制品规格
清代	《吴鞠通医案》	炒焦
	《傅青主女科》	醋炒
	《本草害利》	土炒、盐水炒
现代	中医药学高级丛书《中药炮制学》（第2版）	山药、麸炒山药、土炒山药
	《中国药典》（2020年版）	山药、麸炒山药

从以上山药炮制品的历史沿革中可以看出，山药的炮制方法较多，有炒制、蒸制、姜制、酒制、白矾水制、乳汁制、醋制、蜜制、盐制等，其中以炒制最为常用，土炒法至今沿用。同时对炮制目的有较多阐述，《本草纲目》曰："入药贵生干之，故古方皆用干山药，盖生则性滑，不可入药，熟则滞气，则堪啖耳。"所谓干山药就是《中国药典》中的山药饮片，所谓生山药为现在鲜山药。《中国药典》（2020年版）收载了山药和麸炒山药2个炮制品种。另外，土炒山药也是临床常用炮制品。

二、不同炮制品临床应用特点

（一）山药

1. 加工方法　取毛山药或光山药除去杂质，分开大小个，泡润至透，切厚片，干燥，即得 [《中国药典》（2020年版）]。

2. 性效特点　甘，平。功能为补脾养胃，生津益肺，补肾涩精。补阴之力偏强，用于脾虚食少，久泻不止，肺虚喘咳，肾虚遗精，带下，尿频，虚热消渴。麸炒山药补脾健胃。用于脾虚食少，泄泻便溏，白带过多。常用于六味地黄丸、左归丸、肾气丸、右归丸、玉液汤、健脾丸、知柏地黄丸、杞菊地黄丸、麦味地黄丸、都气丸、左归饮、加味肾气丸、十补丸、右归饮、建瓴汤等。

（二）土炒山药

1. 加工方法　先将土粉置锅内，用中火加热至灵活状态，再投入山药片拌炒，至表面均匀挂土粉时，取出，筛去土粉，放凉 [中医药学高级丛书《中药炮制学》（第2版）]。

2. 性效特点　甘，平。用土炒制后，增强了山药补脾止泻的作用，用于脾虚久泻，或大便泄泻。常用于扶中汤、保阴煎等。

（三）麸炒山药

1. 加工方法　取毛山药片或光山药片，照麸炒法（通则 0213）炒至黄色 [《中国药典》（2020 年版）]。

2. 性效特点　甘，平。用麸炒制后，增强了山药补脾健胃、益肾固精的作用，用于脾虚食少，泄泻便溏，白带过多。常用于参苓白术散、完带汤、易黄汤、健脾丸等。

（四）临床应用辨析

山药功效为补脾养胃，生津益肺，补肾涩精，其补阴、生津作用较强；麸炒山药健脾作用增强；土炒山药补脾止泻作用最强。

三、不同炮制品在传统方剂中的合理选用

（一）山药

1. 六味地黄丸（《小儿药证直诀》）

【组成】熟地黄炒，八钱　山萸肉　干山药各四钱　泽泻　牡丹皮　白茯苓去皮，各三钱

【用法】上为末，炼蜜为丸，如梧桐子大。空心温水化下三丸。

【功用主治】滋阴补肾。主治肾阴虚证。症见头晕目眩，耳鸣耳聋，腰膝酸软，盗汗，遗精，消渴，骨蒸潮热，手足心热，口燥咽干，牙齿动摇，足跟作痛，小便淋沥，以及小儿囟门不合，舌红少苔，脉沉细数。

【炮制品选用分析】本方山药行补脾益气、滋养脾阴之功效，山药生用为宜，取其补阴生津之效；山萸萸补益肝肾，温而不燥，补而不峻，可助熟地黄补益肝肾之阴，并能涩精以助肾精之固藏，宜用酒萸肉；泽泻味甘、淡，性寒，功善利水泄热，方中宜选用盐泽泻，盐炙后引药下行，且能增强泻热作用，利尿而不伤阴。

【处方规范书写格式】熟地黄 20g　酒萸肉 10g　山药 10g　盐泽泻 9g　牡丹皮 9g　茯苓 9g

2. 左归丸（《景岳全书》）

【组成】大怀熟地八两　山药炒，四两　枸杞四两　山茱萸四两　川牛膝酒洗蒸熟，三两　鹿角胶敲碎，炒珠，四两　龟甲胶切碎，炒珠，四两　菟丝子制，四两

【用法】上先将熟地黄蒸烂，杵膏，炼蜜为丸，如梧桐子大。每食前用滚汤或淡盐汤送下百余丸。

【功用主治】滋阴补肾，填精益髓。主治真阴不足证。症见头晕目眩，腰酸腿软，遗精滑泄，自汗盗汗，口燥舌干，舌红少苔，脉细。

【炮制品选用分析】方中山药补脾滋阴，滋肾固精，培补后天以养先天，山药宜生用或清炒，取其补阴生津之效；菟丝子偏温，补阳胜于补阴，盐制后不温不寒，平补阴阳，并能引药归肾，增强补肾固精安胎作用，故宜用盐菟丝子；川牛膝味甘、微苦，性平，具有逐瘀通经，通利关节，利尿通淋的功效，酒炙后，补肝肾、强筋骨、祛瘀止痛作用增强，宜选用酒川牛膝。

【处方规范书写格式】熟地黄 24g　山药 12g　枸杞子 12g　酒萸肉 12g　酒川牛膝 9g　鹿角胶 12g　龟甲胶 12g　盐菟丝子 12g

3. 肾气丸（《金匮要略》）

【组成】干地黄_{八两}　薯蓣　山茱萸_{各四两}　泽泻　茯苓　牡丹皮_{各三两}　桂枝　附子_{各一两}

【用法】上为细末，炼蜜和丸，如梧桐子大，酒下十五丸，日再服。

【功用主治】补肾助阳。主治肾阳不足证。症见腰痛脚软，身半以下常有冷感，少腹拘急，小便不利，或小便反多，入夜尤甚，阳痿早泄，舌淡而胖，脉虚弱，尺部沉细，以及痰饮、水肿、消渴、脚气、转胞等。

【炮制品选用分析】方中山药（薯蓣）补肝脾而益精血、补肾涩精，山药宜生用，取其补阴生津之效；附子大辛大热，为温阳诸药之首，通十二经纯阳之要药，生用则散寒之力大，炮用后则温阳化饮之功著，本方宜用炮附片温肾散寒、温阳化饮；山茱萸生品敛阴止汗力强，酒制后借酒力温通，助药势，滋补作用增强，本方宜用酒萸肉；泽泻味甘、淡，性寒，具有利水泄热的功能，盐炙后引药下行，增强了泻热作用，利尿而不伤阴，小剂量于补方中，可泻肾降浊，并能防止补药之滋腻，方中宜用盐泽泻。

【处方规范书写格式】炮附片 9g　桂枝 9g　熟地黄 20g　酒萸肉 10g　山药 10g　盐泽泻 10g　茯苓 10g　牡丹皮 10g

4. 右归丸（《景岳全书》）

【组成】熟地黄_{八两}　山药_{炒，四两}　山茱萸_{微炒，三两}　枸杞子_{微炒，三两}　菟丝子_{制，四两}　鹿角胶_{炒珠，四两}　杜仲_{姜汁炒，四两}　肉桂_{二两}　当归_{三两}　制附子_{二两，渐可加至五八两}

【用法】上先将熟地黄蒸烂，杵膏，加炼蜜为丸，如梧桐子大。每服百余丸，食前用滚汤或淡盐汤送下；或丸如弹子大，每嚼服二三丸，以滚白汤送下。

【功用主治】温补肾阳，填精益髓。主治肾阳不足，命门火衰证。症见年老或久病气衰神疲，畏寒肢冷，腰膝软弱，阳痿遗精，或阳衰无子，或饮食减少，大便不实，或小便自遗，舌淡苔白，脉沉而迟。

【炮制品选用分析】本方山药生品以补肾阴生精为主，故本方宜山药生用或清炒；地黄生品为清凉之品，具有清热凉血、养阴生津的功效，蒸制成熟地黄后，药性由寒转温，味由苦转甜，功能由清转补，长于滋阴补血、益精填髓，本方宜用熟地黄；山茱萸生品敛阴止汗力强，酒制后借酒力温通，助药势，滋补作用增强，本方宜用酒萸肉；菟丝子偏温，补阳胜于补阴，盐炙后不温不寒，平补阴阳，并能引药归肾，增强补肾固精作用，本方宜用盐菟丝子；杜仲具有补肝肾、强筋骨的作用，生品较少应用，盐炙后引药入肾，直达下焦，温而不燥，补肝肾、强筋骨作用增强。

【处方规范书写格式】炮附片 6g　肉桂 6g　鹿角胶 12g　熟地黄 24g　山药 12g　酒萸肉 9g　枸杞子 9g　盐菟丝子 10g　盐杜仲 12g　当归 9g

5. 玉液汤（《医学衷中参西录》）

【组成】生山药一两　生黄芪五钱　知母六钱　生鸡内金捣细，二钱　葛根钱半　天花粉三钱　五味子三钱

【用法】水煎服。

【功用主治】益气滋阴，固肾止渴。主治气阴两虚之消渴。症见口渴引饮，饮水不解，小便频数量多；或小便浑浊，困倦气短，舌嫩红而干，脉虚细无力。

【炮制品选用分析】本方山药生品长于补肾阴生津，用于阴虚消渴；黄芪生品长于益卫固表，托毒生肌，利尿退肿，本方宜黄芪生用；知母生品苦寒滑利，具有清热泻火、生津润燥的功能，泻肺、胃之火宜生用，盐炙后引药下行，专入肾，增强滋阴降火的作用，善清虚热，本方宜用盐知母；葛根生品长于解肌退热、生津止渴，可用于外感表证及消渴，本方宜用粉葛，升阳生津，助脾气上升，散精达肺；鸡内金，生品长于攻积、通淋化石，现多炒制，增强了健脾消积的作用，助脾健运，化水谷为津液，本方宜用炒鸡内金；五味子生品以敛肺止咳止汗为主，醋制后酸涩收敛之性增强，涩精止泻作用更强，本方宜用醋五味子。

【处方规范书写格式】山药 30g　黄芪 15g　盐知母 18g　天花粉 9g　粉葛 4.5g　炒鸡内金 6g　醋五味子 9g

（二）土炒山药

扶中汤（《医学衷中参西录》）

【组成】白术一两,炒　生山药一两　龙眼肉一两

【用法】水煎服。

【功用主治】健脾养血。主治气血双虚证,凡因久泄不止而致气血俱虚、身体羸弱,将成劳瘵之候。

【炮制品选用分析】本方证因久泄不止而致气血俱虚所致。山药色白入肺,味甘归脾,液浓归肾,是以能补肺、补肾兼补脾胃,在上能清,在下能固,利小便而止大便,宜用土炒山药,取其补脾止泻作用;白术性温而燥,味苦微甘微辛,善健脾胃,治泄泻,宜用土炒白术。

【处方规范书写格式】龙眼肉 30g　土炒山药 30g　土炒白术 30g

（三）麸炒山药

1. 参苓白术散（《太平惠民和剂局方》）

【组成】莲子肉去皮,一斤　薏苡仁一斤　缩砂仁一斤　桔梗炒令深黄色,一斤　白扁豆姜汁浸,去皮,微炒,一斤半　白茯苓二斤　人参去芦,二斤　甘草炒,二斤　白术二斤　山药二斤

【用法】上为细末,每服二钱,枣汤调下,小儿量岁数加减服。

【功用主治】益气健脾,渗湿止泻。主治脾虚湿盛证,症见饮食不化,胸脘痞闷,肠鸣泄泻,气短乏力,形体消瘦,面色萎黄,舌淡苔白腻,脉虚缓;主治肺脾气虚痰湿咳嗽证,症见咳嗽痰多色白,胸脘痞闷,神疲乏力,面色㿠白,纳差便溏,舌淡苔白腻,脉细弱而滑。

【炮制品选用分析】本方主治证因脾胃虚弱,运化失司,湿浊内停所致。治宜益气健脾,渗湿止泻。脾胃为后天之本,气血生化之源,主肌肉、四肢百骸。脾胃既虚,则失健运之职,故山药宜选用麸炒山药,补脾益胃作用力胜;人参宜用生晒参,取其补脾益气之功;白术宜用麸炒白术,健脾作用增强,同时燥性缓和;薏苡仁健脾渗湿,白扁豆健脾化湿,均资健脾止泻之功,皆宜用炒制品,使药性平和,长于健脾;甘草生品长于泻火解毒、止咳化痰,蜜炙后以补脾和胃、益气复脉力胜,本方宜选用蜜甘草。

【处方规范书写格式】炒莲了 9g　麸炒薏苡仁 9g　砂仁 6g　桔梗 6g　炒白扁豆 12g　茯苓 15g　生晒参 15g[另煎]　蜜甘草 10g　麸炒白术 15g　麸炒山药 15g

2. 完带汤（《傅青主女科》）

【组成】白术_{土炒,一两} 山药_{炒,一两} 人参_{二钱} 白芍_{酒炒,五钱} 车前子_{酒炒,三钱} 苍术_{制,三钱} 甘草_{一钱} 陈皮_{五分} 黑芥穗_{五分} 柴胡_{六分}

【用法】水煎服。

【功用主治】补脾疏肝，化湿止带。主治脾虚肝郁，湿浊带下证。症见带下色白，清稀无臭，面色㿠白，倦怠便溏，舌淡苔白，脉缓或濡弱。

【炮制品选用分析】方中山药宜用麸炒山药，以增强补中健脾、补肾固精之功；白术宜用土炒白术，借土气助脾，补脾止泻；人参宜用生晒参，大补元气，补中健脾，以资君药补脾之力；苍术宜用麸炒苍术，以缓和燥性，增强健脾和胃之功；车前子宜用盐车前子，泻热利尿而不伤阴，并引药下行，增强肾经作用，且能增土炒白术、麸炒山药的祛湿之力；白芍宜用酒白芍，以降低酸寒之性，增强柔肝理脾之力，使木达而脾土自强；陈皮宜选用贮放一年以上者为佳，取其理气之力强，燥性缓和；柴胡归肝经，宜用醋柴胡，以增强疏肝解郁作用；荆芥穗辛散祛风以胜湿，宜炒炭以助收涩止带；甘草宜用生品，以补脾益气，调和诸药。

【处方规范书写格式】土炒白术 30g 麸炒山药 30g 生晒参 6g^{另煎} 酒白芍 15g 盐车前子 9g 麸炒苍术 9g 甘草 3g 陈皮 2g 荆芥穗炭 2g 醋柴胡 2g

3. 易黄汤（《傅青主女科》）

【组成】山药_{炒,一两} 芡实_{炒,一两} 黄柏_{盐水炒,二钱} 车前子_{酒炒,一钱} 白果_{十枚,碎}

【用法】水煎，连服四剂。

【功用主治】补益脾肾，清热祛湿，收涩止带。主治脾肾虚热，湿热带下证。症见带下黏稠量多，色黄如浓茶汁，其气腥秽，舌红，苔黄腻者。

【炮制品选用分析】山药麸炒后以补脾健胃为主，用于治疗脾虚食少、白带过多，故本方宜用麸炒山药；芡实生品性平，涩而不滞，补脾肾而兼能祛湿，麸炒后性偏温，补脾和固涩作用增强，可用于脾虚带下，故本方宜用麸炒芡实；黄柏苦寒入肾，盐灸后苦燥之性缓和，滋肾阴、泻相火、退虚热作用增强，故本方宜用盐黄柏；车前子宜用盐车前子，甘寒，入肾，泻热利尿而不伤阴，并引药下行，增强肾经作用；白果有毒，生食易中毒，炒制后可降低毒性，消除刺激性，宜选用炒白果仁。

【处方规范书写格式】麸炒山药 30g 麸炒芡实 30g 炒白果仁 12g^{捣碎}

盐黄柏 6g　盐车前子 3g^{包煎}

4. 健脾丸（《证治准绳》）

【组成】白术_{炒，二两半}　木香_{另研}　黄连_{酒炒}　甘草_{各七钱半}　白茯苓_{去皮，二两}　人参_{一两五钱}　神曲_炒　陈皮　砂仁　麦芽_{炒，取面}　山楂_{取肉}　山药　肉豆蔻_{面裹，煨热，纸包槌去油，各一两}

【用法】上共为细末，蒸饼为丸，如绿豆大，每服五十丸，空心服，一日二次，陈米汤下。

【功用主治】健脾和胃，消食止泻。主治脾虚食积证。症见食少难消，脘腹痞满，大便溏薄，倦怠乏力，苔腻微黄，脉虚弱。

【炮制品选用分析】本方山药以补脾养胃为主，麸炒山药最宜；人参宜用生晒参，长于补气生津、补脾益肺；白术生品以健脾燥湿、利水消肿为主，土炒后，借土气助脾，补脾力胜，本方宜用麸炒白术；山楂宜用炒山楂，消食化滞力胜；麦芽宜用炒麦芽，药性偏温，气香，具行气、消食之效；神曲应选用麸炒神曲，具甘香气味，以醒脾和胃消食为主；肉豆蔻应选用煨肉豆蔻，可去其滑肠的副作用，减缓刺激性，增强健脾止泻功能；黄连宜选酒黄连，以缓其苦寒之性。

【处方规范书写格式】麸炒白术 15g　木香 6g　酒黄连 6g　甘草 6g　茯苓 10g　生晒参 9g　麸炒神曲 6g　炒麦芽 6g　陈皮 6g　砂仁 6g^{捣碎}　炒山楂 6g　麸炒山药 6g　煨肉豆蔻 6g

川牛膝

本品为苋科植物川牛膝 *Cyathula officinalis* Kuan 的干燥根。秋、冬二季采挖，除去芦头、须根及泥沙，烘或晒至半干，堆放回润，再烘干或晒干。现在常用炮制品规格有川牛膝和酒川牛膝。

一、炮制历史沿革

川牛膝的炮制历史沿革见表 7-6。

表 7-6　川牛膝的炮制历史沿革

年代	书名	炮制品规格
唐代	《仙授理伤续断秘方》	酒浸、焙干用

续表

年代	书名	炮制品规格
宋代	《太平圣惠方》	去苗烧灰
	《太平惠民和剂局方》	酒浸蒸
元代	《活幼心书》	酒洗
明、清	《普济方》	茶水浸
	《医学纲目》	童便酒浸
	《证治准绳》	首乌黑豆七蒸，七晒
	《本草述》	与何首乌同蒸
现代	中医药学高级丛书《中药炮制学》（第2版）	川牛膝、酒川牛膝、盐川牛膝
	《中国药典》（2020年版）	川牛膝、酒川牛膝

从以上川牛膝炮制品的历史沿革中可以看出，酒川牛膝的炮制雏形在唐代已初步建立，《仙授理伤续断秘方》中用酒浸，烘干；宋代《太平惠民和剂局方》中记载川牛膝用酒浸蒸；川牛膝现代炮制方法还有盐川牛膝，盐制入肾，以增强其补益肝肾作用。

二、不同炮制品临床应用特点

（一）川牛膝

1. 加工方法 除去杂质及芦头，洗净，润透，切薄片，干燥 [《中国药典》（2020年版）]。

2. 性效特点 甘、微苦，平。功能为逐瘀通经，通利关节，利尿通淋。用于经闭癥瘕，胞衣不下，跌扑损伤，风湿痹痛，足痿筋挛，尿血，血淋。常用于血府逐瘀汤、天麻钩藤饮、温经汤、三妙丸等。

（二）酒川牛膝

1. 加工方法 取川牛膝片，照酒炙法（通则0213）炒干 [《中国药典》（2020年版）]。

2. 性效特点 甘、微苦。酒炙后补肝肾、强筋骨、祛瘀止痛的作用增强，用于腰膝酸痛，筋骨无力，经闭癥瘕。常用于左归丸、加味肾气丸等。

（三）盐川牛膝

1. 加工方法　取川牛膝，加盐水拌匀，闷透，置炒制容器内，用文火加热，炒干，取出，放凉即得。

2. 性效特点　甘、微苦。盐炙后引药下行走肾经，通淋行瘀的作用增强，用于小便淋漓涩痛，尿血，小便不利。

（四）临床应用辨析

川牛膝生品为活血化瘀类药物，主要作用为逐瘀通经，通利关节，利尿通淋；酒炙和盐炙后变为滋补肝肾类药物。酒炙后作用为补肝肾、强筋骨、祛瘀止痛；盐炙后引药下行走肾经，既有滋补肝肾作用，又有通淋行瘀作用。

三、不同炮制品在传统方剂中的合理选用

（一）川牛膝

天麻钩藤饮（《中医内科杂病证治新义》）

【组成】天麻　钩藤后下　石决明先煎　山栀子　黄芩　川牛膝　杜仲　益母草　桑寄生　夜交藤　朱茯神（原书未著用量）

【用法】水煎服。

【功用主治】平肝息风，清热活血，补益肝肾。主治肝阳偏亢，肝风上扰证。症见头痛、眩晕、失眠，舌红苔黄，脉弦数。

【炮制品选用分析】治以平肝息风为主，故此方宜选石决明生用，长于平肝潜阳。方中天麻、钩藤平肝息风，为君药。石决明平肝潜阳，川牛膝引血下行，兼益肝肾，并能活血利水，共为臣药。盐杜仲、桑寄生补益肝肾以治本；栀子、黄芩清肝降火，以折其阳亢；益母草合川牛膝活血利水，以利平降肝阳；首乌藤（夜交藤）、茯神宁心安神，均为佐药。诸药合用，共奏平肝息风、清热活血、补益肝肾之功。

【处方规范书写格式】天麻 9g　钩藤 12g后下　石决明 18g先煎　川牛膝 12g　盐杜仲 9g　桑寄生 9g　栀子 9g　黄芩 9g　益母草 9g　首乌藤 9g　茯神 9g

（二）酒川牛膝

左归丸（《景岳全书》）

【组成】大怀熟地八两　山药炒，四两　枸杞四两　山茱萸四两　川牛膝酒洗蒸熟，三两　鹿角胶敲碎，炒珠，四两　龟甲胶切碎，炒珠，四两　菟丝子制，四两

【用法】上先将熟地黄蒸烂，杵膏，炼蜜为丸，如梧桐子大。每食前用

滚汤或淡盐汤送下百余丸。

【功用主治】滋阴补肾，填精益髓。主治真阴不足证。症见头晕目眩，腰酸腿软，遗精滑泄，自汗盗汗，口燥舌干，舌红少苔，脉细。

【炮制品选用分析】川牛膝味甘、微苦，性平，具有逐瘀通经，通利关节，利尿通淋的作用，酒制后补肝肾、强筋骨、祛瘀止痛的作用增强，以解肾精不足之证，故方中宜用酒川牛膝；地黄生品为清凉之品，具有清热生津、凉血止血的功能，蒸制成熟地黄后，药性由寒转温，味由苦转甜，功能由清转补，具有滋阴补血、益精填髓的功效，本方宜用熟地黄，大补肾阴；山茱萸生品以敛阴止汗力胜，蒸制后补肾涩精、固精缩尿力胜，方中宜用酒萸肉，益肾填精、补真阴；山药味甘、性平，补脾滋阴，滋肾固精，培补后天以养先天，宜用生品；菟丝子宜用盐菟丝子，平补阴阳，助补阴药滋补肾阴，又助鹿角胶益精补阳，发挥阳化阴生之功。

【处方规范书写格式】熟地黄 24g　山药 12g　枸杞子 12g　酒萸肉 12g　酒川牛膝 9g　鹿角胶 12g　龟甲胶 12g　盐菟丝子 12g

川 芎

本品为伞形科植物川芎 *Ligusticum chuanxiong* Hort. 的干燥根茎。夏季当茎上的节盘显著突出，并略带紫色时采挖，除去泥沙，晒后烘干，再去须根。现在常用的炮制品规格有川芎、酒川芎。

一、炮制历史沿革

川芎的炮制历史沿革见表 7-7。

表 7-7　川芎的炮制历史沿革

年代	书名	炮制品规格
唐代	《千金翼方》	熬制
宋代	《博济方》	微炒、醋炒
	《重修政和经史证类备急本草》	粟米泔浸
	《普济本事方》	焙制
	《传信适用方》	煅制
	《扁鹊心书》	酒炒

续表

年代	书名	炮制品规格
元代	《世医得效方》	米水炒、茶水炒
	《丹溪心法》	童便浸
明代	《普济方》	酒煮
	《医学纲目》	醋煮
	《医学入门》	蒸制
	《增补万病回春》	盐水煮
	《宋氏女科秘书》	酒洗
	《济阴纲目》	煅炭、蜜炙
清代	《一草亭目科全书》	盐酒制
	《医宗说约》	酒浸
	《得配本草》	白芷蒸
现代	中医药学高级丛书《中药炮制学》（第2版）	川芎、酒川芎
	《中国药典》（2020年版）	川芎

从以上川芎炮制品的历史沿革中可以看出，川芎的炮制方法始于唐代《千金翼方》，为熬制；酒制法最早出现在宋代《扁鹊心书》中，用酒炒，与现在酒制法一致。现在常用炮制品规格有川芎和酒川芎。

二、不同炮制品临床应用特点

（一）川芎

1. **加工方法**　除去杂质，分开大小，洗净，润透，切厚片，干燥 [《中国药典》（2020年版）]。

2. **性效特点**　辛，温。功能为活血行气，祛风止痛。用于胸痹心痛，胸胁刺痛，跌扑肿痛，月经不调，经闭痛经，癥瘕腹痛，头痛，风湿痹痛。常用于九味羌活汤、败毒散、柴胡疏肝散、防风通圣散、五积散、酸枣仁汤、越鞠丸、血府逐瘀汤、补阳还五汤、温经汤、生化汤、川芎茶调散、大秦艽汤、羌活胜湿汤、独活寄生汤、荆防败毒散、十全大补汤、膈下逐瘀汤、少腹逐瘀汤、身痛逐瘀汤、温经汤、菊花茶调散等。

（二）酒川芎

1. 加工方法　取川芎片，加黄酒拌匀，闷透，置炒制容器内，用文火炒至棕黄色时，取出，放凉即得 [中医药学高级丛书《中药炮制学》（第2版）]。

2. 性效特点　辛，温。酒制后能引药上行，增强活血行气止痛作用。多用于血瘀头痛、偏头痛，风寒湿痛，产后瘀阻腹痛等。常用于四物汤、八珍汤、桃红四物汤、胶艾汤、圣愈汤等。

（三）临床应用辨析

川芎功效为活血行气，祛风止痛，生用祛风止痛作用较强；酒炙后能引药上行，增强活血行气止痛作用。

三、不同炮制品在传统方剂中的合理选用

（一）川芎

1. 九味羌活汤（《此事难知》）

【组成】羌活　防风　苍术　细辛　川芎　白芷　生地黄　黄芩　甘草（原书未著用量）

【用法】上㕮咀，水煎服。若急汗，热服，以羹粥投之；若缓汗，温服，而不用汤投之。

【功用主治】发汗祛湿，兼清里热。主治外感风寒湿邪，内有蕴热证。症见恶寒发热，无汗，头痛项强，肢体酸楚疼痛，口苦微渴，舌苔白或微黄，脉浮或浮紧。

【炮制品选用分析】本方主治外感风寒湿邪，内有蕴热证。方中用辛苦温的羌活为君，取其气芳香，上行发散，长于散风寒湿邪而止痹痛，是治疗风寒湿邪在表之要药。防风辛甘温，为风药中之润剂，能祛风除湿、散寒止痛；苍术辛苦温燥，生用为宜，发汗除湿。两药相配，助君药散寒除湿止痛，为臣药。邪内阻经络，气血运行不畅，川芎生用活血行气、祛风止痛，生用为宜；细辛、白芷、川芎散寒祛风，宣痹止痛以治头身疼痛；地黄、黄芩清泄里热，地黄又能养阴生津，可防上述诸药之辛燥伤津，均以生用为宜。以上五味共为佐药。甘草选用生品，调和诸药，兼清热为使。以上诸药，一走表，一走里，互不相制，共成发汗祛湿、兼清里热之剂。本方升散药与清热药的结合运用，以升散药为主、清热药为辅，两者相配，使升散药升而不峻，清热药寒而不滞。

【处方规范书写格式】羌活 9g　防风 9g　苍术 9g　细辛 3g　川芎 6g
白芷 6g　地黄 6g　黄芩 6g　甘草 6g

2. 败毒散（《小儿药证直诀》）

【组成】柴胡_{洗，去芦}　前胡　川芎　枳壳　羌活　独活　茯苓　桔梗_炒
人参_{各一两}　甘草_{半两}

【用法】原方为末，每服三钱，入生姜、薄荷煎服。

【功用主治】散寒祛湿，益气解表。主治气虚外感风寒湿证。症见憎寒
壮热，头项强痛，肢体酸痛，无汗，鼻塞声重，咳嗽有痰，胸膈痞满，舌淡
苔白，脉浮而按之无力。

【炮制品选用分析】本方原书主治证为小儿外感风寒湿邪兼有气虚证。
方中羌活善祛上半身之风寒湿邪；独活善祛下半身之风寒湿邪，两药相配，
发散风寒，祛风止痛，通治一身上下之风寒湿邪，共为君药。川芎、柴胡为
臣药，川芎祛风止痛，柴胡发散透表，共助君药以辛散外邪，祛风止痛，均
宜用生品。佐以桔梗、前胡、枳壳宣肺降气，化痰止咳，以生品为宜；茯苓
健脾祛湿，杜绝生痰之源；人参在该方中补元气以扶正，以红参为宜，能扶
助正气以驱邪外出，该方散中有补，不致耗伤真元，五药共为佐药。生姜、
薄荷助君臣药以发散外邪；甘草以蜜甘草为宜，既助人参以益气和中，又能
调和诸药，为使药。诸药合用，以解表为主，辅以益气，共成散寒祛湿、益
气解表之剂。

【处方规范书写格式】羌活 6g　独活 6g　川芎 6g　柴胡 6g　前胡 6g
枳壳 6g　茯苓 6g　桔梗 6g　红参 6g^{另煎}　蜜甘草 3g　生姜^{自备}　薄荷^{自备}

3. 柴胡疏肝散（《证治准绳》）

【组成】柴胡　陈皮_{醋炒，各二钱}　川芎　香附　芍药　枳壳_{麸炒，各一钱半}
甘草_{炙，五分}

【用法】水一盏半，煎八分，食前服。

【功用主治】疏肝解郁，行气止痛。主治肝气郁滞证。症见胁肋疼痛，
胸闷喜太息，情志抑郁或易怒，或嗳气，脘腹胀满，脉弦。

【炮制品选用分析】本方主治肝气郁滞证。肝主疏泄，喜条达而恶抑
郁，其经脉布胁肋，循少腹。若情志不遂，木失条达，则致肝气郁结，故见
胁肋疼痛，甚则胸脘腹部胀闷，川芎能行气活血、开郁止痛，宜用生品；香
附疏肝行气止痛，柴胡疏肝解郁止痛，均宜用醋制品；陈皮理气行滞而和
胃，醋炒以入肝行气；枳壳行气止痛以疏理肝脾，麸炒以缓和峻烈之性，理

气健胃消食；白芍养血柔肝，缓急止痛，炒以缓和寒性，取其养血和营，敛阴止汗之力强，与柴胡相伍，养肝之体，且防诸辛香之品耗伤气血；甘草调和药性，以蜜甘草为宜，与白芍相合，增其缓急止痛之功。

【处方规范书写格式】醋柴胡 6g　川芎 4.5g　醋香附 4.5g　醋陈皮 6g　炒白芍 4.5g　麸炒枳壳 4.5g　蜜甘草 1.5g

4. 防风通圣散（《黄帝素问宣明论方》）

【组成】防风　川芎　当归　芍药　大黄　薄荷叶　麻黄　连翘　芒硝各半两　石膏　黄芩　桔梗各一两　滑石三两　甘草二两　荆芥　白术　栀子各一分

【用法】上为末，每服二钱；水一大盏，生姜三片，煎至六分，温服。

【功用主治】疏风解表，泄热通便。主治外感风邪，内有蕴热，表里皆实之证。症见憎寒壮热，头目昏眩，目赤睛痛，口苦而干，咽喉不利，胸膈痞闷，咳呕喘满，涕唾稠黏，大便秘结，小便赤涩，舌苔黄腻，脉数有力。并可用治疮疡肿毒，肠风痔漏，鼻赤，瘾疹等。

【炮制品选用分析】本方证由外感风邪，内有蕴热，表里皆实所致。方中麻黄、防风、荆芥、薄荷疏散在表之风邪，使表邪从汗而解，均宜用生品；大黄、芒硝荡涤在里之实热，大黄宜生用，泄热通便；连翘、桔梗清宣上焦，解毒利咽；黄芩、石膏清泄肺胃之热；栀子、滑石粉清利湿热，引热自小便而出，均宜用生品；用川芎、当归、白芍和血祛风，防火热之邪灼伤气血，均宜选用生品；白术健脾益气防汗下伤，宜白术生用；甘草宜用生品，调和诸药，兼清热解毒。诸药合用，共奏疏风解表、泄热通便之功。

【处方规范书写格式】防风 6g　薄荷 6g后下　麻黄 6g　荆芥 3g　大黄 6g后下　芒硝 6g冲服　连翘 6g　桔梗 12g　石膏 12g先煎　黄芩 12g　栀子 3g　滑石粉 20g包煎　当归 6g　川芎 6g　白芍 6g　白术 3g　甘草 10g　生姜自备

5. 五积散（《仙授理伤续断秘方》）

【组成】苍术　桔梗各二十两　枳壳　陈皮各六两　芍药　白芷　川芎　川当归　甘草　肉桂　茯苓　半夏汤泡, 各三两　厚朴　干姜各四两　麻黄去根、节, 六两

【用法】上除肉桂、枳壳二味，余锉细，用慢火炒，令色转，摊冷，次入枳壳、肉桂令匀。每服三钱，水一盏，加生姜三片，煎至半盏，去滓，热服；凡被伤头痛，伤风发寒，每服二钱，加生姜、葱白煎，食后热服。

【功用主治】发表温里，顺气化痰，活血消积。主治外感风寒，内伤生冷。症见身热无汗，头痛身疼，项背拘急，胸满恶食，呕吐腹痛，及妇女血气不调，心腹疼痛，月经不调等属寒者。

【炮制品选用分析】方中麻黄、白芷辛温发散，解表散寒，均以生品为宜；干姜、肉桂温散里寒，干姜作用是温中散寒。四药共除内外之寒。苍术宜用麸炒苍术，辛性减弱，燥性缓和，气变芳香，增强了燥湿健脾、祛风、散寒的功效；厚朴宜用姜厚朴，消除了对咽喉的刺激性，且增强了宽中和胃的功效；麸炒苍术、姜厚朴健脾燥湿；半夏、陈皮、茯苓理气燥湿化痰，半夏宜用姜半夏，增其温化寒痰之效；陈皮宜选用贮放一年以上者为佳，取其理气之力强，燥性缓和。当归、川芎、白芍养血和血、活血止痛，均宜用生品；枳壳宜用麸炒枳壳，健脾和胃，桔梗、麸炒枳壳升降气机、宽胸利膈；生姜散寒，温胃止呕；甘草宜用蜜甘草，和中健脾，调和诸药。诸药合用，共奏散寒、祛湿、理气、活血、化痰之功，是治疗寒、湿、气、血、痰五积的主方。

【处方规范书写格式】麻黄 6g　白芷 5g　干姜 6g　肉桂 5g　麸炒苍术 15g　姜厚朴 6g　姜半夏 5g　陈皮 9g　茯苓 5g　白芍 5g　川芎 5g　当归 5g　桔梗 15g　麸炒枳壳 9g　蜜甘草 5g　生姜_{自备}　葱白_{自备}

6. 酸枣仁汤（《金匮要略》）

【组成】酸枣仁_{炒，二升}　甘草_{一两}　知母_{二两}　茯苓_{二两}　川芎_{二两}

【用法】上五味，以水八升，煮酸枣仁得六升，内诸药，煮取三升，分温三服。

【功用主治】养血安神，清热除烦。主治肝血不足，虚热内扰证。症见虚烦失眠，心悸不安，头目眩晕，咽干口燥，舌红，脉弦细。

【炮制品选用分析】本方证因肝血不足，阴虚内热所致。肝血不足，则魂不守舍，川芎性辛散，调肝血而疏肝气，与大量炒酸枣仁相伍，可辛散与酸收并用，补血与行血结合，具有养血调肝之妙，宜川芎生用；酸枣仁甘酸质润，养血补肝，宁心安神，宜用炒制品；甘草和中缓急，调和诸药，宜用生品。

【处方规范书写格式】炒酸枣仁 15g^{先煎}　知母 6g　茯苓 6g　川芎 6g　甘草 3g

7. 越鞠丸（《丹溪心法》）

【组成】香附　苍术　川芎　栀子　神曲_{各等分}

【用法】上为末，水泛为丸如绿豆大。

【功用主治】行气解郁。主治六郁证。症见胸膈痞闷，脘腹胀痛，嗳腐吞酸，恶心呕吐，饮食不消。

【炮制品选用分析】本方主治证系六郁证，以气郁为主。川芎为血中之气药，功善行气活血，以解血郁，宜用生品；香附，宜醋制，以增其行气解郁作用；苍术燥湿运脾，麸炒后辛性减弱，燥性缓和，增强其健脾和胃的作用，以解湿郁，本方宜用麸炒苍术；栀子清热泻火，以解火郁，宜用炒栀子，以缓和其苦寒之性，消除副作用；神曲消食和胃，以解食郁，宜用焦神曲，以增强消食化积之力。此方虽无治痰郁之品，然痰郁多由脾湿引起，并与气、火、食郁有关，所以方中不另设治痰药，亦治病求本之意。诸药合用，行气解郁，气行血活，湿祛热清，食化脾健，气、血、湿、火、痰、食六郁自解。

【处方规范书写格式】醋香附 6g　川芎 6g　麸炒苍术 6g　炒栀子 6g
焦神曲 6g

8. 血府逐瘀汤（《医林改错》）

【组成】桃仁四钱　红花三钱　当归三钱　生地三钱　川芎一钱半　赤芍二钱
牛膝三钱　桔梗一钱半　柴胡一钱　枳壳二钱　甘草二钱

【用法】水煎服。

【功用主治】活血化瘀，行气止痛。主治胸中血瘀证。症见胸痛，头痛，日久不愈，痛如针刺而有定处，或呃逆日久不止，或饮水即呛，干呕，或内热瞀闷，或心悸怔忡，失眠多梦，急躁易怒，入暮潮热，唇暗或两目暗黑，舌质暗红，或舌有瘀斑、瘀点，脉涩或弦紧。

【炮制品选用分析】本方主治胸中血瘀证。桃仁破血行滞而润燥，宜用炒桃仁；红花活血祛瘀以止痛，共为君药。川芎为血中之气药，功善行气活血，以解血郁，宜用生品，和赤芍助君药活血祛瘀；牛膝活血通经，祛瘀止痛，引血下行，宜用生品，三者共为臣药。当归养血益阴，清热活血；枳壳宜用麸炒枳壳理气消食，桔梗、麸炒枳壳，一升一降，宽胸行气；柴胡宜用醋柴胡，疏肝解郁，升达清阳，与桔梗、麸炒枳壳同用，尤善理气行滞，使气行则血行，以上均为佐药。桔梗并能载药上行，兼有使药之用；甘草调和诸药，亦为使药。合而用之，使瘀去气行，则诸症可愈，为治胸中血瘀证之良方。本方配伍特点：活血与行气相伍，既行血分瘀滞，又解气分郁结；祛瘀与养血同施，则活血而无耗血之虑，行气又无伤阴之弊；升降兼顾，既能升达清阳，又佐降泄下行，使气血和调。

【处方规范书写格式】炒桃仁 12g　红花 9g　赤芍 6g　川芎 4.5g　牛膝
9g　当归 9g　地黄 9g　桔梗 4.5g　麸炒枳壳 6g　醋柴胡 3g　甘草 6g

9. 补阳还五汤（《医林改错》）

【组成】黄芪_{生，四两}　归尾_{二钱}　赤芍_{一钱半}　地龙_{去土，一钱}　川芎_{一钱}　红花_{一钱}　桃仁_{一钱}

【用法】水煎服。

【功用主治】补气活血通络。主治气虚血瘀之中风证。症见半身不遂，口眼㖞斜，语言謇涩，口角流涎，小便频数或遗尿失禁，舌黯淡，苔白，脉缓。

【炮制品选用分析】本方主治证为气虚血瘀之中风。本方重用黄芪，宜生用，意在补气，令气旺血行，瘀去络通，为君药。当归活血通络而不伤血，宜用生品，方中当归尾活血作用较强，为臣药。赤芍、川芎、炒桃仁、红花协同当归以活血祛瘀，川芎行气活血，宜用生品，桃仁宜用炒桃仁，偏于润燥和血；地龙通经活络，力专善走，周行全身，以行药力，宜用酒地龙，上述均为佐药。诸药合用共奏补气活血通络之功。本方重用补气药配伍小量活血之品，使气旺血行治其本、祛瘀通络治其标；且补气而不壅滞，活血而不伤正。

【处方规范书写格式】黄芪 30～120g　当归 6g　赤芍 5g　川芎 3g　红花 3g　炒桃仁 3g　酒地龙 3g

10. 温经汤（《金匮要略》）

【组成】吴茱萸_{三两}　桂枝_{二两}　当归_{二两}　芍药_{二两}　阿胶_{二两}　麦冬_{去心，一升}　川芎_{二两}　牡丹皮_{去心，二两}　人参_{二两}　半夏_{半升}　生姜_{二两}　甘草_{二两}

【用法】水煎，阿胶烊冲，早晚分 2 次温服。

【功用主治】温经散寒，养血祛瘀。主治冲任虚寒、瘀血阻滞证。症见漏下不止，血色暗而有块，淋漓不畅，或月经超前或延后，或逾期不止，或一月数行，或经停不至，或痛经，小腹冷痛，唇口干燥，傍晚发热，手心烦热。亦治妇人宫冷，久不受孕。舌黯红，脉细涩。

【炮制品选用分析】本方主治证为冲任虚寒、瘀血阻滞证。方中制吴茱萸、桂枝温经散寒，通利血脉，共为君药。当归、川芎活血祛瘀，养血调经，当归活血祛瘀，养血调经，宜用生品；川芎为血中之气药，功善行气活血，宜用生品；牡丹皮活血散瘀，共为臣药。白芍养阴调肝，宜用生品，阿胶、白芍、麦冬，三药合用，养血调肝，滋阴润燥，并制吴茱萸、桂枝之温燥，为佐药；吴茱萸生品有小毒，多外用，用甘草制后，毒性降低，燥性缓和，散寒止痛，方中宜用制吴茱萸。人参、甘草益气健脾，以资生化之源，阳生阴长，气旺血充；半夏辛开散结、燥湿化痰，清半夏最宜，清半夏、生姜辛开散结，通降胃气，以助祛瘀调经；其中生姜又温胃气以助生化，且助吴茱萸、桂枝以温经散寒，以上均为佐药。甘草调和诸药，兼为使药。诸药合用，共奏温经散寒，养血祛瘀之功。本方配伍特点：本方温清补消并用，以调寒热错杂，虚实兼夹，但以温经化瘀为主；且温补药与少量寒凉药配伍，温燥与清润并用，使温而不燥，刚柔相济。

【处方规范书写格式】制吴茱萸 9g　桂枝 6g　当归 6g　川芎 6g　牡丹皮 6g　白芍 6g　阿胶 6g^{烊化}　麦冬 9g　人参 6g^{另煎}　清半夏 6g　生姜 6g　甘草 6g

11. 生化汤（《傅青主女科》）

【组成】全当归_{八钱}　川芎_{三钱}　桃仁_{去皮尖，研，十四粒}　干姜_{炮黑，五分}　甘草_{炙，五分}

【用法】黄酒、童便各半煎服。

【功用主治】化瘀生新，温经止痛。主治血虚寒凝，瘀血阻滞证。症见产后恶露不行，小腹冷痛。

【炮制品选用分析】本方证由产后血虚寒凝，瘀血内阻所致。方中重用当归补血活血，化瘀生新，宜用生品，为君药。川芎活血行气，宜用生品，桃仁活血祛瘀，均为臣药。炮姜入血散寒，温经止血；黄酒温通血脉以助药力，共为佐药。蜜甘草和中缓急，调和诸药，用以为使。原方另用童便同煎（现多已不用）者，乃取其益阴化瘀，引败血下行之意。全方配伍得当，寓生新于化瘀之内，使瘀血化新血生，诸症向愈。

【处方规范书写格式】当归 24g　川芎 9g　燀桃仁 6g　炮姜 2g　蜜甘草 2g　黄酒适量

12. 川芎茶调散（《太平惠民和剂局方》）

【组成】川芎　荆芥_{去梗，各四两}　白芷　羌活　甘草_{爁，各二两}，细辛_{去节，一两}　防风_{去芦，一两半}　薄荷叶_{不见火，八两}

【用法】上为细末，每服二钱，食后用茶清调下。

【功用主治】疏风止痛。主治外感风邪头痛，偏正头痛或巅顶头痛，恶寒发热，目眩鼻塞，舌苔薄白，脉浮。

【炮制品选用分析】本方证由风邪外袭，循经上犯所致。方中川芎性味辛温，善于祛风活血而止头痛，为"诸经头痛之要药"，长于治少阳、厥阴经头痛，宜用生品，为君药。薄荷、荆芥轻而上行，善能疏风止痛，并能清利头目，宜用生品，为臣药。羌活、白芷均能疏风止痛，其中羌活长于治太阳经头痛；白芷长于治阳明经头痛，李杲谓"头痛须用川芎，如不愈加各引经药，太阳羌活，阳明白芷"。细辛散寒止痛，长于治少阴经头痛；防风辛散上部风邪，以上各药助君、臣以增强疏风止痛之效，均为佐药。甘草益气和中，调和诸药，宜用蜜甘草，为使药。用时以茶清，现用清茶，调下，取清茶苦凉之性，既可上清头目，又能制约风药过于温燥与升散，寓降于升，利于散邪。诸药合用，共奏疏风止痛之效。本方配伍特点：本方集诸辛散疏风药于一方，并少佐苦寒之品，既使巅顶风邪从上而解，又无过分升散之虞。

【处方书写规范格式】川芎 12g　薄荷 12g^{后下}　荆芥 12g　羌活 6g　白芷 6g　细辛 3g　防风 4.5g　蜜甘草 6g

13. 大秦艽汤（《素问病机气宜保命集》）

【组成】秦艽_{三两}　川芎　川独活　当归　白芍药　石膏　甘草_{各二两}　川羌活　防风　吴白芷　黄芩　白术　白茯苓　生地黄　熟地黄_{各一两}　细辛_{半两}

【用法】上十六味锉，每服一两，水煎，去滓温服，无时。

【功用主治】祛风清热，养血活络。主治风邪初中经络证。症见口眼㖞斜，舌强不能言语，手足不能运动，风邪散见。不拘一经者。

【炮制品选用分析】本方证由风邪初中，病在经络，气血痹阻，筋脉失养所致。治宜祛风清热，养血活络。方中重用秦艽为君，祛风通络。辅以羌活、独活、防风、白芷、细辛等辛温之品，祛风散邪，俱为臣药。因风药多燥，易伤阴血，且口㖞舌强者，多为血虚不能养筋，故配伍熟地黄、当归、白芍、川芎以养血活血，以补血养筋，络通则风易散，寓有"治风先治血，血行风自灭"之意，并制诸风药之温燥，川芎活血行气，宜用生品，当归、白芍养血活血，均宜用生品；脾为气血生化之源，故用麸炒白术、茯苓、甘草益气健脾，以化生气血；地黄、石膏、黄芩清热，是为风邪郁而化热者设，均为佐药。甘草调和诸药，亦兼使药。诸药相配，疏养结合，邪正兼顾，共奏祛风清热、养血活络之功。本方配伍特点：本方以辛散祛风为主，佐以养血、健脾、清热之品，散邪扶正，共成"六经中风轻者之通剂也"（《医方集解》）。

【处方规范书写格式】秦艽 9g　羌活 3g　独活 6g　防风 3g　白芷 3g　细辛 2g　熟地黄 3g　川芎 6g　当归 6g　白芍 6g　麸炒白术 3g　茯苓 3g　地黄 3g　石膏 6g^{先煎}　黄芩 3g　甘草 6g

14. 羌活胜湿汤（《脾胃论》）

【组成】羌活　独活_{各一钱}　藁本　防风　甘草_{炙各五分}　蔓荆子_{三分}　川芎_{二分}

【用法】上㕮咀，都作一服，水二盏，煎至一盏，去滓，食后温服。

【功用主治】祛风胜湿止痛。主治风湿犯表之痹证。症见肩背痛不可回顾，头痛身重，或腰脊疼痛，难以转侧，苔白，脉浮。

【炮制品选用分析】本证由汗出当风，或久居湿地，风湿之邪侵袭肌表所致。方中羌活、独活辛苦温燥，皆可祛风除湿，通利关节。其中羌活善祛上部风湿，独活善祛下部风湿，二者合用，可散周身风湿而止痹痛，共为君药。防风生用，散风胜湿而治一身之痛；川芎上行头目，旁通络脉，既可疏散周身风邪，又能活血行气而止头身之痛，共助君药散邪通痹止痛之力，宜用生品，用为臣药。藁本疏散太阳经之风寒湿邪，且善达巅顶而止头痛；蔓荆子亦轻浮上行，主散头面之邪，并可清利头目，宜用炒蔓荆子，取其长于升清阳之气和祛风止痛之效，且寒性趋于缓和，俱为佐药。蜜甘草缓诸药辛散之性，并调和诸药，为佐使药。诸药相伍，共奏祛风胜湿止痛之效。本方配伍特点：用药辛散温燥，但量轻力缓，取其轻而扬之之法，使其微发其汗，则风湿自除。

【处方规范书写格式】羌活 6g　独活 6g　防风 3g　川芎 3g　藁本 3g　炒蔓荆子 2g　蜜甘草 3g

15. 独活寄生汤（《备急千金要方》）

【组成】独活三两　桑寄生　杜仲　牛膝　细辛　秦艽　茯苓　肉桂心　防风　川芎　人参　甘草　当归　芍药　干地黄各二两

【用法】上十五味，㕮咀，以水一斗，煮取三升，分三服，温身勿冷也。

【功用主治】祛风湿，止痹痛，益肝肾，补气血。主治痹证日久，肝肾两虚，气血不足证。症见腰膝疼痛，肢节屈伸不利，或麻木不仁，畏寒喜温，心悸气短，舌淡苔白，脉细弱。

【炮制品选用分析】本方证由风寒湿痹日久不愈，损伤肝肾，耗伤气血所致。方中重用独活为君，辛苦微温，善治伏风，长于祛下焦风寒湿邪而除痹痛。细辛发散风寒，搜剔筋骨风湿止痛；防风、秦艽祛风胜湿，活络舒筋；肉桂温里祛寒，通行血脉。四药助君祛风胜湿，宣痹止痛，共为臣药。桑寄生、牛膝、杜仲补肾，祛风湿，壮筋骨，其中牛膝宜用酒牛膝，具有较强的活血祛瘀、通经止痛的作用，用于风湿痹痛等症，杜仲宜用盐杜仲，其补益肝肾的作用更强；当归、白芍、熟地黄、川芎养血活血，寓"治风先治血，血行风自灭"之意，当归宜用酒当归，其活血养血的作用更强；白芍用炒白芍，用其养血敛阴之功；熟地黄有补血滋阴之效；人参、茯苓、甘草补气健脾，其中甘草宜用蜜甘草，补脾益气力胜，皆为佐药。蜜甘草调和诸药，又为使药。诸药相伍，使风寒湿邪俱除，肝肾强健，气血充盛，痹痛得以缓解。本方配伍特点：本方以祛邪蠲痹为主，辅以补肝肾、养气血之品，邪正兼顾，祛邪而不伤正，扶正而不留邪。

【处方规范书写格式】独活9g　防风6g　细辛3g　秦艽6g　肉桂6g　桑寄生6g　酒牛膝6g　盐杜仲6g　酒当归6g　炒白芍6g　熟地黄6g　川芎6g　人参6g^{另煎}　茯苓6g　蜜甘草6g

（二）酒川芎

1. 四物汤（《仙授理伤续断秘方》）

【组成】当归_{去芦，酒浸炒}　川芎　白芍药　熟地黄_{酒蒸，各等分}

【用法】上为粗末，每服三钱，水一盏半，煎至七分，空心热服。

【功用主治】补血和血。主治营血虚滞证。症见头昏目眩，心悸失眠，面色萎黄，唇爪无华，妇女月经不调，或经闭不行，脐腹疼痛，舌淡，脉细弦或细涩。

【炮制品选用分析】本方主治营血虚滞证，证由营血亏虚，血行不畅所致。川芎辛温走窜，擅活血行气，祛瘀止痛，宜酒制后引药上行，增加活血、行气、止痛作用；熟地黄甘温滋腻，擅滋补营血；当归甘温质润，补血活血，调经止痛，宜用酒当归增强活血通经效果；白芍味甘性寒，养血敛阴，调经止痛，柔肝和营，宜用酒白芍降低酸寒之性，入血分，增强调经止血，柔肝止痛功效。

【处方规范书写格式】熟地黄15g　酒当归9g　酒川芎6g　酒白芍9g

2. 八珍汤（《正体类要》）

【组成】人参　白术　白茯苓　当归　川芎　白芍药　熟地黄_{各一钱}　甘草_{炙，五分}

【用法】加生姜三片，大枣五枚，水煎服。

【功用主治】益气补血。主治气血两虚证。症见面色萎白或无华，头晕目眩，四肢倦怠，气短懒言，心悸怔忡，饮食减少，舌淡苔薄白，脉细弱或虚大无力。

【炮制品选用分析】本方主治证由体质虚弱，或劳役过度，或久病失调，或失血过多所致，治宜气血双补。方中人参宜用生晒参，取其甘温，大补元气，健脾养胃；熟地黄甘温滋腻，补血滋阴，共为君药。臣以白术补气健脾，当归补血和血，其中白术宜用麸炒白术，增强健脾作用，缓和燥性。茯苓健脾安神，白芍养血敛阴，川芎活血行气，共为佐药；其中白芍与川芎均宜酒制，以降低白芍酸寒之性，并引药上行，增加活血、行气、止痛作用。甘草宜用蜜甘草，益气补中，调和药性，煎加生姜、大枣，调和脾胃，以助气血生化，共为使药。诸药合用，益气养血并重，共达益气补血之效。本方为四君子汤合四物汤的复方，四君补气，四物补血，合为八珍，以益气补血立法。

【处方规范书写格式】生晒参 10g^{另煎}　麸炒白术 10g　茯苓 10g　当归 10g　酒川芎 10g　酒白芍 10g　熟地黄 10g　蜜甘草 5g　生姜^{自备}　大枣^{自备}

木 香

本品为菊科植物木香 *Aucklandia lappa* Decne. 的干燥根。秋、冬二季采挖，除去泥沙和须根，切段，大的再纵剖成瓣，干燥后撞去粗皮。现在常用炮制品规格有木香和煨木香。

一、炮制历史沿革

木香的炮制历史沿革见表 7-8。

表 7-8　木香的炮制历史沿革

年代	书名	炮制品规格
宋代	《太平圣惠方》	炙微赤锉
	《苏沈良方》	面裹煨熟
	《史载之方》	火炮
	《圣济总录》	吴茱萸制
	《普济本事方》	湿纸裹煨、炒制
明代	《普济方》	炒令黄、酥制、焙制、茶水炒、黄连制
	《仁术便览》	水磨汁
	《寿世保元》	酒制

年代	书名	炮制品规格
清代	《医宗说约》	酒磨汁、姜汁磨
	《本草备要》	蒸制
现代	《中国药典》(2020 年版)	木香、煨木香

从以上木香炮制品的历史沿革中可以看出，木香煨制法始于宋代，《苏沈良方》中用面裹煨熟，《普济本事方》中用湿纸裹煨，与现在《中国药典》中的煨木香一致；木香生用在传统方剂中标注为"不见火"。

二、不同炮制品临床应用特点

（一）木香

1. **加工方法**　除去杂质，洗净，闷透，切厚片，干燥即得 [《中国药典》（2020 年版）]。

2. **性效特点**　辛、苦，温。功能为行气止痛，健脾消食。用于胸胁、脘腹胀痛，泻痢后重，食积不消，不思饮食。常用于归脾汤、苏合香丸、天台乌药散、实脾散、健脾丸、参苏饮、香连丸、香砂六君子汤、紫雪、小儿回春丹、厚朴温中汤、橘核丸等。

（二）煨木香

1. **加工方法**　取未干燥的木香片，在铁丝匾中，用一层草纸，一层木香片，间隔平铺数层，置炉火旁或烘干室内，烘煨至木香中所含的挥发油渗至纸上，取出即得 [《中国药典》（2020 年版）]。

2. **性效特点**　辛，温。木香煨制后除去了部分油质，实肠止泻作用增强，多用于泄泻腹痛。常用于芍药汤、真人养脏汤等。

（三）临床应用辨析

木香生用作用功效为行气止痛，在传统方剂中生用往往标注为"不见火"；煨木香行气止痛作用减弱，增强了健脾止泻作用，用于治疗脾虚泄泻的方剂。

三、不同炮制品在传统方剂中的合理选用

（一）木香

1. 归脾汤（《重订严氏济生方》）

【组成】白术　茯神去木　黄芪去芦　龙眼肉　酸枣仁炒, 去壳, 各一两　人参

木香_{不见火，各半两} 甘草_{炙，两钱半} 当归_{一钱} 远志_{一钱}（当归、远志从《内科摘要》补入）

【用法】上㕮咀，每服四钱，水一盏半，加生姜五片，枣子一枚，煎至七分，去滓温服，不拘时候。

【功用主治】益气补血，健脾养心。主治心脾气血两虚证。症见心悸怔忡，失眠多梦，盗汗，头晕健忘，食欲不振，腹胀便溏，倦怠无力，面色萎黄，舌淡苔薄白，脉细弱。主治脾不统血证。症见妇女崩漏，月经超前，量多色淡，或淋漓不止等，还可见便血、皮下紫癜、尿血、肌衄、齿衄等，舌淡，脉细弱。

【炮制品选用分析】本方主治心脾气血两虚、脾不统血证。方中黄芪宜用蜜黄芪，取其功善补气生血的作用；龙眼肉补益心脾，养血安神，两药共为君药，益气生血，补养心脾。配以人参补气养血，白术益气健脾，二药与蜜黄芪相伍，其补脾益气作用益著，人参宜用生晒参，偏于补气生津、复脉固脱、补脾益肺；当归补血养心，酸枣仁宁心安神，两药与龙眼肉合用，补心血、安神之效增强。上述五药共为臣药，其中人参以生晒参为宜，取其补气养血，补脾益肺，生津安神之效；白术宜用麸炒白术，以缓和燥性，增强健脾作用；酸枣仁宜用炒酸枣仁，长于养心敛汗，增强养血安神作用。茯神养心安神，远志宁神益智，木香理气醒脾，与上述补气养血药配伍，增强益气补血、健脾安神作用，使补而不滞，滋而不腻，三药共为佐药。远志宜用制远志，以缓和其苦燥之性，增强安神益智作用。木香生品长于行气，与方中补气养血药配伍，增强益气补血、健脾安神作用，使补而不滞，滋而不腻，故宜木香生用。甘草宜用蜜甘草，以补益心脾之气，并调和诸药，为使药。加姜枣调和脾胃，以资生化。诸药配伍，共奏益气补血，健脾养心之效。本方配伍特点：本方心脾同治，重在补脾，使脾旺则气血生化有权；气血并补，重在益气，使气旺而益于生血；全方补而不滞，滋而不腻。

【处方规范书写格式】麸炒白术 18g 茯神 18g 炙黄芪 18g 龙眼肉 18g 炒酸枣仁 18g_{捣碎} 生晒参 9g_{另煎} 木香 9g 蜜甘草 6g 当归 3g 制远志 3g 生姜_{自备} 大枣_{自备}

2. 苏合香丸（《外台秘要》）

【组成】吃力伽（即白术） 光明砂（即朱砂）_研 麝香 诃梨勒皮 香附子_{中白} 沉香_{重者} 青木香 丁子香 安息香 白檀香 荜茇_{上者} 犀角_{各一两} 薰陆香（即乳香） 苏合香 龙脑香（即冰片）_{各半两}

【用法】上十五味，捣筛极细，白蜜煎，去沫，和为丸。每朝取井华水，服如梧桐子 4 丸，于净器中研破服。老小每碎一丸服之，冷水、暖水，临时斟量。另取一丸如弹丸，蜡纸裹，绯袋盛，当心带之。忌食生血物、桃、李、雀肉、青鱼、酢等。

【功用主治】行气开窍，温中止痛。主治寒闭证。症见然昏倒，牙关紧闭，不省人事，苔白，脉迟。亦治心腹猝痛，甚则昏厥。主治中风及感受时行瘴疠之气等属寒凝气滞之闭证者。

【炮制品选用分析】本方主治证是寒闭证。本方证因寒邪秽浊，闭阻清窍所致。寒痰秽浊，阻滞气机，蒙蔽清窍，方中苏合香、麝香、冰片、安息香芳香开窍，辟秽化浊，共为君药。臣以青木香（木香代）、香附、丁香、沉香、檀香、乳香以行气解郁，散寒止痛，理气活血。木香宜用生品，长于行气；香附宜用醋香附，专入肝经，疏肝止痛；乳香生品气味辛烈，长于活血消肿、止痛，但对胃的刺激较强，易引起呕吐，醋制后刺激性缓和，活血止痛增强，方中宜用醋乳香。佐以辛热之荜茇，温中散寒，助诸香药以增强驱寒止痛开郁之力；犀角，水牛角代，清心解毒，朱砂重镇安神，二者药性虽寒，但与大队温热之品相伍，则不悖温通开窍之旨；白术益气健脾、燥湿化浊，生品为宜，诃子收涩敛气，二药一补一敛，以防诸香辛散走窜太过，耗散真气。诸药合用，芳香化浊，温通开窍，行气止痛。本方配伍特点是集诸芳香药于一方，既长于辟秽开窍，又可行气温中止痛，且散收兼顾，补敛并施。

【处方规范书写格式】苏合香 50g　人工麝香 75g　冰片 50g　安息香 100g　醋香附 100g　沉香 100g　木香 100g　丁香 100g　檀香 100g　荜茇 100g　水牛角 200g　朱砂 100g　醋乳香 100g　白术 100g　诃子肉 100g（本方为制剂处方，入汤剂麝香、沉香研末冲服，水牛角先煎，处方用量酌减）

3. 天台乌药散（《医学发明》）

【组成】天台乌药　木香　小茴香微炒　青皮汤浸, 去白, 焙　高良姜炒, 各半两　槟榔锉, 二个　川楝子十个　巴豆微炒, 敲破, 同楝实二味用麸一升炒, 候麸黑色, 拣去巴豆并麸不用, 七十粒

【用法】上八味，先将巴豆微打破，同川楝子用麸炒，候黑色，去巴豆及麸不用，令诸药为末，和匀，每服一钱温酒送下。

【功用主治】行气疏肝，散寒止痛。主治寒凝气滞证。症见小肠疝气，

少腹痛引睾丸，舌淡，苔白，脉沉弦。

【炮制品选用分析】本方证为寒凝肝脉，气机阻滞所致。本方治证为寒凝气滞证。方中乌药辛温，入肝经，行气疏肝，散寒止痛，为君药。青皮疏肝行气，宜用醋青皮，辛烈之性缓和，疏肝止痛，消积化滞作用增强，木香宜用生品，行气止痛，共助君药疏肝行气；小茴香宜盐炒，取其暖肾散寒止痛，高良姜散寒止痛，共助君药散寒止痛，四药俱为臣药。其中，醋青皮缓和辛烈之性，并增强疏肝止痛，消积化滞作用；小茴香宜盐炒，取其暖肾散寒止痛。高良姜散寒止痛，槟榔下气导滞，能直达下焦而破坚，川楝子理气止痛，但性苦寒，炒后缓和苦寒之性，降低毒性，并减轻滑肠之弊，以疏肝理气力胜。川楝子与辛热之巴豆同炒，去巴豆而用川楝子，巴豆既可制其苦寒之性，又能增其行气散结之力，为方中佐使药。诸药合用，使寒凝得散，气滞得疏，肝经得调，则疝痛、腹痛可愈。本方以辛温芳香之品行气疏肝，散寒通滞，并作散以温酒送服，体现行气温肝之法，即"治疝必先治气"，且川楝子与巴豆同炒，巧施"去性存用"之法。

【处方规范书写格式】乌药 15g　醋青皮 15g　木香 15g　盐小茴香 15g　高良姜 15g　槟榔 9g　炒川楝子 15g

4. 实脾散（《重订严氏济生方》）

【组成】厚朴去皮，姜制，炒　白术　木瓜去瓤　木香不见火　草果仁　大腹子　附子炮，去皮、脐　白茯苓去皮　干姜炮，各一两　甘草炙，半两

【用法】上㕮咀，每服四钱，水一盏半，生姜五片，大枣一枚，煎至七分，去滓，温服，不拘时服。

【功用主治】温阳健脾，行气利水。主治脾肾阳虚，水气内停之阴水。症见身半以下肿甚，手足不温，口中不渴，胸腹胀满，大便溏薄，舌苔白腻，脉沉弦而迟。

【炮制品选用分析】本方证由脾肾阳虚，阳不化水，水气内停所致。方中附子温补肾阳以助化气行水，炮姜温运脾阳以助运化水湿，二者同用，温补脾肾，扶阳抑阴，共为君药；其中附子宜选炮附片，取其温补肾阳、暖脾，长于补命门火之效，以温肾助阳，化气行水，且可降低毒性。白术生用甘苦而温，健脾益气兼燥湿利水；茯苓甘淡而平，利水渗湿；二者合用，健脾和中，渗湿利水，为臣药。木瓜酸温，除湿醒脾和中；厚朴、木香、槟榔（大腹子）行气导滞，化湿行水，使气化则湿化，气顺则胀消，其中厚朴用姜厚朴，厚朴姜制后，增强宽中和胃的功效，并可消除对咽喉的刺激性，木

香生用，取其辛散温通之性，长于调中宣滞，槟榔宜用炒槟榔，槟榔炒后，长于消积行滞，且药性缓和，并能减少服后恶心、腹泻、腹痛的副作用；草果仁温中燥湿，俱为佐药。蜜甘草、生姜、大枣益脾和中，生姜兼能温散水气，甘草宜用蜜甘草，补脾和胃、益气复脉力胜，又可调和药性，用为佐使。诸药相伍，共奏温阳健脾、行气利水之功。本方温阳与健脾同用，脾肾同治，重在实脾以制水；行气与利水共行，寓行气于温利之中，令气行则湿化。

【处方规范书写格式】炮附片 6g^{先煎}　炮姜 6g　白术 6g　茯苓 6g　木瓜 6g　姜厚朴 6g　木香 6g　炒槟榔 6g　草果仁 6g　蜜甘草 3g　生姜^{自备}　大枣^{自备}

5. 健脾丸（《证治准绳》）

【组成】白术_{炒，二两半}　木香_{另研}　黄连_{酒炒}　甘草_{各七钱半}　白茯苓_{去皮，二两}　人参_{一两五钱}　神曲_炒　陈皮　砂仁　麦芽_{炒，取面}　山楂_{取肉}　山药　肉豆蔻_{面裹，煨熟，纸包槌去油，各一两}

【用法】上共为细末，蒸饼为丸，如绿豆大，每服五十丸，空心服，一日二次，陈米汤下。

【功用主治】健脾和胃，消食止泻。主治脾虚食积证。症见食少难消，脘腹痞满，大便溏薄，倦怠乏力，苔腻微黄，脉虚弱。

【炮制品选用分析】本方证因脾胃虚弱，运化水谷能力减弱，食积停滞，郁而生湿化热所致。方中重用人参、白术、茯苓补气健脾，运湿止泻，共为君药，其中人参宜用生晒参，偏于补气生津、补脾益肺；白术宜用麸炒白术，健脾作用增强，且缓其燥性。臣以山楂、神曲、麦芽消食和胃，除积化滞。其中山楂宜选用炒山楂，消食化滞功效力胜；麦芽应选用炒麦芽，药性偏温，气香，具行气、消食之效；神曲应选用麸炒神曲，具甘香气味，以悦脾和胃消食。佐以肉豆蔻、山药健脾止泻；木香、砂仁、陈皮理气开胃，醒脾除胀；黄连清热燥湿，以除湿热。其中肉豆蔻应选用煨肉豆蔻，可去其滑肠副作用、减缓刺激性，增强健脾止泻功能；木香行气止痛、健脾消食，以生品为宜；黄连宜选酒黄连，以缓其苦寒之性；陈皮宜选用贮放一年以上者为佳，取其理气之力强，燥性缓和。甘草配伍君药可补中益气，又能调和诸药，功兼佐使。诸药配伍，共奏健脾和胃，消食止泻之功。本方补气健脾、消食行气合用，属消补兼施之剂，但补重于消。

【处方规范书写格式】麸炒白术 15g　木香 6g　酒黄连 6g　甘草 6g　茯

苓 10g 生晒参 9g^{另煎} 麸炒神曲 6g 炒麦芽 6g 陈皮 6g 砂仁 6g^{捣碎} 炒山楂 6g 山药 6g 煨肉豆蔻 6g

（二）煨木香

1. 芍药汤（《素问病机气宜保命集》）

【组成】芍药一两 当归半两 黄连半两 槟榔 木香 甘草炙,各二钱 大黄三钱 黄芩半两 官桂二钱半

【用法】上药㕮咀，每服半两，水二盏，煎至一盏，食后温服。

【功用主治】清热燥湿，调气和血。主治湿热痢疾。症见腹痛，便脓血，赤白相兼，里急后重，肛门灼热，小便短赤，舌苔黄腻，脉弦数。

【炮制品选用分析】本方证由湿热壅滞肠中所致。木香以煨木香为宜，长于实肠止泻；黄连、黄芩性味苦寒，清热燥湿，解肠中湿热毒邪，以除致病之因，均宜选用生品；白芍酸苦微寒，养血和营，缓急止痛，配以当归养血活血，体现"行血则便脓自愈"之义，且可兼顾湿热邪毒熏灼肠络，耗伤阴血之虑；槟榔以炒槟榔为宜，功擅消积导滞，与木香共入气分，寓"调气则后重自除"之意；大黄生用苦寒沉降，泄热祛积逐瘀，既可助黄芩、黄连清热燥湿，又可增当归、白芍活血行气之效，其泻下通腑，荡涤肠中湿热积滞，使积滞自大便而去，乃"通因通用"之法；甘草宜用蜜甘草，益气和中，调和诸药，与白芍相配，又能缓急止痛。

【处方规范书写格式】黄连 15g 黄芩 15g 白芍 30g 当归 15g 煨木香 6g 炒槟榔 6g 大黄 9g 肉桂 5g 蜜甘草 6g

2. 真人养脏汤（《太平惠民和剂局方》）

【组成】人参去芦 当归去芦 白术焙,各六钱 肉豆蔻面裹,煨,半两 肉桂去粗皮 甘草炙,各八钱 白芍药一两六钱 木香不见火,一两四钱 诃子去核,一两二钱 罂粟壳去蒂、盖、蜜炙,三两六钱

【用法】上锉为粗末，每服二大钱，水一盏半，煎至八分，去滓，食前温服。

【功用主治】涩肠固脱，温补脾肾。主治久泻久痢，脾肾虚寒证。症见大便滑脱不禁，泻痢无度，甚至脱肛坠下，脐腹疼痛，喜温喜按，倦怠食少，舌淡苔白，脉迟细。

【炮制品选用分析】本方证因久泻久痢，伤及脾肾而致。肾阳虚则关门不固，则见久泻久痢，以致大便滑脱不禁，甚至脱肛坠下。方中罂粟壳宜选用蜜制品，重用涩肠止泻，为君药。肉豆蔻宜用麸煨肉豆蔻，长于温中涩

肠，诃子功专涩肠止泻为臣。君臣相须为用，体现"急则治标""滑者涩之"之法。佐以肉桂温肾暖脾，人参宜用红参、土炒白术补气健脾，三药合用温补脾肾以治本。同时佐以当归、白芍养血和血，木香调气醒脾，共成调气和血，既治下痢腹痛后重，又使全方涩补不滞。木香宜用煨木香，调气醒脾，实肠止泻，原方中备注虽为"不见火"，但按照本方剂的功用主治选用煨木香更为合理。甘草合红参、土炒白术补中益气，甘草宜用蜜甘草，合人参、土炒白术补中益气，又调和诸药。诸药合用，共奏涩肠固脱，温补脾肾之功。本方标本兼治，重在治标；脾肾兼顾，补脾为主；涩中寓行，补而不滞为本方特点。

【处方规范书写格式】蜜罂粟壳 6g　麸煨肉豆蔻 8g　煨诃子肉 9g　肉桂 6g　红参 6g^另煎　土炒白术 6g　当归 6g　炒白芍 12g　煨木香 3g　蜜甘草 6g

牛　膝

本品为苋科植物牛膝 *Achyranthes bidentata* Bl. 的干燥根。冬季茎叶枯萎时采挖，除去须根和泥沙，捆成小把，晒至干皱后，将顶端切齐，晒干。现在常用炮制品规格有牛膝、酒牛膝、盐牛膝。

一、炮制历史沿革

牛膝的炮制历史沿革见表 7-9。

表 7-9　牛膝的炮制历史沿革

年代	书名	炮制品规格
晋代	《肘后备急方》	酒渍服
南北朝刘宋	《雷公炮炙论》	黄精自然汁浸制
唐朝	《备急千金要方》	牛膝汁、入汤酒用
	《仙授理伤续断秘方》	酒浸焙
宋代	《太平圣惠方》	烧为灰、微炙、鲜地黄制
	《博济方》	浆水浸、酒煮、酒浸熬膏
	《卫生家宝产科备要》	慢火炒制

年代	书名	炮制品规格
宋代	《妇人大全良方》	酒拌炒
	《扁鹊心书》	酒洗、盐水炒
元代	《世医得效方》	茶水炒
	《瑞竹堂经验方》	焙制
明、清	《外科理例》	酒拌
	《景岳全书》	酒拌蒸
	《本草汇》	酒浸拌蒸
	《嵩崖尊生全书》	盐酒炒
	《类证治裁》	炒炭、酒炒炭
现代	《中国药典》(2020 年版)	牛膝、酒牛膝

从以上牛膝炮制品的历史沿革中可以看出，牛膝"酒炙"较为流传，酒煮、酒浸熬膏、酒拌炒、酒洗等，与现在《中国药典》酒牛膝炮制方法基本相似。盐牛膝最早在《扁鹊心书》中有"盐水炒"，《寿世保元》中有"甘草水泡"，《证治准绳》中有何首乌与米泔、黑豆合炙，清代在《得配本草》中有"童便炒"的制法，现代常见炮制品有牛膝、酒牛膝和盐牛膝。

二、不同炮制品临床应用特点

（一）牛膝

1. 加工方法 除去杂质，洗净，润透，除去残留芦头，切段，干燥[《中国药典》(2020 年版)]。

2. 性效特点 苦、甘、酸，平。牛膝生品长于活血祛瘀，引血下行。用于瘀血阻滞的月经不调、痛经、闭经、癥瘕、产后瘀阻腹痛、阴虚阳亢、头目眩晕等证。常用于玉女煎、血府逐瘀汤、镇肝熄风汤、济川煎、四妙丸等。

（二）酒牛膝

1. 加工方法 取净牛膝段，照酒炙法（通则 0213）炒干[《中国药典》(2020 年版)]。取待炮炙品，加黄酒拌匀，闷透，置炒制容器内，用文火炒至规定的程度时，取出，放凉。

2. 性效特点 酒炙后，活血祛瘀、通经止痛的作用增强。用于风湿痹痛，肢体活动不利等证。常用于独活寄生汤等。

（三）盐牛膝

1. 加工方法 取净牛膝段，加食盐水拌匀，稍闷润，待盐水被吸尽后，置炒制容器内，用文火加热，炒干，取出，放凉 [中医药学高级丛书《中药炮制学》（第 2 版）]。

2. 性效特点 盐炙后能引药入肾，增强补肝肾，强筋骨，利尿通淋的作用。用于肾虚腰痛，月水不利，脐腹作痛，湿热下注，尤以下半身腰膝关节疼痛为长。常用于七宝美髯丹、地黄滋阴汤、四物加味汤、回襴饮、安肾汤等。

（四）临床应用辨析

牛膝生品长于活血祛瘀，且为引经药，引药下行；酒炙后，通经止痛的作用增强；盐炙入肾，补肝肾，强筋骨，利尿通淋的作用增强。

三、不同炮制品在传统方剂中的合理选用

（一）牛膝

1. 玉女煎（《景岳全书》）

【组成】石膏三至五钱　熟地三至五钱或一两　麦冬二钱　知母　牛膝各一钱半

【用法】上药用水一盅半，煎七分，温服或冷服。

【功用主治】清胃热，滋肾阴。主治胃热阴虚证，症见头痛，牙痛，齿松牙衄，烦热干渴，舌红苔黄而干。亦治消渴，消谷善饥等。

【炮制品选用分析】本方主治少阴不足，阳明有余之证。此为火盛水亏相因为病，而以火盛为主。治宜清胃热为主，兼滋肾阴。方中石膏为君药，宜用生品，取其辛甘大寒，清阳明有余之火而不损阴。知母宜用盐知母，苦寒质润，滋清兼备，一助石膏清胃热而止烦渴，一助熟地黄滋养肾阴，且盐炙后，可引药下行，增强滋阴降火作用；牛膝宜用生品，取其导热引血下行，且补肾水，为佐使药。

【处方规范书写格式】石膏 15g 先煎　熟地黄 15g　盐知母 5g　麦冬 6g 牛膝 5g

2. 血府逐瘀汤（《医林改错》）

【组成】桃仁四钱　红花三钱　当归三钱　生地三钱　川芎一钱半　赤芍二钱

牛膝三钱　桔梗一钱半　柴胡一钱　枳壳二钱　甘草二钱

【用法】水煎服。

【功用主治】活血化瘀，行气止痛。主治胸中血瘀证，症见胸痛，头痛，日久不愈，痛如针刺而有定处，或呃逆日久不止，或饮水即呛，干呕，或内热瞀闷，或心悸怔忡，失眠多梦，急躁易怒，入暮潮热，唇暗或两目暗黑，舌质暗红，或舌有瘀斑、瘀点，脉涩或弦紧。

【炮制品选用分析】本方主治胸中血瘀证。系由瘀血内阻胸部，气机郁滞所致。治宜活血化瘀，行气止痛。方中燀桃仁破血行滞而润燥；牛膝活血通经，祛瘀止痛，引血下行；地黄生用养血益阴，清热活血；桔梗、麸炒枳壳，一升一降，宽胸行气；醋柴胡疏肝解郁，升达清阳，与桔梗、麸炒枳壳同用，尤善理气行滞，使气行则血行；甘草生用调和诸药。

【处方规范书写格式】燀桃仁 12g　红花 9g　赤芍 6g　川芎 4.5g　牛膝 9g　当归 9g　地黄 9g　桔梗 4.5g　麸炒枳壳 6g　醋柴胡 3g　甘草 6g

3. 镇肝熄风汤（《医学衷中参西录》）

【组成】怀牛膝一两　生赭石轧细，一两　生龙骨捣碎，五钱　生牡蛎捣碎，五钱　生龟板捣碎，五钱　生杭芍五钱　玄参五钱　天冬五钱　川楝子捣碎，二钱　生麦芽二钱　茵陈二钱　甘草钱半

【用法】水煎服。

【功用主治】镇肝息风，滋阴潜阳。主治类中风。症见头晕目眩，目胀耳鸣，脑部热痛，面色如醉，心中烦热，或时常噫气，或肢体渐觉不利，口眼渐形㖞斜；甚或眩晕颠仆，昏不知人，移时始醒；或醒后不能复原，脉弦长有力。

【炮制品选用分析】方中怀牛膝（即《中国药典》"牛膝"）宜用生品，苦酸性平，归肝肾经，重用以引血下行，折其阳亢，并有补益肝肾之效。白芍（杭芍）益阴潜阳，镇肝息风，宜生用。甘草调和诸药为使，合麦芽又能和胃安中，以防金石、介壳类药物质重碍胃之弊，宜甘草生用。

【处方规范书写格式】牛膝 30g　赭石 30g先煎　龙骨 15g先煎　牡蛎 15g先煎　醋龟甲 15g先煎　白芍 15g　玄参 15g　天冬 15g　炒川楝子 6g　麦芽 6g　茵陈 6g　甘草 4.5g

4. 济川煎（《景岳全书》）

【组成】当归二至五钱　牛膝二钱　肉苁蓉酒洗去咸，二至三钱　泽泻一钱半　升麻五至七分或一钱　枳壳一钱，虚甚者不必用

【用法】水一盏半，煎七分，食前服。

【功用主治】温肾益精，润肠通便。主治肾虚便秘证。症见大便秘结，小便清长，腰酸膝软，苔白，脉沉迟。

【炮制品选用分析】本方主治证为肾虚，不能调控二便所致。治宜温肾益精，润肠通便。方中肉苁蓉性味咸温，质润而降，酒制为宜，既能补肾益精，又能润肠通便。当归生用养血润肠；牛膝生品补益肝肾，强壮腰膝，且性善下行。枳壳下气宽肠助通便，以麸炒为宜；盐泽泻性降，入肾经，渗利泻浊。

【处方规范书写格式】酒肉苁蓉 9g　当归 15g　牛膝 6g　麸炒枳壳 3g　盐泽泻 4.5g　升麻 3g

（二）酒牛膝

独活寄生汤（《备急千金要方》）

【组成】独活三两　桑寄生　杜仲　牛膝　细辛　秦艽　茯苓　肉桂心　防风　川芎　人参　甘草　当归　芍药　干地黄各二两

【用法】上十五味，㕮咀，以水一斗，煮取三升，分三服，温身勿冷也。

【功用主治】祛风湿，止痹痛，益肝肾，补气血。主治痹证日久，肝肾两虚，气血不足证。症见腰膝疼痛，肢节屈伸不利，或麻木不仁，畏寒喜温，心悸气短，舌淡苔白，脉细弱。

【炮制品选用分析】本证由风寒湿痹日久不愈，损伤肝肾，耗伤气血所致。其证属邪实正虚，治宜祛邪与扶正兼顾，既应祛风除湿散寒，又当补益肝肾气血。方中牛膝宜用酒牛膝，具有较强的活血祛瘀、通经止痛的作用，用于风湿痹痛等症，杜仲宜用盐杜仲，其补益肝肾的作用更强；当归、白芍、熟地黄、川芎养血活血，寓"治风先治血，血行风自灭"之意，当归宜用酒当归，其活血养血的作用更强；白芍用炒白芍，用其养血敛阴之功；熟地黄有补血滋阴之效；甘草宜用蜜甘草，补脾益气力胜，又兼调和诸药。

【处方规范书写格式】独活 9g　防风 6g　细辛 6g　秦艽 6g　肉桂 6g　桑寄生 6g　酒牛膝 6g　盐杜仲 6g　酒当归 6g　炒白芍 6g　熟地黄 6g　川芎 6g　人参 6g另煎　茯苓 6g　蜜甘草 6g

（三）盐牛膝

1. 七宝美髯丹（《本草纲目》引《积善堂方》）

【组成】制何首乌一斤　白茯苓一斤　牛膝八两　当归八两　枸杞子八两　菟丝子八两　补骨脂四两

【用法】碾细，炼蜜丸，每丸重 10g，早晚各服 1 丸，淡盐开水送服。

【功用主治】补益肝肾，乌发壮骨。主治肝肾不足证。症见须发早白，脱发，齿牙动摇，腰膝酸软，梦遗滑精，肾虚不育等。

【炮制品选用分析】本方重用制何首乌，补肝肾，益精血，乌须发，壮筋骨，为君药，制何首乌用黑豆蒸制，增强其补益肝肾的作用，同时降低其肝毒性，临床尽量避免生用何首乌。配伍枸杞子、当归、牛膝滋肾益精，补肝养血，当归宜用酒当归，增强其活血养血作用，牛膝宜用盐牛膝；菟丝子、补骨脂温肾强腰，壮阳固精，菟丝子、补骨脂盐炙入肾，增强补肾壮阳中药，俱为臣药。茯苓配伍健脾利湿，去浊，补中有泻，补而不滞，为佐药。诸药合用补益肝肾，乌发壮骨。

【处方规范书写格式】制何首乌 500g　茯苓 500g　盐牛膝 250g　酒当归 250g　枸杞子 250g　盐菟丝子 250g　盐补骨脂 120g（本方为制剂处方，入汤剂量酌减）

2. 其他方剂

（1）地黄滋阴汤（《不知医必要》）

【组成】熟地_{四钱}　茯苓_{三钱}　麦冬_{去心，二钱}　萸肉_{二钱}　牛膝_{盐水炒，一钱五分}　北味_{七分}

【用法】水煎服。

【功用主治】补益肝肾，活血通经。主治咽喉肿痛，日轻夜重，痰声如锯者。

【处方规范书写格式】熟地黄 12g　茯苓 9g　麦冬 6g　制山萸肉 6g　盐牛膝 6g　五味子（北味）6g

（2）四物加味汤（《不知医必要》）

【组成】熟地_{四钱}　当归_{二钱}　白芍_{酒炒}　羌活　独活_{各一钱五分}　牛膝_{盐水炒}　川芎_{各一钱}　炙草_{七分}

【用法】水煎服。

【功用主治】活血通经。主治鹤膝风阴虚者。

【处方规范书写格式】熟地黄 12g　酒当归 6g　酒白芍 4.5g　羌活 4.5g　独活 4.5g　盐牛膝 3g　川芎 3g　蜜甘草 2.1g

（3）回襕饮（《经验各种秘方辑要》）

【组成】紫丹参_{三钱}　净桃仁_{三钱}　白茯苓_{四钱}　茺蔚子_{三钱}　原生地_{三钱}　怀牛膝_{盐水炒，三钱}　飞滑石_{四钱}　嫩白薇_{酒炒，一钱五分}

【用法】水煎服。

【功用主治】活血通经。主治倒经。症见癸水逾期不至，忽患齿衄、鼻衄，或吐血不止。

【处方规范书写格式】丹参 9g　炒桃仁 9g　茯苓 12g　茺蔚子 9g　地黄 9g　盐牛膝 9g　滑石 12g　酒白薇 4.5g

（4）安肾汤（《不知医必要》）

【组成】熟地四钱　淮山炒　枸杞各二钱　茯苓　牛膝盐水炒　萸肉各一钱五分

【用法】水煎服。

【功用主治】活血通经。主治虚火牙痛。

【处方规范书写格式】熟地黄 12g　麸炒山药 6g　枸杞子 6g　茯苓 4.5g　盐牛膝 4.5g　酒萸肉 4.5g

升　麻

本品为毛茛科植物大三叶升麻 *Cimicifuga heracleifolia* Kom.、兴安升麻 *Cimicifuga dahurica*（Turcz.）Maxim. 或升麻 *Cimicifuga foetida* L. 的干燥根茎。秋季采挖，除去泥沙，晒至须根干时，燎去或除去须根，晒干。现在常用炮制品规格有升麻、蜜升麻。

一、炮制历史沿革

升麻的炮制历史沿革见表 7-10。

表 7-10　升麻的炮制历史沿革

年代	书名	炮制品规格
晋代	《肘后备急方》	炙制、蜜煎
南北朝刘宋	《雷公炮炙论》	黄精汁制
宋代	《圣济总录》	煅炭
	《普济本事方》	焙制
	《类编朱氏集验医方》	酒炒

年代	书名	炮制品规格
明代	《普济方》	炒制
	《景岳全书》	盐水炒
	《炮炙大法》	醋拌炒
清代	《本草述》	蜜炒
	《医宗金鉴》	土炒
	《本草求真》	蒸制
	《类证治裁》	炒黑、姜汁拌炒
现代	中医药学高级丛书《中药炮制学》(第2版)	蜜升麻
	《中国药典》(2020年版)	升麻

从以上升麻炮制品的历史沿革中可以看出，蜜升麻较为常见，晋代已出现，表述为"蜜煎"；另外，尚有"焙制""煅炭""炒黑"等炒制法。辅料炙法有"蜜炒""酒炒""盐水炒""醋拌炒"等方法。蜜炙是最为常见的炮制方法。

另外，根据方剂功效不同，选用不同的炮制品规格，如"发散生用，补中酒炒，止咳汗者蜜炒"（《医学入门》）；"治滞下，用醋拌炒"（《炮炙大法》）；"多用则散，少用则升，蜜炙，使不骤升"（《得配本草》）的论述。现在常用炮制品有升麻、蜜升麻。

二、不同炮制品临床应用特点

（一）升麻

1. **加工方法**　除去杂质，略泡，洗净，润透，切厚片，干燥 [《中国药典》（2020年版）]。

2. **性效特点**　辛、微甘，微寒。升麻生品升散作用较强，以解表透疹，清热解毒之力胜。用于外感风热头痛，麻疹初起，疹出不畅以及热毒发斑，头痛，牙龈肿痛，疮疡肿毒等证。常用于升麻葛根汤、清胃散、普济消毒饮、当归拈痛汤、紫雪等。

（二）蜜升麻

1. **加工方法**　取炼蜜，用适量开水稀释，淋入升麻片内，拌匀，闷润，置炒制容器内，用文火加热，炒至不粘手时，取出，晾凉 [中医药学高级丛书《中药炮制学》（第 2 版）]。

2. 性效特点　升麻蜜炙后略带甘补之性，辛散作用减弱，以升脾阳为主，并减少对胃的刺激性。用于中气虚弱，短气乏力，倦怠以及中气下陷，久泻，久痢，脱肛，子宫下垂，崩漏等证。常用于补中益气汤、济川煎、举元煎、升陷汤等。

（三）临床应用辨析

升麻生用为解表药，主要以解表透疹，清热解毒之力胜；蜜升麻以升脾阳为主。

三、不同炮制品在传统方剂中的合理选用

（一）升麻

1. 升麻葛根汤（《太平惠民和剂局方》）

【组成】升麻　芍药　甘草炙,各十两　葛根十五两

【用法】上为粗末，每服三钱，用水一盏半，煎取一中盏，去滓，稍热服，不拘时候，一日二三次，以病气去，身凉为度。

【功用主治】解肌透疹。主治麻疹初起。症见疹出不透，身热恶风，喷嚏，咳嗽，目赤而眼泪，口渴，舌红，脉浮数。

【炮制品选用分析】本方主治证为肺胃蕴热又感麻疹时疫之邪所致，其证初起，以外透为顺。治当辛凉解肌，解毒透疹。方中升麻入肺胃经，味辛性寒，解肌透疹为君药，以生品为宜。葛根入胃经，味甘辛性凉，解肌发表，升津除热为臣药。白芍滋阴和营，防君臣发散太过，为佐药。蜜甘草调和诸药，为使药。四药相配，共奏疏风解肌，解毒透疹之功。

【处方规范书写格式】升麻 15g　葛根 20g　白芍 15g　蜜甘草 15g

2. 清胃散（《脾胃论》）

【组成】生地黄　当归身各三分　牡丹皮半钱　黄连六分,夏月倍之,大抵黄连临时增减无定　升麻一钱

【用法】上药为细末，都作一服，水一盏半，煎至七分，去滓，放冷服之。

【功用主治】清胃凉血。主治胃火牙痛。症见牙痛牵引头疼，面颊发热，其齿喜冷恶热；或牙宣出血；或牙龈红肿溃烂；或唇舌腮颊肿痛；口气热臭，口干舌燥，舌红苔黄，脉滑数。

【炮制品选用分析】本方治证是由胃有积热，循经上攻所致。治宜清胃

凉血。方中用苦寒泻火之黄连为君，直折胃腑之热。臣以甘辛微寒之升麻，一取其清热解毒，以治胃火牙痛；一取其轻清升散透发，可宣达郁遏之伏火，寓"火郁发之"之意，故升麻宜用生品。黄连得升麻，降中寓升，则泻火而无凉遏之弊，升麻得黄连，则散火而无升焰之虞。同时，升麻兼以引经为使药。胃热盛已侵及血分，进而伤耗阴血，故以地黄凉血滋阴；牡丹皮凉血清热，皆为臣药。当归养血活血，合地黄滋阴养血，合牡丹皮消肿止痛，为佐药。升麻兼以引经为使。诸药合用，共奏清胃凉血之效，以使上炎之火得降，血分之热得除，于是循经外发诸证，皆可因热毒内彻而解。本方清热与凉血并用，苦降与升散同施，养阴与泻火兼顾，但以清降为主。

【处方规范书写格式】黄连 9g　升麻 6g　地黄 6g　牡丹皮 6g　当归 6g

3. 普济消毒饮（《东垣试效方》）

【组成】黄芩_{酒炒}　黄连_{酒炒，各五钱}　陈皮_{去白}　甘草_{生用}　玄参　柴胡　桔梗_{各二钱}　连翘　板蓝根　马勃　牛蒡子　薄荷_{各一钱}　僵蚕　升麻_{各七分}

【用法】上药为末，汤调，时时服之，或蜜拌为丸，嚼化。

【功用主治】清热解毒，疏风散邪。主治大头瘟。症见恶寒发热，头面红肿焮痛，目不能开，咽喉不利，舌燥口渴，舌红苔白兼黄，脉浮数有力。

【炮制品选用分析】本方主治大头瘟（原书称大头天行）。乃感受风热疫毒之邪，壅于上焦，发于头面所致。治宜清热解毒，疏风散邪。重用黄连、黄芩清泄上焦之热毒为君，黄芩、黄连皆用酒炒，令其通行周身，直达病所。牛蒡子、连翘、薄荷、僵蚕气味轻清，辛凉宣泄，疏散上焦头面风热为臣；君臣配伍，则疫毒得以清解，风热得以疏散。玄参、马勃、板蓝根、桔梗、甘草以清利咽喉，并增强清热解毒作用，甘草宜生用。陈皮理气而疏通壅滞，使气血流通则邪无藏身之地，有利于肿毒消散，以此为佐；升麻、柴胡升阳散火，疏散风热，此即"火郁发之"之意，使郁热疫毒之邪宣散透发，协助诸药上达头面，如舟楫之用，为使药，升麻、柴胡宜用生品。黄芩、黄连得升麻、柴胡，直达病所，升麻、柴胡有黄芩、黄连之苦降又不致发散太过。此一升一降，一清一散，相反相成，有利于疫毒清解，风热疏散。诸药配伍，共奏清热解毒，疏风散邪之功。本方苦寒清泄与辛凉升散并用，清中有散，降中有升，药至病所，火郁发之。

【处方规范书写格式】酒黄芩 15g　酒黄连 15g　炒牛蒡子 3g　薄荷 3g_{后下}　连翘 3g　炒僵蚕 2g　陈皮 6g　甘草 6g　玄参 6g　柴胡 6g　桔梗 6g　板蓝根 3g　马勃 3g_{包煎}　升麻 2g

4. 当归拈痛汤（《医学启源》）

【组成】羌活半两 防风三钱 升麻一钱 葛根二钱 白术一钱 苍术三钱 当归身三钱 人参二钱 甘草五钱 苦参酒浸，二钱 黄芩炒，一钱 知母酒洗，三钱 茵陈酒炒，五钱 猪苓三钱 泽泻三钱

【用法】上锉，如麻豆大。每服一两，水二盏半，先以水拌湿，候少时，煎至一盏，去滓温服。待少时，美膳压之。

【功用主治】利湿清热，疏风止痛。主治湿热相搏，外受风邪证。症见遍身肢节烦痛，或肩背沉重，或脚气肿痛，脚膝生疮，舌苔白腻微黄，脉濡数。

【炮制品选用分析】本证由风湿热邪留滞经脉关节，气血失畅所致。治宜利湿清热，疏风止痛。方中羌活辛散祛风，苦燥胜湿，通痹止痛，尤善治上肢肩背之痛；茵陈苦泄下降，清热利湿，两药相合，共成祛风散邪，除湿清热，通痹止痛之功，使风湿热邪由内外分消，故重用以为君药。臣以猪苓、泽泻甘淡以助茵陈渗湿热于下；黄芩、苦参寒凉以助茵陈清热毒于内。佐入防风、升麻、葛根辛散以助羌活祛风湿于外，升麻辛散以助羌活祛风湿于外，宜用生品，取其生散作用；苍术辛温，擅除内外之湿，宜麸炒；白术甘温，专以健脾燥湿，宜麸炒；知母苦寒质润，既可助诸药清热之力，又可防苦燥渗利伤阴之偏；当归养血活血；人参、甘草补脾养正气，使苦药不能伤胃，二药合当归亦能补益气血，使辛散温燥而无耗气伤阴之虞，俱为佐药。甘草清热解毒，调和诸药，兼作使药。诸药相合，共奏利湿清热、疏风止痛之功。本方升散配伍清利，令湿邪由表里上下分消；祛邪兼以扶正，防除湿而致耗气伤阴之虞。

【处方规范书写格式】羌活 15g 茵陈 15g 猪苓 9g 泽泻 9g 黄芩 3g 苦参 6g 防风 9g 升麻 3g 葛根 6g 麸炒白术 3g 麸炒苍术 9g 知母 9g 当归 9g 人参 6g另煎 甘草 15g

（二）蜜升麻

1. 补中益气汤（《脾胃论》）

【组成】黄芪五分，病甚劳役热甚者一钱 甘草炙，五分 人参去芦，三分 当归身酒焙干或日晒干，二分 橘皮不去白，二分或三分 升麻二分或三分 柴胡二分或三分 白术三分

【用法】上药㕮咀，都作一服，水二盏，煎至一盏，量气弱、气盛，临病斟酌水盏大小，去滓，食远稍热服。

【功用主治】补中益气，升阳举陷，甘温除热。主治脾胃气虚证。症见纳差，少气懒言，体倦乏力，动则气促，舌淡苔白，脉虚软。主治气虚发热

证。症见身热，自汗出，口渴喜热饮，少气懒言，食少体倦，脉洪而虚。主治中气下陷证。症见脱肛，子宫下垂，久泻，久痢，崩漏，头痛，气短乏力，舌淡脉虚弱。

【炮制品选用分析】本方主治证是脾胃气虚，中气下陷证。治宜甘温补中益气，升阳举陷，甘温除热。方中黄芪宜用炙黄芪，取其功善益气补中，升阳固表的作用，为君药。甘草宜用蜜甘草，取其甘温益气，调中和胃，与人参、白术共为臣药。其中人参以红参为宜，取其较强的益气补中之效；白术宜选麸炒白术，以增强健脾作用，同时燥性缓和，协助黄芪增强补中气，益脾胃之功效。升麻、柴胡升举下陷之阳气，与黄芪相配，升阳举陷作用增强。其中柴胡以生用为宜，取其升举阳气之力强；升麻宜用蜜炙品，取其蜜炙后的升脾阳作用。陈皮（橘皮）理气和中，既调畅中焦气机，以助升阳之效，又于补气之中佐以理气，使补而不滞，宜选用贮放一年以上的陈皮，取其理气之力强，燥性缓和；当归养血补虚，气血同源，养血以助益气，以生用为宜，取其较强的补血作用。四药共为佐药。

【处方规范书写格式】炙黄芪 18g　蜜甘草 9g　红参 6g另煎　当归 6g　陈皮 6g　蜜升麻 6g　柴胡 6g　麸炒白术 9g

2. 济川煎（《景岳全书》）

【组成】当归二至五钱　牛膝二钱　肉苁蓉酒洗去咸，二至三钱　泽泻一钱半　蜜升麻五至七分或一钱　枳壳一钱，虚甚者不必用

【用法】水一盏半，煎七分，食前服。

【功用主治】温肾益精，润肠通便。主治肾虚便秘证。症见大便秘结，小便清长，腰酸膝软，苔白，脉沉迟。

【炮制品选用分析】本方主治证为肾虚，不能调控二便所致。治宜温肾益精，润肠通便。方中肉苁蓉性味咸温，质润而降，酒制为宜，既能补肾益精，又能润肠通便。当归生用养血润肠；牛膝生品补益肝肾，强壮腰膝，且性善下行。枳壳下气宽肠助通便，以麸炒为宜；盐泽泻性降，入肾经，渗利泻浊。升麻以轻宣升阳，清阳得升，浊阴自降，升麻宜用蜜升麻。

【处方规范书写格式】酒肉苁蓉 9g　当归 15g　牛膝 6g　麸炒枳壳 3g　盐泽泻 4.5g　蜜升麻 3g

3. 其他方剂

（1）举元煎（《景岳全书》）

【组成】人参　黄芪炙，各三五钱　炙甘草一二钱　升麻炒，五七分　白术炒，一二钱

【用法】水煎服。

【功用主治】益气举陷。主治气虚下陷，血崩血脱，亡阳垂危等证。症见崩漏下血，神疲乏力，舌胖质淡，脉微弱等。

【处方规范书写格式】生晒参 15g^{另煎}　炙黄芪 15g　蜜甘草 6g　蜜升麻 3g　麸炒白术 6g

（2）升陷汤（《医学衷中参西录》）

【组成】生黄芪_{六钱}　知母_{三钱}　柴胡_{一钱五分}　桔梗_{一钱五分}　升麻_{一钱}

【用法】水煎服。

【功用主治】益气升陷。主治大气下陷证。症见气短不足以息，或努力呼吸，有似乎喘，或气息将停，危在顷刻，脉沉迟微弱，或三五不调。

【处方规范书写格式】黄芪 18g　知母 9g　柴胡 4.5g　桔梗 4.5g　蜜升麻 3g

甘　草

本品为豆科植物甘草 *Glycyrrhiza uralensis* Fisch.、胀果甘草 *Glycyrrhiza inflata* Bat. 或光果甘草 *Glycyrrhiza glabra* L. 的干燥根和根茎。春、秋二季采挖，除去须根，晒干。现在常用的炮制品规格有甘草、炒甘草、蜜甘草。

一、炮制历史沿革

甘草的炮制历史沿革见表 7-11。

表 7-11　甘草的炮制历史沿革

年代	书名	炮制品规格
汉代	《金匮玉函经》	炙焦为末
	《金匮要略》	微炒
南北朝刘宋	《雷公炮炙论》	火炮令内外赤黄、用酒浸后炙酥尽为度
唐代	《备急千金要方》	炙制
	《千金翼方》	蜜煎
宋代	《博济方》	炒
	《苏沈良方》	纸裹醋浸煨

年代	书名	炮制品规格
宋代	《重修政和经史证类备急本草》	淡浆水炙
	《圣济总录》	盐水浸炙、猪胆汁浸炙、油浸炙
	《太平惠民和剂局方》	爁制
	《类编朱氏集验医方》	炮、黄泥裹煨
明、清	《普济方》	炮再麸炒
	《医学纲目》	蜜炙
	《本草纲目》	酥制
	《医宗必读》	涂麻油炙、姜汁炒、酒炒
	《外科大成》	长流水浸透,炭火炙
	《得配本草》	粳米拌炒
	《医学从众录》	乌药煎汁吸入,去乌药
现代	中医药学高级丛书《中药炮制学》(第2版)	甘草、炒甘草、蜜甘草
	《中国药典》(2020年版)	甘草、炙甘草

1. 汉代有炙焦为末(《金匮玉函经》)、微炒(《金匮要略》)的方法。从"炙焦为末"可以看出,汉代的炙并非《中国药典》(2020年版)中"炙甘草",如果用蜜炙甘草,不可能"炙焦为末",《说文解字》中"炙"为"炮肉也,从火,从肉",应该是火上烤,相当于现在的"炒",所以汉代的传统方剂中"甘草炙",应为"炒甘草"。唐代才有"蜜煎"炮制法的记载(《千金翼方》),真正意义上的"蜜甘草"应在明清时期,《医学纲目》中的"蜜炙"。《中国药典》(2020年版)将蜜炙甘草命名为"炙甘草",与甘草炮制历史不符,明代之前的传统方剂中"甘草炙"应为"炒甘草";本书蜜炙甘草使用了"蜜甘草",更符合中药炮制命名原则。

2. 甘草炮制有"火炮""炙制""炒""煨""爁制""酥制""涂麻油炙"等,这些炮制方法基本上与现代的炒制方法相同,即"炒甘草";辅料制有"猪胆汁浸制""盐水浸制""麸炒""酒炒""蜜炙"等,现代常见的有"蜜甘草"。

二、不同炮制品临床应用特点

（一）甘草

1. 加工方法 除去杂质，洗净，润透，切厚片，干燥 [《中国药典》（2020 年版）]。

2. 性效特点 甘，微寒。清热解毒，祛痰止咳。用于肺热咳嗽，痰黄，咽喉肿痛，痈疽疮毒，食物中毒，药物中毒等症。常用于龙胆泻肝汤、九味羌活汤、柴葛解肌汤、四妙勇安汤等。

（二）炒甘草

1. 加工方法 取甘草片，置炒制容器内，用文火加热，炒至表面微黄色，取出晾凉。筛去碎屑。

2. 性效特点 甘，微温。缓急止痛，调和诸药。作为调和诸药的使药，用于食物中毒、药物中毒等证。常用于麻黄汤、桂枝汤等。

（三）蜜甘草

1. 加工方法 取甘草片，照蜜炙法（通则 0213）炒至黄色至深黄色，不粘手时取出，晾凉 [《中国药典》（2020 年版）]。

2. 性效特点 甘，温。蜜炙后，以补脾和胃、益气复脉力胜。常用于脾胃虚弱，心气不足，脘腹疼痛，筋脉挛急，脉结代等证。常用于炙甘草汤、补中益气汤、败毒散等。

（四）临床应用辨析

甘草作用为补脾益气，清热解毒，祛痰止咳，缓急止痛，调和诸药；甘草生用，清热解毒，祛痰止咳力胜，用于清热剂和止咳剂；炒甘草，其寒性降低，甘缓之性增强，缓急止痛，调和诸药力胜，传统方中"甘草炙"，有大部分应选用炒甘草；蜜甘草补益作用最强，用于补脾和胃，益气复脉方剂，蜜甘草属滋腻之品，用量应小，不可长期使用，恐其滋腻碍胃。

三、不同炮制品在传统方剂中的合理选用

（一）甘草

1. 龙胆泻肝汤（《医方集解》）

【组成】龙胆草_{酒炒} 黄芩_炒 栀子_{酒炒} 泽泻 木通 当归_{酒炒} 生地黄_{酒炒} 柴胡 生甘草 车前子（原书未著用量）

【用法】水煎服，亦可制成丸剂，每服 6 ~ 9g，日二次，温开水送下。

【功用主治】清泻肝胆实火，清利下焦湿热。主治肝胆实火上炎证。症

见头痛目赤，胁痛，口苦，耳聋，耳肿等，舌红苔黄，脉弦数有力。主治肝胆湿热下注证。症见阴肿，阴痒，阴汗，小便淋浊，或妇女带下黄臭等，舌红苔黄腻，脉弦数有力。

【炮制品选用分析】本方主治证系由肝胆实火上炎或肝胆湿热循经下注所致。方中龙胆大苦大寒，既能泻肝胆实火，又能利肝胆湿热，泻火除湿，两擅其功，切中病机，故为君药，宜选用酒龙胆，以缓和其苦寒之性并引药上行。黄芩、栀子苦寒泻火，燥湿清热，加强君药泻火除湿之力，用以为臣。方中黄芩宜用酒黄芩，借助酒性升散，引药力达于病所；栀子宜用炒栀子，防其过于苦寒凉遏。湿热之邪，当利导下行，从膀胱渗泄，故又用渗湿泄热之泽泻、木通、车前子，导湿热从水道而去。肝乃藏血之脏，若为实火所伤，阴血亦随之消耗，且方中诸药以苦燥渗利伤阴之品居多，故用当归、地黄养血滋阴，使邪去而阴血不伤。方中当归宜用酒当归，既增强其补血和血之效，又制其他药之凉遏。肝体阴用阳，性喜疏泄条达而恶抑郁，火邪内郁，肝胆之气不舒，骤用大剂苦寒降泄之品，既恐肝胆之气被抑，又虑折伤肝胆生发之机。故方中柴胡宜用醋柴胡，疏畅肝胆之气，并能引诸药归于肝胆之经，以上皆为佐药。甘草宜生用，既可清热解毒，又可调和诸药，护胃安中，属使药而兼佐药之用。

【处方规范书写格式】酒龙胆 6g　酒黄芩 9g　炒栀子 9g　泽泻 12g　木通 6g　酒当归 3g　地黄 9g　醋柴胡 6g　盐车前子 9g^{包煎}　甘草 6g

2. 九味羌活汤（《此事难知》）

【组成】羌活　防风　苍术　细辛　川芎　白芷　生地黄　黄芩　甘草（原书未著用量）

【用法】上㕮咀，水煎服。若急汗，热服，以羹粥投之；若缓汗，温服，而不用汤投之。

【功用主治】发汗祛湿，兼清里热。主治外感风寒湿邪，内有蕴热证。症见恶寒发热，无汗，头痛项强，肢体酸楚疼痛，口苦微渴，舌苔白或微黄，脉浮或浮紧。

【炮制品选用分析】方中用辛苦温的羌活为君，取其气芳香，上行发散，长于散风寒湿邪而止痹痛，是治疗风寒湿邪在表之要药。防风辛甘温，为风药中之润剂，能祛风除湿、散寒止痛；苍术辛苦温燥，生用为宜，发汗除湿。两药相配，助君药散寒除湿止痛，为臣药。细辛、白芷、川芎散寒祛风，宣痹止痛以治头身疼痛；地黄、黄芩清泄里热，地黄又能养阴生津，可防上述诸药之辛燥伤津，黄芩生用为宜。以上五味共为佐药。甘草选用生品，调和诸药，兼清热为使。以上诸药，一走表，一走里，互不相制，共成发汗祛湿、兼清里热之剂。

【处方规范书写格式】羌活 9g　防风 9g　苍术 9g　细辛 3g　川芎 6g　白芷 6g　地黄 6g　黄芩 6g　甘草 6g

3. 柴葛解肌汤（《伤寒六书》）

【组成】柴胡　葛根　甘草　黄芩　芍药　羌活　白芷　桔梗（原书未著用量）

【用法】水二盏，姜三片，枣二枚，《伤寒杀车槌法》加石膏一钱，煎之热服。

【功用主治】解肌清热。主治外感风寒，郁而化热证。症见恶寒渐轻，身热渐盛，无汗头痛，目疼鼻干，心烦不眠，嗌干耳聋，眼眶痛，舌苔薄黄，脉浮微洪。

【炮制品选用分析】方中柴胡、葛根为君药。柴胡苦辛微寒，宜生用，疏风散热，以清透少阳之邪；葛根甘辛凉，解肌清热，解阳明之邪，两者相配，具有解肌清热之功。羌活、白芷散太阳表邪而止头痛；黄芩、石膏宜生用，助柴胡、葛根以清泄少阳、阳明之邪热，共为臣药；桔梗宣利肺气，生姜发散风寒，白芍、大枣滋阴养血，防热邪伤阴，又防疏散太过，均为佐药。甘草生用清热解毒，调和诸药为佐使。诸药合，寒温并用，三经并治，共成解肌清热之剂。

【处方规范书写格式】柴胡 9g　葛根 12g　甘草 6g　黄芩 6g　羌活 6g　白芷 6g　白芍 6g　桔梗 9g　石膏 15g^{先煎}　生姜^{自备}　大枣^{自备}

4. 其他方剂

四妙勇安汤（《验方新编》）

【组成】金银花　玄参_{各三两}　当归_{二两}　甘草_{一两}

【用法】水煎服，一连十剂，永无后患，药味不可少，减则不效，并忌抓擦为要。

【功用主治】清热解毒，活血止痛。主治热毒炽盛之脱疽。症见患肢黯红微肿灼热，溃烂腐臭，疼痛剧烈，或见发热口渴，舌红脉数。

【处方规范书写格式】金银花 90g　玄参 90g　当归 60g　甘草 30g

（二）炒甘草

1. 麻黄汤（《伤寒论》）

【组成】麻黄_{去节，三两} 桂枝_{二两} 杏仁_{去皮尖，七十个} 甘草_{炙，一两}

【用法】上四味，以水九升，先煮麻黄，减二升，去上沫，内诸药，煮取二升半，去滓，温服八合，覆取微似汗，不需啜粥，余如桂枝法将息。

【功用主治】发汗解表，宣肺平喘。主治外感风寒表实证。症见恶寒发热，头疼身痛，无汗而喘，舌苔薄白，脉浮紧。

【炮制品选用分析】方中麻黄宜用生品，辛微苦、温，取其善开腠理，既能发汗散寒，又能宣肺平喘，为君药。配伍桂枝为臣药，宜生用，取其解肌发表之功，麻黄、桂枝相须为用，加强发汗解表透邪之功。苦杏仁宜用燀苦杏仁，味苦、微温，取其降利肺气，止咳平喘为佐药。麻黄与燀苦杏仁相配，宣降同用，可增强止咳平喘之功。甘草，宜选用炒甘草，其味甘，经过炒制性由微寒转变微温，利于辛温解表，其作用调和药性，又可使汗出不致过猛而耗伤正气，为佐使药。诸药合用，发汗散寒以解表邪，宣降肺气以平喘咳。

【处方规范书写格式】麻黄 9g^{先煎} 桂枝 6g 燀苦杏仁 9g 炒甘草 3g

2. 桂枝汤（《伤寒论》）

【组成】桂枝_{三两} 芍药_{三两} 甘草_{炙，二两} 生姜_{三两} 大枣_{十二枚}

【用法】上五味，㕮咀，以水七升，微火取煮取三升，去滓，适寒温，服一升。服已须臾，啜热稀粥一升余，以助药力。温覆令一时许，遍身微似有汗者益佳，不可令如水流漓，病必不除。若一服汗出病瘥，停后服，不必尽剂；若不汗，更服依前法；又不汗，后服小促其间，半日许，令三服尽。若病重者，一日一夜服，周时观之，服一剂尽，病证犹在者，更作服；若汗不出，乃服至二三剂。禁生冷、黏滑、肉面、五辛、酒酪、臭恶等物。

【功用主治】解肌发表，调和营卫。主治外感风寒表虚证。症见头痛发热，汗出恶风，鼻鸣干呕，苔白不渴，脉浮缓或浮弱者。

【炮制品选用分析】方中桂枝，辛甘、温，取其辛温以解肌发汗，甘温以扶助卫阳，为君药。营阴外泄，故又选用益阴敛汗之炒白芍为臣，敛固外泄之营阴，与桂枝相配，一散一收，既能外散在表之风寒，又能敛固外泄之营阴，并可使桂枝发汗而不过汗，使祛邪而不伤正，敛阴而不留邪，共奏解肌发汗，调和营卫之效。再以生姜、大枣为佐药，生姜辛温，助桂枝辛散在表之风寒，并能温胃止呕；大枣甘平，能补益脾胃。生姜与大枣相配，既能调和脾胃，又能调和营卫。甘草，宜选用炒甘草，其味甘，经过炒制性由微寒转变微温，利于辛温解表，其作用调和药性，为佐使药，与桂枝相配辛甘化阳，助阳实卫，有助于抵抗外邪，与炒白芍相配酸甘化阴，加强敛阴和营之功；与姜、枣相配，和中化生营卫。药仅五味，配伍严谨，散中有收，汗中寓补。

【处方规范书写格式】桂枝 9g　炒白芍 9g　炒甘草 6g　生姜 9g　大枣 6g

3. 其他方剂

（1）九味羌活汤（《此事难知》）

【组成】羌活　防风　苍术　细辛　川芎　白芷　生地黄　黄芩　甘草（原书未著用量）

【用法】上㕮咀，水煎服。若急汗，热服，以羹粥投之；若缓汗，温服，而不用汤投之。

【功用主治】发汗祛湿，兼清里热。主治外感风寒湿邪，内有蕴热证。症见恶寒发热，无汗，头痛项强，肢体酸楚疼痛，口苦微渴，舌苔白或微黄，脉浮或浮紧。

【炮制品选用分析】甘草，宜选用炒甘草，其味甘，经过炒制性由微寒转变微温，利于辛温解表，其作用调和药性。

【处方规范书写格式】羌活 9g　防风 9g　苍术 9g　细辛 3g　川芎 6g白芷 6g　地黄 6g　黄芩 6g　炒甘草 6g

（2）小青龙汤（《伤寒论》）

【组成】麻黄去节,三两　芍药三两　细辛三两　干姜三两　甘草炙,三两　桂枝去皮,三两　五味子半升　半夏洗,半升

【用法】上八味，以水一斗，先煮麻黄，减二升，去沫，内诸药，煮取三升，去滓，温服一升。

【功用主治】解表散寒，温肺化饮。主治外寒内饮证。症见恶寒发热，头身疼痛，无汗，喘咳，痰多清稀而量多，胸痞，或干呕，或痰饮喘咳，不得平卧，或身体疼重，头面四肢浮肿，舌苔白滑，脉浮。

【炮制品选用分析】甘草，宜选用炒甘草，其味甘，经过炒制性由微寒转变微温，利于辛温解表，其作用调和药性。

【处方规范书写格式】麻黄 9g　细辛 3g　干姜 9g　炒白芍 9g　桂枝 9g姜半夏 9g　五味子 9g　炒甘草 6g

（三）蜜甘草

1. 炙甘草汤（《伤寒论》）

【组成】甘草_{炙，四两} 生姜_{切，三两} 桂枝_{去皮，三两} 人参_{二两} 生地黄_{一斤} 阿胶_{二两} 麦门冬_{去心，半升} 麻仁_{半升} 大枣_{擘，三十枚}

【用法】上以清酒七升，水八升，先煮八味，取三升，去滓，内胶烊消尽，温服一升，日三服。

【功用主治】滋阴养血，益气温阳，复脉定悸。主治阴血不足，阳气虚弱证。症见脉结代，心动悸，虚羸少气，舌光少苔，或舌干而瘦小者。主治虚劳肺痿。症见咳嗽，涎唾多，形瘦短气，虚烦不眠，自汗盗汗，咽干舌燥，大便干结，脉虚数。

【炮制品选用分析】方中甘草宜用蜜甘草，取其补脾和胃、益气复脉之功；地黄清热凉血、养阴生津，二药重用，益气养血以复脉之本，共为君药。麦冬滋养心阴，火麻仁、阿胶滋阴养血润燥，资生化之源，三药共为臣药。其中火麻仁宜选用炒制品，以增强润肠燥、滋阴血的作用；阿胶选用阿胶珠，炒珠后研细末烊化为宜，充分发挥阿胶补血止血、滋阴润燥之功效。人参益心气、补脾气，以滋气血生化之源；生姜辛温，具宣通之性，合桂枝以温通阳气，配大枣益脾胃以滋化源，调阴阳、和气血，四药共为佐药。其中人参以生晒参为宜，可大补元气，复脉固脱，补脾益肺，生津养血。诸药合用，可以益心气，补心血，滋心阴，温心阳，使血气畅通，脉始复常，故又名"复脉汤"。

【处方规范书写格式】蜜甘草 12g 生姜 9g 桂枝 9g 生晒参 6g^{另煎} 地黄 20g 阿胶珠 6g^{烊化} 麦冬 10g 炒火麻仁 10g 大枣 10 枚

2. 补中益气汤（《脾胃论》）

【组成】黄芪_{五分，病甚劳役热甚者一钱} 甘草_{炙，五分} 人参_{去芦，三分} 当归身_{酒焙干或日晒干，二分} 橘皮_{不去白，二分或三分} 升麻_{二分或三分} 柴胡_{二分或三分} 白术_{三分}

【用法】上药㕮咀，都作一服，水二盏，煎至一盏，量气弱、气盛，临病斟酌水盏大小，去滓，食远稍热服。

【功用主治】补中益气，升阳举陷，甘温除热。主治脾胃气虚证。症见纳差，少气懒言，体倦乏力，动则气促，舌淡苔白，脉虚软。主治气虚发热证。症见身热，自汗出，口渴喜热饮，少气懒言，食少体倦，脉洪而虚。主治中气下陷证。症见脱肛，子宫下垂，久泻，久痢，崩漏，头痛，气短乏力，舌淡脉虚弱。

【炮制品选用分析】方中黄芪宜用炙黄芪，取其功善益气补中，升阳固表的作用，为君药。配以人参益气补中，白术益气健脾以助中焦促运化，蜜甘草甘温益气，调中和胃，三药共为臣药。其中人参以红参为宜，取其较强的益气补中之效；白术宜选麸炒白术，以增强健脾作用，同时燥性缓和，协助黄芪增强补中气，益脾胃之功效。升麻、柴胡升举下陷之阳气，与黄芪相配，升阳举陷作用增强。其中柴胡以生用为宜，取其升举阳气之力强；升麻宜用蜜炙品，取其蜜炙后的升脾阳作用。陈皮（橘皮）理气和中，既调畅中焦气机，以助升阳之效，又于补气之中佐以理气，使补而不滞，宜选用贮放一年以上的陈皮，取其理气之力强，燥性缓和；当归养血补虚，气血同源，养血以助益气，以生用为宜，取其较强的补血作用。四药共为佐药。诸药配伍，既补益中焦脾胃之气，又升提下陷之气，共奏益气补中，升阳举陷，甘温除热之效。

【处方规范书写格式】炙黄芪 18g　蜜甘草 9g　红参 6g^{另煎}　当归 6g
陈皮 6g　蜜升麻 6g　柴胡 6g　麸炒白术 9g

龙　胆

本品为龙胆科植物条叶龙胆 *Gentiana manshuric* Kitag.、龙胆 *Gentiana scabra* Bge.、三花龙胆 *Gentiana triflora* Pall. 或坚龙胆 *Gentiana rigesceras* Franch. 的干燥根和根茎。前三种习称"龙胆"，后一种习称"坚龙胆"。春、秋二季采挖，洗净，干燥。现在常用的炮制品规格有龙胆、酒龙胆。

一、炮制历史沿革

龙胆的炮制历史沿革见表 7-12。

表 7-12　龙胆的炮制历史沿革

年代	书名	炮制品规格
晋代	《肘后备急方》	酒煮服
南北朝刘宋	《雷公炮炙论》	甘草汤制
宋代	《重修政和经史证类备急本草》	生姜自然汁浸
	《传信适用方》	炒制
	《妇人大全良方》	酒拌炒、炒焦、酒拌炒黑、煅

年代	书名	炮制品规格
元、明代	《本草发挥》	防己、酒制
	《普济方》	焙制
	《外科理例》	酒浸炒
	《明医杂录》	酒拌炒焦
	《保婴撮要》	炒黑
	《医学纲目》	酒洗
	《仁术便览》	酒浸
	《审视瑶函》	酒洗炒
清代	《外科大成》	柴胡拌炒
	《得配本草》	蜜炒、猪胆汁拌炒
现代	中医药学高级丛书《中药炮制学》（第2版）	酒龙胆
	《中国药典》（2020年版）	龙胆

晋代有酒煮服的方法。南北朝刘宋时有甘草汤制的方法。宋代有酒炒、炒制、制炭、煅制等方法，明、清以后又增加了酒洗、焙制、蜜炒等炮制方法。现在主要的炮制方法有酒制等。《中国药典》（2020年版）收载龙胆。

二、不同炮制品临床应用特点

（一）龙胆

1. 加工方法 除去杂质，洗净，润透，切段，干燥 [《中国药典》（2020年版）]。

2. 性效特点 苦，寒。清热燥湿，泻肝胆火。用于湿热黄疸，阴肿阴痒，白带，湿疹。常用于龙胆汤、凉惊丸、龙胆丸等。

（二）酒龙胆

1. 加工方法 取龙胆片或段，喷淋定量黄酒拌匀，稍闷润，待酒被吸尽后，置炒制容器内，用文火加热，炒干，取出晾凉，筛去碎屑。

2. 性效特点 苦，寒性缓和。酒炙后，升提药力，引药上行，用于肝胆实火所致头胀头疼，耳鸣耳聋，以及风热目赤肿痛。常用于龙胆泻肝汤、当归龙荟丸等。

（三）临床应用辨析

龙胆性味苦寒，清热燥湿，泻肝胆火，主要用于清湿热退黄的方剂中；酒龙胆，经酒炙后苦寒之性缓和，引药上行，用于因肝胆实火上炎证的方剂。

三、不同炮制品在传统方剂中的合理选用

（一）龙胆

凉惊丸（《小儿药证直诀》）

【组成】龙胆草　防风　青黛各三钱　钩藤二钱　黄连五钱　牛黄　麝香　龙脑各一钱

【用法】面糊丸粟米大，每服三五丸，金银花汤下。

【功用主治】清肝泻火，开窍凉心。治惊疳热搐，目赤潮热，痰涎壅盛，牙关紧急者。

【炮制品选用分析】本方主治证系由肝胆实火所致，主用龙胆、牛黄、黄连、龙脑寒降之品清心化痰镇惊，方中龙胆大苦大寒，取其泻肝胆实火之功，宜选用生品。

【处方规范书写格式】龙胆　防风　青黛各9g　钩藤6g　黄连15g　牛黄　麝香　龙脑各0.6g

（二）**酒龙胆**

龙胆泻肝汤（《医方集解》）

【组成】龙胆草酒炒　黄芩炒　栀子酒炒　泽泻　木通　当归酒炒　生地黄酒炒　柴胡　生甘草　车前子（原书未著用量）

【用法】水煎服；亦可制成丸剂，每服6～9g，日二次，温开水送下。

【功用主治】清泻肝胆实火，清利下焦湿热。主治肝胆实火上炎证。症见头痛目赤，胁痛，口苦，耳聋，耳肿等，舌红苔黄，脉弦数有力。主治肝胆湿热下注证。症见阴肿，阴痒，阴汗，小便淋浊，或妇女带下黄臭等，舌红苔黄腻，脉弦数有力。

【炮制品选用分析】本方主治证系由肝胆实火上炎或肝胆湿热循经下注所致。方中龙胆大苦大寒，既能泻肝胆实火，又能利肝胆湿热，泻火除湿，两擅其功，切中病机，故为君药，宜选用酒龙胆，以缓和其苦寒之性并引药

上行。黄芩、栀子苦寒泻火，燥湿清热，加强君药泻火除湿之力，用以为臣。方中黄芩宜用酒黄芩，借助酒性升散，引药力达于病所；栀子宜用炒栀子，防其过于苦寒凉遏。湿热之邪，当利导下行，从膀胱渗泄，故又用渗湿泄热之泽泻、木通、车前子，导湿热从水道而去。肝乃藏血之脏，若为实火所伤，阴血亦随之消耗，且方中诸药以苦燥渗利伤阴之品居多，故用当归、地黄养血滋阴，使邪去而阴血不伤。方中当归宜用酒当归，既增强其补血和血之效，又制其他药之凉遏。肝体阴用阳，性喜疏泄条达而恶抑郁，火邪内郁，肝胆之气不舒，骤用大剂苦寒降泄之品，既恐肝胆之气被抑，又虑折伤肝胆生发之机。故方中柴胡宜用醋柴胡，疏畅肝胆之气，并能引诸药归于肝胆之经，以上皆为佐药。甘草宜生用，既可清热解毒，又可调和诸药，护胃安中，属使药而兼佐药之用。

【处方规范书写格式】酒龙胆 6g　酒黄芩 9g　炒栀子 9g　泽泻 12g　木通 6g　酒当归 3g　地黄 9g　醋柴胡 6g　盐车前子 9g^{包煎}　甘草 6g

白　术

本品为菊科植物白术 *Atractylodes macrocephala* Koidz. 的干燥根茎。冬季下部叶枯黄、上部叶变脆时采挖，除去泥沙，烘干或晒干，再除去须根。现在常用的炮制品规格有白术、麸炒白术。

一、炮制历史沿革

白术的炮制历史沿革见表 7-13。

表 7-13　白术的炮制历史沿革

年代	书名	炮制品规格
唐代	《千金翼方》	熬黄
	《外台秘要》	土炒
宋代	《博济方》	炮、炒黄、米泔浸
	《苏沈良方》	米泔水浸后麸炒
	《圣济总录》	醋浸炒

续表

年代	书名	炮制品规格
宋代	《太平惠民和剂局方》	煨制、焙制
	《类编朱氏集验医方》	土煮
	《疮疡经验全书》	米泔浸后炒
元代	《丹溪心法》	黄芪、石斛、牡蛎、麸皮各微炒黄色,去余药
明代	《普济方》	蜜炒、水煮、绿豆炒
	《奇效良方》	附子、生姜、醋煮
	《本草蒙筌》	乳汁制
	《证治准绳》	米泔浸后黄土拌九蒸九晒
	《寿世保元》	盐水炒
	《景岳全书》	面炒
	《医宗必读》	炒焦、米泔浸后土蒸切片,蜜水拌匀炒
	《本草通玄》	姜汁炒
清代	《握灵本草》	枳实煎水渍炒
	《医宗说约》	酒拌蒸
	《外科大成》	米泔浸后麦芽拌炒
	《本草述钩元》	香附煎水渍炒、紫苏 - 薄荷 - 黄芩 - 肉桂汤煮
	《本经逢原》	蜜水拌蒸、烧存性
	《长沙药解》	米制
	《医学从众录》	陈皮汁制
现代	中医药学高级丛书《中药炮制学》(第2版)	白术、麸炒白术、土炒白术
	《中国药典》(2020年版)	白术、麸炒白术

从白术炮制历史沿革可以看出,辅料制中土炒出现最早,传续最多;有麸、米、面、绿豆等固体辅料炮制;有米泔水、醋、蜜、乳汁、盐、姜汁、酒等液体辅料炮制;另外,还有用其他中药煎汁炮制,如香附煎水渍炒、紫苏 - 薄荷 - 黄芩 - 肉桂汤煮。现代常用炮制品有白术、麸炒白术、土炒白术。

二、不同炮制品临床应用特点

（一）白术

1. 加工方法　除去杂质，洗净，润透，切厚片，干燥 [《中国药典》（2020 年版）]。

2. 性效特点　苦、甘，温。健脾燥湿，利水消肿。用于痰饮，水肿以及风湿痹痛等证。常用于五苓散、防己黄芪汤、苓桂术甘汤、实脾散、真武汤、苓术二陈汤等。

（二）麸炒白术

1. 加工方法　将蜜炙麸皮撒入热锅内，待冒烟时加入白术片，炒至黄棕色、逸出焦香气，取出，筛去蜜炙麸皮。每 100kg 白术片，用蜜炙麸皮 10kg[《中国药典》（2020 年版）]。

2. 性效特点　缓和燥性，借麸入中，增强健脾作用，用于脾胃不和，运化失常，食少胀满，倦怠乏力，表虚自汗，胎动不安等证。常用于四君子汤、参苓白术散、补中益气汤、玉屏风散、归脾汤、八珍汤、固冲汤、大秦艽汤、藿香正气散、半夏白术天麻汤、枳实导滞丸、健脾丸、枳实消痞丸、当归拈痛汤等。

（三）土炒白术

1. 加工方法　先将土置锅内，用中火加热，炒至土呈灵活状态时，投入白术片，炒至白术表面均匀挂上土粉时，取出，筛去土粉，放凉。每 100kg 白术，用灶心土 25kg。

2. 性效特点　借土气助脾，补脾止泻力胜，用于脾虚食少，泄泻便溏等证。常用于完带汤、真人养脏汤、白术丸、完胞饮、扶脾散等。

（四）临床应用辨析

白术生用健脾燥湿，利水消肿，其健脾利湿作用较强；麸炒白术缓和燥性，借麸入中，增强健脾作用，健脾和胃作用较强；土炒白术借土气助脾，补脾止泻力胜。

三、不同炮制品在传统方剂中的合理选用

（一）白术

1. 五苓散（《伤寒论》）

【组成】猪苓_{去皮，十八铢}　泽泻_{一两六钱}　白术_{十八铢}　茯苓_{十八铢}　桂枝_{去皮，半两}

【用法】上捣为散，以白饮和，服方寸匕（6g），日三服，多饮暖水，

汗出愈，如法将息。

【功用主治】利水渗湿，温阳化气。主治蓄水证。症见小便不利，头痛微热，烦渴欲饮，甚则水入既吐，舌苔白，脉浮。主治水湿内停证。症见水肿，泄泻，小便不利，以及霍乱等。主治痰饮。症见脐下动悸，吐涎沫而头眩，或短气而咳者。

【炮制品选用分析】方中重用泽泻为君，用生品，以利水渗湿为主。臣以茯苓、猪苓助君药利水渗湿。佐以白术，生用为宜，既可补气健脾，又可燥湿利水，以运化水湿，合茯苓既可彰健脾制水之效，又可奏输津四布之功。膀胱之气化有赖于阳气之蒸腾，故又佐以桂枝温阳化气以助利水，并可辛温发散以祛表邪，一药而表里兼治。诸药相伍，共奏淡渗利湿，温阳化气之效。

【处方规范书写格式】泽泻 15g　茯苓 9g　猪苓 9g　白术 9g　桂枝 6g

2. 防己黄芪汤（《金匮要略》）

【组成】防己一两　黄芪去芦，一两一分　甘草炒，半两　白术七钱半

【用法】上锉麻豆大，每抄五钱匕，生姜四片，大枣一枚，水盏半，煎八分，去滓，温服，良久再服。服后当如虫行皮中，从腰下如冰，后坐被上，又以一被绕腰以下，温令微汗，瘥。

【功用主治】益气祛风，健脾利水。主治表虚之风水或风湿。症见汗出恶风，身重或肿，或肢节疼痛，小便不利，舌淡苔白，脉浮。

【炮制品选用分析】方中防己祛风胜湿以止痛，黄芪既可益气补虚而扶正固表，又可利水消肿以祛邪，二药相使而用，祛风除湿而不伤正，益气固表而不恋邪，共为君药。白术用其补气健脾祛湿，利水消肿之效，既助防己祛湿行水之力，又增黄芪益气固表之功，为臣药。蜜甘草，益气健脾和中，且可调和诸药，兼司佐使之职。煎时加生姜以助防己祛风湿，加大枣以助黄芪、白术补脾气，生姜、大枣和脾胃，调营卫，俱为佐药。诸药配伍，共奏益气祛风，健脾利水之效，使风邪得除，表气得固，脾气健旺，水湿运化。

【处方规范书写格式】防己 12g　黄芪 15g　白术 9g　蜜甘草 6g　生姜自备　大枣自备

3. 苓桂术甘汤（《金匮要略》）

【组成】茯苓四两　桂枝三两　白术三两　甘草炙，二两

【用法】上四味，以水六升，煮取三升，去滓，分温三服。

【功用主治】温阳化饮，健脾利水。主治中阳不足之痰饮。症见胸胁支

满，目眩心悸，或短气而咳，舌苔白滑，脉弦滑或沉紧。

【炮制品选用分析】本方以茯苓为君，健脾利湿，既消已聚之饮，又杜生痰之源。饮属阴邪，非温不化，病痰饮者，当以温药和之，遂以桂枝为臣，温阳散寒以化饮。茯苓、桂枝相合，一利一温，共奏温化渗利之效。佐以白术，健脾燥湿，助茯苓以培土制水，白术生用为宜，既可补气健脾，又可燥湿利水，以运化水湿。蜜甘草甘平，配桂枝以辛甘化阳，合白术以益气补脾，又可调和药性，而兼佐使之用。四味相伍，共奏温阳化饮，健脾利水之效。

【处方规范书写格式】茯苓 12g　桂枝 9g　白术 9g　蜜甘草 6g

4. 真武汤（《伤寒论》）

【组成】茯苓_{三两}　芍药_{三两}　白术_{二两}　生姜_{切，三两}　附子_{炮，去皮，破八片，一枚}

【用法】上五味，以水八升，煮取三升，去滓，温服七合，日三服。

【功用主治】温阳利水。主治脾肾阳虚，水气内停水泛证。症见小便不利，四肢沉重疼痛，腹痛下利，或肢体浮肿，或咳，或呕，舌淡胖，苔白滑不渴，脉沉细。主治太阳病发汗太过，阳虚水泛证。症见汗出不解，其人仍发热，心下悸，头眩，身𥆧动，振振欲擗地。

【炮制品选用分析】本方以大辛大热之附子为君，宜用炮附片，取其温补肾阳、暖脾，长于补命门火之效，以温肾助阳，化气行水，且可降低毒性。白术生用为宜，甘苦而温，健脾益气兼燥湿利水；茯苓甘淡而平，利水渗湿。二者合用，以益气健脾祛湿，使脾气得复，湿从小便而去，共为臣药。佐以辛温之生姜，既助附子温阳散寒，又合茯苓、白术宣散水湿，兼能和胃降逆止呕。配伍酸收之白芍，用炒白芍为宜，其意有四：一者利小便以行水气；二者柔肝缓急以止腹痛；三者敛阴舒筋以解筋肉𥆧动；四者防止附子燥热伤阴，亦为佐药。诸药配伍，温脾肾以助阳气，利小便以祛水邪，共奏温阳利水之效。

【处方规范书写格式】炮附片 9g^{先煎}　茯苓 9g　白术 6g　炒白芍 9g　生姜 9g

5. 实脾散（《重订严氏济生方》）

【组成】厚朴_{去皮，姜制，炒}　白术　木瓜_{去瓤}　木香_{不见火}　草果仁　大腹子　附子_{炮，去皮、脐}　白茯苓_{去皮}　干姜_{炮，各一两}　甘草_{炙，半两}

【用法】上咬咀，每服四钱，水一盏半，生姜五片，大枣一枚，煎至七分，去滓，温服，不拘时服。

【功用主治】温阳健脾，行气利水。主治脾肾阳虚，水气内停之阴水。症见身半以下肿甚，手足不温，口中不渴，胸腹胀满，大便溏薄，舌苔白腻，脉沉弦而迟。

【炮制品选用分析】方中附子温补肾阳以助化气行水，炮姜温运脾阳以助运化水湿，二者同用，温补脾肾，扶阳抑阴，共为君药；其中附子宜选炮附片，取其温补肾阳、暖脾，长于补命门火之效，以温肾助阳，化气行水，且可降低毒性。白术生用甘、苦而温，健脾益气兼燥湿利水；茯苓甘淡而平，利水渗湿；二者合用，健脾和中，渗湿利水，为臣药。木瓜酸温，除湿醒脾和中；厚朴、木香、槟榔（大腹子）行气导滞，化湿行水，使气化则湿化，气顺则胀消，其中厚朴用姜厚朴，厚朴姜制后，增强宽中和胃的功效，并可消除对咽喉的刺激性，木香生用，取其辛散温通之性，长于调中宣滞，槟榔宜用炒槟榔，槟榔炒后，长于消积行滞，且药性缓和，并能减少服后恶心、腹泻、腹痛的副作用；草果仁温中燥湿，俱为佐药。蜜甘草、生姜、大枣益脾和中，生姜兼能温散水气，蜜甘草亦调和药性，用为佐使。诸药相伍，共奏温阳健脾、行气利水之功。

【处方规范书写格式】炮附片 6g^{先煎} 炮姜 6g 白术 6g 茯苓 6g 木瓜 6g 姜厚朴 6g 木香 6g 炒槟榔 6g 草果仁 6g 蜜甘草 3g 生姜^{自备} 大枣^{自备}

（二）麸炒白术

1. 四君子汤（《太平惠民和剂局方》）

【组成】人参_{去芦} 白术 茯苓_{去皮，各三钱} 甘草_{炙，二钱}

【用法】上为细末，每服二钱，水一盏，煎至七分，通口服，不拘时；入盐少许，白汤点亦得。

【功用主治】益气健脾。主治脾胃气虚证。症见气短乏力，面色萎白，语声低微，食少便溏，舌淡苔白，脉虚弱。

【炮制品选用分析】方中人参宜用生晒参，取其甘温益气，健脾养胃的作用，为君药。白术性苦温，健脾燥湿，协助人参补益脾胃之气，为臣药；宜选麸炒白术，增强健脾作用，缓和燥性。佐以甘淡茯苓，健脾渗湿，与人参、白术相配，则健脾祛湿之功增强。甘草宜用蜜甘草，益气和中，调和诸药，为使药。四药配伍，共奏益气健脾之功。

【处方规范书写格式】生晒参 9g^{另煎} 麸炒白术 9g 茯苓 9g 蜜甘草 6g

2. 参苓白术散（《太平惠民和剂局方》）

【组成】莲子肉_{去皮，一斤} 薏苡仁_{一斤} 缩砂仁_{一斤} 桔梗_{炒令深黄色，一斤} 白扁豆_{姜汁浸，去皮，微炒，一斤半} 白茯苓_{二斤} 人参_{去芦，二斤} 甘草_{炒，二斤} 白术_{二斤} 山药_{二斤}

【用法】上为细末，每服二钱，枣汤调下，小儿量岁数加减服。

【功用主治】益气健脾，渗湿止泻。主治脾虚湿盛证。症见饮食不化，胸脘痞闷，肠鸣泄泻，气短乏力，形体消瘦，面色萎黄，舌淡苔白腻，脉虚缓。主治肺脾气虚痰湿咳嗽证。症见咳嗽痰多色白，胸脘痞闷，神疲乏力，面色㿠白，纳差便溏，舌淡苔白腻，脉细弱而滑。

【炮制品选用分析】方中人参、白术、茯苓健脾渗湿，共为君药。其中人参宜用生晒参，取其补脾益气之功；白术宜用麸炒白术，健脾作用增强，同时燥性缓和。山药补脾益肺，莲子健脾涩肠止泻，薏苡仁健脾渗湿，白扁豆健脾化湿，均资健脾止泻之功，共为臣药，其中山药、薏苡仁、白扁豆皆宜用炒制品，使药性平和，长于健脾。佐以砂仁芳香醒脾，行气和胃，化湿止泻。桔梗宣利肺气，能载诸药上浮，使全方兼有脾肺双补之功，亦为佐药。蜜甘草、大枣补脾和中，调和诸药，共为佐使。综观全方，补中气，渗湿浊，行气滞，使脾气健运，湿邪得去，则诸症自除。

【处方规范书写格式】炒莲子 9g 麸炒薏苡仁 9g 砂仁 6g 桔梗 6g 炒白扁豆 12g 茯苓 15g 生晒参 15g^{另煎} 蜜甘草 10g 麸炒白术 15g 麸炒山药 15g

3. 补中益气汤（《脾胃论》）

【组成】黄芪_{五分，病甚劳役热甚者一钱} 甘草_{炙，五分} 人参_{去芦，三分} 当归身_{酒焙干或日晒干，二分} 橘皮_{不去白，二分或三分} 升麻_{二分或三分} 柴胡_{二分或三分} 白术_{三分}

【用法】上药㕮咀，都作一服，水二盏，煎至一盏，量气弱、气盛，临病斟酌水盏大小，去滓，食远稍热服。

【功用主治】补中益气，升阳举陷，甘温除热。主治脾胃气虚证。症见纳差，少气懒言，体倦乏力，动则气促，舌淡苔白，脉虚软。主治气虚发热证。症见身热，自汗出，口渴喜热饮，少气懒言，食少体倦，脉洪而虚。主治中气下陷证。症见脱肛，子宫下垂，久泻，久痢，崩漏，头痛，气短乏力，舌淡脉虚弱。

【炮制品选用分析】方中黄芪宜用炙黄芪，取其功善益气补中，升阳固表的作用，为君药。配以人参益气补中，白术益气健脾以助中焦促运化，蜜甘草甘温益气，调中和胃，三药共为臣药。其中人参以红参为宜，取其较强的益气补中之效；白术宜选麸炒白术，以增强健脾作用，同时燥性缓和，协助黄芪增强补中气，益脾胃之功效。升麻、柴胡升举下陷之阳气，与黄芪相配，升阳举陷作用增强。其中柴胡以生用为宜，取其升举阳气之力强；升麻宜用蜜炙品，取其蜜炙后的升脾阳作用。陈皮（橘皮）理气和中，既调畅中焦气机，以助升阳之效，又于补气之中佐以理气，使补而不滞，宜选用贮放一年以上的陈皮，取其理气之力强，燥性缓和；当归养血补虚，气血同源，养血以助益气，以生用为宜，取其较强的补血作用。四药共为佐药。诸药配伍，既补益中焦脾胃之气，又升提下陷之气，共奏益气补中，升阳举陷，甘温除热之效。

【处方规范书写格式】炙黄芪 18g　蜜甘草 9g　红参 6g^{另煎}　当归 6g　陈皮 6g　蜜升麻 6g　柴胡 6g　麸炒白术 9g

4. 玉屏风散（《医方类聚》）

【组成】防风_{一两}　黄芪_{蜜炙}　白术_{各二两}

【用法】上㕮咀，每服三钱，水一盏半，加大枣一枚，煎至七分，去滓，食后热服。

【功用主治】益气固表止汗。主治肺卫气虚证。症见汗出恶风，面色㿠白，舌淡苔薄白，脉浮虚。

【炮制品选用分析】方中黄芪宜用炙黄芪，取其擅补脾肺之气，俾脾气旺则土能生金，肺气足则表固卫实，用为君药。白术甘苦而温，宜选用麸炒白术，以增强健脾作用，协黄芪则培土生金，固表止汗，用为臣药。佐以防风，与黄芪相伍为用，固表而不留邪，祛邪而不伤正。煎药时加入大枣，意在加强本方益气补虚之力。上述诸药合用，共奏益气固表止汗之功。

【处方规范书写格式】防风 15g　炙黄芪 30g　麸炒白术 30g　大枣_{自备}

5. 归脾汤（《重订严氏济生方》）

【组成】白术　茯神_{去木}　黄芪_{去芦}　龙眼肉　酸枣仁_{炒，去壳，各一两}　人参　木香_{不见火，各半两}　甘草_{炙，两钱半}　当归_{一钱}　远志_{一钱}（当归、远志从《内科摘要》补入）

【用法】上㕮咀，每服四钱，水一盏半，加生姜五片，枣子一枚，煎至七分，去滓温服，不拘时候。

【功用主治】益气补血，健脾养心。主治心脾气血两虚证。症见心悸怔忡，失眠多梦，盗汗，头晕健忘，食欲不振，腹胀便溏，倦怠无力，面色萎黄，舌淡苔薄白，脉细弱。主治脾不统血证。症见妇女崩漏，月经超前，量多色淡，或淋漓不止等，还可见便血、皮下紫癜、尿血、肌衄、齿衄等，舌淡，脉细弱。

【炮制品选用分析】方中黄芪宜用炙黄芪，取其功善补气生血的作用；龙眼肉补益心脾，养血安神，两药共为君药，益气生血，补养心脾。配以人参补气养血，白术益气健脾，二药与炙黄芪相伍，其补脾益气作用益著；当归补血养心，酸枣仁宁心安神，两药与龙眼肉合用，补心血、安神之效增强。上述四药共为臣药，其中人参以生晒参为宜，取其补气养血，补脾益肺，生津安神之效；白术宜用麸炒白术，以缓和燥性，增强健脾作用；酸枣仁宜用炒酸枣仁，长于养心敛汗，增强养血安神作用。茯神养心安神，远志宁神益智，木香理气醒脾，与上述补气养血药配伍，增强益气补血、健脾安神作用，使补而不滞，滋而不腻。三药共为佐药，其中远志宜用制远志，以缓和其苦燥之性，增强安神益智作用。甘草宜用蜜甘草，以补益心脾之气，并调和诸药，为使药。加姜枣调和脾胃，以资生化。诸药配伍，共奏益气补血，健脾养心之效。

【处方规范书写格式】麸炒白术 18g 茯神 18g 炙黄芪 18g 龙眼肉 18g 炒酸枣仁 18g^{捣碎} 生晒参 9g^{另煎} 木香 9g 蜜甘草 6g 当归 3g 制远志 3g 生姜^{自备} 大枣^{自备}

6. 八珍汤（《正体类要》）

【组成】人参 白术 白茯苓 当归 川芎 白芍药 熟地黄^{各一钱} 甘草^{炙，五分}

【用法】加生姜三片，大枣五枚，水煎服。

【功用主治】益气补血。主治气血两虚证。症见面色萎白或无华，头晕目眩，四肢倦怠，气短懒言，心悸怔忡，饮食减少，舌淡苔薄白，脉细弱或虚大无力。

【炮制品选用分析】本方为四君子汤合四物汤的复方，四君补气，四物补血，合为八珍，以益气补血立法。方中人参宜用生晒参，取其甘温，大补元气，健脾养胃；熟地黄甘温滋腻，补血滋阴，共为君药。臣以白术补气健脾，当归补血和血，其中白术宜用麸炒白术，增强健脾作用，缓和燥性。茯苓健脾安神，白芍养血敛阴，川芎活血行气，共为佐药。其中白芍与川芎均宜酒制，以降低白芍酸寒之性，并引药上行，增加活血、行气、止痛作用。甘草宜用蜜甘草，益气补中，调和药性，煎加生姜、大枣，调和脾胃，以助气血生化，共为使药。诸药合用，益气养血并重，共达益气补血之效。

【处方规范书写格式】生晒参 10g _{另煎}　麸炒白术 10g　茯苓 10g　当归 10g　酒川芎 10g　酒白芍 10g　熟地黄 10g　蜜甘草 5g　生姜_{自备}　大枣_{自备}

7. 固冲汤（《医学衷中参西录》）

【组成】白术_{炒，一两}　生黄芪_{六钱}　龙骨_{煅，捣细，八钱}　牡蛎_{煅，捣细，八钱}　萸肉_{去净核，八钱}　生杭芍_{四钱}　海螵蛸_{捣细，四钱}　茜草_{三钱}　棕边炭_{二钱}　五倍子_{轧细，药汁送服，五分}

【用法】水煎服。

【功用主治】益气健脾，固冲摄血。主治脾肾虚弱，冲脉不固证。症见血崩或月经过多，或漏下不止，色淡质稀，头晕肢冷，心悸气短，神疲乏力，腰膝酸软，舌淡，脉细弱。

【炮制品选用分析】方中酒萸肉，既补益肝肾，又收敛固涩，重用以为君药。煅龙骨、煅牡蛎咸涩收敛，合用收涩之力更强，共助君药固涩滑脱，为臣药。麸炒白术补气健脾，以助健运统摄；黄芪补气升举，善治流产崩漏，二药合用，令脾气旺而统摄有权，亦为臣药。白芍（杭芍）功能为补益肝肾，养血敛阴；棕榈炭（棕边炭）、五倍子味涩收敛，善收敛止血；海螵蛸、茜草固摄下焦，既止血，又化瘀，使血止而无留瘀之弊，共为佐药。诸药合用益气健脾，固冲摄血之功。

【处方规范书写格式】酒萸肉 24g　煅龙骨 24g_{先煎}　煅牡蛎 24g_{先煎}　麸炒白术 30g　黄芪 18g　白芍 12g　海螵蛸 12g　茜草 9g　棕榈炭 6g　五倍子 1.5g

8. 大秦艽汤（《素问病机气宜保命集》）

【组成】秦艽_{三两}　川芎　川独活　当归　白芍药　石膏　甘草_{各二两}　川羌活　防风　吴白芷　黄芩　白术　白茯苓　生地黄　熟地_{各一两}　细辛_{半两}

【用法】上十六味锉，每服一两，水煎，去滓温服，无时。

【功用主治】祛风清热，养血活络。主治风邪初中经络证。症见口眼㖞斜，舌强不能言语，手足不能运动，风邪散见，不拘一经者。

【炮制品选用分析】方中重用秦艽为君，祛风通络。辅以羌活、独活、防风、白芷、细辛等辛温之品，祛风散邪，俱为臣药。因风药多燥，易伤阴血，且口㖞舌强者，多为血虚不能养筋，故配伍熟地黄、当归、白芍、川芎以养血活血，补血养筋，络通则风易散，寓有"治风先治血，血行风自灭"之意，并制诸风药之温燥；脾为气血生化之源，故用麸炒白术、茯苓、甘草益气健脾，以化生气血；地黄、石膏、黄芩清热，是为风邪郁而化热者设，均为佐药。甘草调和诸药，亦兼使药。诸药相配，疏养结合，邪正兼顾，共奏祛风清热、养血活络之功。

【处方规范书写格式】秦艽 9g　羌活 3g　独活 6g　防风 3g　白芷 3g　细辛 2g　熟地黄 3g　川芎 6g　当归 6g　白芍 6g　麸炒白术 3g　茯苓 3g　地黄 3g　石膏 6g^{先煎}　黄芩 3g　甘草 6g

9. 藿香正气散（《太平惠民和剂局方》）

【组成】大腹皮　白芷　紫苏　茯苓_{去皮，各一两}　半夏曲　白术　陈皮_{去白}　厚朴_{去粗皮，姜汁炙}　苦桔梗_{各二两}　藿香_{去土，三两}　甘草_{炙，二两半}

【用法】上为细末，每服二钱，水一盏，加生姜三片，大枣一枚，同煎至七分，热服，如欲出汗，衣被盖，再煎并服。

【功用主治】解表化湿，理气和中。主治外感风寒，内伤湿滞证。症见霍乱吐泻，恶寒发热，头痛，胸膈满闷，脘腹疼痛，舌苔白腻，脉浮或濡缓，以及山岚瘴疟等。

【炮制品选用分析】方中广藿香辛温芳香，外散风寒，内化湿浊，辟秽和中，为治霍乱吐泻之要药，重用为君。半夏曲、陈皮理气燥湿，和胃降逆以止呕；麸炒白术、茯苓健脾运湿以止泻，共助广藿香内化湿浊而止吐泻，同为臣药。白术宜用麸炒白术，增强健脾燥湿且能缓和燥性。紫苏、白芷辛温发散，助广藿香外散风寒，紫苏尚可醒脾宽中，行气止呕，白芷兼能燥湿化浊；大腹皮、厚朴行气化湿，畅中行滞，且寓气行则湿化之义，其中厚朴宜选用姜厚朴，消除对咽喉刺激性，增强宽中和胃作用；桔梗宣肺利膈，既益解表，又助化湿；煎用生姜、大枣，内调脾胃，外和营卫，俱为佐药。蜜甘草补脾和胃，调和药性，并协姜、枣以和中，用为使药。诸药相合，使风寒外散，湿浊内化，气机通畅，脾胃调和，清升浊降，则寒热吐泻腹痛诸症可除。感受山岚瘴气以及水土不服，症见寒甚热微或但寒不热、呕吐腹泻、苔白厚腻者，亦可以本方散寒祛湿，避秽化浊，和中悦脾而治之。

【处方规范书写格式】广藿香 9g　半夏曲 6g　陈皮 6g　麸炒白术 6g　茯苓 3g　紫苏 3g　白芷 3g　大腹皮 3g　姜厚朴 6g　桔梗 6g　蜜甘草 6g　生姜_{自备}　大枣_{自备}

10. 半夏白术天麻汤（《医学心悟》）

【组成】半夏_{一钱五分}　天麻　茯苓　橘红_{各一钱}　白术_{三钱}　甘草_{五分}

【用法】生姜一片，大枣二枚，水煎服。

【功用主治】化痰息风，健脾祛湿。主治风痰上扰证。症见眩晕头痛，胸膈痞闷，恶心呕吐，舌苔白腻，脉弦滑。

【炮制品选用分析】方中半夏宜用清半夏，取其功擅燥湿化痰，降逆止呕；天麻平肝潜阳，息风止眩，两者配伍长化痰息风，是治风痰眩晕头痛之要药，共为君药。臣以白术、茯苓健脾祛湿，既消已生之痰，又杜生痰之源，方中白术宜用麸炒白术，取其健脾燥湿且缓和燥性。佐以橘红理气化痰，使气顺则痰消，临床常以陈皮代之；生姜、大枣以调和脾胃，生姜兼制半夏之毒。使以蜜甘草调药和中。诸药合用，共奏化痰息风，健脾祛湿之功。

【处方规范书写格式】清半夏 4.5g　天麻 3g　麸炒白术 9g　茯苓 3g　陈皮 3g　蜜甘草 1.5g　生姜_{自备}　大枣_{自备}

11. 枳实导滞丸（《内外伤辨惑论》）

【组成】大黄_{一两}　枳实_{麸炒，去瓤}　神曲_{炒，各五钱}　茯苓_{去皮}　黄芩_{去腐}　黄连_{拣净}　白术_{各三钱}　泽泻_{二钱}

【用法】上为细末，汤浸蒸饼为丸，如梧桐子大，每服五十丸至七十丸，温水送下，食远，量虚实加减服之。

【功用主治】消食导滞，清热祛湿。主治湿热食积证。症见脘腹胀痛，大便秘结，或下痢泄泻，小便短赤，舌苔黄腻，脉沉有力。

【炮制品选用分析】方中以苦寒之大黄为君药，攻积泄热，使胃肠湿热积滞从大便而下，大黄宜生用，取其泄热攻积导滞力峻。臣以苦辛微寒之枳实，行气消痞，除积化滞；神曲甘辛温，消食健脾和胃。其中枳实宜选用麸炒枳实，以缓其峻烈之性，免损正气，并可增强消痞散结之功；神曲宜选用麸炒神曲，增其甘香气味，善醒脾和胃，消食化滞。病属湿热，故佐以苦寒之黄芩、黄连，清热燥湿，止泻止痢；茯苓、泽泻淡渗利湿；白术甘苦温，健脾燥湿，兼顾正气。其中白术宜选麸炒白术，以增强健脾燥湿之功，且缓和燥性。诸药配伍，共奏消食导滞，清热祛湿之功。

【处方规范书写格式】大黄 9g_{后下}　麸炒枳实 9g　麸炒神曲 9g　茯苓 6g　黄芩 6g　黄连 6g　麸炒白术 6g　泽泻 6g

12. 健脾丸（《证治准绳》）

【组成】白术_{炒，二两半}　木香_{另研}　黄连_{酒炒}　甘草_{各七钱半}　白茯苓_{去皮，二两}　人参_{一两五钱}　神曲_炒　陈皮　砂仁　麦芽_{炒，取面}　山楂_{取肉}　山药　肉豆蔻_{面裹，煨热，纸包槌去油，各一两}

【用法】上共为细末，蒸饼为丸，如绿豆大，每服五十丸，空心服，一日二次，陈米汤下。

【功用主治】健脾和胃，消食止泻。主治脾虚食积证。症见食少难消，脘腹痞满，大便溏薄，倦怠乏力，苔腻微黄，脉虚弱。

【炮制品选用分析】方中重用人参、白术、茯苓补气健脾，运湿止泻，共为君药。其中白术宜用麸炒白术，健脾作用增强，且缓其燥性。臣以山楂、神曲、麦芽消食和胃，除积化滞。其中山楂宜选用炒山楂，增强其消食化滞功效；麦芽应选用炒麦芽，药性偏温，气香，具行气、消食之效；神曲应选用麸炒神曲，具甘香气味，以悦脾和胃消食为主。佐以肉豆蔻、山药健脾止泻；木香、砂仁、陈皮理气开胃，醒脾除胀；黄连清热燥湿，以除湿热。其中肉豆蔻应选用煨肉豆蔻，可去其滑肠副作用，减缓刺激性，增强健脾止泻功能；黄连宜选酒黄连，以缓其苦寒之性。甘草配伍君药可补中益气，又能调和诸药，功兼佐使。诸药配伍，共奏健脾消食，理气和胃，祛湿止泻之功。

【处方规范书写格式】麸炒白术 15g　煨木香 6g　酒黄连 6g　甘草 6g　茯苓 10g　生晒参 9g　麸炒神曲 6g　炒麦芽 6g　陈皮 6g　砂仁 6g^{捣碎}　炒山楂 6g　山药 6g　煨肉豆蔻 6g

13. 枳实消痞丸（《兰室秘藏》）

【组成】干姜　炙甘草　麦蘖面（麦芽曲）　白茯苓　白术_{各二钱}　半夏曲　人参_{各三钱}　厚朴_{炙，四钱}　枳实　黄连_{各五钱}

【用法】上为细末，汤浸蒸饼为丸，如梧桐子大，每服五七十丸，白汤送下，食远服。

【功用主治】行气消痞，健脾和胃。主治脾虚气滞，寒热互结证。症见心下痞满，不欲饮食，倦怠乏力，舌苔腻而微黄，脉弦。

【炮制品选用分析】方中枳实苦辛微寒，行气消痞为君，枳实量较大，宜选用麸炒枳实，以缓其峻烈之性，消痞散结力强。厚朴苦辛温，下气除满；重用苦寒降泄之黄连，清热燥湿，开痞散结，共为臣药。其中厚朴，宜选用姜厚朴，可消除对咽喉刺激性，增强宽中下气、除满和胃之功。佐以半夏曲，辛温散结，和胃消食；干姜辛热以温中祛寒，二者与黄连配伍，辛开苦降，寒热并调以除痞；又用麦芽曲消食和胃；人参、白术、茯苓健脾补中益气，同为佐药。其中白术宜选麸炒白术，以缓其燥性，增强健脾益气之功。甘草既能补中益气健脾，又可调和诸药，兼佐使，甘草宜选蜜甘草，甘温补脾益气和胃功效增强。诸药合用，共奏行气消痞、健脾和胃之功。

【处方规范书写格式】干姜 3g　蜜甘草 6g　麦芽曲 6g　茯苓 6g　麸炒白术 6g　半夏曲 9g　人参 9g^{另煎}　姜厚朴 12g　麸炒枳实 15g　黄连 15g

（三）土炒白术

1. 完带汤（《傅青主女科》）

【组成】白术_{土炒，一两}　山药_{炒，一两}　人参_{二钱}　白芍_{酒炒，五钱}　车前子_{酒炒，三钱}　苍术_{制，三钱}　甘草_{一钱}　陈皮_{五分}　黑芥穗_{五分}　柴胡_{六分}

【用法】水煎服。

【功用主治】补脾疏肝，化湿止带。主治脾虚肝郁，湿浊带下证。症见带下色白，清稀无臭，面色㿠白，倦怠便溏，舌淡苔白，脉缓或濡弱。

【炮制品选用分析】方中重用白术、山药补脾益气，以祛湿止带，共为君药。其中白术宜用土炒白术，借土气助脾，补脾止泻；山药宜用麸炒山药，以增强补中健脾、补肾固精之功。人参宜用生晒参，大补元气，补中健脾，以资君药补脾之力；苍术宜用麸炒苍术，以缓和燥性，增强健脾和胃之功；盐车前子清热利湿，以增君药祛湿之力；白芍宜用酒白芍，以降低酸寒之性，增强柔肝理脾之力，使木达而脾土自强。以上四药共为臣药。佐以陈皮理气燥湿，令气行而湿化，伍人参、白术又可使补而不滞；柴胡归肝经，宜用醋柴胡，以增强疏肝解郁作用；荆芥穗辛散祛风以胜湿，宜炒炭以助收涩止带，配人参、白术则有助于脾气之升。甘草宜用生品，以补脾益气，调和诸药，为佐使。诸药相配，使脾气健运，肝气条达，清阳得升，湿浊得化，则带下自止。

【处方规范书写格式】土炒白术 30g　麸炒山药 30g　生晒参 6g^{另煎}　酒白芍 15g　盐车前子 9g　麸炒苍术 9g　甘草 3g　陈皮 2g　荆芥穗炭 2g　醋柴胡 2g

2. 真人养脏汤（《太平惠民和剂局方》）

【组成】人参_{去芦}　当归_{去芦}　白术_{焙，各六钱}　肉豆蔻_{面裹，煨，半两}　肉桂_{去粗皮}　甘草_{炙，各八钱}　白芍药_{一两六钱}　木香_{不见火，一两四钱}　诃子_{去核，一两二钱}　罂粟壳_{去蒂、盖，蜜炙，三两六钱}

【用法】上锉为粗末，每服二大钱，水一盏半，煎至八分，去滓，食前温服。

【功用主治】涩肠固脱，温补脾肾。主治久泻久痢，脾肾虚寒证。症见大便滑脱不禁，泻痢无度，甚至脱肛坠下，脐腹疼痛，喜温喜按，倦怠食少，舌淡苔白，脉迟细。

【炮制品选用分析】方中罂粟壳宜选用蜜制品，重用涩肠止泻，为君药。麸煨肉豆蔻温中涩肠，诃子功专涩肠止泻为臣。君臣相须为用，体现"急则治标""滑者涩之"之法。佐以肉桂温肾暖脾，人参宜用红参，土炒白术补气健脾，三药合用温补脾肾以治本。同时佐以当归、炒白芍养血和血，煨木香调气醒脾，共成调气和血，既治下痢腹痛后重，又使全方涩补不滞。蜜甘草合红参、土炒白术补中益气，又调和诸药。诸药合用，共奏涩肠固脱，温补脾肾之功。

【处方规范书写格式】蜜罂粟壳 6g　麸煨肉豆蔻 8g　煨诃子肉 9g　肉桂 6g　红参 6g^{另煎}　土炒白术 6g　当归 6g　炒白芍 12g　煨木香 3g　蜜甘草 6g

白　芍

本品为毛茛科植物芍药 *Paeonia lactiflora* Pall. 的干燥根。夏、秋二季采挖，洗净，除去头尾及细根，入沸水中略煮后，除去外皮或去皮后再煮，干燥。现在常用的炮制品规格有白芍、酒白芍、炒白芍。

一、炮制历史沿革

白芍的炮制历史沿革见表 7-14。

表 7-14　白芍的炮制历史沿革

年代	书名	炮制品规格
南北朝刘宋	《雷公炮炙论》	蜜水拌蒸
唐代	《千金翼方》	熬令黄
	《经效产宝》	炙令黄色、炒黄
宋代	《普济本事方》	焙制
	《小儿卫生总微论方》	煮制
	《妇人大全良方》	微炒、炒黄
	《扁鹊心书》	酒炒

年代	书名	炮制品规格
元代	《世医得效方》	米泔水浸炒
	《汤液本草》	酒浸
	《丹溪心法》	炒炭
明代	《普济方》	童便制
	《奇效良方》	煨制
	《医学入门》	煅存性
	《本草纲目》	醋炒
	《仁术便览》	姜汁浸炒
	《增补万病回春》	盐酒炒
	《宋氏女科秘书》	陈米炒
	《寿世保元》	盐水炒
	《炮炙大法》	酒浸蒸
	《医宗必读》	煨熟酒焙
	《审视瑶函》	薄荷汁炒
清代	《温热暑疫全书》	酒洗
	《医宗金鉴》	酒拌
	《温病条辨》	肉桂汤浸炒
	《本草害利》	桂酒炒
	《时病论》	土炒
现代	《中国药典》(2020 年版)	白芍、酒白芍、炒白芍

白芍历史上有辅料制如蜜水拌蒸、酒炒、米泔水浸炒、醋炒、盐水炒、姜汁浸炒、盐酒炒、薄荷汁炒、肉桂汤浸炒等；清炒有炒黄、微炒、炒焦、陈米炒、土炒等；蒸煮法有熬令黄、煮制等；另外还有炒炭、煅存性、煨制、煨熟酒焙等。现在常见炮制方法有炒白芍和酒白芍。

二、不同炮制品临床应用特点

（一）白芍

1. 加工方法　洗净，润透，切薄片，干燥[《中国药典》（2020年版）]。

2. 性效特点　苦、酸，微寒。归肝、脾经。养血调经，敛阴止汗，柔肝止痛，平抑肝阳。用于血虚萎黄，月经不调，自汗，盗汗，胁痛，腹痛，四肢挛痛，头痛眩晕。常用于升麻葛根汤、柴葛解肌汤等。

（二）酒白芍

1. 加工方法　取净白芍片，照酒炙法（通则0213）炒至微黄色[《中国药典》（2020年版）]。

2. 性效特点　降低酸寒之性，善于和中缓急，止痛，用于胁肋疼痛，腹痛，产后腹痛尤须酒炙为好。常用于完带汤、四物汤、八珍汤、柴胡疏肝散等。

（三）炒白芍

1. 加工方法　取净白芍片，照清炒法（通则0213）炒至微黄色[《中国药典》（2020年版）]。

2. 性效特点　白芍经炒制后，性稍缓，以养血敛阴为主。用于肝旺脾虚之肠鸣腹痛，泄泻，或泻痢日久，腹痛喜按喜温等证。常用于真人养脏汤、固经丸、桂枝茯苓丸、百合固金汤、真武汤、独活寄生汤。

（四）临床应用辨析

白芍苦、酸，微寒。归肝、脾经，善于养血敛阴，平抑肝阳。清热剂中的白芍宜选用生品，用其苦寒之性；酒炒降低酸寒之性，增强和中缓急，止痛作用；炒白芍以养血敛阴作用最强。

三、不同炮制品在传统方剂中的合理选用

（一）白芍

1. 升麻葛根汤（《太平惠民和剂局方》）

【组成】升麻　芍药　甘草炙，各十两　葛根十五两

【用法】上为粗末，每服三钱，用水一盏半，煎取一中盏，去滓，稍热服，不拘时候，一日二三次，以病气去，身凉为度。

【功用主治】解肌透疹。主治麻疹初起。症见疹出不透，身热恶风，喷嚏，咳嗽，目赤而眼泪，口渴，舌红，脉浮数。

【炮制品选用分析】方中升麻入肺胃经，味辛性寒，解肌透疹为君药。

葛根入胃经，味甘辛性凉，解肌发表，生津除热为臣药。白芍滋阴和营，防君臣发散太过，为佐药，宜选用生品，用其苦、微寒之性。蜜甘草调和诸药，为使药。四药相配，共奏疏风解肌，解毒透疹之功。

【处方规范书写格式】升麻 15g　葛根 20g　白芍 15g　蜜甘草 15g

2. 柴葛解肌汤（《伤寒六书》）

【组成】柴胡　葛根　甘草　黄芩　芍药　羌活　白芷　桔梗（原书未著用量）

【用法】水二盏，姜三片，枣二枚，《伤寒杀车槌法》加石膏一钱，煎之热服。

【功用主治】解肌清热。主治外感风寒，郁而化热证。症见恶寒渐轻，身热渐盛，无汗头痛，目疼鼻干，心烦不眠，嗌干耳聋，眼眶痛，舌苔薄黄，脉浮微洪。

【炮制品选用分析】主治证为外感风寒未解，化热入里证，治当辛凉解肌，兼清里热。方中柴胡、葛根共为君药。柴胡苦辛微寒，宜生用，疏风散热，以清透少阳之邪；葛根甘辛凉，解肌清热，解阳明之邪，两者相配，具有解肌清热之功。羌活、白芷散太阳表邪而止头痛；黄芩、石膏宜生用，助柴胡、葛根以清泄少阳、阳明之邪热，共为臣药。桔梗宜利肺气，生姜发散风寒，白芍、大枣滋阴养血，防热邪伤阴，又防疏散太过，均为佐药。白芍宜用生品，借其苦微寒之性。甘草生用清热解毒，调和诸药为佐使。诸药合，寒温并用，三经并治，共成解肌清热之剂。

【处方规范书写格式】柴胡 9g　葛根 12g　甘草 6g　黄芩 6g　羌活 6g
白芷 6g　白芍 6g　桔梗 9g　石膏 15g^{先煎}　生姜^{自备}　大枣^{自备}

（二）酒白芍

1. 完带汤（《傅青主女科》）

【组成】白术_{土炒，一两}　山药_{炒，一两}　人参_{二钱}　白芍_{酒炒，五钱}　车前子_{酒炒，三钱}　苍术_{制，三钱}　甘草_{一钱}　陈皮_{五分}　黑芥穗_{五分}　柴胡_{六分}

【用法】水煎服。

【功用主治】补脾疏肝，化湿止带。主治脾虚肝郁，湿浊带下证。症见带下色白，清稀无臭，面色㿠白，倦怠便溏，舌淡苔白，脉缓或濡弱。

【炮制品选用分析】方中重用白术、山药补脾益气，以祛湿止带，共为君药。其中白术宜用土炒白术，借土气助脾，补脾止泻；山药宜用麸炒山药，以增强补中健脾、补肾固精之功。人参宜用生晒参，大补元气，补中健脾，以资君药补脾之力；苍术宜用麸炒苍术，以缓和燥性，增强健脾和胃之功；盐车前子清热利湿，以增君药祛湿之力；白芍宜用酒白芍，以降低酸寒之性，增强柔肝理脾之力，使木达而脾土自强。以上四药共为臣药。佐以陈皮理气燥湿，令气行而湿化，伍人参、白术又可使补而不滞；柴胡归肝经，宜用醋柴胡，以增强疏肝解郁作用；荆芥穗辛散祛风以胜湿，宜炒炭以助收涩止带，配人参、白术则有助于脾气之升。甘草宜用生品，以补脾益气，调和诸药，为佐使。诸药相配，使脾气健运，肝气条达，清阳得升，湿浊得化，则带下自止。

【处方规范书写格式】土炒白术 30g　麸炒山药 30g　生晒参 6g^{另煎}　酒白芍 15g　盐车前子 9g　麸炒苍术 9g　甘草 3g　陈皮 2g　荆芥穗炭 2g　醋柴胡 2g

2. 四物汤（《仙授理伤续断秘方》）

【组成】当归_{去芦，酒浸炒}　川芎　白芍药　熟地黄_{酒蒸，各等分}

【用法】上为粗末，每服三钱，水一盏半，煎至七分，空心热服。

【功用主治】补血和血。主治营血虚滞证。症见头昏目眩，心悸失眠，面色萎黄，唇爪无华，妇女月经不调，或经闭不行，脐腹疼痛，舌淡，脉细弦或细涩。

【炮制品选用分析】方中熟地黄甘温滋腻，善滋补营血，为君药。当归甘温质润，补血活血，调经止痛，宜用酒当归增强活血通经效果，为臣药。白芍味甘性寒，养血敛阴，调经止痛，柔肝和营，宜用酒白芍降低酸寒之性，入血分，增强调经止血，柔肝止痛功效；川芎辛温走窜，善活血行气，祛瘀止痛，宜酒制后引药上行，增加活血、行气、止痛作用，与白芍共为佐药。四药合用，补而不滞，共奏补血和血之功。

【处方规范书写格式】熟地黄 15g　酒当归 9g　酒川芎 6g　酒白芍 9g

3. 八珍汤（《正体类要》）

【组成】人参　白术　白茯苓　当归　川芎　白芍药　熟地黄_{各一钱}　甘草_{炙，五分}

【用法】加生姜三片，大枣五枚，水煎服。

【功用主治】补益气血。主治气血两虚证。症见面色萎白或无华，头晕目眩，四肢倦怠，气短懒言，心悸怔忡，饮食减少，舌淡苔薄白，脉细弱或虚大无力。

【炮制品选用分析】本方为四君子汤合四物汤的复方，四君补气，四物补血，合为八珍，以益气补血立法。方中人参宜用生晒参，取其甘温，大补元气，健脾养胃；熟地黄甘温滋腻，补血滋阴，共为君药。臣以白术补气健脾，当归补血和血，其中白术宜用麸炒白术，增强健脾作用，缓和燥性。茯苓健脾安神，白芍养血敛阴，川芎活血行气，共为佐药。其中白芍与川芎均宜酒制，以降低白芍酸寒之性，并引药上行，增加活血、行气、止痛作用。甘草宜用蜜甘草，益气补中，调和药性，煎加生姜、大枣，调和脾胃，以助气血生化，共为使药。诸药合用，益气养血并重，共达益气补血之效。

【处方规范书写格式】生晒参 10g^{另煎} 麸炒白术 10g 茯苓 10g 当归 10g 酒川芎 10g 酒白芍 10g 熟地黄 10g 蜜甘草 5g 生姜^{自备} 大枣^{自备}

4. 柴胡疏肝散（《证治准绳》）

【组成】柴胡 陈皮_{醋炒，各二钱} 川芎 香附 芍药 枳壳_{麸炒，各一钱半} 甘草_{炙，五分}

【用法】水一盅半，煎八分，食前服。

【功用主治】疏肝解郁，行气止痛。主治肝气郁滞证。症见胁肋疼痛，胸闷喜太息，情志抑郁或易怒，或嗳气，脘腹胀满，脉弦。

【炮制品选用分析】方中柴胡苦辛微寒，归肝胆经，功擅条达肝气而疏郁结，宜醋制，取其缓和升散，增强疏肝止痛之功，为君药。香附微苦辛平，入肝经，长于疏肝行气止痛，宜醋制，以增强疏肝止痛及消积化郁作用；川芎味辛气温，入肝胆经，能行气活血、开郁止痛。二药共助柴胡疏肝解郁，且有行气止痛之效，同为臣药。陈皮理气行滞而和胃，醋炒以入肝行气；枳壳行气止痛以疏理肝脾；白芍养血柔肝，缓急止痛，与柴胡相伍，养肝之体，利肝之用，且防诸辛香之品耗伤气血，俱为佐药。其中，麸炒枳壳长于理气消食，用于食积痞满，胁肋疼痛；白芍宜选用酒白芍，易入血分，善于调经止血、柔肝止痛。甘草调和药性，宜用蜜甘草，补脾和胃、益气，与白芍相合，则增缓急止痛之功，为佐使药。诸药共奏疏肝解郁，行气止痛之功。本方以四逆散易枳实为枳壳，加川芎、香附、陈皮而成，其疏肝理气作用较强。

【处方规范书写格式】醋柴胡 6g 醋香附 4.5g 川芎 4.5g 陈皮 6g 麸炒枳壳 4.5g 酒白芍 4.5g 蜜甘草 1.5g

（三）炒白芍

1. 真人养脏汤（《太平惠民和剂局方》）

【组成】人参_{去芦} 当归_{去芦} 白术_{焙，各六钱} 肉豆蔻_{面裹，煨，半两} 肉桂_{去粗皮} 甘草_{炙，各八钱} 白芍药_{一两六钱} 木香_{不见火，一两四钱} 诃子_{去核，一两二钱} 罂粟

壳_{去蒂、盖，蜜炙，三两六钱}

【用法】上锉为粗末，每服二大钱，水一盏半，煎至八分，去滓，食前温服。

【功用主治】涩肠固脱，温补脾肾。主治久泻久痢，脾肾虚寒证。症见大便滑脱不禁，泻痢无度，甚至脱肛坠下，脐腹疼痛，喜温喜按，倦怠食少，舌淡苔白，脉迟细。

【炮制品选用分析】方中罂粟壳宜选用蜜制品，重用涩肠止泻，为君药。麸煨肉豆蔻温中涩肠，诃子功专涩肠止泻为臣。君臣相须为用，体现"急则治标""滑者涩之"之法。佐以肉桂温肾暖脾，人参宜用红参，土炒白术补气健脾，三药合用温补脾肾以治本。同时佐以当归、炒白芍养血和血，煨木香调气醒脾，共成调气和血，既治下痢腹痛后重，又使全方涩补不滞。蜜甘草合红参、土炒白术补中益气，又调和诸药。诸药合用，共奏涩肠固脱，温补脾肾之功。

【处方规范书写格式】蜜罂粟壳 6g　麸煨肉豆蔻 8g　煨诃子肉 9g　肉桂 6g　红参 6g^{另煎}　土炒白术 6g　当归 6g　炒白芍 12g　煨木香 3g　蜜甘草 6g

2. 固经丸（《丹溪心法》）

【组成】黄芩_炒　白芍_炒　龟甲_{炙，各一两}　黄柏_{炒，三钱}　椿树根皮_{七钱半}　香附_{二钱半}

【用法】上为末，酒糊丸，如梧桐子大，每服 50 丸，空心温酒或白汤下。

【功用主治】滋阴清热，固经止血。主治阴虚血热之崩漏。症见月经过多，或崩中漏下，血色深红或紫黑稠黏，手足心热，腰膝酸软，舌红，脉弦数。

【炮制品选用分析】方中重用醋龟甲益肾滋阴而降火，炒白芍敛阴益血以养肝，二药共为君药。酒黄芩清热止血，盐黄柏泻火坚阴，助醋龟甲以降火，共为臣药。麸炒椿皮固经止血，为佐药。少量香附，宜用醋香附，调气活血，防寒凉太过止血留瘀，亦为佐药。诸药合用，使阴血得养，火热得清，气血调畅，则诸症自愈。

【处方规范书写格式】醋龟甲 30g^{先煎}　炒白芍 30g　酒黄芩 30g　盐黄柏 9g　麸炒椿皮 22.5g　醋香附 7.5g

3. 桂枝茯苓丸（《金匮要略》）

【组成】桂枝　茯苓　丹皮　桃仁_{去皮尖}　芍药_{各等分}

【用法】炼蜜和丸，如兔屎大，每日食前服一丸，不知，加至三丸。

【功用主治】活血化瘀，缓消癥块。主治瘀血留结胞宫。症见腹痛拒按，或漏下不止，血色紫黑暗，或妊娠胎动不安等。

【炮制品选用分析】方中桂枝辛温，通血脉而消瘀血，为君药。桃仁乃化瘀消癥之要药，茯苓渗湿健脾，二药合用共为臣药。炒白芍缓挛急以止腹痛，白芍炒制以减其苦寒之性；牡丹皮凉血破血祛瘀。二药与君臣药物配伍，其活血之功使消癥之力益彰，为佐药。以白蜜为丸，取其缓和诸药破泄之力，为使药。诸药相合，共奏活血化瘀，缓消癥块之效。

【处方规范书写格式】桂枝 9g　茯苓 9g　桃仁 9g　牡丹皮 9g　炒白芍 9g

4. 百合固金汤（《周慎斋遗书》）

【组成】百合_{一钱半}　熟地_{三钱}　生地_{三钱}　归身_{三钱}　白芍_{一钱}　甘草_{一钱}桔梗_{八分}　玄参_{八分}　贝母_{一钱半}　麦冬_{一钱半}

【用法】水煎服。

【功用主治】养阴润肺，止咳化痰。主治肺肾阴虚，虚火上炎之咳血证。症见咳嗽气喘，痰中带血，咽喉燥痛，头晕目眩，午后潮热，舌红少苔，脉细数。

【炮制品选用分析】方中生熟二地为君，滋补肾阴，亦养肺阴，熟地黄兼能补血，地黄生用兼能凉血。臣以百合、麦冬，滋养肺阴，并润肺止咳；玄参咸寒，协二地滋肾且降虚火，君臣相伍滋肾润肺，金水并补。佐以川贝母，润肺化痰以止咳；桔梗载药入肺以化痰利咽；当归、白芍补血敛肺止咳，白芍宜选炒白芍。甘草宜用生品，调和诸药，兼能清热，用之为使。

【处方规范书写格式】地黄 9g　熟地黄 9g　百合 4.5g　麦冬 4.5g　玄参 2g　川贝母 4.5g^{打粉}　当归 9g　炒白芍 3g　桔梗 2g　甘草 3g

5. 真武汤（《伤寒论》）

【组成】茯苓_{三两}　芍药_{三两}　白术_{二两}　生姜_{切，三两}　附子_{炮，去皮，破八片，一枚}

【用法】上五味，以水八升，煮取三升，去滓，温服七合，日三服。

【功用主治】温阳利水。主治脾肾阳虚，水气内停水泛证。症见小便不利，四肢沉重疼痛，腹痛下利，或肢体浮肿，或咳，或呕，舌淡胖，苔白滑，不渴，脉沉细。主治太阳病发汗太过，阳虚水泛证。症见汗出不解，其人仍发热，心下悸，头眩，身瞤动，振振欲擗地。

【炮制品选用分析】本方以大辛大热之附子为君，宜用炮附片，取其温补肾阳、暖脾，长于补命门火之效，以温肾助阳，化气行水，且可降低毒性。白术生用为宜，甘苦而温，健脾益气兼燥湿利水；茯苓甘淡而平，利水渗湿。二者合用，以益气健脾祛湿，使脾气得复，湿从小便而去，共为臣药。佐以辛温之生姜，既助附子温阳散寒，又合茯苓、白术宣散水湿，兼能和胃降逆止呕。配伍酸收之白芍，用炒白芍为宜，其意有四：一者利小便以行水气；二者柔肝缓急以止腹痛；三者敛阴舒筋以解筋肉瞤动；四者防止附子燥热伤阴，亦为佐药。诸药配伍，温脾肾以助阳气，利小便以祛水邪，共奏温阳利水之效。

【处方规范书写格式】炮附片 9g^{先煎}　茯苓 9g　白术 6g　炒白芍 9g　生姜 9g

6. 独活寄生汤（《备急千金要方》）

【组成】独活_{三两}　桑寄生　杜仲　牛膝　细辛　秦艽　茯苓　肉桂心　防风　川芎　人参　甘草　当归　芍药　干地黄_{各二两}

【用法】上十五味，㕮咀，以水一斗，煮取三升，分三服，温身勿冷也。

【功用主治】祛风湿，止痹痛，益肝肾，补气血。主治痹证日久，肝肾两虚，气血不足证。症见腰膝疼痛，肢节屈伸不利，或麻木不仁，畏寒喜温，心悸气短，舌淡苔白，脉细弱。

【炮制品选用分析】方中重用独活为君，辛苦微温，善治伏风，长于祛下焦风寒湿邪而除痹痛。细辛发散风寒，搜剔筋骨风湿止痛；防风、秦艽祛风胜湿，活络舒筋；肉桂温里祛寒，通行血脉。四药助君祛风胜湿，宣痹止痛，共为臣药。桑寄生、牛膝、杜仲补肾，祛风湿，壮筋骨。其中牛膝宜用酒牛膝，具有较强的活血祛瘀、通经止痛的作用，用于风湿痹痛等证；杜仲宜用盐杜仲，其补益肝肾的作用更强。当归、白芍、熟地黄、川芎养血活血，寓"治风先治血，血行风自灭"之意。当归宜用酒当归，其活血养血的作用更强；白芍用炒白芍，用其养血敛阴之功；熟地黄有补血滋阴之效。人参、茯苓、甘草补气健脾，其中甘草宜用蜜甘草，补脾益气力胜，皆为佐药。蜜甘草调和诸药，又为使药。诸药相伍，使风寒湿邪俱除，肝肾强健，气血充盛，痹痛得以缓解。

【处方规范书写格式】独活 9g　防风 6g　细辛 6g　秦艽 6g　肉桂 6g

桑寄生 6g　酒牛膝 6g　盐杜仲 6g　酒当归 6g　炒白芍 6g　熟地黄 6g　川芎 6g　人参 6g^{另煎}　茯苓 6g　蜜甘草 6g

白　前

本品为萝藦科植物柳叶白前 *Cynanchum stauntonii*（Dence.）Schltr. ex Lévl. 或芫花叶白前 *Cynanchum glaucescens*（Decne.）Hand.-Mazz. 的干燥根茎及根。秋季采挖，除去地上茎，洗净，干燥。现在常用炮制品规格有白前、蜜白前。

一、炮制历史沿革

白前的炮制历史沿革见表 7-15。

表 7-15　白前的炮制历史沿革

年代	书名	炮制品规格
南北朝刘宋	《雷公炮炙论》	甘草水浸后焙干
明、清	《医宗必读》	焙制
	《医方集解》	汤泡去须焙
	《增广验方新编》	饭上蒸后炒
现代	《中国药典》（2020 年版）	白前、蜜白前

从以上白前炮制品的历史沿革中可以看出，南北朝刘宋时《雷公炮炙论》有甘草水浸后焙干的方法。此法一直沿用至清代。明清时代又增加了焙制、汤泡去须焙、饭上蒸后炒的炮制方法。现今，古代的甘草制法、蒸法、焙法均已不用，《中国药典》（2020 年版）中采用蜜炙法，取其润肺降气之作用，常用于肺虚咳嗽或肺燥咳嗽。

二、不同炮制品临床应用特点

（一）白前

1. **加工方法**　除去杂质，洗净，润透，切段，干燥 [《中国药典》（2020 年版）]。

2. 性效特点　辛、苦，微温。归肺经。具有降气、消痰、止咳的功能。用于肺气壅实，咳嗽痰多，胸满喘急等。白前生用，味辛，对胃有一定刺激性，但性微温而不燥热，长于解表理肺，降气化痰。用于风寒咳嗽，痰湿咳喘，亦可用于肺热咳嗽等。常用于白前汤、白前丸、大风引汤等。

（二）蜜白前

1. 加工方法　取净白前，照蜜炙法（通则0213）炒至不粘手 [《中国药典》（2020年版）]。每100kg白前段，用炼蜜25kg。

2. 性效特点　蜜炙白前，能缓和白前对胃的刺激性，增强润肺降气、化痰止咳的作用。用于肺虚咳嗽、肺燥咳嗽、咳嗽痰多等。常用于止嗽散、白前散等。

（三）临床应用辨析

白前味苦，性微温，既用于肺热咳嗽，也用于风寒咳嗽；蜜白前增强润肺化痰止咳的作用，用于肺虚咳嗽、肺燥咳嗽等。

三、不同炮制品在传统方剂中的合理选用

（一）白前

白前汤（《备急千金要方》）

【组成】白前　紫菀　半夏　大戟各二两

【用法】右四味，㕮咀，以水一斗浸一宿，明旦煮，取三升，分三服。

【功用主治】止咳化痰，消肿除满。主治水咳逆上气证。症见身体肿，短气胀满，昼夜倚壁不得卧，咽中作水鸡鸣。

【炮制品选用分析】咳逆上气而见肢体浮肿，作水鸡声，乃水饮溢于肺胃，流入百骸，本方宜选用生品白前以疏肺气，紫菀以散血气，半夏以涤痰气，大戟以利水气，皆从《金匮要略》泽漆汤中采出，大戟之利水与泽漆不殊。

【处方规范书写格式】白前12g　紫菀12g　半夏12g　大戟12g

（二）蜜白前

止嗽散（《医学心悟》）

【组成】桔梗炒　荆芥　紫菀蒸　百部蒸　白前蒸，各二斤　甘草炒，十二两　陈皮水洗，去白，一斤

【用法】上为末，每服三钱，食后，临卧开水调下。初感风寒，生姜汤调下。

【功用主治】宣利肺气，疏风止咳。主治风邪犯肺之咳嗽证。症见咳嗽

咽痒，咯痰不爽，或微有恶风发热，舌苔薄白，脉浮。

【炮制品选用分析】方中紫菀味苦甘性温而质润，以蜜紫菀为宜，温而不燥，温肺下气，尤善祛痰止咳；蜜百部温润止咳，与紫菀同用，增强理肺化痰，下气止咳之效，共为君药。白前与桔梗二者共为臣药，与君药相配，宣降同用，宣利肺气，化痰止咳，白前宜选用蜜白前，增强化痰止咳作用。荆芥辛散疏风，透邪解表，生用为宜；陈皮理气化痰，使气顺而痰消；生姜配伍荆芥加强散风寒之力，配伍陈皮则降逆和中而化痰，均为佐药。蜜甘草调和诸药。

【处方规范书写格式】蜜紫菀 12g　蜜百部 12g　桔梗 12g　蜜白前 12g　荆芥 12g　蜜甘草 4g　陈皮 6g

白附子

本品为天南星科植物独角莲 *Typhonium giganteum* Engl. 的干燥块茎。秋季采挖，除去须根，撞去或用竹刀削去粗皮，用硫黄熏 1～2 次，晒干。现在常用炮制品规格有制白附子、生白附子。

一、炮制历史沿革

白附子的炮制历史沿革见表 7-16。

表 7-16　白附子的炮制历史沿革

年代	书名	炮制品规格
宋代	《太平圣惠方》	热灰中炮裂方可入药用,生姜汁拌炒
	《圣济总录》	米泔浸焙、酒浸炒、酒煮炒、醋拌炒
	《普济本事方》	炮裂捣碎炙微黄
	《传信适用方》	炒制
	《类编朱氏集验医方》	姜汁泡后甘草浸焙;炮十分裂熟,以姜汁同泡了,甘草三钱,浸二宿,焙,再浸焙
	《扁鹊心书》	面包煨
	《博济方》	汤洗去皮后入药

年代	书名	炮制品规格
元代	《御药院方》	姜汁炒制
	《世医得效方》	炒制
明代	《普济方》	新水浸后炒黄，湿纸裹煨
	《本草品汇精要》	面裹或湿纸包火煨炮用
	《医学纲目》	煨裂
清代	《外科大成》	炮法
	《良朋汇集经验神方》	炒制、煨制
	《医宗金鉴》	童便酒炒、面包煨
	《增广验方新编》	姜汁蒸
现代	《中国药典》（2020年版）	生白附子、制白附子

从以上白附子炮制品的历史沿革中可以看出，宋代用"炮裂""炒制""煨制"等法，所用辅料有生姜、酒、醋、甘草等。明代增加了新水浸后炒黄、湿纸裹煨、煨裂等法。清代又增加了童便酒炒、姜汁蒸等的炮制方法。白附子有毒，生品多供外用，内服一般选用炮制品，炮制目的均以降低毒性为主。现代，《中国药典》（2020年版）使用矾制法，规定了制白附子的方法、辅料及其用量、制品的规格，与古代的炮制方法有所不同。

二、不同炮制品临床应用特点

（一）生白附子

1. **加工方法** 除去杂质 [《中国药典》（2020年版）]。

2. **性效特点** 辛，温；有毒。归胃、肝经。具有祛风痰，定惊搐，解毒散结止痛的功能。用于中风痰壅，口眼㖞斜，语言涩謇，痰厥头痛，偏正头痛，喉痹咽痛，破伤风证，外治瘰疬痰核，毒蛇咬伤等。白附子有毒，生品一般多外用。传统方剂牵正散、玉真散、止痉汤等用白附子生品，但现代一般不生用内服。

（二）制白附子

1. **加工方法** 取净白附子，分开大小个，浸泡，每日换水2～3次，数日后如起黏沫，换水后加白矾（每100kg白附子，用白矾2kg），泡1日后再进行换水，至口尝微有麻舌感为度，取出。将生姜片、白矾粉置锅内加适量水，煮沸后，倒入白附子共煮至无白心，捞出，除去生姜片，晾至六七成干，切厚片，干燥。每100kg白附子，用生姜、白矾各12.5kg[《中国药典》（2020年版）]。

2. 性效特点　甘，大温。经生姜、白矾炮制后，毒性降低，麻辣味消除，祛风痰作用增强。用于偏头痛，痰湿头痛，咳嗽痰多等。常用于牵正散、玉真散、白附饮、白附子汤，白附子散等。

（三）临床应用辨析

白附子属于医疗用毒性中药饮片，一般多外用，传统方剂生用入丸散，主要作用祛风化痰止痉，现代一般不再生用内服；制白附子降低毒性，消除麻辣味，增强祛风痰作用。

三、不同炮制品在传统方剂中的合理选用

制白附子

1. 牵正散（《杨氏家藏方》）

【组成】白附子　白僵蚕　全蝎 去毒，各等分，并生用

【用法】上为细末，每服一钱，热酒调下，不拘时候。

【功用主治】祛风化痰，通络止痉。主治风中头面经络。症见口眼㖞斜，或面肌抽动，舌淡红，苔白。

【炮制品选用分析】方中选用白附子辛温燥烈，入阳明经而走头面，以祛风化痰，尤其善散头面之风为君，原方虽为生品，但现代内服都用制白附子。全蝎、僵蚕均能祛风止痉，其中全蝎长于通络，僵蚕且能化痰，合用既助君药祛风化痰之力，又能通络止痉，共为臣药。热酒调服，以助宣通血脉，并能引药入络，直达病所，以为佐使。药虽三味，合而用之，力专而效著。风邪得散，痰浊得化，经络通畅，则㖞斜之口眼得以复正，是名"牵正"。

【处方规范书写格式】制白附子5g　僵蚕5g　全蝎5g

2. 玉真散（《外科正宗》）

【组成】天南星　防风　白芷　天麻　羌活　白附子各等分

【用法】以上为末，每服二钱，热酒一盏调服。外用适量，敷伤处。若牙关紧急，腰脊反张者，每服三钱，用热童便调服。

【功用主治】祛风化痰，定搐止痉。主治破伤风。症见口撮唇紧，牙关

紧急，身体强直，角弓反张，甚至咬牙缩舌，脉弦紧。

【炮制品选用分析】本方外用宜用白附子，长于祛风痰，定惊搐，解毒止痛；因其有毒，内服可用制白附子，则降低毒性，消除麻辣味，增强祛风痰作用，其性辛甘大温，功善逐风痰，祛风止痉。天南星，辛温燥热，善祛经络中之风痰，定搐止痉，两药合用，祛风化痰止痉之力增，共为君药。羌活、白芷、防风辛温而散，祛诸经之风邪，共为臣药。天麻味甘质润，长于平肝息风止痉，为佐药。热酒或童便调服，通经络，行气血，以助药力。

【处方规范书写格式】制天南星 6g　制白附子 6g　羌活 6g　白芷 6g　防风 6g　天麻 6g

3. 白附饮（《活幼心书》）

【组成】白附子　南星生用　半夏生用　川乌生用，仍去皮脐　天麻明亮者　陈皮去白　南木香　全蝎去尾尖毒　僵蚕去丝　丁香各二钱

【用法】上件㕮咀。每服二钱，水一盏半，姜三片，慢火煎七分，作五次空心温服。

【功用主治】化痰息风，温中止呕。主治寒痰中阻，风痰上扰证。症见呕吐痰涎，胃脘痞满，不思饮食，头晕目眩，困倦怠惰，甚则颠仆，喉中痰鸣，肢体麻木，舌强言涩，舌苔白厚腻，脉沉弦滑。

【炮制品选用分析】方中白附子用其燥湿化痰，祛风止痉之功，原方虽为生品，但现代内服都用制白附子。半夏燥湿化痰，散结消痞，降逆止呕；天麻平肝潜阳，息风止痉。二者共为君药，原方半夏虽为生品，但现代内服都用姜半夏，姜半夏燥湿化痰，温中降逆止呕。川乌温中散寒，除湿通痹，原方虽为生品，但现代内服都用制川乌；天南星燥湿化痰，原方虽为生品，但现代内服都用制天南星；陈皮理气调中，燥湿化痰，均为臣药。佐以全蝎、僵蚕息风止痉，通络散结；丁香、木香温中降逆，行气调胃。生姜为引，温中降逆，和胃止呕。诸药合用，温散降逆，化痰息风，适用于寒痰中阻并风痰上扰所致的痰逆呕吐及中风病。

【处方规范书写格式】制白附子 6g　制天南星 6g　姜半夏 6g　制川乌 6g　天麻 6g　陈皮 6g　木香 6g　全蝎 6g　僵蚕 6g　丁香 6g　生姜自备

4. 其他方剂

（1）白附子汤（《审视瑶函》）

【组成】荆芥穗　防风　菊花　甘草　炮白附子　苍术　木贼　羌活　白蒺藜　人参各等分

【用法】为粗末，每服三钱，水煎服。

【功用主治】祛风痰、定惊搐、解毒散结，主治乌风内障初起，两眼黑花昏昏。

【处方规范书写格式】荆芥穗　防风　菊花　甘草　制白附子　苍术　木贼　羌活　白蒺藜　人参

（2）白附子散（《普济本事方》）

【组成】炮白附子一两　炮川乌　炮天南星各半两　全蝎五个　炮姜　朱砂　麝香各一分

【用法】为细末，每服一字，酒调下。

【功用主治】祛风痰、定惊搐、解毒散结，主治风寒客于头中，偏头痛牵引两目，甚至失明。

【处方规范书写格式】制白附子 3g　制川乌 3g　制天南星 1.5g　全蝎 3g　炮姜 0.3g　朱砂 0.3g　麝香 0.3g

半　夏

本品为天南星科植物半夏 *Pinellia ternata*（Thunb.）Breit. 的干燥块茎。夏、秋二季采挖，洗净，除去外皮和须根，晒干。现在常用炮制品规格有姜半夏、法半夏、清半夏及半夏曲。

一、炮制历史沿革

半夏的炮制历史沿革见表 7-17。

表 7-17　半夏的炮制历史沿革

年代	书名	炮制品规格
春秋战国	《素问》	治半夏
汉代	《金匮玉函经》	汤洗
晋代	《肘后备急方》	姜制
南北朝	《雷公炮炙论》	芥子与醋洗
	《刘涓子鬼遗方》	生姜浸、炒
	《本草经集注》	煮制

年代	书名	炮制品规格
唐代	《备急千金要方》	微火炮
	《外台秘要》	焙制
	《银海精微》	姜汁炒
宋代	《太平圣惠方》	汤洗后麸炒、姜汁拌、炒黄
	《博济方》	热酒荡后姜汁浸
	《苏沈良方》	浆水 - 雪水各半同煮
	《小儿药证直诀》	半夏曲
	《圣济总录》	酒浸后麸炒、矾制、米炒、醋煮
	《卫济宝书》	明矾生姜水煮
	《传信适用方》	生姜与萝卜煮
	《类编朱氏集验医方》	生姜汁与甘草制
	《扁鹊心书》	姜 - 矾 - 牙皂煎水炒
	《疮疡经验全书》	姜汁浸后菜油拌炒
	《圣济总录》	白矾水浸、白矾水煮焙
	《小儿卫生总微论》	白矾水浸炒黄
金代	《脾胃论》	姜洗
元代	《瑞竹堂经验方》	姜汤泡
	《丹溪心法》	皂角水浸、米泔浸
	《御药院方》	法制半夏、汤洗,与姜汁于银石器内同熬
明代	《普济方》	吴茱萸煮、萝卜煮、盐 - 猪苓制、面炒
	《女科撮要》	煨制
	《医学纲目》	矾 - 皂角 - 巴豆制
	《本草纲目》	姜 - 竹沥制
	《本草原始》	姜煨
	《证治准绳》	甘草制、制炭

年代	书名	炮制品规格
明代	《医学粹言》	明矾 - 皮硝 - 生姜制
	《寿世保元》	杏仁炒、矾 - 牙皂煅制
	《本草品汇精要》	姜汁 - 白矾 - 皂荚煮
清代	《类证治裁》	姜 - 桑叶 - 盐制
	《本草便读》	姜汁清盐制
	《幼幼集成》	法半夏
	《本草纲目拾遗》	仙半夏
	《本经逢原》	皂荚白矾煮制
现代	中医药学高级丛书《中药炮制学》(第2版)	生半夏、清半夏、法半夏、姜半夏、半夏曲
	《中国药典》(2020年版)	生半夏、清半夏、法半夏、姜半夏

从以上半夏炮制品的历史沿革中可以看出,姜半夏、半夏曲以及清半夏的炮制雏形在宋代已经建立。半夏曲在《小儿药证直诀》已经有明确的表述;姜半夏在《太平圣惠方》中使用姜汁拌,在《卫济宝书》中用明矾生姜水煮,与现在《中国药典》中的姜半夏一致;《圣济总录》中记载的款冬花汤中的半夏"白矾水浸七日,焙干"以及《太平惠民和剂局方》中的牛黄生犀丸中的半夏注明"白矾制"等记载均同清半夏的操作相似,白矾性收而燥湿,可增强其燥湿化痰作用。元代,《御药院方》中首次提到"法制半夏",内廷供奉御药,自属法定之方,故得法制半夏之名。采用半夏"汤洗去涎水,取生姜自然汁银石器内用文武火同熬",与现在《中国药典》的炮制方法不同。清代,《本草汇纂》中记载:"用皂荚水、白矾水、生姜水、甘草水各发七日夜,即为法制。"与《中国药典》中法半夏炮制方法基本相似。现在常用炮制品有清半夏、姜半夏、法半夏和半夏曲。

二、不同炮制品临床应用特点

(一)生半夏

1. 加工方法 夏秋季采挖后,洗净,除去外皮和须根,晒干即得。用时捣碎 [《中国药典》(2020年版)]。

2. 性效特点　辛，温；有毒。功能为燥湿化痰，降逆止呕，消痞散结。一般不内服，多外用。外用治痈肿痰核，磨汁涂，或研末酒调敷患处，或与他药共制成外用剂型；生品属 27 种医疗用毒性中药之一，内服要慎重，多用治肿瘤顽症等，一般与生姜配伍久煎，不宜入丸散使用。常用于桂麝散。

（二）清半夏

1. 加工方法　取净半夏，大小分开，用 8% 白矾溶液浸泡至内无干心，口尝微有麻舌感，取出，洗净，切厚片，干燥。每 100kg 净半夏，用白矾 20kg[《中国药典》（2020 年版）]。

2. 性效特点　辛，温。用白矾加工后，性温而燥，燥湿化痰之力最强，用于湿痰咳嗽，胃脘痞满，痰涎凝聚，痰饮眩晕。常用于二陈汤、清气化痰丸、苏子降气汤、杏苏散、三仁汤、瓜蒌薤白半夏汤、鳖甲煎丸等。

（三）姜半夏

1. 加工方法　取净半夏，大小分开，用水浸泡至内无干心时，取出；另取生姜切片煎汤，加白矾与半夏共煮透，取出，晾干，或晾至半干，干燥；或切薄片，干燥。每 100kg 净半夏，用生姜 25kg、白矾 12.5kg[《中国药典》（2020 年版）]。

2. 性效特点　辛，温。用白矾、生姜加工后，不仅减轻了半夏毒性，同时增强了半夏温中止呕之效。故姜半夏善于止呕，以温中化痰、降逆止呕为主，用于痰饮呕吐，胃脘痞满。常用于小柴胡汤、半夏泻心汤、回阳救急汤、半夏厚朴汤、温胆汤、生姜泻心汤、甘草泻心汤、黄连汤、旋覆代赭汤、麦门冬汤、蒿芩清胆汤、大柴胡汤、五积散、小半夏汤、连朴饮、射干麻黄汤、竹叶石膏汤、升阳益胃汤、香砂六君子汤、大半夏汤、不换金正气散、柴平汤、小青龙汤。

（四）法半夏

1. 加工方法　取半夏，大小分开，用水浸泡至内无干心，取出；另取甘草适量，加水煎煮二次，合并煎液，倒入用适量水制成的石灰液中，搅匀，加入上述已浸透的半夏，浸泡，每日搅拌 1 ~ 2 次，并保持浸液 pH12 以上，至剖面黄色均匀，口尝微有麻舌感时，取出，洗净，阴干或烘干，即得。每 100kg 净半夏，用甘草 15kg、石灰生用 10kg[《中国药典》（2020 年版）]。

2. 性效特点　辛，温。用甘草、石灰加工后，不仅减轻了半夏的毒性，亦增强了半夏的祛痰止咳作用，故法半夏长于燥湿化痰。多用于痰多咳喘，痰饮眩悸，风痰眩晕，痰厥头痛。常用于半夏白术天麻汤（《医学心悟》）、小儿回春丹、导痰汤、涤痰汤、十味温胆汤、定痫丸。

（五）半夏曲

1. 加工方法　取法半夏、赤小豆、苦杏仁共研细粉，与面粉混合均匀，加入鲜青蒿、鲜辣蓼、鲜苍耳的煎出汁，搅拌均匀，堆置发酵，压成片状，切成小块，晒干（《河南省中药饮片炮制规范》2005 年版）。

2. 性效特点　辛、苦，平。加赤小豆、苦杏仁、鲜青蒿、鲜辣蓼、鲜苍耳发酵后，增加了消食解表之功，故半夏曲长于消食宽中，化痰止咳。主要用于恶心呕吐，食积痞满，咳嗽痰壅。常用于枳实消痞丸、冷哮丸。

（六）临床应用辨析

生半夏属于医疗用毒性中药饮片，外用治痈肿痰核，一般不内服；姜半夏增强了半夏降逆止呕作用，同时增加了温中散寒作用，可温化寒痰；清半夏和法半夏主要功效都是燥湿化痰，但法半夏则侧重治疗风痰证；半夏曲经过发酵增加了消食解表的功效，偏于消食宽中，化痰止咳。

三、不同炮制品在传统方剂中的合理选用

（一）生半夏

桂麝散（《药奁启秘》）

【组成】麻黄　细辛各五钱　肉桂　丁香各一两　皂角三钱　生半夏　天南星各八钱　麝香六分　冰片四分

【用法】药研细末，掺膏药内贴之。

【功用主治】温化痰湿，消肿止痛。主治阴疽流注等症。

【炮制品选用分析】方中宜半夏生用，半夏与天南星生用功专燥湿祛痰，散结止痛。麻黄宣腠理肌肤；细辛、肉桂祛寒散结；麝香、丁香、冰片、皂角宣透经络，活血消肿。诸药合用，可使寒散痰消，经脉宣通，阴肿自除。

【处方规范书写格式】麻黄 15g　细辛 15g　肉桂 30g　丁香 30g　皂角9g　生半夏 24g　生天南星 24g　麝香 0.9g　冰片 1.2g

（二）清半夏

1. 二陈汤（《太平惠民和剂局方》）

【组成】半夏汤洗七次　橘红各五两　白茯苓三两　甘草炙，一两半

【用法】上药㕮咀，每服四钱，用水一盏，生姜七片，乌梅一个，同煎

六分，去滓，热服，不拘时候。

【功用主治】燥湿化痰，理气和中。主治湿痰证。症见咳嗽痰多，色白易咳，恶心呕吐，肢体困倦，胸膈痞闷，或头眩心悸，舌苔白滑或腻，脉滑。

【炮制品选用分析】本方半夏行燥湿化痰之功效，清半夏最宜，其燥湿化痰之力最强；陈皮（橘红）宜选用贮放一年以上者为佳，取其理气之力强，燥性缓和；甘草为使药，调和药性，且助茯苓健脾益气以杜绝生痰之源，故宜用蜜甘草行健脾和胃之效。

【处方规范书写格式】清半夏 15g　　陈皮 15g　　茯苓 9g　　蜜甘草 4.5g　生姜_{自备}　　乌梅肉 6g

2. 清气化痰丸（《医方考》）

【组成】陈皮_{去白}　　杏仁_{去皮尖}　　枳实_{麸炒}　　黄芩_{酒炒}　　瓜蒌仁_{去油}　　茯苓_{各一两}　胆南星　　制半夏_{各一两半}

【用法】姜汁为丸。每服 6g，温开水送下。

【功用主治】清热化痰，理气止咳。主治痰热蕴肺证。症见咳嗽痰黄，黏稠难咯，胸膈满闷，甚至气急呕恶，小便短赤，舌质红，苔黄腻，脉滑数。

【炮制品选用分析】方中以胆南星味苦性凉，清热豁痰；瓜蒌子甘寒质润，去油可减滑肠副作用，长于清热化痰，两者共为君药。黄芩苦寒，功善清泻肺火，方中宜用酒黄芩，酒性之升散，更宜用于上焦肺热咳喘；半夏燥湿化痰，选清半夏为宜，与黄芩相配，则避其性温助热之弊；治痰当理气，故以枳实、陈皮下气开痞，消痰散结，其中枳实宜选麸炒枳实，以缓其峻烈之性，散结消痞力强，陈皮宜选用贮放一年以上者，取其理气之力强，燥性缓和；脾为生痰之源，故用茯苓健脾渗湿；肺为贮痰之器，痰热蕴肺则宣降失调，故宜用苦杏仁宣降肺气，苦杏仁宜选用燀苦杏仁，减毒且利于有效成分保留、溶出。上七味均为佐药。以生姜汁为丸，既助半夏降逆化痰，又可解其毒性，为佐使之用。诸药相合，共奏清热化痰、理气止咳之功。

【处方规范书写格式】胆南星 6g　　炒瓜蒌子 6g　　酒黄芩 6g　　清半夏 9g　麸炒枳实 6g　　陈皮 6g　　燀苦杏仁 6g　　茯苓 6g　　生姜_{自备}

3. 苏子降气汤（《太平惠民和剂局方》）

【组成】紫苏子　　半夏_{汤洗七次，各二两半}　　川当归_{去芦，一两半}　　甘草_{爁，二两}　前胡_{去芦}　　厚朴_{去粗皮，姜汁拌炒，各一两}　　肉桂_{去皮，一两半}

【用法】上为细末，每服二大钱，水一盏半，入生姜二片，枣子一个，紫苏五叶，同煎至八分，去滓热服，不拘时候。

【功用主治】降气平喘，祛痰止咳。主治上实下虚之喘咳证。症见喘咳痰多，短气，胸膈满闷，呼多吸少，或腰疼脚软，或肢体浮肿，舌苔白滑或白腻，脉弦滑。

【炮制品选用分析】方中君以紫苏子辛温而不燥，质润而降，善于降上逆之肺气，消壅滞之痰涎，为治痰逆咳喘之要药。紫苏子炒后可缓和辛散之性，温肺降气作用较强，提高煎出效果，为临床常用。半夏，行燥湿化痰之功效，以解喘咳痰多，胸膈满闷之症，宜用清半夏，为臣药。厚朴降逆平喘，宽胸除满；前胡降气祛痰，且具辛散之性，与诸药相伍，降逆化痰中兼宣肺气，厚朴姜制后可消除对咽喉的刺激性，增强降逆平喘的功效；肉桂温肾纳气；当归辛甘温润，既止咳逆上气，又可养血补虚以助肉桂温补下元，共为佐药。生姜、紫苏叶宣肺散寒，大枣、甘草调和药性，为佐使药。诸药合用，标本兼治，治上顾下，使气降痰消，则咳喘自平。本方以降气祛痰药配伍温肾补虚药，虚实并治，标本兼顾，治上顾下。

【处方规范书写格式】炒紫苏子 9g　清半夏 9g　姜厚朴 6g　肉桂 3g　前胡 6g　当归 6g　甘草 6g　生姜^{自备}　大枣^{自备}

4. 其他方剂

（1）杏苏散（《温病条辨》）

【组成】苏叶　杏仁　半夏　茯苓　橘皮　前胡　苦桔梗　枳壳　甘草　生姜　大枣_{去核}（原书未著用量）

【用法】水煎温服。

【功用主治】清宣凉燥，理肺化痰。主治外感凉燥证。症见头微痛，恶寒无汗，咳嗽，咳痰清稀，鼻塞咽干，苔白，脉弦。

【处方规范书写格式】紫苏叶 9g^{后下}　炒苦杏仁 9g　前胡 9g　桔梗 6g　麸炒枳壳 6g　清半夏 9g　陈皮 6g　茯苓 9g　甘草 3g　生姜 3 片　大枣 3 枚

（2）三仁汤（《温病条辨》）

【组成】杏仁_{五钱}　飞滑石_{六钱}　白通草_{二钱}　白蔻仁_{二钱}　竹叶_{二钱}　厚朴_{二钱}　生薏苡仁_{六钱}　半夏_{五钱}

【用法】甘澜水八碗，煮取三碗，每服一碗，日三服。

【功用主治】宣畅气机，清利湿热。主治湿温初起及暑温夹湿之湿重于热证。症见头痛恶寒，身重疼痛，肢体倦怠，面色淡黄，胸闷不饥，午后身热，苔白不渴，脉弦细而濡。

【处方规范书写格式】滑石粉 18g^{包煎}　炒苦杏仁 15g　薏苡仁 18g　豆蔻 6g^{后下}　通草 6g　竹叶 6g　姜厚朴 6g　清半夏 15g

（3）瓜蒌薤白半夏汤（《金匮要略》）

【组成】瓜蒌实^{一枚，捣}　薤白^{三两}　半夏^{半升}　白酒^{一斗（适量）}

【用法】上四味，同煮，取四升，温服一升，日三服。

【功用主治】通阳散结，祛痰宽胸。主治胸痹。症见胸中闷痛彻背，背痛彻胸，不能安卧者。

【处方规范书写格式】瓜蒌 12g　薤白 9g　清半夏 12g　白酒适量

（4）鳖甲煎丸（《金匮要略》）

【组成】鳖甲^{炙，十二分}　乌扇^烧　黄芩　鼠妇^熬　干姜　大黄　桂枝　石韦^{去毛}　厚朴　紫葳　阿胶^{炙，各三分}　柴胡　蜣螂^{熬，各六分}　芍药　牡丹皮^{去心}　䗪虫^{熬，各五分}　蜂窠^{炙，四分}　赤硝^{十二分}　桃仁　瞿麦^{各二分}　人参　半夏　葶苈^{各一分}

【用法】以上 23 味药，为末，取煅灶下灰一斗，清酒一斛五斗，浸灰，候酒尽一半。着鳖甲于中，煮令泛烂如胶漆，绞取汁，内诸药，煎为丸，如梧子大，空心服七丸，日三服。

【功用主治】行气活血，祛湿化痰，软坚消癥。主治疟母。症见疟疾日久不愈，胁下痞硬有块，结为疟母，以及癥瘕积聚。

【处方规范书写格式】醋鳖甲 90g　射干（乌扇）22.5g　黄芩 22.5g　鼠妇 22.5g　干姜 22.5g　大黄 22.5g　桂枝 22.5g　石韦 22.5g　厚朴 22.5g　凌霄花（紫葳）22.5g　阿胶 22.5g^{烊化}　醋柴胡 45g　蜣螂 45g　炒白芍 37g　牡丹皮 37g　土鳖虫（䗪虫）37g　蜂房 30g　芒硝 90g　炒桃仁 15g　瞿麦 15g　人参 7.5g^{另煎}　清半夏 7.5g　炒葶苈子 7.5g（本方为制剂处方，汤剂酌减）

（三）姜半夏

1. 小柴胡汤（《伤寒论》）

【组成】柴胡^{半斤}　黄芩^{三两}　人参^{三两}　甘草^{炙，三两}　半夏^{洗，半升}　生姜^{切，三两}　大枣^{擘，十二枚}

【用法】上七味，以水一斗二升，煮取六升，去滓，再煎，取三升，温服一升，日三服。

【功用主治】和解少阳。主治伤寒少阳证。症见往来寒热，胸胁苦满，默默不欲饮食，心烦喜呕，口苦，咽干，目眩，舌苔薄白，脉弦者。主治妇人中风，热入血室。症见经水适断，寒热发作有时。主治疟疾、黄疸等病而见少阳证者。

【炮制品选用分析】方中柴胡苦平，入肝胆经，透泄少阳之邪，并能疏泄气机之郁滞，使少阳半表之邪得以疏散，为君药。黄芩苦寒，清泄少阳半里之热，为臣药。柴胡之升散，得黄芩之降泄，两者配伍，和解少阳。方中柴胡、黄芩宜生用。佐以半夏、生姜和胃降逆止呕，半夏宜姜炙，增其降逆止呕之效；人参、大枣益气健脾，一者取其扶正以祛邪，一者取其益气以御邪内传，俾正气旺盛，则邪无内向之机。人参宜选用生晒参，偏于补气生津。蜜甘草助人参、大枣扶正，且能调和诸药，为使药。诸药合用，以和解少阳为主，兼补胃气，使邪气得解，枢机得利，胃气调和，则诸症自除。

【处方规范书写格式】柴胡 24g　黄芩 9g　生晒参 9g^{另煎}　姜半夏 9g　生姜 9g　大枣 4 枚　蜜甘草 9g

2. 半夏泻心汤（《伤寒论》）

【组成】半夏_{洗，半升}　黄芩　干姜　人参_{各三两}　黄连_{一两}　大枣_{擘，十二枚}　甘草_{炙，三两}

【用法】上七味，以水一斗，煮取六升，去滓，再煎，取三升，温服一升，日三服。

【功用主治】寒热平调，消结散痞。主治寒热互结之痞证。症见心下痞，但满而不痛，或呕吐，肠鸣下利，舌苔腻而微黄。

【炮制品选用分析】方中半夏宜用姜半夏，增其温中降逆止呕之功，为君药。臣以干姜之辛热以温中散寒；黄芩、黄连苦寒泄热以开痞，其中黄连宜选用姜黄连，缓和其苦寒之性，取其止呕作用强。君臣相伍，寒热平调，辛开苦降。然寒热互结，又缘于中虚失运，升降失常，故以人参、大枣甘温益气，以补脾虚，人参以红参为宜，共为佐药。蜜甘草补脾和中而调诸药，为佐使药。诸药相伍，使寒去热清，升降复常，则痞满可除、呕利自愈。本方寒热互用以和其阴阳，苦辛并进调其升降，补泄兼施以顾其虚实。

【处方规范书写格式】姜半夏 12g　黄芩 9g　姜黄连 3g　干姜 9g　红参 9g^{另煎}　蜜甘草 9g　大枣 4 枚

3. 回阳救急汤（《伤寒六书》）

【组成】熟附子　干姜　肉桂　人参　白术_炒　茯苓　陈皮　甘草_炙　五味子　半夏_制（原书未著用量）

【用法】水二盅，姜三片，煎之，临服入麝香三厘调服。

【功用主治】回阳救逆，益气生脉。主治寒邪直中三阴，真阳衰微证。症见恶寒蜷卧，四肢厥冷，腹痛战栗，或唇甲青紫，或吐涎沫，吐泻而口不渴，神衰欲寐，舌淡苔白，脉沉微，甚或无脉。

【炮制品选用分析】本方主治证系寒邪直中三阴，阴寒内盛，真阳衰微欲脱证。本方以四逆汤合六君子汤，再加肉桂、五味子、麝香、生姜组成。方中以附片配干姜、肉桂，其温壮元阳，祛寒通脉之功尤为显著，为君药。六君子汤补益脾胃，固守中州；半夏宜用姜半夏，能燥湿化痰，降逆止呕，能除阳虚水湿不化所生的痰饮；白术宜用麸炒白术，益气健脾；甘草宜用蜜甘草，补中气，和诸药，共为臣药。人参助附子，可益气回阳固脱；佐以醋五味子补心、益气复脉，同为佐药。麝香辛香走窜，通行十二经脉，合醋五味子酸甘敛阴，可防麝香辛散太过，散中有收，既可以疏布诸药于全身，又可以避免虚阳浮越于外，为使药。诸药配伍，共奏回阳救逆，益气生脉之效。本方大辛大热，辛香走散与酸甘敛阴相结合，温壮元阳，益气复脉，祛寒除湿，散收和合。

【处方规范书写格式】附片 9g^{先煎}　干姜 6g　肉桂 3g　姜半夏 9g　蜜甘草 6g　麸炒白术 9g　陈皮 6g　茯苓 9g　人参 6g^{另煎}　醋五味子 3g　麝香 0.1g^{冲服}　生姜^{自备}

4. 半夏厚朴汤（《金匮要略》）

【组成】半夏_{一升}　厚朴_{三两}　茯苓_{四两}　生姜_{五两}　苏叶_{二两}

【用法】上五味，以水七升，煮取四升，分温四服，日三夜一服。

【功用主治】行气散结，降逆化痰。主治梅核气。症见咽中如有物阻，咯吐不出，吞咽不下，胸膈满闷，或咳或呕，舌苔白润或白滑，脉弦缓或弦滑。

【炮制品选用分析】本方主治梅核气。方中半夏辛温入肺胃，化痰散结，降逆和胃，宜用姜半夏，取其温中化痰，降逆止呕之长，为君药；厚朴苦辛性温，下气除满，宜选用姜厚朴，既能消除对咽喉的刺激性，又能增强宽中和胃之功，为臣药。二药相合，化痰结，降逆气，痰气并治。茯苓渗湿健脾，湿去则痰无由生；生姜辛温散结，和胃止呕，且制半夏之毒；紫苏叶芳香行气，理肺疏肝，助厚朴以行气宽胸、宣通郁结之气，共为佐药。紫苏叶宣通郁结之气，兼作使药之用。诸药合用，共奏行气散结、降逆化痰之功。本方中半夏、生姜、茯苓，有仲景小半夏加茯苓汤之意，重在化痰；厚朴、紫苏叶，功在理气。二者相伍，使痰化则气行郁开，气顺则痰消结散。

【处方规范书写格式】姜半夏 12g　姜厚朴 12g　茯苓 12g　生姜 15g　紫苏叶 6g

5. 温胆汤（《三因极一病证方论》）

【组成】半夏_{汤洗七次}　竹茹　枳实_{麸炒，去瓤，各二两}　陈皮_{三两}　甘草_{一两，炙}　茯苓_{一两半}

【用法】上锉为散。每服四大钱，水一盏半，姜五片，枣一枚，煎七分，去滓，食前服。

【功用主治】理气化痰，清胆和胃。主治胆胃不和，痰热内扰证。症见胆怯易惊，虚烦不宁，失眠多梦；或呕吐呃逆，眩晕，癫痫等；苔腻微黄，脉弦滑。

【炮制品选用分析】本方主治胆胃不和，痰热内扰证。方中半夏宜用姜半夏，取其功善除湿化痰，降逆和中且缓和毒副作用，为君药。竹茹宜取姜竹茹，清胆和胃、止呕除烦为臣。君臣相伍，化痰清胆、和胃止呕，使心无痰扰而虚烦除，胃气和降而呕逆止。佐以枳实苦辛微寒，以麸炒枳实为佳，取其降气和胃力胜，燥性缓和，同时可助竹茹清热化痰；陈皮苦辛微温，理气燥湿化痰，宜选用贮放一年以上的陈皮，其理气之力强，燥性缓和；茯苓甘淡健脾渗湿，以杜绝生痰之源；生姜、大枣调和脾胃，且生姜可兼制半夏毒性。蜜甘草为使，益脾和中，协调诸药。诸药合用，共奏理气化痰、清胆和胃之功。本方清胆与和胃兼行，理气与化痰合用。

【处方规范书写格式】姜半夏 6g　姜竹茹 6g　麸炒枳实 6g　陈皮 9g　茯苓 4.5g　蜜甘草 3g　生姜_{自备}　大枣_{自备}

6. 其他方剂

（1）生姜泻心汤（《伤寒论》）

【组成】生姜_{切，四两}　甘草_{炙，三两}　人参_{三两}　干姜_{一两}　黄芩_{三两}　半夏_{洗，半升}　黄连_{一两}　大枣_{十二枚}

【用法】上八味，以水一斗，煮取六升，去滓，再煎，取三升，温服一升，日三服。

【功用主治】和胃消痞，宣散水气。主治水热互结痞证。症见心下痞硬，干噫食臭，腹中雷鸣下利者。

【处方规范书写格式】生姜 12g　蜜甘草 9g　红参 9g　干姜 3g　黄芩 9g　姜半夏 9g　姜黄连 3g　大枣 12 枚

（2）甘草泻心汤（《伤寒论》）

【组成】甘草_{炙，四两}　黄芩　人参　干姜_{各三两}　黄连_{一两}　大枣_{擘，十二枚}半夏_{洗，半升}

【用法】上七味，以水一斗，煮取六升，去滓，再煎，温服一升，日三服。

【功用主治】和胃补中，降逆消痞。主治胃气虚弱痞证。症见下利日数十行，谷不化，腹中雷鸣，心下痞硬而满，干呕，心烦不得安。

【处方规范书写格式】蜜甘草12g　黄芩9g　红参9g　干姜9g　姜黄连3g　大枣4枚　姜半夏9g

（3）黄连汤（《伤寒论》）

【组成】黄连　甘草_炙　干姜　桂枝_{各三两}　人参_{二两}　半夏_{洗，半升}　大枣_{擘，十二枚}

【用法】上七味，以水一斗，煮取六升，去滓，温服，日三服，夜二服。

【功用主治】寒热并调，和胃降逆。主治胃热肠寒证。症见腹中痛，欲呕吐者。

【处方规范书写格式】姜黄连9g　蜜甘草9g　干姜9g　桂枝9g　红参6g　姜半夏9g　大枣4枚

（4）旋覆代赭汤（《伤寒论》）

【组成】旋覆花_{三两}　人参_{二两}　代赭石_{一两}　甘草_{炙，三两}　半夏_{洗，半升}　生姜_{五两}　大枣_{擘，十二枚}

【用法】以水一斗，煮取六升，去滓再煎，取三升，温服一升，日三服。

【功用主治】降逆化痰，益气和胃。主治虚痰气内阻证。症见心下痞硬，噫气不除，或见纳差呃逆，甚或呕吐，舌苔白腻，脉缓或滑。

【处方规范书写格式】蜜旋覆花9g^{包煎}　煅赭石3g^{先煎}　姜半夏9g　人参6g^{另煎}　蜜甘草9g　生姜15g　大枣4枚

（5）麦门冬汤（《金匮要略》）

【组成】麦门冬_{七升}　半夏_{一升}　人参_{三两}　甘草_{二两}　粳米_{三合}　大枣_{十二枚}

【用法】以水一斗，煮取六升，去滓再煎，取三升，温服一升，日三服。

【功用主治】滋养肺胃，降逆下气。主治虚热肺痿。症见咳吐涎沫，短气喘促，咽喉干燥，舌红少苔，脉虚数。主治胃阴不足。症见气逆呕吐，口渴咽干，舌红少苔，脉虚数。

【处方规范书写格式】麦冬 60g　姜半夏 9g　人参 6g^{另煎}　甘草 4g　粳米 6g　大枣 3 枚

（6）蒿芩清胆汤（《重订通俗伤寒论》）

【组成】青蒿脑_{钱半至二钱}　淡竹茹_{三钱}　仙半夏_{钱半}　赤茯苓_{三钱}　青子芩_{钱半至三钱}　生枳壳_{钱半}　广陈皮_{钱半}　碧玉散_{（滑石、甘草、青黛）包，三钱}

【功用主治】清胆利湿，和胃化痰。主治少阳湿热痰浊证。症见寒热如疟，寒轻热重，口苦膈闷，吐酸苦水，或呕黄涎而黏，甚则干呕呃逆，胸胁胀痛，小便黄少，舌红苔白腻，间现杂色，脉数而右滑左弦。

【处方规范书写格式】青蒿 4.5～6g^{后下}　黄芩（青子芩）4.5～9g　姜竹茹 9g　姜半夏 4.5g　麸炒枳壳 4.5g　陈皮 4.5g　茯苓 9g　碧玉散（滑石粉、甘草、青黛）9g

（7）大柴胡汤（《金匮要略》）

【组成】柴胡_{半斤}　黄芩_{三两}　芍药_{三两}　半夏_{洗，半升}　枳实_{炙，四枚}　大黄_{二两}　大枣_{擘，十二枚}　生姜_{切，五两}

【用法】上八味，以水一斗二升，煮取六升，去滓渣，再煎。温服一升，日三服。

【功用主治】和解少阳，内泄热结。主治少阳阳明合病。症见往来寒热，胸胁苦满，呕不止，郁郁微烦，心下痞硬，或心下急痛，大便不解或协热下利，舌苔黄，脉弦数有力。

【处方规范书写格式】柴胡 24g　黄芩 9g　麸炒枳实 9g　大黄 6g　白芍 9g　姜半夏 9g　大枣 4 枚　生姜 15g

（8）五积散（《仙授理伤续断秘方》）

【组成】苍术　桔梗_{各二十两}　枳壳　陈皮_{各六两}　芍药　白芷　川芎　川当归　甘草　肉桂　茯苓　半夏_{汤泡，各三两}　厚朴　干姜_{各四两}　麻黄_{去根节，六两}

【用法】上除肉桂、枳壳二味，余锉细，用慢火炒，令色转，摊冷，次入枳壳、肉桂令匀。每服三钱，水一盏，加生姜三片，煎至半盏，去滓，热服；凡被伤头痛，伤风发寒，每服二钱，加生姜、葱白煎，食后热服。

【功用主治】发表温里，顺气化痰，活血消积。主治外感风寒，内伤生冷，身热无汗，头痛身疼，项背拘急，胸满恶食，呕吐腹痛；及妇女血气不调，心腹疼痛，月经不调等属寒者。

【处方规范书写格式】麻黄 6g　白芷 5g　干姜 6g　肉桂 5g　麸炒苍术
15g　姜厚朴 6g　姜半夏 5g　陈皮 9g　茯苓 5g　白芍 5g　川芎 5g　当归
5g　桔梗 15g　麸炒枳壳 9g　蜜甘草 5g　生姜^{自备}　葱白^{自备}

（9）小半夏汤（《金匮要略》）

【组成】半夏^{一升}　生姜^{半斤}

【用法】以水七升，煮取一升半，分温再服。

【功用主治】化痰散饮，和胃降逆。主治痰饮呕吐。症见呕吐痰涎，口
不渴，或干呕呃逆，谷不得下，小便自利，舌苔白滑。

【处方规范书写格式】姜半夏 20g　生姜 10g

（10）连朴饮（《霍乱论》）

【组成】制厚朴^{二钱}　川连^{姜汁炒}　石菖蒲　制半夏^{各一钱}　香豉^炒　焦栀
^{各三钱}　芦根^{二两}

【用法】水煎，温服。

【功用主治】清热化湿，理气和中。主治湿热霍乱。症见上吐下泻，胸
脘痞闷，心烦躁扰，小便短赤，舌苔黄腻，脉滑数。

【处方规范书写格式】芦根 60g　姜厚朴 6g　姜黄连（川连）3g　姜半
夏 3g　焦栀子 9g　石菖蒲 3g　淡豆豉（香豉）9g

（11）射干麻黄汤（《伤寒论》）

【组成】射干^{三两}　麻黄^{四两}　生姜^{四两}　细辛^{三两}　紫菀^{三两}　款冬花^{三两}
大枣^{七枚}　半夏^{大者洗，半升}　五味子^{半升}

【用法】上九味，以水一斗二升，先煎麻黄两沸，去上沫，内诸药，煮
取三升，分温三服。

【功用主治】宣肺祛痰，降气止咳。主治痰饮郁结，气逆咳喘证。症见
咳而上气，喉中有水鸡声。

【处方规范书写格式】射干 9g　麻黄 12g^{先煎}　生姜 12g　细辛 3g　蜜紫
菀 9g　蜜款冬花 9g　大枣 14g　姜半夏 9g　醋五味子 9g

（12）竹叶石膏汤（《伤寒论》）

【组成】竹叶^{二把}　石膏^{一斤}　半夏^{半升，洗}　麦门冬^{一升，去心}　人参^{二两}　甘
草^{二两，炙}　粳米^{半升}

【用法】上七味，以水一斗，煮取六升，去滓，内粳米，煮米熟，汤成
去米，温服一升，日三服。

【功用主治】清热生津，益气和胃。主治伤寒、温病、暑病余热未清，

气津两伤证。症见身热多汗，心胸烦闷，气逆欲呕，口干喜饮，或虚烦不寐，舌红苔少，脉虚数。

【处方规范书写格式】石膏 50g ^{先煎}　竹叶 6g　姜半夏 9g　麦冬 20g　红参 6g ^{另煎}　蜜甘草 6g　粳米 10g

（13）升阳益胃汤（《内外伤辨惑论》）

【组成】黄芪_{二两}　半夏_{汤洗}　人参_{去芦}　炙甘草_{各一两}　独活　防风　白芍药　羌活_{各五钱}　橘皮_{四钱}　茯苓　柴胡　泽泻　白术_{各三钱}　黄连_{一钱}

【用法】上㕮咀，每服三钱至五钱，加生姜五片，大枣二枚，用水三盏，煎至一盏，去滓，早饭后温服。

【功用主治】益气升阳，清热除湿。主治脾胃虚弱，湿热滞留中焦证。症见饮食无味，脘腹胀满，面色㿠白，畏风恶寒，头眩耳鸣，怠惰嗜卧，肢体重痛，大便不调，小便赤涩，口干舌干。

【处方规范书写格式】炙黄芪 30g　姜半夏 15g　生晒参 15g ^{另煎}　蜜甘草 15g　独活 9g　防风 9g　白芍 9g　羌活 9g　陈皮 6g　茯苓 5g　柴胡 5g　泽泻 5g　麸炒白术 5g　黄连 1.5g　生姜^{自备}　大枣^{自备}

（14）六君子汤（《医学正传》）

【组成】茯苓_{一钱}　甘草_{一钱}　人参_{一钱}　白术_{一钱五分}　陈皮_{一钱}　半夏_{一钱五分}

【用法】上细切，作一服，加大枣二枚，生姜三片，新汲水煎服。

【功用主治】益气健脾，燥湿化痰。主治脾胃气虚兼痰湿证。症见面色萎白，语声低微，食少便溏，咳嗽痰多色白，胸脘痞闷，呕逆，舌淡苔白腻，脉虚等。

【处方规范书写格式】茯苓 3g　蜜甘草 3g　生晒参 3g ^{另煎}　麸炒白术 4.5g　陈皮 3g　姜半夏 4.5g　大枣^{自备}　生姜^{自备}

（15）香砂六君子汤（《古今名医方论》）

【组成】人参_{一钱}　白术_{二钱}　甘草_{七分}　茯苓_{二钱}　陈皮_{八分}　半夏_{一钱}　砂仁_{八分}　木香_{七分}

【用法】上加生姜二钱，水煎服。

【功用主治】益气健脾，行气化痰。主治脾胃气虚，痰阻气滞证。症见呕吐痞闷，不思饮食，脘腹胀痛，消瘦倦怠，或气虚肿满。

【处方规范书写格式】生晒参 3g ^{另煎}　麸炒白术 6g　蜜甘草 2g　茯苓 6g　陈皮 2.5g　姜半夏 3g　砂仁 2.5g　木香 2g　生姜^{自备}

（16）大半夏汤（《金匮要略》）

【组成】半夏二升，洗完用　人参三两　白蜜一升

【用法】上三味，以水一斗二升，和蜜，扬之二百四十遍，煮取二升半，温服一升，余分再服。

【功用主治】和胃降逆，益气润燥。主治胃反证。症见朝食暮吐，或暮食朝吐，宿谷不化，吐后转舒，神疲乏力，面色少华，肢体羸弱，大便燥结如羊屎状，舌淡红，苔少，脉细弱。

【处方规范书写格式】姜半夏 15g　人参 9g另煎　蜂蜜 9g

（17）不换金正气散（《易简方》）

【组成】藿香去枝，土　厚朴去皮，姜汁制　苍术米泔浸　陈皮去白　半夏煮　甘草各等分

【用法】上咀，每服四钱，水一盏，加生姜三片，煎至六分，去滓热服。

【功用主治】解表化湿，和胃止呕。主治湿浊内停兼表寒证。症见呕吐腹胀，恶寒发热，或霍乱吐泻，或不服水土，舌苔白腻等。

【处方规范书写格式】广藿香 10g　姜厚朴 10g　麸炒苍术 10g　陈皮 10g　姜半夏 10g　蜜甘草 10g　生姜自备

（18）柴平汤（《景岳全书》）

【组成】柴胡　人参　半夏　黄芩　甘草　陈皮　厚朴　苍术（原书未著用量）

【用法】水二盅，加姜枣煎服。

【功用主治】和解少阳，祛湿和胃。主治湿疟。症见一身尽痛，手足沉重，寒多热少，脉濡。

【处方规范书写格式】柴胡 9g　人参 9g　姜半夏 6g　黄芩 9g　甘草 3g　陈皮 9g　厚朴 9g　苍术 9g　生姜自备　大枣自备

（19）小青龙汤（《伤寒论》）

【组成】麻黄去节，三两　芍药三两　细辛三两　干姜三两　甘草炙，三两　桂枝去皮，三两　五味子半升　半夏洗，半升

【用法】上八味，以水一斗，先煮麻黄，减二升，去沫，内诸药，煮取三升，去滓，温服一升。

【功用主治】解表散寒，温肺化饮。主治外寒内饮证。症见恶寒发热，头身疼痛，无汗，喘咳，痰多清稀而量多，胸痞，或干呕，或痰饮喘咳，不得平卧，或身体疼重，头面四肢浮肿，舌苔白滑，脉浮。

【处方规范书写格式】麻黄 9g^{先煎}　细辛 3g　干姜 9g　炒白芍 9g　桂枝 9g　姜半夏 9g　五味子 9g　蜜甘草 6g

（四）法半夏

1. 半夏白术天麻汤（《医学心悟》）

【组成】半夏_{一钱五分}　天麻　茯苓　橘红_{各一钱}　白术_{三钱}　甘草_{五分}

【用法】生姜一片，大枣二枚，水煎服。

【功用主治】化痰息风，健脾祛湿。主治风痰上扰证。症见眩晕头痛，胸膈痞闷，恶心呕吐，舌苔白腻，脉弦滑。

【炮制品选用分析】本方多因脾虚失运，聚湿生痰，湿痰壅遏，引动肝风，风痰上扰清空所致。方宜选用法半夏，取其功擅燥湿化痰之效，可解风痰眩晕，痰厥头痛；天麻平肝潜阳，息风止眩，两者配伍长化痰息风，是治风痰眩晕头痛之要药，共为君药。臣以白术、茯苓健脾祛湿，既消已生之痰，又杜生痰之源，方中白术宜用麸炒白术，取其健脾燥湿且缓和燥性。佐以橘红理气化痰，使气顺则痰消，临床常以陈皮代之；生姜、大枣以调和脾胃，生姜兼制半夏之毒。使以蜜甘草调药和中。诸药合用，共奏化痰息风，健脾祛湿之功。本方痰风并治，标本兼顾，以化痰息风治标为主，健脾祛湿治本为辅。

【处方规范书写格式】法半夏 4.5g　天麻 3g　麸炒白术 9g　茯苓 3g　陈皮 3g　蜜甘草 1.5g　生姜^{自备}　大枣^{自备}

2. 其他方剂

（1）导痰汤（引自《皇甫坦方》）

【组成】半夏_{汤洗七次，四两}　天南星_{细切，姜汁浸，一两}　枳实_{去瓤，一两}　橘红_{一两}　赤茯苓_{一两}

【用法】上为粗末。每服三大钱，水二盏，生姜 10 片，煎至一盏，去滓，食后温服。

【功用主治】燥湿祛痰，行气开郁。主治痰厥证。症见头目眩晕，或痰饮壅盛，胸膈痞塞，胁肋胀满，头痛呃逆，喘急痰嗽，涕唾稠黏，舌苔厚腻，脉滑。

【炮制品选用分析】本方主治痰厥证，方宜选用法半夏，取其功擅燥湿化痰之效，可解风痰眩晕，痰厥头痛。

【处方规范书写格式】法半夏 12g　制天南星 3g　麸炒枳实 3g　橘红 3g　茯苓 3g　生姜^{自备}

（2）涤痰汤（《奇效良方》）

【组成】南星姜制　半夏汤洗七次，各二钱半　枳实麸炒，二钱　茯苓去皮，二钱　橘红一钱半　石菖蒲　人参各一钱　竹茹七分　甘草半钱

【用法】上作一服。水二盏，生姜五片，煎至一盏，食后服。

【功用主治】涤痰开窍。主治中风痰迷心窍证。症见舌强不能言，喉中痰鸣，辘辘有声，舌苔白腻，脉沉滑或沉缓。

【处方规范书写格式】制天南星 7.5g　法半夏 7.5g　麸炒枳实 6g　茯苓 6g　橘红 4.5g　石菖蒲 3g　红参 3g　姜竹茹 2g　甘草 1.5g　生姜自备

（3）十味温胆汤（《世医得效方》）

【组成】半夏汤洗七次　枳实去瓤，切，麸炒　陈皮去白，各三两　白茯苓去皮，一两半　酸枣仁微炒　大远志去心，甘草水煮，姜汁炒，各一两　北五味子　熟地黄切，酒炒　条参各一两　粉草五钱

【用法】上锉散，每服四钱，水盏半，姜五片，枣一枚，水煎，不拘时服。

【功用主治】理气化痰，养心安神。主治心胆虚怯，痰浊内扰证。症见心胆虚怯，触事易惊，或梦寐不祥，或短气心悸，四肢浮肿，饮食无味，心悸烦闷，坐卧不安，舌淡苔腻，脉沉缓。

【处方规范书写格式】法半夏 9g　麸炒枳实 9g　陈皮 9g　茯苓 4.5g　炒酸枣仁 3g　制远志 3g　五味子 3g　熟地黄 3g　人参（条参）3g　蜜甘草（粉草）1.5g　生姜自备　大枣自备

（4）定痫丸（《医学心悟》）

【组成】明天麻　川贝母　半夏姜汁炒　茯苓蒸　茯神去木，蒸，各一两　胆南星九制者　石菖蒲杵碎，取粉　全蝎去尾，甘草水洗　僵蚕甘草水洗，去嘴，炒　真琥珀腐煮，灯草研，各五钱　陈皮洗，去白　远志去心，甘草水洗，各七钱　丹参酒蒸　麦冬去心，各二两　辰砂细研，水飞，三钱

【用法】用竹沥一小碗，姜汁一杯，再用甘草四两熬膏，和药为丸，如弹子大，辰砂为衣，每服一丸，一日 2 次。

【功用主治】涤痰息风，清热定痫。主治痰热痫证。症见忽然发作，眩仆倒地，不省高下，甚则抽搐，目斜口歪，痰涎直流，叫喊作声，舌苔白腻微黄，脉弦滑略数。亦可用于癫狂。

【处方规范书写格式】胆南星 15g　法半夏 30g　天麻 30g　制远志 20g　石菖蒲 15g　陈皮 20g　茯苓 30g　川贝母 30g　麸炒僵蚕 15g　全蝎 15g

酒丹参 60g　麦冬 60g　茯神 30g　琥珀 15g　朱砂粉（辰砂）9g

（五）半夏曲

1. 枳实消痞丸（《兰室秘藏》）

【组成】干生姜　炙甘草　麦芽曲　白茯苓　白术各二钱　半夏曲　人参各三钱　厚朴炙四钱　枳实　黄连各五钱

【用法】上为细末，汤浸蒸饼为丸，如梧桐子大，每服五七十丸，白汤送下，食远服。

【功用主治】行气消痞，健脾和胃。主治脾虚气滞，寒热互结证。症见心下痞满，不欲饮食，倦怠乏力，舌苔腻而微黄，脉弦。

【炮制品选用分析】此方行气消痞，健脾和胃。本方证因脾胃素虚，升降失职，寒热互结，气壅湿聚所致心下痞满不欲饮食，故宜选用半夏曲，辛温散结，且和胃消食。

【处方规范书写格式】干姜 3g　蜜甘草 6g　麦芽曲 6g　茯苓 6g　麸炒白术 6g　半夏曲 9g　人参 9g另煎　姜厚朴 12g　麸炒枳实 15g　黄连 15g

2. 其他方剂

冷哮丸（《张氏医通》）

【组成】麻黄　生川乌　细辛　蜀椒　生白矾　牙皂　半夏曲　陈胆星　杏仁　生甘草各一两　紫菀　款冬花各二两

【用法】共为细末，姜汁调神曲末打糊为丸，每遇发病之时，临卧生姜汤送服 6g，羸者 3g，更以三建膏贴俞穴中。服后时吐顽痰，胸膈自宽。服此数日后，以补脾肺药调之，候发如前，再服。

【功用主治】温肺散寒，涤痰化饮。主治背受寒邪，遇冷即发喘嗽，胸膈痞满，倚息不得卧。

【处方规范书写格式】麻黄 3g　生川乌 3g　细辛 3g　炒花椒 3g　白矾 3g　猪牙皂 3g　半夏曲 3g　胆南星 3g　炒苦杏仁 3g　甘草 3g　蜜紫菀 6g　蜜款冬花 6g

地　黄

本品为玄参科植物地黄 *Rehmannia glutinosa* Libosch. 的新鲜或干燥块茎。秋季采挖，除去芦头、须根及泥沙，洗净，鲜用，习称"鲜地黄"；或将鲜地黄缓缓烘焙至约八成干时，或捏成团块，习称"地黄"。现在常用炮制品规格有鲜地黄、地黄、熟地黄、地黄炭。

一、炮制历史沿革

地黄的炮制历史沿革见表 7-18。

表 7-18　地黄的炮制历史沿革

年代	书名	炮制品规格
汉代	《金匮要略》	蒸后绞汁
南北朝刘宋	《雷公炮炙论》	蒸后拌酒再蒸
南北朝齐代	《刘涓子鬼遗方》	蒸焙
南北朝梁代	《本草经集注》	酒浸
唐代	《备急千金要方》	蒸制、熬制
	《千金翼方》	净制"去其须叶及细根"
	《食疗本草》	蜜煎
	《银海精微》	酒浸焙、酒蒸焙、酒蒸炒、酒炒
	《外台秘要》	切制,细切
宋代	《太平圣惠方》	烧令黑(炒炭)
	《博济方》	醋炒
	《传信适用方》	生姜同炒
	《史载之方》	洒酒九蒸九曝
	《太平惠民和剂局方》	姜汁炒
	《类编朱氏集验医方》	九蒸
	《证类本草》	光黑如漆,味甘如饴糖
元代	《世医得效方》	酒拌炒、酒煮、盐水炒
明代	《普济方》	盐煨浸炒、煮制
	《医学纲要》	蜜拌
	《本草纲目》	酒与砂仁九蒸九曝
	《鲁府禁方》	砂仁 - 茯苓 - 酒煮
	《证治准绳》	黄连制

续表

年代	书名	炮制品规格
明代	《医宗粹言》	砂仁炒
	《景岳全书》	砂仁 - 茯苓煮
	《济阴纲目》	姜汁浸背后火煅
	《医宗必读》	姜酒拌炒
	《本草通玄》	砂仁 - 沉香制
	《炮炙大法》	酒炖
	《寿世保元》	姜汁炒
	《药品辨义》	砂仁酒制
清代	《外科大成》	炒焦
	《本草述》	纸包烧存性、面包煨
	《本草述钩元》	乳汁浸
	《嵩崖尊生全书》	人乳山药拌蒸
	《玉楸药解》	青盐水炒
	《串雅内编》	纸包火煨
	《得配本草》	人乳炒、童便煮、童便拌炒
	《类证治裁》	人乳、粉山药拌蒸法
	《本草纲目拾遗》	砂仁酒姜拌蒸
	《医醇賸义》	红花炒、蛤粉炒
	《笔花医镜》	砂仁拌
现代	中医药学高级丛书《中药炮制学》(第2版)	鲜地黄、地黄、地黄炭、熟地黄、熟地黄炭
	《中国药典》(2020年版)	鲜地黄、地黄、熟地黄

从以上地黄炮制品的历史沿革中可以看出，在汉代已经有蒸法。南北朝开始使用酒作为辅料。唐代则使用多次蒸制、熬制、蜜煎等方法。宋代有烧令黑、醋炒、洒酒九蒸九曝、姜汁炒、九蒸等炮制方法，并在酒制地黄的质

量上提出了当"光黑如漆，味甘如饴糖"的要求，与现代《中国药典》要求蒸至黑润相近。元代使用辅料有酒、盐水等。明代使用的辅料则更加多样，包括蜂蜜、酒与砂仁、砂仁-茯苓-酒、黄连、砂仁、砂仁-茯苓、姜汁、姜酒、砂仁-沉香等。清代又增加了炒焦、纸包烧存性、面包煨、乳汁浸、人乳山药拌蒸、青盐水炒、纸包火煨、人乳炒、童便煮、童便拌炒、砂仁酒姜拌蒸、红花炒、蛤粉炒等许多炮制方法。现代《中国药典》中主要使用鲜地黄、地黄生用、熟地黄炮制品。

二、不同炮制品临床应用特点

（一）鲜地黄

1. 加工方法　秋季采挖，除去芦头、须根及泥沙，鲜用[《中国药典》（2020年版）]。

2. 性效特点　甘、苦，寒。归心、肝、肾经。具有清热生津，凉血止血的功能，用于热病伤阴，舌绛烦渴，发斑发疹，吐血，衄血，咽喉肿痛等。鲜地黄含质液较多，以清热生津，凉血止血为主。常用于清营汤、犀角地黄汤、羚角钩藤汤、琼玉膏、地黄膏、五汁一枝煎。

（二）地黄

1. 加工方法　除去杂质，洗净，闷润，切厚片，干燥[《中国药典》（2020年版）]。

2. 性效特点　甘，寒。归心、肝、肾经。具有清热凉血、养阴、生津的功能，用于热病舌绛烦渴，阴虚内热，骨蒸劳热，内热消渴，吐血，衄血，发斑发疹等。经加工干燥后名干地黄或地黄，性寒，以清热凉血，养阴生津为主。常用于九味羌活汤、增液承气汤、导赤散、清胃散、青蒿鳖甲汤、当归六黄汤、炙甘草汤、一贯煎、天王补心丹、小蓟饮子、增液汤、益胃汤、养阴清肺汤、百合固金汤、黑逍遥散、胶艾汤、加减复脉汤、大黄䗪虫丸、建瓴汤、三甲复脉汤、阿胶鸡子黄汤、朱砂安神丸、血府逐瘀汤、大秦艽汤、消风散、大定风珠。

（三）熟地黄

1. 加工方法

（1）取生地黄，照酒炖法（通则0213）炖至酒吸尽，取出，晾晒至外皮黏液稍干时，切厚片或块，干燥，即得。每100kg生地黄，用黄酒30~50kg。

（2）取生地黄，照蒸法（通则0213）蒸至黑润，取出，晒至约八成干时，切厚片或块，干燥，即得[《中国药典》（2020年版）]。

2. 性效特点 甘，微温。归肝、肾经，具有滋阴补血，益精填髓的功能。用于肝肾阴虚，腰膝酸软，骨蒸潮热，盗汗遗精，内热消渴，血虚萎黄，心悸怔忡，月经不调，崩漏下血，眩晕，耳鸣，须发早白。经蒸制后的熟地黄，质厚，味浓，其性由寒转温，其味由苦转甜，其功能由清转补，以滋阴补血、益精填髓为主。清蒸熟地黄滋腻碍脾，加酒蒸制后，则性转温，主补阴血，且可借酒力行散，起到行药势，通血脉，更有利于补血，并使之补而不腻。常用于阳和汤、四物汤、六味地黄丸、左归丸、大补阴丸、桃红四物汤、圣愈汤、十全大补汤、人参养荣汤、泰山磐石散、知柏地黄丸、杞菊地黄丸、麦味地黄丸、都气丸、左归饮、加味肾气丸、十补丸、右归饮、柏子养心丸、金水六君煎、十味温胆汤、肾气丸、地黄饮子、玉女煎、当归六黄汤、八珍汤、右归丸、大秦艽汤、百合固金汤、独活寄生汤。

（四）地黄炭

1. 加工方法 取地黄片，置炒制容器内，用武火加热，炒至焦黑色，发泡，鼓起时，喷洒清水灭尽火星，取出，放凉。或用闷煅法煅成炭。

2. 性效特点 地黄炒炭或煅炭后，主入血分，以凉血止血为主，用于血热引起的咯血、衄血、便血、尿血、崩漏等各种出血证。常用于止红肠辟丸、四物加地榆汤。

（五）临床应用辨析

鲜地黄有甘、苦、寒三性，以清热生津，凉血止血为主；地黄有甘、寒二性，以清热凉血，养阴生津为主，其清热凉血作用不及鲜地黄，养阴作用强于鲜地黄；熟地黄味甘，而性由寒转温，功能由清转补，以滋阴补血、益精填髓为主；地黄制炭后，主入血分，以凉血止血为主。

三、不同炮制品在传统方剂中的合理选用

（一）鲜地黄

1. 清营汤（《温病条辨》）

【组成】犀牛角三钱　生地黄五钱　元参三钱　竹叶心一钱　麦冬三钱　丹参二钱　黄连一钱五分　金银花三钱　连翘连心用，二钱

【用法】上药，水八杯，煮取三杯，日三服。

【功用主治】清营解毒，透热养阴。主治热入营分证。症见身热夜甚，

神烦少寐，时有谵语，口渴或不渴，斑疹隐隐，脉细数，舌绛而干。

【炮制品选用分析】本方主治邪热内传营分证，症见身热夜甚，神烦少寐，时有谵语，身热口渴或不渴，斑疹隐隐，舌绛而干，脉数。在地黄的炮制品规格中，鲜地黄及地黄均有清热生津凉血的作用。本方宜用鲜地黄，鲜地黄味甘苦，性寒，含汁液较多，清热凉血更强。方用水牛角苦咸寒，清解营分之热毒，为君药。热伤营阴，又以地黄凉血滋阴，麦冬清热养阴生津，玄参（元参）长于滋阴降火解毒，三药共用，既可甘寒养阴保津，又可助君药清营凉血解毒，共为臣药。君臣相配，咸寒与甘寒并用，清营热而滋营阴，祛邪扶正兼顾。温邪初入营分，故用金银花、连翘清热解毒；竹叶清心除烦，黄连清心解毒；丹参清热凉血，并能活血散瘀，可防热与血结。

【处方规范书写格式】水牛角 30g^{先煎}　鲜地黄 15g　玄参 9g　麦冬 9g
竹叶 3g　丹参 6g　黄连 5g　金银花 9g　连翘 6g

2. 犀角地黄汤（《外台秘要》）

【组成】犀牛角_{一两}　生地黄_{八两}　芍药_{三两}　牡丹皮_{二两}

【用法】上药四味，咬咀，以水九升，煮取三升，分三服。

【功用主治】清热解毒，凉血散瘀。主治热入血分证。症见身热谵语，斑色紫黑，舌绛起刺，脉细数，或喜忘如狂，漱水不欲咽，大便色黑易解等。主治热伤血络证。症见吐血、衄血、便血、尿血等，舌红绛，脉数。

【炮制品选用分析】本方宜用鲜地黄，以行清热生津凉血之功效。鲜地黄味甘、苦，性寒，含汁液较多，清热凉血更佳，可增其清热凉血作用。方用苦咸寒之水牛角为君，凉血清心而解热毒，使火平热降，毒解血宁。臣以鲜地黄，赤芍、牡丹皮为佐，清热凉血，活血散瘀，可收化斑之功。四药配伍，共奏清热解毒凉血散瘀之功。

【处方规范书写格式】水牛角 30g^{先煎}　鲜地黄 24g　赤芍 12g　牡丹皮 9g

3. 羚角钩藤汤（《通俗伤寒论》）

【组成】羚角片_{先煎，一钱半}　霜桑叶_{二钱}　京川贝_{去心，四钱}　鲜生地_{五钱}　双钩藤_{后入，三钱}　滁菊花_{三钱}　茯神木_{三钱}　生白芍_{三钱}　生甘草_{八分}　淡竹茹_{鲜刮，与羚羊角鲜煎代水，五钱}

【用法】水煎服。

【功用主治】凉肝息风，增液舒筋。主治肝热生风证。症见高热不退，烦闷躁扰，手足抽搐，发为痉厥，甚则神昏，舌质绛而干，或舌焦起刺，脉弦数。

【炮制品选用分析】本证系邪热传入厥阴，肝经热盛，热极动风所致。法宜凉肝息风，增液舒筋。火旺生风，风助火势，风火相煽，耗伤阴液，故用地黄凉血滋阴，鲜地黄及地黄均有清热生津凉血的作用，鲜地黄味甘、苦，性寒，可增其清热凉血作用，选用鲜生黄为宜。方中羚羊角粉、钩藤清热凉肝，息风止痉为君药。桑叶、菊花辛凉疏泄，清热平肝，助君药凉肝息风，为臣药。鲜地黄、白芍二者合甘草酸甘化阴，滋养阴液，与君药相配，标本兼顾，可增强息风解痉之效，此处用鲜地黄，清热凉血生津作用更强。邪热亢盛，每易灼津成痰，故用京贝母即川贝母；竹茹以清热化痰；热扰心神，以茯神木平肝、宁心、安神。

【处方规范书写格式】羚羊角粉 4.5g^{冲服}　钩藤 9g^{后下}　桑叶 6g　菊花 9g　鲜地黄 15g　白芍 9g　川贝母 12g　竹茹 15g　茯神木 9g　甘草 3g

4. 琼玉膏（《洪氏集验方》）

【组成】新罗人参^{春一千下，为末，二十四两}　生地黄^{九月采捣，十六斤}　雪白茯苓^{木春一千下，为末，四十九两}　白沙蜜^{十斤}

【用法】人参、茯苓为细末，蜜用生绢滤过，地黄取自然汁，捣时不得用铁器，取汁尽去渣，用药一处，拌和匀，入银石器或好瓷器内封用。每晨服二匙，以温酒化服，不饮酒者，白汤化之。

【功用主治】滋阴润肺，益气补脾。主治肺肾阴亏之肺痨。症见干咳少痰，咽燥咯血，气短乏力，肌肉消瘦，舌红少苔，脉细数。

【炮制品选用分析】方中重用鲜地黄滋阴壮水，以制虚火，凉血止血，为君药。白沙蜜补中润肺，为臣药。二者同用具有金水相生之妙，滋肾阴而润肺燥。人参、茯苓益气健脾，补土生金；且茯苓能渗湿化痰，可使方中诸药滋而不腻，补而不滞，与人参共为佐药。温酒化服，因地黄得酒良，可去腻膈之弊。

【处方规范书写格式】鲜地黄 30g　人参 6g^{先煎}　茯苓 12g　炼蜜 20g

5. 其他方剂

（1）羚角清营汤（《重订通俗伤寒论》）

【组成】羚角片^{一钱}　鲜生地^{六钱}　焦山栀　银花　青连翘　血见愁^{各三钱}　生蒲黄^{一钱半}

【用法】水煎，去滓，入童便适量冲服

【功用主治】清营分之邪热，主治外感温热暑邪，热扰营血，迫血妄行而失血，身热心烦不卧。

【处方规范书写格式】羚角粉^{冲服}3g　鲜地黄 18g　焦栀子 9g　金银花 9g　青连翘 9g　地锦草（血见愁）9g　蒲黄 6g

（2）地黄膏（《太平圣惠方》）

【组成】生地黄汁_{一升}　松脂_{二两}　薰陆香　蜡_{各一两}　羊肾脂　牛膝_{各一两半}

【用法】药入地黄汁中，煎松脂及薰陆香，令消尽，即纳羊脂酥蜡，慢火煎成膏，外敷患处。

【功用主治】排脓止痛。主治痈疽发背，溃后疼痛不止。

【处方规范书写格式】鲜地黄汁 200g　松脂 30g　薰陆香 15g　蜡 15g　羊肾脂 20g　牛膝 20g

（3）五汁一枝煎（《重订通俗伤寒论》）

【组成】鲜生地黄汁_{四大瓢}　鲜茅根汁　鲜生藕汁　鲜竹沥汁_{各两大瓢}　鲜生姜汁_{二滴}　紫苏梗_{二钱}

【用法】先煎紫苏梗去滓，入五汁隔水炖温服。

【功用主治】清润心包，濡血增液。治心包邪热虽已透清，而血虚生烦，愦愦无奈，心中不舒，间吐黏涎，呻吟错语。

【处方规范书写格式】鲜地黄汁 20g　鲜白茅根汁 10g　鲜生藕汁 10g　鲜竹沥汁 10g　鲜生姜汁 1g　紫苏梗 6g

（二）地黄

1. 九味羌活汤（《此事难知》）

【组成】羌活　防风　苍术　细辛　川芎　白芷　生地黄　黄芩　甘草（原书未著用量）

【用法】上㕮咀，水煎服。若急汗，热服，以羹粥投之；若缓汗，温服，而不用汤投之。

【功用主治】发汗祛湿，兼清里热。主治外感风寒湿邪，内有蕴热证。症见恶寒发热，无汗，头痛项强，肢体酸楚疼痛，口苦微渴，舌苔白或微黄，脉浮或浮紧。

【炮制品选用分析】方中用辛苦温的羌活为君，取其气芳香，上行发散，长于散风寒湿邪而止痹痛，是治疗风寒湿邪在表之要药。防风辛甘温，为风药中之润剂，能祛风除湿、散寒止痛；苍术辛苦温燥，生用为宜，发汗除湿。两药相配，助君药散寒除湿止痛，为臣药。细辛、白芷、川芎散寒祛风，宣痹止痛以治头身疼痛；地黄清泄里热、养阴生津，可防上述诸药之辛燥伤津，行养阴生津之功效，以解里热，又可防诸药之辛燥伤津，以地黄为宜，黄芩清泄里热以生用为宜。以上五味共为佐药。甘草选用生品，调和诸药，兼清热为使。以上诸药，一走表，一走里，互不相制，共成发汗祛湿、兼清里热之剂。本方升散药与清热药的结合运用，以升散药为主、清热药为辅，两者相配，使升散药升而不峻，清热药寒而不滞。

【处方规范书写格式】羌活 9g　防风 9g　苍术 9g　细辛 3g　川芎 6g 白芷 6g　地黄 6g　黄芩 6g　甘草 6g

2. 增液承气汤（《温病条辨》）

【组成】玄参一两　麦冬连心，八钱　细生地八钱　大黄三钱　芒硝一钱五分

【用法】水八杯，煮取二杯，先服一杯，不知，再服。

【功用主治】滋阴增液，泄热通便。主治热结阴亏证。症见大便秘结，下之不通，脘腹胀满，口干唇燥，舌红苔黄，脉细数。

【炮制品选用分析】本方主治热结阴亏，大便秘结之证。治宜滋阴增液，泄热通便。本方用地黄，行滋阴生津之功效，以泄热通便。方中重用玄参为君，滋阴泄热通便，麦冬地黄为臣，滋阴生津，君臣相合，即增液汤，功能滋阴清热，增液通便；佐以大黄、芒硝泄热通便软坚润燥。

【处方规范书写格式】玄参 30g　麦冬 24g　地黄 24g　大黄 9g后下　芒硝 4.5g溶化

3. 导赤散（《小儿药证直诀》）

【组成】生地黄　木通　生甘草梢　竹叶各等分

【用法】上药为末，每服三钱，水一盏，入竹叶同煎至五分，食后温服。

【功用主治】清心利水养阴。主治心经火热证。症见心胸烦热，口渴面赤，意欲饮冷，以及口舌生疮。主治心热移于小肠证。症见小便赤涩刺痛，舌红，脉数。

【炮制品选用分析】本方主治证为心经热盛或移于小肠所致。治宜清心与养阴兼顾，利水以导热下行，使蕴热从小便而泄。方中宜用甘凉而润之地黄，入心肾经，凉血滋阴以制心火；木通苦寒，入心与小肠经，上清心经之火，下导小肠之热，两药相配，滋阴制火而不恋邪，利水通淋而不损阴，共为君药。竹叶代之以淡竹叶，其味甘而淡，清心除烦，淡渗利窍，导心火下行，为臣药。甘草清热解毒，宜生用，尚可直达茎中而止淋痛，并能调和诸药，还可防木通、地黄之寒凉伤胃，为方中佐使。

【处方规范书写格式】地黄 6g　木通 6g　淡竹叶 3g　甘草 6g

4. 清胃散（《脾胃论》）

【组成】生地黄　当归身各三分　牡丹皮半钱　黄连六分,夏月倍之,大抵黄连临时增减无定　升麻一钱

【用法】上药为细末，都作一服，水一盏半，煎至七分，去滓，放冷服之。

【功用主治】清胃凉血。主治胃火牙痛，牙痛牵引头疼，面颊发热，其齿喜冷恶热；或牙宣出血；或牙龈红肿溃烂；或唇舌腮颊肿痛；口气热臭，口干舌燥，舌红苔黄，脉滑数。

【炮制品选用分析】本方治证是胃有积热，循经上攻所致。治宜清胃凉血。本方用地黄，行凉血滋阴之功效，以地黄生用为宜。黄连苦寒泻火，直折胃腑之热，为君药。臣以升麻清热解毒，轻清升散透发；地黄凉血滋阴；牡丹皮凉血清热。当归养血活血，为佐药。升麻兼以引经为使。

【处方规范书写格式】黄连 9g　升麻 6g　地黄 6g　牡丹皮 6g　当归 6g

5. 青蒿鳖甲汤（《温病条辨》）

【组成】青蒿二钱　鳖甲五钱　细生地四钱　知母二钱　丹皮三钱

【用法】上药以水五杯，煮取二杯，日再服。

【功用主治】养阴透热。主治温病后期，邪伏阴分证。症见夜热早凉，热退无汗，舌红苔少，脉细数。

【炮制品选用分析】本方所治证候为温病后期，阴液已伤，余邪深伏阴分。症见夜热早凉，热退无汗，舌红苔少，脉细数。本方用地黄，行滋阴凉血之功效，以地黄为宜。方中鳖甲咸寒，直入阴分，滋阴退热，入络搜邪，鳖甲宜用醋鳖甲；青蒿苦辛而寒，其气芳香，清中有透散之力，清热透络，引邪外出，两药相配，滋阴清热，内清外透，使阴分伏热有外达之机，共为君药。地黄甘凉，滋阴凉血；知母以盐知母为宜，苦寒质润，滋阴降火。共助鳖甲以养阴退虚热，为臣药。牡丹皮辛苦性凉，泄血中伏火，以助青蒿清透阴分伏热。

【处方规范书写格式】青蒿 6g后下　醋鳖甲 15g先煎　地黄 12g　盐知母 6g　牡丹皮 9g

6. 当归六黄汤（《兰室秘藏》）

【组成】当归　生地黄　黄芩　黄柏　黄连　熟地黄各等分　黄芪加一倍

【用法】上药为粗末，每服五钱，水二盏，煎至一盏，食前服，小儿减半服之。

【功用主治】滋阴泻火，固表止汗。主治阴虚火旺盗汗。症见发热盗汗，面赤心烦，口干唇燥，大便干结，小便黄赤，舌红苔黄，脉数。

【炮制品选用分析】本方用治阴虚火旺所致盗汗。治宜滋阴泻火，固表止汗。本方以地黄行清热凉血、养阴生津，熟地黄益气养血之功效，两种炮制品规格共用。地黄、熟地黄、当归入肝肾而滋阴养血，阴血充则水能制火，共为君药。盗汗乃水不济火，心火独亢，迫津外泄所致，故臣以黄连清心泻火，并合黄芩、黄柏，泻火以除烦，清热以坚阴，其中黄柏宜用盐黄柏，增强滋阴降火之效，君臣相合，滋阴泻火兼施，标本兼顾。汗出过多，导致卫虚不固，故倍用黄芪，宜用炙黄芪，长于益气补中，升阳实卫以固表，且合当归、熟地黄益气养血，亦为臣药。

【处方规范书写格式】当归 6g　地黄 6g　熟地黄 6g　黄连 6g　黄芩 6g　盐黄柏 6g　炙黄芪 12g

7. 炙甘草汤（《伤寒论》）

【组成】甘草_{炙，四两}　生姜_{切，三两}　桂枝_{去皮，三两}　人参_{二两}　生地黄_{一斤}　阿胶_{二两}　麦门冬_{去心，半升}　麻仁_{半升}　大枣_{擘，三十枚}

【用法】上以清酒七升，水八升，先煮八味，取三升，去滓，内胶烊消尽，温服一升，日三服。

【功用主治】滋阴养血，益气温阳，复脉定悸。主治阴血不足，阳气虚弱证。症见脉结代，心动悸，虚羸少气，舌光少苔，或舌干而瘦小者。虚劳肺痿，症见咳嗽，涎唾多，形瘦短气，虚烦不眠，自汗盗汗，咽干舌燥，大便干结，脉虚数。

【炮制品选用分析】本方宜用地黄，行清热凉血、养阴生津之效。甘草宜用蜜甘草，取其补脾和胃益气复脉之功；二药重用，益气养血以复脉之本，共为君药。麦冬滋养心阴，炒火麻仁润肠燥、滋阴血；阿胶珠补血止血、滋阴润燥，三药共为臣药。人参宜选生晒参益心气、补脾气，以滋气血生化之源；生姜辛温，具宣通之性，合桂枝以温通阳气，配大枣益脾胃以滋化源、调阴阳、和气血。

【处方规范书写格式】蜜甘草 12g　生姜 9g　桂枝 9g　生晒参 6g^{另煎}　地黄 20g　阿胶珠 6g^{烊化}　麦冬 10g　炒火麻仁 10g　大枣 10 枚

8. 一贯煎（《续名医类案》）

【组成】北沙参　麦门冬　当归　生地黄　枸杞子　川楝子（原书未著用量）

【用法】水煎服。

【功用主治】滋阴疏肝。主治肝阴不足，肝气郁滞证。症见胸脘胁痛，吞酸吐苦，咽干口燥，舌红少津，脉细弱或虚弦。亦治疝气瘕聚。

【炮制品选用分析】方中宜选用性味甘寒之地黄，用以滋肾养阴，滋水涵木，又可清虚热，为君药。枸杞子甘平，长于滋阴补肝；当归补肝血，并能和血，因气滞易致血瘀，故若证见血瘀偏重，宜选用酒当归以增强其活血之功；北沙参、麦冬滋养肺胃，养阴生津，寓佐金平木，扶土制木之义。四药共为臣药，君臣配伍，以滋养肝阴为主，以利肝之疏泄。炒川楝子疏肝理气，以顺肝之条达。

【处方规范书写格式】地黄 20g　枸杞子 15g　酒当归 10g　北沙参 10g　麦冬 10g　炒川楝子 5g

9. 天王补心丹（《摄生秘剖》）

【组成】酸枣仁　柏子仁_炒　当归身_{酒洗}　天门冬_{去心}　麦门冬_{去心，各二两}　生地黄_{酒洗，四两}　人参_{去芦}　丹参_{微炒}　玄参_{微炒}　白茯苓_{去皮}　五味子_烘　桔梗　远志_{去心，各一两}

【用法】上药为末，炼蜜为丸，如梧桐子大，用朱砂三至五钱为衣，每服二三十丸，临卧，竹叶煎汤送下。

【功用主治】滋阴养血，补心安神。主治阴虚血少，神志不安证。症见心悸怔忡，虚烦失眠，神疲健忘，或梦遗，手足心热，口舌生疮，大便干结，舌红少苔，脉细数。

【炮制品选用分析】方中重用甘寒之地黄，入心能养血，入肾能滋阴，故能滋阴养血，壮水以制虚火，为君药。天冬、麦冬滋阴清热；酸枣仁现多用炒酸枣仁，与炒柏子仁同用，养心安神；当归补血润燥，共助地黄滋阴补血，并养心安神，俱为臣药。玄参滋阴降火；茯苓、制远志养心安神；人参补气以生血，并能安神益智，宜用生晒参；醋五味子之酸以敛心气，安心神；丹参清心活血，合补血药使补而不滞，则心血易生；朱砂镇心安神，兼治其标。以上七味共为佐药。桔梗为使药，载药上行，使药力上入心经。

【处方规范书写格式】地黄 120g　天冬 60g　麦冬 60g　炒酸枣仁 60g　炒柏子仁 60g　当归 60g　玄参 15g　茯苓 15g　制远志 15g　生晒参 15g_{另煎}　醋五味子 15g　丹参 15g　桔梗 15g

10. 小蓟饮子（《济生方》）

【组成】小蓟根_{半两}　生地黄　蒲黄　藕节　滑石　木通　淡竹叶　山栀

子仁　当归　甘草_{各等分}

【用法】水煎，用量据病证酌情增减。早晚分二次温服。

【功用主治】凉血止血，利水通淋。主治热结下焦之血淋、尿血，尿中带血，小便频数，赤涩热痛，舌红，脉数。

【炮制品选用分析】方中地黄宜选用甘苦性寒之地黄，以行凉血止血，养阴清热之功效。方中小蓟根，现全草入药，甘凉入血分，清热凉血止血，又可利尿通淋，为君药。蒲黄炭、藕节炭助君药凉血止血，并能消瘀，与地黄共为臣药。滑石粉、淡竹叶、木通清热利水通淋；炒栀子清泄三焦之火，导热从下而出；当归养血和血，引血归经。蜜甘草缓急止痛，和中调药。

【处方规范书写格式】小蓟 15g　地黄 30g　蒲黄炭 9g^{包煎}　藕节炭 9g　滑石粉 15g^{包煎}　木通 6g　淡竹叶 9g　炒栀子 9g　当归 6g　蜜甘草 6g

11. 增液汤（《温病条辨》）

【组成】玄参_{一两}　麦冬_{连心，八钱}　细生地_{八钱}

【用法】水八杯，煮取三杯，口干则与饮令尽，不便，再作服。

【功用主治】增液润燥。主治阳明温病，津亏便秘证。症见大便秘结，口渴，舌干红，脉细数或沉而无力者。

【炮制品选用分析】方中宜选用甘苦性寒之地黄，原方用细者取其补而不腻之意，滋阴清热。方中重用玄参，苦咸微寒，壮水制火，启肾水以润肠燥，养阴生津。麦冬甘寒，系能补能润能通之品，滋养肺胃阴津以润肠燥。

【处方规范书写格式】玄参 30g　地黄 24g　麦冬 24g

12. 益胃汤（《温病条辨》）

【组成】沙参_{三钱}　麦冬_{一钱}　冰糖_{一钱}　细生地_{五钱}　玉竹_{炒香，一钱五分}

【用法】水煎服。

【功用主治】养阴益胃。主治阳明温病，胃阴不足证。症见不能食，口干咽燥，舌红少苔，脉细数者。

【炮制品选用分析】方中宜选用甘苦性寒之地黄，重用地黄、麦冬以养阴清热，生津润燥，为甘凉益胃之上品，共为君药。配伍北沙参、玉竹为臣，养阴生津，助地黄麦冬益胃养阴之力。冰糖濡养肺胃，调和诸药。

【处方规范书写格式】地黄 15g　麦冬 15g　北沙参 9g　玉竹 4.5g　冰糖 3g

13. 养阴清肺汤（《重楼玉钥》）

【组成】大生地_{二钱}　麦冬_{一钱二分}　生甘草_{五分}　玄参_{钱半}　贝母_{去心，八分}

丹皮八分　薄荷五分　炒白芍八分

【用法】水煎服。

【功用主治】养阴清肺，解毒利咽。主治阴虚肺燥之白喉，喉间起白如腐，不易拭去，咽喉肿痛，初期或发热或不发热，鼻干唇燥，或咳或不咳，呼吸有声，似喘非喘，脉数无力或细数。

【炮制品选用分析】白喉多由素体阴虚蕴热，复感燥气疫毒所致。治宜养阴清肺，解毒利咽。方中宜使用甘苦而寒之地黄，行养肾阴以固根本，滋肾水以救肺燥之功效，亦能清热凉血而解疫毒，标本兼顾，重用为君。麦冬味甘柔润，性偏苦寒，长于滋胃阴，清胃热，又善养肺阴，清肺热，养阴润肺，益胃生津润喉；玄参清热解毒散结，启肾水上朝于咽喉。二药共助地黄养阴清热解毒，为臣药。炒白芍苦酸而凉，和营泄热敛阴；川贝母润肺化痰，泄热散结；牡丹皮清热凉血，消瘀散结；薄荷辛凉宣散利咽，共为佐药。甘草清热解毒，调和诸药。

【处方规范书写格式】地黄 6g　麦冬 9g　玄参 9g　川贝母 5g打粉　炒白芍 5g　牡丹皮 5g　薄荷 3g后下　甘草 3g

14. 百合固金汤（《周慎斋遗书》）

【组成】百合一钱半　熟地三钱　生地三钱　归身三钱　白芍一钱　甘草一钱桔梗八分　玄参八分　贝母一钱半　麦冬一钱半

【用法】水煎服。

【功用主治】养阴润肺，止咳化痰。主治肺肾阴虚，虚火上炎证。症见咳嗽气喘，痰中带血，咽喉燥痛，头晕目眩，午后潮热，舌红少苔，脉细数。

【炮制选用分析】本证由肺肾阴虚，虚火上炎所致。症见咳嗽气喘，痰中带血，咽喉燥痛，头晕目眩，午后潮热，舌红少苔，脉细数。方中地黄、熟地黄两种炮制品规格同用，以生熟二地为君，滋补肾阴，亦养肺阴，熟地黄兼能补血，地黄兼能凉血。臣以百合、麦冬，滋养肺阴，并润肺止咳；玄参咸寒，协二地滋肾且降虚火，君臣相伍滋肾润肺，金水并补。佐以川贝母润肺化痰以止咳；桔梗载药入肺以化痰利咽；当归、白芍补血敛肺止咳，白芍宜选炒白芍。甘草宜用生品，调和诸药，兼能清热，用之为使。

【处方规范书写格式】地黄 9g　熟地黄 9g　百合 4.5g　麦冬 4.5g　玄参 2g　川贝母 4.5g打粉　当归 9g　炒白芍 3g　桔梗 2g　甘草 3g

15. 其他方剂

（1）黑逍遥散（《徐灵胎医略六书》）

【组成】甘草_{微炙赤, 半两} 当归_{去苗, 锉, 微炒} 茯苓_{去皮, 白者} 白芍_{白者} 白术 柴胡_{去苗, 各一两} 生地黄（或熟地黄）_{一两}

【用法】水煎服。

【功用主治】疏肝健脾，养血调经。主治肝脾血虚，临经腹痛，脉弦虚。

【处方规范书写格式】醋柴胡 9g 当归 9g 炒白芍 9g 茯苓 9g 麸炒白术 9g 蜜甘草 4.5g 地黄（或熟地黄）9g

（2）胶艾汤（《金匮要略》）

【组成】川芎_{二两} 阿胶_{二两} 甘草_{二两} 艾叶_{三两} 当归_{三两} 白芍_{四两} 干地黄_{六两}

【用法】以水五升，清酒三升，合煮，取三升，去滓，内胶令消尽，温服一升，日三服。不瘥更作。

【功用主治】养血止血，调经安胎。主治妇人冲任虚损，血虚有寒证。症见崩漏下血，月经过多，淋漓不止，产后或流产损伤冲任，下血不绝；或妊娠胞阻，胎漏下血，腹中疼痛。

【处方规范书写格式】酒川芎 6g 阿胶 6g^{烊化} 甘草 6g 醋艾炭 9g 酒当归 9g 酒白芍 12g 地黄 15g

（3）加减复脉汤（《温病条辨》）

【组成】炙甘草_{六钱} 干地黄_{六钱} 生白芍_{六钱} 麦冬_{不去心, 五钱} 阿胶_{三钱} 麻仁_{三钱}

【用法】上以水八杯，煮取三杯，分三次服。

【功用主治】滋阴养血，生津润燥。主治温热病后期，邪热久羁，阴液亏虚证。症见身热面赤，口干舌燥，脉虚大，手足心热甚于手足背者。

【处方规范书写格式】蜜甘草 18g 地黄 18g 白芍 18g 麦冬 15g 阿胶珠 9g^{烊化} 炒火麻仁 9g

（4）大黄䗪虫丸（《金匮要略》）

【组成】大黄_{十分, 蒸} 䗪虫_{半升} 水蛭_{百枚} 虻虫_{一升} 蛴螬_{一升} 干漆_{一两} 桃仁_{一升} 黄芩_{二两} 杏仁_{一升} 干地黄_{十两} 芍药_{四两} 甘草_{三两}

【用法】温开水送服。

【功用主治】活血破瘀，通经消癥。主治瘀血内停，腹部肿块，肌肤甲错，目眶黯黑，潮热羸瘦，经闭不行。

【处方规范书写格式】熟大黄 300g　土鳖虫 30g　烫水蛭 60g　炒虻虫 45g　炒蛴螬 45g　干漆 30g　燀桃仁 120g　黄芩 60g　燀苦杏仁 120g　地黄 300g　赤芍 120g　甘草 90g

（5）建瓴汤（《医学衷中参西录》）

【组成】生淮山药_{一两}　怀牛膝_{一两}　生赭石_{轧细，八钱}　生龙骨_{捣细，六钱}　生牡蛎_{捣细，六钱}　生怀地黄_{六钱}　生杭芍_{四钱}　柏子仁_{四钱}

【用法】磨取铁锈浓水，以之煎药。

【功用主治】镇肝息风，滋阴安神。主治肝肾阴虚，肝阳上亢证。症见头目眩晕，耳鸣目胀，健忘，烦躁不安，失眠多梦，脉弦长而硬。

【处方规范书写格式】山药 30g　牛膝 30g　赭石 24g^{先煎}　龙骨 18g^{先煎}　牡蛎 18g^{先煎}　地黄 18g　白芍 12g　柏子仁 12g

（6）三甲复脉汤（《温病条辨》）

【组成】炙甘草_{六钱}　干地黄_{六钱}　生白芍_{六钱}　麦冬_{不去心，五钱}　阿胶_{三钱}　麻仁_{三钱}　生牡蛎_{五钱}　生鳖甲_{八钱}　生龟甲_{一两}

【用法】水八杯，煮取三杯，分三次服。

【功用主治】滋阴复脉，潜阳息风。主治温病邪热久羁下焦，热深厥甚，脉细促，心中憺憺大动，甚者心中痛，或手足蠕动者。

【处方规范书写格式】牡蛎 15g^{先煎}　醋鳖甲 24g^{先煎}　醋龟甲 30g^{先煎}　地黄 18g　白芍 18g　麦冬 15g　阿胶 9g^{烊化}　火麻仁 9g　蜜甘草 18g

（7）阿胶鸡子黄汤（《通俗伤寒论》）

【组成】陈阿胶_{烊冲，二钱}　生白芍_{三钱}　石决明_{杵，五钱}　双钩藤_{二钱}　大生地_{四钱}　清炙草_{六分}　生牡蛎_{杵，四钱}　络石藤_{三钱}　茯神木_{四钱}　鸡子黄_{先煎代水，二枚}

【用法】水煎服。

【功用主治】滋阴养血，柔肝息风。主治邪热久羁，阴血不足，虚风内动证。症见筋脉拘急，手足瘛疭，或头晕目眩，舌绛苔少，脉细数。

【处方规范书写格式】阿胶 6g^{烊化}　白芍 9g　石决明 15g^{先煎}　钩藤 6g^{后下}　地黄 12g　蜜甘草 2g　牡蛎 12g^{先煎}　络石藤 9g　茯神 12g　鸡子黄 2 个^{后下}

（8）朱砂安神丸（《内外伤辨惑论》）

【组成】朱砂_{五钱，另研，水飞为衣}　甘草_{五钱五分}　黄连_{去须净，酒洗，六钱}　当归_{去芦，二钱五分}　生地黄_{一钱五分}

【用法】上药除朱砂外，四味共为细末，汤浸蒸饼为丸，如黍米大，以朱砂为衣每服十五丸或二十丸，津唾咽下，或温水、凉水少许送下亦得。

【功用主治】镇心安神，清热养血。主治心火亢盛，阴血不足证。症见心神烦乱，失眠多梦，心悸怔忡，或胸中懊恼，舌尖红，脉细数。

【处方规范书写格式】朱砂 0.5g^{冲服}　黄连 15g　当归 8g　地黄 6g　甘草 15g

（9）血府逐瘀汤（《医林改错》）

【组成】桃仁_{四钱}　红花_{三钱}　当归_{三钱}　生地_{三钱}　川芎_{一钱半}　赤芍_{二钱}　牛膝_{三钱}　桔梗_{一钱半}　柴胡_{一钱}　枳壳_{二钱}　甘草_{二钱}

【用法】水煎服。

【功用主治】活血化瘀，行气止痛。主治胸中血瘀证。症见胸痛，头痛，日久不愈，痛如针刺而有定处，或呃逆日久不止，或饮水即呛，干呕，或内热瞀闷，或心悸怔忡，失眠多梦，急躁易怒，入暮潮热，唇暗或两目暗黑，舌质暗红，或舌有瘀斑、瘀点，脉涩或弦紧。

【处方规范书写格式】燀桃仁 12g　红花 9g　赤芍 6g　川芎 4.5g　牛膝 9g　当归 9g　地黄 9g　桔梗 4.5g　麸炒枳壳 6g　醋柴胡 3g　甘草 6g

（10）大秦艽汤（《素问病机气宜保命集》）

【组成】秦艽_{三两}　川芎　川独活　当归　白芍药　石膏　甘草_{各二两}　川羌活　防风　吴白芷　黄芩　白术　白茯苓　生地黄　熟地_{各一两}　细辛_{半两}

【用法】上十六味锉，每服一两，水煎，去滓温服，无时。

【功用主治】祛风清热，养血活络。主治风邪初中经络证。症见口眼㖞斜，舌强不能言语，手足不能运动，风邪散见。不拘一经者。

【处方规范书写格式】秦艽 9g　羌活 3g　独活 6g　防风 3g　白芷 3g　细辛 2g　熟地黄 3g　川芎 6g　当归 6g　白芍 6g　麸炒白术 3g　茯苓 3g　地黄 3g　石膏 6g^{先煎}　黄芩 3g　甘草 6g

（11）消风散（《外科正宗》）

【组成】当归_{一钱}　生地_{一钱}　防风_{一钱}　蝉蜕_{一钱}　知母_{一钱}　苦参_{一钱}　胡麻_{一钱}　荆芥_{一钱}　苍术_{一钱}　牛蒡子_{一钱}　石膏_{一钱}　甘草_{五分}　木通_{五分}

【用法】水二盅，煎至八分，食远服。

【功用主治】疏风养血，清热除湿。主治风疹、湿疹，皮肤疹出色红，或遍身云片斑点，瘙痒，抓破后渗出津水，苔白或黄，脉浮数有力。

【处方规范书写格式】荆芥 6g　防风 6g　炒牛蒡子 6g　蝉蜕 6g　苍术 6g　苦参 6g　木通 3g　石膏 6g^{先煎}　知母 6g　当归 6g　地黄 6g　亚麻子（胡

麻）6g　甘草 3g

（12）大定风珠（《温病条辨》）

【组成】生白芍六钱　阿胶三钱　生龟板四钱　干地黄六钱　麻仁二钱　五味子二钱　生牡蛎四钱　麦冬连心,六钱　炙甘草四钱　鸡子黄生,二枚　鳖甲生,四钱

【用法】水八杯，煮取三杯，去滓，入阿胶烊化，再入鸡子黄，搅令相得，分三次服。

【功用主治】滋阴息风。主治阴虚风动证。症见温病后期，神倦瘈疭，舌绛苔少，脉弱有时时欲脱之势。

【处方规范书写格式】鸡子黄 2 个后下　阿胶 9g烊化　白芍 18g　地黄 18g　麦冬 18g　龟甲 12g先煎　鳖甲 9g先煎　牡蛎 12g先煎　火麻仁 6g　醋五味子 6g　蜜甘草 12g

（三）熟地黄

1. 阳和汤（《外科证治全生集》）

【组成】熟地黄一两　麻黄五分　鹿角胶三钱　白芥子炒研,二钱　肉桂去皮,研粉,一钱　生甘草一钱　炮姜炭,五分

【用法】水煎服。

【功用主治】温阳补血，散寒通滞。主治阴疽，如贴骨疽、脱疽、流注、痰核、鹤膝风等，患处漫肿无头，肤色不变，酸痛无热，口中不渴，舌淡苔白，脉沉细或迟细。

【炮制品选用分析】方中宜选用熟地黄，重用熟地黄温补营血，填精补髓；鹿角胶温肾阳，益精血。二药合用，温阳补血，共为君药。肉桂、炮姜性辛热，入血分，温阳散寒，温通血脉，为臣药。芥子宜用炒芥子，增强温化寒痰，通络散结之效，可消皮里膜外之痰；与麻黄辛温解表，宣肺窍，开肌腠，散寒凝，合为佐药。生甘草解毒和中调药性，为使药。诸药配伍，共奏温阳补血、散寒通滞之效。

【处方规范书写格式】熟地黄 30g　鹿角胶 9g烊化　肉桂 3g　炮姜 2g　炒芥子 6g　麻黄 2g　甘草 3g

2. 四物汤（《仙授理伤续断秘方》）

【组成】当归去芦,酒浸炒　川芎　白芍药　熟地黄酒蒸,各等分

【用法】上为粗末，每服三钱，水一盏半，煎至七分，空心热服。

【功用主治】补血和血。主治营血虚滞证。症见头昏目眩，心悸失眠，面色萎黄，唇爪无华，妇女月经不调，或经闭不行，脐腹疼痛，舌淡，脉细

197

弦或细涩。

【炮制品选用分析】方中宜选用甘温滋腻之熟地黄，取其滋补营血之功效，为君药。当归甘温质润，补血活血，调经止痛，宜用酒当归增强活血通经效果，为臣药。白芍味甘性寒，养血敛阴，调经止痛，柔肝和营，宜用酒白芍降低酸寒之性，入血分，增强调经止血，柔肝止痛功效；川芎辛温走窜，擅活血行气，祛瘀止痛，宜酒制后引药上行，增加活血行气止痛作用，与白芍共为佐药。

【处方规范书写格式】熟地黄 15g 酒当归 9g 酒川芎 6g 酒白芍 9g

3. 六味地黄丸（《小儿药证直诀》）

【组成】熟地黄_{炒，八钱} 山萸肉 干山药_{各四钱} 泽泻 牡丹皮 白茯苓_{去皮，各三钱}

【用法】上为末，炼蜜为丸，如梧桐子大。空心温水化下三丸。

【功用主治】滋阴补肾。主治肾阴虚证。症见头晕目眩，耳鸣耳聋，腰膝酸软，盗汗，遗精，消渴，骨蒸潮热，手足心热，口燥咽干，牙齿动摇，足跟作痛，小便淋沥，以及小儿囟门不合，舌红少苔，脉沉细数。

【炮制品选用分析】方中宜选用质润入肾之熟地黄，填精益髓，滋阴补肾，大补真水，重用为君药。山茱萸宜用酒萸肉补益肝肾，温而不燥，补而不峻，可助熟地黄补益肝肾之阴，并能涩精以助肾精之固藏；山药补脾益气，滋养脾阴，补后天以养先天，亦能补肾涩精。方中取山药、酒萸肉补脾益肝，有助于肾阴肾精之复，共为臣药。盐泽泻增强利湿泄肾浊之功；茯苓淡渗脾湿，湿浊去则肾阴复归其位；牡丹皮清泄肝之相火以防止酒萸肉之温性引动肝肾之相火，俱为佐使。

【处方规范书写格式】熟地黄 20g 酒萸肉 10g 山药 10g 盐泽泻 9g
牡丹皮 9g 茯苓 9g

4. 左归丸（《景岳全书》）

【组成】大怀熟地_{八两} 山药_{炒，四两} 枸杞_{四两} 山茱萸_{四两} 川牛膝_{酒洗蒸熟，三两} 鹿角胶_{敲碎，炒珠，四两} 龟甲胶_{切碎，炒珠，四两} 菟丝子_{制，四两}

【用法】上先将熟地蒸烂，杵膏，炼蜜为丸，如梧桐子大。每食前用滚汤或淡盐汤送下百余丸。

【功用主治】滋阴补肾，填精益髓。主治真阴不足证。症见头晕目眩，腰酸腿软，遗精滑泄，自汗盗汗，口燥舌干，舌红少苔，脉细。

【炮制品选用分析】方中宜选用熟地黄，行益肾填精，大补肾阴之效，重用为君药。酒萸肉补益肝肾，涩精敛汗；山药补脾滋阴，滋肾固精；枸杞子平补肝肾之阴；龟甲胶滋阴补髓，鹿角胶益精补阳，二胶合用，寓"阳中求阴"之义。五药共为臣药，肝脾同补，以助肾阴之补。菟丝子宜用盐菟丝子，为平补阴阳之品，助补阴药滋补肾阴，又助鹿角胶益精补阳，发挥阳化阴生之功；酒川牛膝补益肝肾，强筋骨，因其性下行，故遗精滑泄者不宜使用，二药为佐使药。

【处方规范书写格式】熟地黄 24g　山药 12g　枸杞子 12g　酒萸肉 12g　酒川牛膝 9g　鹿角胶 12g^{烊化}　龟甲胶 12g^{烊化}　盐菟丝子 12g

5. 大补阴丸（《丹溪心法》）

【组成】熟地黄　龟甲_{各六两}　黄柏　知母_{各四两}

【用法】上为末，猪脊髓蒸熟，炼蜜为丸。每服七十丸，空心盐白汤送下。

【功用主治】滋阴降火。主治阴虚火旺证。症见骨蒸潮热，盗汗遗精，咳嗽咯血，心烦易怒，足膝疼热，舌红少苔，尺脉数而有力。

【炮制品选用分析】本方证乃肾精亏虚，阴虚火旺所致。以阴虚为本，火旺为标，治宜"降阴火，补肾水"。方中宜选用熟地黄以行填精益髓，大补肾阴之效；龟甲滋阴潜阳，如用于肺火灼伤肺络所致之咳血、咯血，则宜选用醋龟甲以增强其滋阴止血之功。熟地黄与醋龟甲相合，大补肾阴，壮水制火以治本，共为君药。黄柏苦寒下清肾火，知母滋肾降火，二药盐炒后取其下行入肾，增强泻火坚阴之功以治标，共为臣药。猪脊髓以髓补髓，蜂蜜甘润以制黄柏之苦燥，共为佐使药。

【处方规范书写格式】熟地黄 25g　醋龟甲 25g^{先煎}　盐黄柏 15g　盐知母 15g

6. 其他方剂

（1）桃红四物汤（《玉机微义》）

【组成】当归_{去芦，酒浸炒}　川芎　白芍药　熟地黄_{酒蒸}　桃仁　红花（原书未著用量）

【用法】水煎服。

【功用主治】养血活血。主治血虚兼血瘀证。症见妇女经期超前，血多有块，色紫稠黏，腹痛等。

【处方规范书写格式】酒当归 9g　酒川芎 6g　酒白芍 9g　熟地黄 15g　桃仁 9g　红花 6g

（2）圣愈汤（《医宗金鉴》）

【组成】熟地七钱五分　白芍酒拌，七钱五分　川芎七钱五分　人参七钱五分　当归酒洗，五钱　黄芪炙，五钱

【用法】水煎服。

【功用主治】补气养血。主治气血虚弱。症见月经先期而至，量多色淡，四肢乏力，体倦神衰。

【处方规范书写格式】熟地黄 20g　酒白芍 15g　酒川芎 8g　红参 15g　酒当归 15g　炙黄芪 15g

（3）十全大补汤（《太平惠民和剂局方》）

【组成】人参　肉桂去粗皮，不见火　川芎　地黄洗，酒蒸，焙　茯苓焙　白术焙　甘草炙　黄芪去芦　川当归洗，去芦　白芍药各等分

【用法】上十味，锉为粗末，每服二大钱，水一盏，生姜三片，枣子二个，同煎至七分，不拘时候温服。

【功用主治】温补气血。主治气血两虚证。症见面色萎黄，倦怠食少，头晕目眩，气短懒言，心悸怔忡，舌淡脉细弱，以及疮疡不敛，妇女崩漏等。

【处方规范书写格式】人参 6g另煎　肉桂 3g　川芎 6g　熟地黄 12g　茯苓 9g　麸炒白术 9g　蜜甘草 3g　炙黄芪 12g　当归 9g　酒白芍 9g　生姜自备　大枣自备

（4）人参养荣汤（《三因极一病证方论》）

【组成】黄芪　当归　桂心　甘草炙　橘皮　白术　人参各一两　白芍药三两　熟地黄　五味子　茯苓各三分　远志去心，炒，半两

【用法】上锉散。每服四钱，水一盏半，加生姜三片，大枣二个，煎至七分，去滓，空腹服。

【功用主治】益气补血，养心安神。主治心脾气血两虚证。症见倦怠无力，食少无味，惊悸失眠，虚热自汗，咽干唇燥，形体消瘦，皮肤干燥，咳嗽气短，动则喘甚，或疮疡溃后气血不足，寒热不退，疮口久不收敛等。

【处方规范书写格式】炙黄芪 30g　当归 30g　肉桂 30g　蜜甘草 30g　陈皮 30g　麸炒白术 30g　人参 30g另煎　酒白芍 90g　熟地黄 22g　五味子 22g　茯苓 22g　制远志 15g　生姜自备　大枣自备

（5）泰山磐石散（《古今医统大全》）

【组成】人参一钱　黄芪一钱　白术五分　炙甘草五分　当归一钱　川芎八分

白芍药八分　熟地黄八分　川续断一钱　糯米一撮　黄芩一钱　砂仁五分

【用法】上用水一盅半，煎七分，食远服。但觉有孕，三五日常用一服，四月之后方无忧也。

【功用主治】益气健脾，养血安胎。主治气血虚弱、胎元不固证。症见胎动不安，堕胎，滑胎，面色萎白，倦怠乏力，不思饮食，舌淡苔薄白，脉滑无力。

【处方规范书写格式】人参 3g 另煎　炙黄芪 3g　麸炒白术 2g　蜜甘草 2g　当归 3g　川芎 2g　白芍 2g　熟地黄 3g　盐续断 3g　糯米 2g　黄芩 3g　砂仁 2g

（6）知柏地黄丸（《医方考》）

【组成】熟地黄炒, 八钱　山萸肉　干山药各四钱　泽泻　牡丹皮　白茯苓去皮, 各三钱　盐炒知母一钱　盐黄柏一钱

【用法】水泛丸或水煎服。

【功用主治】滋阴降火。主治肝肾阴虚，虚火上炎证。症见头目昏眩，耳鸣耳聋，虚火牙痛，五心烦热，腰膝酸痛，血淋尿痛，遗精梦泄，骨蒸潮热，盗汗颧红，咽干口燥，舌质红，脉细数。

【处方书写规范格式】熟地黄 20g　酒萸肉 10g　山药 10g　盐泽泻 9g　牡丹皮 9g　茯苓 9g　盐知母 10g　盐黄柏 10g

（7）杞菊地黄丸（《麻疹全书》）

【组成】熟地黄炒, 八钱　山萸肉　干山药各四钱　泽泻　牡丹皮　白茯苓去皮, 各三钱　枸杞子　菊花各三钱

【用法】水蜜丸或水煎服。

【功用主治】滋肾养肝明目。主治肝肾阴虚证。症见两目昏花，视物模糊，或眼睛干涩，迎风流泪等。

【处方书写规范格式】熟地黄 20g　酒萸肉 10g　山药 10g　盐泽泻 9g　牡丹皮 9g　茯苓 9g　枸杞子 9g　菊花 9g

（8）麦味地黄丸（《医部全录》引《体仁汇编》）

【组成】熟地黄炒, 八钱　山萸肉　干山药各四钱　泽泻　牡丹皮　白茯苓去皮, 各三钱　麦冬五钱　五味子五钱

【用法】水蜜丸或水煎服。

【功用主治】滋补肺肾。主治肺肾阴虚证。症见虚烦劳热，咳嗽吐血，潮热盗汗。

【处方书写规范格式】熟地黄 20g　酒萸肉 10g　山药 10g　盐泽泻 9g　牡丹皮 9g　茯苓 9g　麦冬 10g　醋五味子 10g

（9）都气丸（《症因脉治》）

【组成】熟地黄_{炒，八钱}　山萸肉　干山药_{各四钱}　泽泻　牡丹皮　白茯苓_{去皮，各三钱}　五味子_{二钱}

【用法】水蜜丸或水煎服。

【功用主治】滋肾纳气。主治肺肾两虚证。症见咳嗽气喘，呃逆滑精，腰痛。

【处方规范书写格式】熟地黄 20g　酒萸肉 10g　山药 10g　盐泽泻 9g　牡丹皮 9g　茯苓 9g　醋五味子 10g

（10）左归饮（《景岳全书》）

【组成】熟地_{二三钱，或加之一二两}　山药　枸杞子_{各二钱}　炙甘草_{一钱}　茯苓_{一钱半}　山茱萸_{一二钱}

【用法】蜜丸或水煎服。

【功用主治】补益肾阴。主治真阴不足证。症见腰酸遗泄，盗汗，口燥咽干，口渴欲饮，舌尖红，脉细数。

【处方规范书写格式】熟地黄 25g　山药 10g　枸杞子 10g　蜜甘草 3g　茯苓 10g　酒萸肉 10g

（11）加味肾气丸（《济生方》）

【组成】附子_{炮，二个}　白茯苓　盐泽泻　山茱萸_{取肉}　山药_炒　车前子_{酒蒸}　牡丹皮_{去木，各一两}　官桂_{不见火}　川牛膝_{去芦，酒浸}　熟地黄_{各半两}

【用法】上为细末，炼蜜为丸，如梧桐子大，每服七十丸，空心米汤送下。

【功用主治】温肾化气，利水消肿。主治肾阳虚水肿，腰重脚肿，小便不利。

【处方规范书写格式】炮附片 9g_{先煎}　肉桂（官桂）9g　熟地黄 20g　酒萸肉 10g　山药 10g　盐泽泻 10g　茯苓 10g　牡丹皮 10g　川牛膝 10g　盐车前子 10g

（12）十补丸（《济生方》）

【组成】附子_{炮，去皮脐}　五味子_{各二两}　山茱萸_{取肉}　山药_{锉，炒}　牡丹皮_{去木}　鹿茸_{去毛，酒蒸，一钱}　熟地黄_{洗，酒蒸，二两}　肉桂_{去皮，不见火，一钱}　白茯苓_{去皮}　泽泻_{各一两}

【用法】为细末，炼蜜为丸，如梧桐子大，每服七十丸，空腹盐酒或盐汤送下。

【功用主治】补肾阳，益精血。主治肾阳虚损，精血不足证。症见面色黧黑，足冷足肿，耳鸣耳聋，肢体羸瘦，足膝软弱，小便不利，腰脊疼痛。

【处方规范书写格式】炮附片 9g^{先煎} 肉桂 9g 熟地黄 20g 酒萸肉 10g 山药 10g 盐泽泻 10g 茯苓 10g 牡丹皮 10g 鹿茸 3g^{研末冲服} 醋五味子 10g

（13）右归饮（《景岳全书》）

【组成】熟地_{二三钱或加至一二两} 山药_{炒，二钱} 枸杞子_{二钱} 山茱萸_{一钱} 甘草_{炙，一二钱} 肉桂_{一二钱} 杜仲_{盐制，二钱} 制附子_{一二三钱}

【用法】以上水二盅，煎至七分，食远温服。

【功用主治】温补肾阳，填精补血。主治肾阳不足证。症见气怯神疲，腹痛腰酸，手足不温，阳痿遗精，大便溏薄，小便频多，舌淡苔薄，脉来虚细者。或治阴盛格阳，真寒假热之证。

【处方规范书写格式】熟地黄 30g 山药 6g 枸杞子 6g 酒萸肉 3g 蜜甘草 3g 肉桂 6g 盐杜仲 9g 炮附片 6g

（14）柏子养心丸（《体仁汇编》）

【组成】柏子仁_{四两} 枸杞子_{三两} 麦门冬 当归 石菖蒲 茯神_{各一两} 玄参 熟地黄_{各二两} 甘草_{五钱}

【用法】炼蜜为丸，梧桐子大，每服四五十丸。

【功用主治】养心安神，滋阴补肾。主治阴血亏虚，心肾失调之证。症见精神恍惚，惊悸怔忡，夜寐多梦，健忘盗汗，舌红少苔，脉细而数。

【处方规范书写格式】柏子仁 120g 枸杞子 90g 麦冬 30g 当归 30g 石菖蒲 30g 茯神 30g 玄参 60g 熟地黄 60g 甘草 15g

（15）金水六君煎（《景岳全书》）

【组成】当归_{二钱} 熟地_{三至五钱} 陈皮_{一钱半} 半夏_{二钱} 茯苓_{二钱} 炙甘草_{一钱} 生姜_{三至七片}

【用法】水煎服。

【功用主治】滋养肺肾，祛湿化痰。主治肺肾阴虚，湿痰内盛证。症见咳嗽呕恶，喘逆多痰，痰带咸味，乏力腰酸，舌苔白润，脉滑无力。

【处方规范书写格式】当归 6g 熟地黄 15g 陈皮 5g 姜半夏 6g 茯苓 6g 蜜甘草 3g 生姜 3 片

（16）十味温胆汤（《世医得效方》）

【组成】半夏_{汤洗七次} 枳实_{去瓤,切,麸炒} 陈皮_{去白,各三两} 白茯苓_{去皮,一两半} 酸枣仁_{微炒} 大远志_{去心,甘草水煮,姜汁炒,各一两} 北五味子 熟地黄_{切,酒炒} 条参_{各一两} 粉草_{五钱}

【用法】上锉散，每服四钱，水盏半，姜五片，枣一枚，水煎，不拘时服。

【功用主治】理气化痰，养心安神。主治心胆虚怯，痰浊内扰证。症见心胆虚怯，触事易惊，或梦寐不祥，或短气心悸，四肢浮肿，饮食无味，心悸烦闷，坐卧不安，舌淡苔腻，脉沉缓。

【处方规范书写格式】法半夏9g 麸炒枳实9g 陈皮9g 茯苓4.5g 炒酸枣仁3g 制远志3g 五味子3g 熟地黄3g 人参（条参）3g 蜜甘草（粉草）1.5g 生姜_{自备} 大枣_{自备}

（17）肾气丸（《金匮要略》）

【组成】干地黄_{八两} 薯蓣 山茱萸_{各四两} 泽泻 茯苓 牡丹皮_{各三两} 桂枝 附子_{各一两}

【用法】上为细末，炼蜜和丸，如梧桐子大，酒下十五丸，日再服。

【功用主治】补肾助阳。主治肾阳不足证。症见腰痛脚软，身半以下常有冷感，少腹拘急，小便不利，或小便反多，入夜尤甚，阳痿早泄，舌淡而胖，脉虚弱，尺部沉细，以及痰饮、水肿、消渴、脚气、转胞等。

【处方规范书写格式】炮附片9g_{先煎} 桂枝9g 熟地黄20g 酒萸肉10g 山药（薯蓣）10g 盐泽泻10g 茯苓10g 牡丹皮10g

（18）地黄饮子（《圣济总录》）

【组成】干地黄 巴戟天 山茱萸 石斛 肉苁蓉_{酒浸,焙} 炮附子 五味子 肉桂 白茯苓 麦门冬 石菖蒲 远志_{各半两}

【用法】上为粗末，每服三钱匕，水一盏，加生姜三片，大枣二枚，擘破，同煎七分，去滓，食前温服。

【功用主治】滋肾阴，补肾阳，开窍化痰。主治下元虚衰，痰浊上泛之喑痱证。症见舌强不能言，足废不能用，口干不欲饮，足冷面赤，脉沉细弱。

【处方规范书写格式】地黄20g 酒萸肉15g 盐巴戟天10g 石斛10g_{另煎} 酒肉苁蓉10g 炮附片10g_{先煎} 醋五味子10g 肉桂10g 茯苓10g 麦冬10g 石菖蒲10g 制远志10g 生姜_{自备} 大枣_{自备}

（19）玉女煎（《景岳全书》）

【组成】石膏_{三至五钱}　熟地_{三至五钱或一两}　麦冬_{二钱}　知母　牛膝_{各一钱半}

【用法】上药用水一盅半，煎七分，温服或冷服。

【功用主治】清胃热，滋肾阴。主治胃热阴虚证。症见头痛，牙痛，齿松牙衄，烦热干渴，舌红苔黄而干。亦治消渴，消谷善饥等。

【处方规范书写格式】石膏 15g^{先煎}　熟地黄 15g　盐知母 5g　麦冬 6g
牛膝 5g

（20）当归六黄汤（《兰室秘藏》）

【组成】当归　生地黄　黄芩　黄柏　黄连　熟地黄_{各等分}　黄芪_{加一倍}

【用法】上药为粗末，每服五钱，水二盏，煎至一盏，食前服，小儿减半服之。

【功用主治】滋阴泻火，固表止汗。主治阴虚火旺盗汗。症见发热盗汗，面赤心烦，口干唇燥，大便干结，小便黄赤，舌红苔黄，脉数。

【处方规范书写格式】当归 6g　地黄 6g　熟地黄 6g　黄连 6g　黄芩 6g
盐黄柏 6g　炙黄芪 12g

（21）八珍汤（《正体类要》）

【组成】人参　白术　白茯苓　当归　川芎　白芍药　熟地黄_{各一钱}　甘草_{炙，五分}

【用法】加生姜三片，大枣五枚，水煎服。

【功用主治】益气补血。主治气血两虚证。症见面色萎白或无华，头晕目眩，四肢倦怠，气短懒言，心悸怔忡，饮食减少，舌淡苔薄白，脉细弱或虚大无力。

【处方规范书写格式】生晒参 10g^{另煎}　麸炒白术 10g　茯苓 10g　当归 10g　酒川芎 10g　酒白芍 10g　熟地黄 10g　蜜甘草 5g　生姜^{自备}　大枣^{自备}

（22）右归丸（《景岳全书》）

【组成】熟地黄_{八两}　山药_{炒，四两}　山茱萸_{微炒，三两}　枸杞子_{微炒，三两}　菟丝子_{制，四两}　鹿角胶_{炒珠，四两}　杜仲_{姜汁炒，四两}　肉桂_{二两}　当归_{三两}　制附子_{二两，渐可加至五六两}

【用法】上先将熟地黄蒸烂杵膏，加炼蜜为丸，如梧桐子大。每服百余丸，食前用滚汤或淡盐汤送下；或丸如弹子大，每嚼服二三丸，以滚白汤送下。

【功用主治】温补肾阳，填精益髓。主治肾阳不足，命门火衰证。症见年老或久病气衰神疲，畏寒肢冷，腰膝软弱，阳痿遗精，或阳衰无子，或饮食减少，大便不实，或小便自遗，舌淡苔白，脉沉而迟。

【处方规范书写格式】炮附片 6g^{先煎} 肉桂 6g 鹿角胶 12g^{烊化} 熟地黄 24g 山药 12g 酒萸肉 9g 枸杞子 9g 盐菟丝子 10g 盐杜仲 12g 当归 9g

（23）大秦艽汤（《素问病机气宜保命集》）

【组成】秦艽^{三两} 川芎 川独活 当归 白芍药 石膏 甘草^{各二两} 川羌活 防风 吴白芷 黄芩 白术 白茯苓 生地黄 熟地^{各一两} 细辛^{半两}

【用法】上十六味锉，每服一两，水煎，去滓温服，无时。

【功用主治】祛风清热，养血活络。主治风邪初中经络证。症见口眼㖞斜，舌强不能言语，手足不能运动，风邪散见。不拘一经者。

【处方规范书写格式】秦艽 9g 羌活 3g 独活 6g 防风 3g 白芷 3g 细辛 2g 熟地黄 3g 川芎 6g 当归 6g 白芍 6g 麸炒白术 3g 茯苓 3g 地黄 3g 石膏 6g^{先煎} 黄芩 3g 甘草 6g

（24）百合固金汤（《周慎斋遗书》）

【组成】百合^{一钱半} 熟地^{三钱} 生地^{三钱} 归身^{三钱} 白芍^{一钱} 甘草^{一钱} 桔梗^{八分} 玄参^{八分} 贝母^{一钱半} 麦冬^{一钱半}

【用法】水煎服。

【功用主治】养阴润肺，止咳化痰。主治肺肾阴虚，虚火上炎证。症见咳嗽气喘，痰中带血，咽喉燥痛，头晕目眩，午后潮热，舌红少苔，脉细数。

【处方规范书写格式】地黄 9g 熟地黄 9g 百合 4.5g 麦冬 4.5g 玄参 2g 川贝母 4.5g^{打粉冲服} 当归 9g 炒白芍 3g 桔梗 2g 甘草 3g

（25）独活寄生汤（《备急千金要方》）

【组成】独活^{三两} 桑寄生 杜仲 牛膝 细辛 秦艽 茯苓 肉桂心 防风 川芎 人参 甘草 当归 芍药 干地黄^{各二两}

【用法】上十五味，㕮咀，以水一斗，煮取三升，分三服，温身勿冷也。

【功用主治】祛风湿，止痹痛，益肝肾，补气血。主治痹证日久，肝肾两虚，气血不足证。症见腰膝疼痛，肢节屈伸不利，或麻木不仁，畏寒喜温，心悸气短，舌淡苔白，脉细弱。

【处方规范书写格式】独活 9g 防风 6g 细辛 6g 秦艽 6g 肉桂 6g

桑寄生 6g　　酒牛膝 6g　　盐杜仲 6g　　酒当归 6g　　炒白芍 6g　　熟地黄 6g　　川芎 6g　　人参 6g^{另煎}　　茯苓 6g　　蜜甘草 6g

（四）地黄炭

1. 止红肠辟丸 [《中国药典》（2020 年版）一部]

【组成】地黄炭　黄芩　栀子　槐花　荆芥穗　黄连　升麻　当归　地榆炭　白芍　阿胶　侧柏炭　乌梅

【用法】口服。小丸一次 6 丸，大丸一次 1 丸，一日 2 次。

【功用主治】清热凉血，养血止血。用于血热所致的肠风便血痔疮下血。

【处方规范书写格式】地黄炭 96g　　黄芩 96g　　栀子 84g　　槐花 64g　　荆芥穗 64g　　黄连 24g　　升麻 5g　　当归 96g　　地榆炭 84g　　白芍 72g　　阿胶 64g　　侧柏炭 64g　　乌梅 10g

2. 四物加地榆汤（《徐灵胎医略六书》）

【组成】生地炭^{五钱}　小川芎^{一钱}　白芍^{醋炒，一钱半}　当归身^{醋炒}　地榆炭^{各三钱}

【用法】上药水煎，去渣温服，每日一剂，一日两次。

【功用主治】补血止血。主治产后血室空虚，冲任失调，血崩，脉涩数者。

【处方规范书写格式】地黄炭 15g　　川芎 3g　　醋白芍 4.5g　　醋当归 9g　　地榆炭 9g

百　部

本品为百部科植物直立百部 *Stemona sessilifolia*（Miq.）Miq.、蔓生百部 *Stemona japonica*（BL.）Miq. 或对叶百部 *Stemona tuberose* Lour. 的干燥块根。春、秋二季采挖，除去须根，洗净，置沸水中略烫或蒸至无白心，取出，晒干。现在常用炮制品规格有百部、蜜百部。

一、炮制历史沿革

百部的炮制历史沿革见表 7-19。

常见中药炮制品在方剂中的选用

表 7-19 百部的炮制历史沿革

年代	书名	炮制品规格
南北朝刘宋	《雷公炮炙论》	酒浸
唐代	《备急千金要方》	制汁用
	《外台秘要》	熬制
宋代	《小儿药证直诀》	炒制（新瓦上炒）
	《重修政和经史证类备急本草》	炙制（火炙）
	《小儿卫生总微论方》	焙制
	《太平惠民和剂局方》	以酒炮炙
	《扁鹊心书》	去芦土
	《济生方》	净制、去心
明代	《仁术便览》	去枝土
	《普济方》	碎切
	《本草原始》	火炙酒渍
	《本草蒙筌》	酒浸炒
	《医学入门》	酒洗炒
清代	《医宗说约》	酒洗
	《增广验方新编》	蒸后再炒、蒸焙
	《握灵本草》	根渍酒炒
	《本草述》	炒
	《时病论》	蒸
	《本草纲目拾遗》	切片、晒干炒取净末
现代	《中国药典》(2020年版)	百部、蜜百部

从以上百部炮制品的历史沿革中可以看出，南北朝多用酒浸。唐宋代有制汁、熬制、炒制、炙制、焙制等方法。明清时代又增加了酒浸炒、酒洗炒、酒洗、蒸后再炒、蒸焙等炮制方法。现代《中国药典》应用蜜炙品和生

品，与古代炮制方法有所不同。蜜炙可缓和其刺激性，并增强润肺止咳的疗效。

二、不同炮制品临床应用特点

（一）百部

1. 加工方法　除去杂质，洗净，润透，切厚片，干燥 [《中国药典》（2020 年版）]。

2. 性效特点　甘、苦，温。归肺经。具有润肺下气止咳，杀虫的功能。用于新久咳嗽，百日咳，外用治头虱，体虱，蛲虫病，阴痒症。百部生品有小毒，对胃有一定的刺激性，一般不内服。以灭虱杀虫见长，外用治疗疥癣，灭头虱，体虱，驱蛲虫等证。常用于百部膏。

（二）蜜百部

1. 加工方法　取百部片，照蜜炙法（通则 0213）炒至不粘手。每 100kg 百部，用炼蜜 12.5kg[《中国药典》（2020 年版）]。

2. 性效特点　蜜炙百部，可缓和对胃的刺激性，并增强润肺止咳的作用。用于肺虚久咳，阴虚劳嗽，痰中带血以及百日咳等证。常用于止嗽散、月华丸。

（三）临床应用辨析

百部生用主要作用为杀虫灭虱，一般不内服；蜜百部润肺下气止咳，用于肺虚久咳，阴虚劳嗽，痰中带血以及百日咳等证。

三、不同炮制品在传统方剂中的合理选用

（一）百部

百部膏（《医学心悟》）

【组成】百部　白鲜皮　鹤虱　蓖麻仁　生地黄　黄柏　当归各一分

【用法】用麻油八两，入药熬枯去渣，复熬至滴水成珠，下黄蜡二两，试水不散为度，再入雄黄末少许和匀，敷患处。

【功用主治】杀虫止痒，主治牛皮癣。

【炮制品选用分析】方中宜选用百部生品，取其杀虫灭虱之功。

【处方规范书写格式】百部 9g　白鲜皮 9g　鹤虱 9g　蓖麻仁 9g　地黄 9g　黄柏 9g　当归 9g（水煎外洗）

（二）蜜百部

1. 止嗽散（《医学心悟》）

【组成】桔梗_炒　荆芥　紫菀_蒸　百部_蒸　白前_{蒸，各二斤}　甘草_{炒，十二两}　陈皮_{水洗，去白，一斤}

【用法】上为末，每服三钱，食后，临卧开水调下。初感风寒，生姜汤调下。

【功用主治】宣利肺气，疏风止咳。主治风邪犯肺之咳嗽证。症见咳嗽咽痒，咯痰不爽，或微有恶风发热，舌苔薄白，脉浮。

【炮制品选用分析】方中宜选用蜜百部，以温润止咳，与紫菀同用，增强理肺化痰，下气止咳之效，紫菀味苦甘性温而质润，以蜜紫菀为宜，温而不燥，温肺下气，尤善祛痰止咳，共为君药。白前长于降气化痰止嗽，宜用蜜白前；桔梗开宣肺气，祛痰利膈。二者共为臣药，与君药相配，宣降同用，宣利肺气，化痰止咳。荆芥辛散疏风，透邪解表，生用为宜；陈皮理气化痰，使气顺而痰消；生姜配伍荆芥加强散风寒之力，配伍陈皮则降逆和中而化痰，均为佐药。蜜甘草调和诸药。

【处方规范书写格式】蜜紫菀 12g　蜜百部 12g　桔梗 12g　蜜白前 12g　荆芥 12g　蜜甘草 4g　陈皮 6g

2. 月华丸（《医学心悟》）

【组成】天门冬_{去心，蒸}　麦门冬_{去心，蒸}　生地黄_{酒洗}　熟地黄　山药_{乳蒸}　百部_蒸　沙参_蒸　川贝母_{去心，蒸}　阿胶_{各一两}　茯苓_{乳蒸}　獭肝　三七_{各五钱}

【用法】用白菊花（去蒂），霜桑叶各二两熬膏，将阿胶化入膏内，和诸药末，炼蜜为丸，弹子大，每服一丸，嚼化，日三次。

【功用主治】滋阴降火，消痰祛瘀，止咳定喘，保肺平肝，杀虫。主治阴虚咳嗽，劳瘵久嗽。

【炮制品选用分析】方中天冬、麦冬、生熟地养阴润肺，为主药；百部、贝母化痰止咳，方中百部宜选用蜜百部，缓和对胃的刺激性，并增强润肺止咳的作用，对阴虚咳嗽效果更好；阿胶、獭肝补肺养血止血；三七化瘀止血；共为辅药。山药、茯苓健脾益气，脾肺双补；菊花、桑叶清肺热，乃治标之法。全方合用，达滋阴润肺，镇咳祛痰止血之效。

【处方规范书写格式】天冬 30g　麦冬 30g　地黄 30g　熟地黄 30g　山药 30g　蜜百部 30g　沙参 30g　川贝母 30g^{研末冲服}　阿胶 30g^{烊化}　茯苓 15g　獭肝（现在临床已不用）　三七 15g

当 归

本品为伞形科植物当归 *Angelica sinensis* (Oliv.) Diels 的干燥根。秋末采挖，除去须根和泥沙，待水分稍蒸发后，捆成小把，上棚，用烟火慢慢熏干。现代常用炮制品为当归生用、酒当归及当归炭。

一、炮制历史沿革

当归的炮制历史沿革见表 7-20。

表 7-20　当归的炮制历史沿革

年代	书籍	炮制品规格
南北朝齐代	《刘涓子鬼遗方》	炒法
唐代	《仙授理伤续断秘方》	酒浸
宋代	《博济方》	醋当归
	《圣济总录》	酒润、米拌炒
	《产育宝庆集》	酒洗
	《小儿卫生总微论方》	醋浸后炒焦
	《卫生家宝产科备要》	酒当归
	《妇人大全良方》	酒拌
明代	《普济方》	鲜地黄汁浸、盐水炒
	《本草蒙筌》	姜汁浸
	《婴童百问》	米泔水浸后炒
	《医学纲目》	煅存性
	《医学入门》	姜汁炒
	《济阴纲目》	火烧存性
	《一草亭目科全书》	炒黑
清代	《本草汇》	酒蒸
	《本草述》	醋蒸、童便制

续表

年代	书籍	炮制品规格
清代	《良朋汇集经验神方》	黑豆汁反复浸蒸
	《本草经解要》	吴茱萸炒
	《医宗金鉴》	土炒
	《得配本草》	芍药汁炒
	《妇科玉尺》	半酒半醋炒
现代	中医药学高级丛书《中药炮制学》(第2版)	当归尾、当归身、酒当归、当归炭
	《中国药典》(2020年版)	当归、酒当归

当归的净制首见于南北朝时期雷敩的《雷公炮炙论》。自《刘涓子鬼遗方》首载"炒"后，历代在沿用的基础上均有发挥，从南北朝到清末，常用热处理的方式，主要有清炒、辅料炒（辅料有固体辅料和液体辅料）、蒸、煮、煨、煅等；所用的辅料主要有酒、醋、盐、米、米泔水、地汁生用、吴茱萸、芍药汁、姜汁、黑豆汁、童便、土等。其中酒是应用最广泛的一种辅料，而且经过历代的衍变一直沿用至今。另外，当归头、当归身、当归尾和全当归有不同的功效，有"若要补血即使头一节，若要止痛破血即用尾"之说。现代的主要炮制方法有酒炒、土炒、炒炭等方法。

二、不同炮制品临床应用特点

（一）当归

1. 加工方法　除去杂质，洗净，润透，切薄片，晒干或低温干燥 [《中国药典》(2020年版)]。

2. 性效特点　甘、辛，温。归肝、心、脾经。有补血活血，调经止痛，润肠通便之效，临床主要用于血虚萎黄，眩晕心悸，虚寒腹痛，风湿痹痛，跌扑损伤，痈疽疮疡，肠燥便秘。长于补血，调经，润肠通便。用于血虚体亏，面色无华，神疲体倦，妊娠冲任血虚，腹中疼痛，或血气凝滞，少腹疼痛，产后恶露不尽，心腹作痛，血虚便秘等。常用于济川煎、黄龙汤、逍遥散、仙方活命饮、清胃散、芍药汤、当归六黄汤、补中益气汤、右归丸、加味逍遥散等。

（二）酒当归

1. 加工方法　取净当归片，照酒炙法（通则0213）炒干[《中国药典》（2020年版）]。

2. 性效特点　甘、辛，大热。气味芳香，宣行药势，具有活血通络、散寒的作用，当归酒炙后有利于有效成分的煎出，增强活血通络的疗效，主要用于经闭痛经及产后瘀滞腹痛，风湿痹痛，跌扑损伤等。常用于龙胆泻肝汤等。

（三）当归炭

1. 加工方法　取净当归片，置容器内，用中火加热，炒至外表微黑色，取出晾凉。

2. 性效特点　当归炒炭后，以止血和血为主，用于治崩中漏下，月经过多及血虚出血等症，如常用于荷叶丸中。

（四）临床应用辨析

当归补血活血，调经止痛，润肠通便，生用补血活血，润肠通便作用较强；酒炙调经止痛作用增强；当归炭和血止血，增加了止血功效。

三、不同炮制品在传统方剂中的合理选用

（一）当归

1. 济川煎（《景岳全书》）

【组成】当归二至五钱　牛膝二钱　肉苁蓉酒洗去咸, 二至三钱　泽泻一钱半　升麻五至七分或一钱　枳壳一钱, 虚甚者不必用

【用法】水一盏半，煎七分，食前服。

【功用主治】温肾益精，润肠通便。主治肾虚便秘证。症见大便秘结，小便清长，腰酸膝软，苔白，脉沉迟。

【炮制品选用分析】方中肉苁蓉性味咸温，质润而降，酒制为宜，既能补肾益精，又能润肠通便，为君药。当归生用养血润肠；牛膝补益肝肾，强壮腰膝，且性善下行，共为臣药。枳壳下气宽肠助通便，以麸炒为宜；盐泽泻性降，入肾经，渗利泻浊，共为佐药。升麻以轻宣升阳，清阳得升，浊阴自降，为使药。综观本方之用药，寓通于补，寄降于升。方名"济川"，乃济助河川之水以行舟之意。

【处方规范书写格式】酒肉苁蓉9g　当归15g　牛膝6g　麸炒枳壳3g　盐泽泻4.5g　升麻3g

2. 黄龙汤（《伤寒六书》）

【组成】大黄三钱　芒硝四钱　枳实二钱　厚朴一钱　甘草一钱　当归三钱　人参二钱

【用法】以水二盏，姜三片，枣二枚，煎之后再入桔梗一撮，热沸为度。

【功用主治】攻下热结，补气养血。主治阳明腑实，气血不足证。症见下利清水，色纯青，秽臭，或便秘，脘腹胀满或腹痛拒按，身热口渴，口舌干燥，谵语，甚则循衣撮空，神倦少气，舌苔焦黄或焦黑，脉虚。

【炮制品选用分析】本方主治热结旁流而兼气血两虚证，其病机均为邪热入里与肠中糟粕互结，兼之气血不足。方中大黄生用为宜，取其泻下清热力强为君药。芒硝润燥软坚，增强君药清热泻下之力，为臣药。枳实、厚朴行气导滞，枳实宜用炒制品；当归、人参补养气血，当归宜用生品，取其润性补血，且可润肠通便，人参以红参为宜，与君、臣药相伍，共奏泻下而不伤气血之效，共为佐药。生姜、大枣、甘草和胃，使芒硝、大黄寒下而不败胃，桔梗开肺气而通肠腑，以上四药共为佐使药。诸药合用，共奏攻扶正、邪正兼顾之效。

【处方规范书写格式】大黄 9g后下　芒硝 6g冲服　麸炒枳实 9g　厚朴 9g　当归 6g　红参 9g另煎　桔梗 3g　蜜甘草 3g　生姜自备　大枣自备

3. 逍遥散（《太平惠民和剂局方》）

【组成】甘草微炙赤, 半两　当归去苗, 锉, 微炒　茯苓去皮, 白者　白芍白者　白术　柴胡去苗, 各一两

【用法】上为粗末，每服二钱，水一大盏，烧生姜一块切破，薄荷少许，同煎至七分，去渣热服，不拘时候。

【功用主治】疏肝解郁，养血健脾。主治肝郁血虚脾弱证。症见两胁作痛，头痛目眩，口燥咽干，神疲食少，或往来寒热，或月经不调，乳房胀痛，脉弦而虚。

【炮制品选用分析】方中柴胡苦微寒，入肝胆经，宜用醋柴胡，增其疏肝解郁止痛之力，为君药。当归甘辛苦温，养血和血；白芍酸苦微寒，宜用炒白芍，养血敛阴，柔肝缓急，炒制以缓和寒性，取其养血和营，敛阴止汗之力强。当归、白芍与柴胡同用，补肝体而助肝用，共为臣药。肝郁脾虚，脾失健运，以白术、茯苓、甘草健脾益气，既能实土以御木侮，又使营血生化有源，共为佐药，其中白术宜用麸炒白术，用以缓和燥性，借麸入中，增

强健脾作用。用法中加薄荷少许，疏散郁遏之气，透达肝经郁热；烧生姜温运和中，且能辛散达郁，亦为佐药。甘草尚能调和诸药，兼为使药。诸药合用，使肝郁得疏，血虚得养，脾弱得复，气血兼顾，肝脾同调。

【处方规范书写格式】醋柴胡 9g　当归 9g　炒白芍 9g　茯苓 9g　麸炒白术 9g　蜜甘草 15g　生姜^{自备}　薄荷^{自备}

4. 仙方活命饮（《校注妇人良方》）

【组成】白芷^{六分}　贝母　防风　赤芍药　当归尾　甘草　皂角刺^炒　穿山甲^炙　天花粉　乳香　没药^{各一钱}　金银花　陈皮^{各三钱}

【用法】用酒一大碗，煎五七沸服。

【功用主治】清热解毒，消肿溃坚，活血止痛。主治阳证痈疡肿毒初起。症见红肿焮痛，或身热凛寒，苔薄白或黄，脉数有力。

【炮制品选用分析】方中金银花性味甘寒，最善清热解毒，为治一切痈疡阳证之要药，故重用以为君。当归、赤芍、醋乳香、醋没药活血散瘀，消肿止痛；陈皮理气疏壅共为臣药。贝母、天花粉清热散结，此方贝母应选用浙贝母；防风、白芷疏散外邪，使热毒从外透解；炮山甲、皂角刺通行经络，透脓溃坚，均为佐药。甘草清热解毒，和中调药。酒煎服，取其活血通络以助药力直达病所，共为使药。诸药配伍，共奏清热解毒，消肿溃坚，活血止痛之功。

【处方规范书写格式】金银花 9g　赤芍 6g　当归 6g　醋乳香 6g　醋没药 6g　陈皮 9g　白芷 3g　浙贝母 6g　防风 6g　皂角刺 6g　炮山甲 6g^{先煎}　天花粉 6g　甘草 6g

5. 清胃散（《脾胃论》）

【组成】生地黄　当归身^{各三分}　牡丹皮^{半钱}　黄连^{六分，夏月倍之，大抵黄连临时增减无定}　升麻^{一钱}

【用法】上药为细末，都作一服，水一盏半，煎至七分，去滓，放冷服之。

【功用主治】清胃凉血。主治胃火牙痛。症见牙痛牵引头疼，面颊发热，其齿喜冷恶热；或牙宣出血；或牙龈红肿溃烂；或唇舌腮颊肿痛；口气热臭，口干舌燥，舌红苔黄，脉滑数。

【炮制品选用分析】方中用苦寒泻火之黄连为君，直折胃腑之热。臣以甘辛微寒之升麻，一取其清热解毒，以治胃火牙痛；一取其轻清升散透发，可宣达郁遏之伏火，寓"火郁发之"之意，黄连得升麻，降中寓升，则泻火而无凉遏之弊，升麻得黄连，则散火而无升焰之虞。胃热盛已侵及血分，进而伤耗阴血，故以地黄凉血滋阴；牡丹皮凉血清热，皆为臣药。当归生用甘温，养血活血，合地黄滋阴养血，合牡丹皮消肿止痛，为佐药。升麻兼以引经为使。诸药合用，共奏清胃凉血之效，以使上炎之火得降，血分之热得除，于是循经外发诸证，皆可因热毒内彻而解。

【处方规范书写格式】黄连 9g　升麻 6g　地黄 6g　牡丹皮 6g　当归 6g

6. 芍药汤（《素问病机气宜保命集》）

【组成】芍药一两　当归半两　黄连半两　槟榔　木香　甘草炒, 各二钱　大黄三钱　黄芩半两　官桂二钱半

【用法】上药㕮咀，每服半两，水二盏，煎至一盏，食后温服。

【功用主治】清热燥湿，调气和血。主治湿热痢疾。症见腹痛，便脓血，赤白相兼，里急后重，肛门灼热，小便短赤，舌苔黄腻，脉弦数。

【炮制品选用分析】方中黄连、黄芩性味苦寒，清热燥湿，而解肠中湿热毒邪，以除致病之因，为君药。芍药宜用白芍，酸苦微寒，养血和营，缓急止痛，配以当归养血活血，体现"行血则便脓自愈"之义，且可兼顾湿热邪毒熏灼肠络，耗伤阴血之虑；木香、槟榔行气导滞，其中木香以煨木香为宜，长于实肠止泻，槟榔以炒槟榔为宜，功擅消积导滞，二药入于气分，寓"调气则后重自除"之意。四药相合，调气和血，为臣药。大黄苦寒沉降，泄热祛积逐瘀，既可助黄芩、黄连清热燥湿，又可增当归、白芍活血行气之效，其泻下通腑，荡涤肠中湿热积滞，使积滞自大便而去，乃"通因通用"之法；入少量辛热之肉桂（官桂），既助当归、白芍行血和营，又制黄芩、黄连苦寒之性，共为佐药。甘草宜用蜜甘草，益气和中，调和诸药，与白芍相配，又能缓急止痛，为佐使药。诸药合用，共奏调和气血，清热燥湿之功。

【处方规范书写格式】黄连 15g　黄芩 15g　白芍 30g　当归 15g　煨木香 6g　炒槟榔 6g　大黄 9g后下　肉桂 5g　蜜甘草 6g

7. 当归六黄汤（《兰室秘藏》）

【组成】当归　生地黄　黄芩　黄柏　黄连　熟地黄各等分　黄芪加一倍

【用法】上药为粗末，每服五钱，水二盏，煎至一盏，食前服，小儿减半服之。

【功用主治】滋阴泻火，固表止汗。主治阴虚火旺盗汗。症见发热盗汗，面赤心烦，口干唇燥，大便干结，小便黄赤，舌红苔黄，脉数。

【炮制品选用分析】方中当归生用，养血活血，地黄、熟地黄入肝肾而滋阴养血，阴血充则水能制火，共为君药。盗汗乃因水不济火，心火独亢，迫津外泄所致，故臣以黄连清心泻火，并合黄芩、黄柏，泻火以除烦，清热以坚阴，其中黄柏宜用盐黄柏，增强滋阴降火之效，君臣相合，滋阴泻火兼施，标本兼顾。汗出过多，导致卫虚不固，故倍用黄芪，宜用炙黄芪，长于益气补中，升阳实卫以固表，且合当归、熟地黄益气养血，亦为臣药。诸药合用，共奏滋阴泻火，固表止汗之功。

【处方规范书写格式】当归 6g　地黄 6g　熟地黄 6g　黄连 6g　黄芩 6g　盐黄柏 6g　炙黄芪 12g

8. 当归四逆汤（《伤寒论》）

【组成】当归_{三两}　桂枝_{去皮，三两}　芍药_{三两}　细辛_{三两}　甘草_{炙，二两}　通草_{二两}　大枣_{擘，二十五枚}

【用法】上七味，以水八升，煮取三升，去滓。温服一升，日三服。

【功用主治】温经散寒，养血通脉。主治血虚寒厥证。症见阳气不足又血虚受寒所致的手足厥寒，或腰、股、腿、足、肩臂疼痛，口不渴，舌淡苔白，脉沉细或沉细欲绝。

【炮制品选用分析】本方主治证是血虚寒厥证。由营血虚弱不能充盈血脉，寒凝经脉，阳气阻遏不达四肢末端，故见手足厥寒，指趾至腕踝不温、脉细欲绝。寒邪凝滞，血行不利，故见腰、股、腿、足、肩臂疼痛。口不渴，舌淡苔白，脉沉细或沉细欲绝，均为血虚寒厥之象。治宜温经散寒，养血通脉。方由桂枝汤去生姜，倍用大枣，再加当归、通草、细辛组成。方中当归生用补血活血、补虚通脉；桂枝温补元阳、散寒通脉，共为君药。细辛温经散寒，助桂枝温通血脉；白芍养血和营，助当归补益营血，均为臣药。通草通利经脉促血行；重用大枣，助归芍补营血，防桂枝、细辛燥烈伤及阴血；大枣携甘草，养血补虚，益气健脾，三药共为佐药。蜜甘草兼调和药性又为使药。诸药配伍，共奏温经散寒，养血通脉之效。

【处方规范书写格式】当归 9g　桂枝 9g　白芍 9g　细辛 3g　蜜甘草 6g　通草 6g　大枣 8 枚

9. 补中益气汤（《脾胃论》）

【组成】黄芪_{五分，病甚劳役热甚者一钱}　甘草_{炙，五分}　人参_{去芦，三分}　当归身_{酒焙干或日晒干，二分}　橘皮_{不去白，二分或三分}　升麻_{二分或三分}　柴胡_{二分或三分}　白术_{三分}

【用法】上药㕮咀，都作一服，水二盏，煎至一盏，量气弱、气盛，临病斟酌水盏大小，去滓，食远稍热服。

【功用主治】补中益气，升阳举陷，甘温除热。主治脾胃气虚证。症见纳差，少气懒言，体倦乏力，动则气促，舌淡苔白，脉虚软。主治气虚发热证。症见身热，自汗出，口渴喜热饮，少气懒言，食少体倦，脉洪而虚。主治中气下陷证。症见脱肛，子宫下垂，久泻，久痢，崩漏，头痛，气短乏力，舌淡脉虚弱。

【炮制品选用分析】方中黄芪宜用炙黄芪，取其功善益气补中，升阳固表的作用，为君药。配以人参益气补中，白术益气健脾以助中焦促运化，蜜甘草甘温益气，调中和胃，三药共为臣药。其中人参以红参为宜，取其较强的益气补中之效；白术宜选麸炒白术，以增强健脾作用，同时燥性缓和，协助黄芪增强补中气，益脾胃之功效。升麻、柴胡升举下陷之阳气，与黄芪相配，升阳举陷作用增强。其中柴胡以生用为宜，取其升举阳气之力强；升麻宜用蜜炙品，取其蜜炙后的升脾阳作用。陈皮（橘皮）理气和中，既调畅中焦气机，以助升阳之效，又于补气之中佐以理气，使补而不滞，宜选用贮放一年以上的陈皮，取其理气之力强，燥性缓和；当归养血补虚，气血同源，养血以助益气，以生用为宜，取其较强的补血作用，四药共为佐药。诸药配伍，既补益中焦脾胃之气，又升提下陷之气，共奏益气补中，升阳举陷，甘温除热之效。

【处方规范书写格式】炙黄芪 18g　蜜甘草 9g　红参 6g^{另煎}　当归 6g　陈皮 6g　蜜升麻 6g　柴胡 6g　麸炒白术 9g

10. 右归丸（《景岳全书》）

【组成】熟地黄_{八两}　山药_{炒，四两}　山茱萸_{微炒，三两}　枸杞子_{微炒，三两}　菟丝子_{制，四两}　鹿角胶_{炒珠，四两}　杜仲_{姜汁炒，四两}　肉桂_{二两}　当归_{三两}　制附子_{二两，渐可加至五六两}

【用法】上先将熟地黄蒸烂杵膏，加炼蜜为丸，如梧桐子大。每服百余丸，食前用滚汤或淡盐汤送下；或丸如弹子大，每嚼服二三丸，以滚白汤送下。

【功用主治】温补肾阳，填精益髓。主治肾阳不足，命门火衰证。症见年老或久病气衰神疲，畏寒肢冷，腰膝软弱，阳痿遗精，或阳衰无子，或饮食减少，大便不实，或小便自遗，舌淡苔白，脉沉而迟。

【炮制品选用分析】本方所治之证乃肾阳虚衰，肾精亏虚，命门火衰而致，治宜补火助阳，填精益肾。方中炮附片、肉桂大辛大热，温壮肾阳，助命门之火；鹿角胶为血肉有情之品，填精益髓，补肾助阳。三者温补结合，温肾阳，填肾精，共为君药。熟地黄、酒萸肉、山药、枸杞子可滋阴补肾，养肝补脾，填精补髓，与桂、附、鹿胶相伍有"阴中求阳"之义，共为臣药。盐菟丝子、盐杜仲，取其入肾，增强补肝肾之功；精能生血，肾经不足，则血无以生成，故用当归与熟地黄、鹿角胶合而益肾填精生血，当归之和血亦可使补而不滞。诸药相伍，立足于"益火之源，以培右肾之元阳"，故名"右归丸"。

【处方规范书写格式】炮附片 6g^{先煎}　肉桂 6g　鹿角胶 12g^{烊化}　熟地黄 24g　山药 12g　酒萸肉 9g　枸杞子 9g　盐菟丝子 10g　盐杜仲 12g　当归 9g

11. 天王补心丹（《摄生秘剖》）

【组成】酸枣仁　柏子仁_炒　当归身_{酒洗}　天门冬_{去心}　麦门冬_{去心，各二两}　生地黄_{酒洗，四两}　人参_{去芦}　丹参_{微炒}　玄参_{微炒}　白茯苓_{去皮}　五味子_烘　桔梗　远志_{去心，各一两}

【用法】上药为末，炼蜜为丸，如梧桐子大，用朱砂三至五钱为衣，每服二三十丸，临卧，竹叶煎汤送下。

【功用主治】滋阴养血，补心安神。主治阴虚血少，神志不安证。症见心悸怔忡，虚烦失眠，神疲健忘，或梦遗，手足心热，口舌生疮，大便干结，舌红少苔，脉细数。

【炮制品选用分析】方中重用甘寒之地黄，入心能养血，入肾能滋阴，故能滋阴养血，壮水以制虚火，为君药。天冬、麦冬滋阴清热；酸枣仁现多用炒酸枣仁，与炒柏子仁同用，养心安神；当归生用，取其补血润燥之功用，共助地黄滋阴补血，并养心安神，俱为臣药。玄参滋阴降火；茯苓、制远志养心安神；人参补气以生血，并能安神益智，宜用生晒参；醋五味子之酸以敛心气，安心神；丹参清心活血，合补血药使补而不滞，则心血易生；朱砂镇心安神，兼治其标，以上七味共为佐药。桔梗为使药，载药上行，使药力上入心经。

【处方规范书写格式】地黄 120g　天冬 60g　麦冬 60g　炒酸枣仁 60g　炒柏子仁 60g　当归 60g　玄参 15g　茯苓 15g　制远志 15g　生晒参 15g^{另煎}　醋五味子 15g　丹参 15g　桔梗 15g

12. 当归补血汤（《内外伤辨惑论》）

【组成】黄芪_{一两}　当归_{酒洗，二钱}

【用法】上㕮咀，以水二盏，煎至一盏，去滓，温服，空心食前。

【功用主治】补气生血。主治血虚阳浮发热证。症见肌热面红，烦渴欲饮，脉洪大而虚，重按无力。亦治妇人经期、产后血虚发热头痛。主治气血两虚证。症见少气懒言，乏力自汗，面色苍白或萎黄，神疲体倦；或疮疡溃后，久不愈合者。

【炮制品选用分析】方中黄芪宜用生品，取其功善大补脾肺之气，以资化源，使气旺血生，为君药。当归为阴中之阴，故能补血养血，为臣药；当归宜选取当归身，且以生用为宜，取其较强的补血作用。两药配伍，且黄芪用量倍于当归（黄芪与当归用量5∶1），加强黄芪补气生血之力，当归养血和营，益气生血力强，治血虚或气血双亏证宜。

【处方规范书写格式】黄芪 30g　当归 6g

13. 其他方剂

（1）加味逍遥散（《内科摘要》）

【组成】当归　芍药　茯苓　白术炒　柴胡各一钱　牡丹皮　山栀子炒　甘草炙，各五分

【用法】水煎服。

【功用主治】养血健脾，疏肝解热。主治肝郁血虚内热证。症见烦躁易怒，或自汗盗汗，或头痛目涩，或颊赤口干，或月经不调、少腹胀痛，或小便涩痛，舌红苔薄白，脉弦虚数。

【处方规范书写格式】醋柴胡 9g　当归 9g　炒白芍 9g　茯苓 9g　麸炒白术 9g　蜜甘草 4.5g　牡丹皮 4.5g　炒栀子 4.5g

（2）四妙勇安汤（《验方新编》）

【组成】金银花　玄参各三两　当归二两　甘草一两

【用法】水煎服，一连十剂，永无后患，药味不可少，减则不效，并忌抓擦为要。

【功用主治】清热解毒，活血止痛。主治热毒炽盛之脱疽。症见患肢黯红微肿灼热，溃烂腐臭，疼痛剧烈，或见发热口渴，舌红脉数。

【处方规范书写格式】金银花 90g　玄参 90g　当归 60g　甘草 30g

（3）秦艽鳖甲散（《卫生宝鉴》）

【组成】地骨皮　柴胡　鳖甲去裙，酥炙，用九肋者，各一两　秦艽　知母　当归各半两

【用法】上药为粗末，每服五钱，水一盏，青蒿五叶，乌梅一个，煎至七分，去滓。空心，临卧温服。

【功用主治】滋阴养血，退热除蒸。治虚劳阴亏血虚，骨蒸壮热，肌肉消瘦，唇红颊赤，困倦盗汗。

【处方规范书写格式】柴胡 30g　鳖甲 30g　地骨皮 30g　秦艽 15g　当归 15g　知母 15g

（4）小金丹（《外科证治全生集》）

【组成】白胶香　草乌　五灵脂　地龙　木鳖各制末，一两五钱　没药　归身　乳香各净末，七钱五分　麝香三钱　墨炭一钱二分

【用法】以糯米粉一两二钱，为厚糊，和入诸末，捣千捶，为丸如芡实大。此一料，约为二百五十丸，晒干忌烘，固藏，临用取一丸，布包放平石上，隔布敲细入杯内，取好酒几匙浸药。用小杯合盖，约浸一二时，以银物加研，热陈酒送服，醉盖取汗。如流注初起及一应痰核、瘰疬、乳岩、横痃，初起服，消乃止。幼儿不能服煎剂及丸子者，服之甚妙。如流注等证，将溃及已溃者，当以十丸均作五日服完，以杜流走不定，可绝增入者。

【功用主治】化痰除湿，祛瘀通络。主治寒湿痰瘀所致之流注、痰核、瘰疬、乳岩、横痃、贴骨疽、鳝拱头等病，初起肤色不变，肿硬作痛者。常与阳和汤并进，或交替使用。但此方较阳和汤药力峻猛，唯体实者相宜，正虚者及孕妇忌用。方中有草乌、五灵脂，应注意配伍禁忌。

【处方规范书写格式】白胶香 150g　制草乌 150g　醋五灵脂 150g　地龙 150g　木鳖子 150g　醋没药 75g　当归 75g　醋乳香 75g　麝香 15g　墨炭 12g　（以糯米粉 120g，制糊丸约为 250 丸。本方为制剂处方，入汤剂酌减。）

（5）柏子养心丸（《体仁汇编》）

【组成】柏子仁四两　枸杞子三两　麦门冬　当归　石菖蒲　茯神各一两　玄参　熟地黄各二两　甘草五钱

【用法】炼蜜为丸，梧桐子大，每服四五十丸。

【功用主治】养心安神，滋阴补肾。主治阴血亏虚，心肾失调之证。症见精神恍惚，惊悸怔忡，夜寐多梦，健忘盗汗，舌红少苔，脉细而数。

【处方规范书写格式】柏子仁 120g　枸杞子 90g　麦冬 30g　当归 30g　石菖蒲 30g　茯神 30g　玄参 60g　熟地黄 60g　甘草 15g（本方为制剂处方，入汤剂酌减）

（6）温经汤（《妇人大全良方》）

【组成】当归　川芎　桂心　莪术醋炒　牡丹皮　芍药各半两　人参　牛膝　甘草各一两

【用法】水煎服。

【功用主治】温经补虚，化瘀止痛。主治血海虚寒，气血凝滞之月经不调，脐腹作痛，其脉沉紧。

【处方规范书写格式】当归 3g　川芎 3g　肉桂 3g　醋莪术 3g　牡丹皮 3g　芍药 3g　人参 5g^{另煎}　川牛膝 5g　甘草 5g

（二）酒当归

1. 龙胆泻肝汤（《医方集解》）

【组成】龙胆草_{酒炒}　黄芩_炒　栀子_{酒炒}　泽泻　木通　当归_{酒炒}　生地黄_{酒炒}　柴胡　生甘草　车前子（原书未著用量）

【用法】水煎服，亦可制成丸剂，每服 6～9g，日二次，温开水送下。

【功用主治】清泻肝胆实火，清利下焦湿热。主治肝胆实火上炎证。症见头痛目赤，胁痛，口苦，耳聋，耳肿等，舌红苔黄，脉弦数有力。主治肝胆湿热下注证。症见阴肿，阴痒，阴汗，小便淋浊，或妇女带下黄臭等，舌红苔黄腻，脉弦数有力。

【炮制品选用分析】方中龙胆大苦大寒，既能泻肝胆实火，又能利肝胆湿热，泻火除湿，两擅其功，切中病机，故为君药，宜选用酒龙胆，以缓和其苦寒之性并引药上行。黄芩、栀子苦寒泻火，燥湿清热，加强君药泻火除湿之力，用以为臣。方中黄芩宜用酒黄芩，借助酒性升散，引药力达于病所；栀子宜用炒栀子，防其过于苦寒凉遏。湿热之邪，当利导下行，从膀胱渗泄，故又用渗湿泄热之泽泻、木通、车前子，导湿热从水道而去。肝乃藏血之脏，若为实火所伤，阴血亦随之消耗，且方中诸药以苦燥渗利伤阴之品居多，故用当归、地黄养血滋阴，使邪去而阴血不伤。方中当归宜用酒当归，既增强其补血和血之效，又制其他药之凉遏。肝体阴用阳，性喜疏泄条达而恶抑郁，火邪内郁；肝胆之气不舒，骤用大剂苦寒降泄之品，既恐肝胆之气被抑，又虑折伤肝胆生发之机。故方中柴胡宜用醋柴胡，疏畅肝胆之气，并能引诸药归于肝胆之经，以上皆为佐药。甘草宜生用，既可清热解毒，又可调和诸药，护胃安中，属使药而兼佐药之用。

【处方规范书写格式】酒龙胆 6g　酒黄芩 9g　炒栀子 9g　泽泻 12g　木通 6g　酒当归 3g　地黄 9g　醋柴胡 6g　盐车前子 9g^{包煎}　甘草 6g

2. 四物汤（《仙授理伤续断秘方》）

【组成】当归_{去芦, 酒浸炒}　川芎　白芍药　熟地黄_{酒蒸, 各等分}

【用法】上为粗末，每服三钱，水一盏半，煎至七分，空心热服。

【功用主治】补血和血。主治营血虚滞证。症见头昏目眩，心悸失眠，面色萎黄，唇爪无华，妇女月经不调，或经闭不行，脐腹疼痛，舌淡，脉细弦或细涩。

【炮制品选用分析】方中熟地黄甘温滋腻，善滋补营血，为君药。当归甘温质润，补血活血，调经止痛，宜用酒当归增强活血通经效果，为臣药。白芍味甘性寒，养血敛阴，调经止痛，柔肝和营，宜用酒白芍降低酸寒之性，入血分，增强调经止血、柔肝止痛功效；川芎辛温走窜，善活血行气，祛瘀止痛，宜酒制后引药上行，增加活血、行气、止痛作用，与白芍共为佐药。四药合用，补而不滞，共奏补血和血之功。本方中熟地黄、酒白芍阴柔补血之品（血中血药）与辛甘之酒当归、酒川芎（血中气药）相配，动静相宜，刚柔相济，重在滋补营血，且补中寓行，使补血而不滞血，行血而不伤血。

【处方规范书写格式】熟地黄 15g　酒当归 9g　酒川芎 6g　酒白芍 9g

3. 一贯煎（《续名医类案》）

【组成】北沙参　麦门冬　当归　生地黄　枸杞子　川楝子（原书未著用量）

【用法】水煎服。

【功用主治】滋阴疏肝。主治肝阴不足，肝气郁滞证。症见胸脘胁痛，吞酸吐苦，咽干口燥，舌红少津，脉细弱或虚弦。亦治疝气瘕聚。

【炮制品选用分析】本方所治之证乃肝阴不足，肝气郁滞所致。以阴虚为本，气滞为标。治宜滋补肝阴为主，疏畅肝气为辅。方中地黄性味甘寒滋肾养阴，滋水涵木，又可清虚热，为君药。枸杞子甘平，长于滋阴补肝；当归补肝血，并能和血，因气滞易致血瘀，故若证见血瘀偏重，宜选用酒当归以增强其活血之功；北沙参、麦冬滋养肺胃，养阴生津，寓佐金平木，扶土制木之义。四药共为臣药，君臣配伍，以滋养肝阴为主，以利肝之疏泄。炒川楝子疏肝理气，以顺肝之条达，炒川楝子性味苦燥，但与大队滋阴药相配，其苦燥伤阴之弊易制而疏肝之性犹存，在使用时剂量不宜太大，避免耗气伤阴，为使药。诸药配伍，共奏滋阴疏肝之功。

【处方规范书写格式】地黄 20g　枸杞子 15g　酒当归 10g　北沙参 10g　麦冬 10g　炒川楝子 5g

4. 独活寄生汤（《备急千金要方》）

【组成】独活三两　桑寄生　杜仲　牛膝　细辛　秦艽　茯苓　肉桂心

防风　川芎　人参　甘草　当归　芍药　干地黄各二两

【用法】上十五味，㕮咀，以水一斗，煮取三升，分三服，温身勿冷也。

【功用主治】祛风湿，止痹痛，益肝肾，补气血。主治痹证日久，肝肾两虚，气血不足证。症见腰膝疼痛，肢节屈伸不利；或麻木不仁，畏寒喜温，心悸气短，舌淡苔白，脉细弱。

【炮制品选用分析】方中重用独活为君，辛苦微温，善治伏风，长于祛下焦风寒湿邪而除痹痛。细辛发散风寒，搜剔筋骨风湿止痛；防风、秦艽祛风胜湿，活络舒筋；肉桂温里祛寒，通行血脉。四药助君祛风胜湿，宣痹止痛，共为臣药。桑寄生、牛膝、杜仲补肾，祛风湿，壮筋骨，其中牛膝宜用酒牛膝，具有较强的活血祛瘀、通经止痛的作用，用于风湿痹痛等症，杜仲宜用盐杜仲，其补益肝肾的作用更强；当归、白芍、熟地黄、川芎养血活血，寓"治风先治血，血行风自灭"之意，当归宜用酒当归，其活血养血的作用更强；白芍用炒白芍，用其养血敛阴之功；熟地黄有其补血滋阴之效；人参、茯苓、甘草补气健脾，其中甘草宜用蜜甘草，补脾益气力胜，皆为佐药。蜜甘草调和诸药，又为使药。诸药相伍，使风寒湿邪俱除，肝肾强健，气血充盛，痹痛得以缓解。

【处方规范书写格式】独活 9g　防风 6g　细辛 6g　秦艽 6g　肉桂 6g　桑寄生 6g　酒牛膝 6g　盐杜仲 6g　酒当归 6g　炒白芍 6g　熟地黄 6g　川芎 6g　人参 6g另煎　茯苓 6g　蜜甘草 6g

5. 其他方剂

（1）桃红四物汤（原名加味四物汤《医垒元戎》，录自《玉机微义》）

【组成】当归去芦,酒浸炒　川芎　白芍药　熟地黄酒蒸　桃仁　红花（原书未著用量）

【用法】水煎服。

【功用主治】养血活血。主治血虚兼血瘀证。症见妇女经期超前，血多有块，色紫稠黏，腹痛等。

【处方规范书写格式】酒当归 9g　酒川芎 6g　酒白芍 9g　熟地黄 15g　桃仁 9g　红花 6g

（2）胶艾汤（又名芎归胶艾汤《金匮要略》）

【组成】川芎二两　阿胶二两　甘草二两　艾叶三两　当归三两　白芍四两　干地黄六两

【用法】以水五升，清酒三升，合煮，取三升，去滓，内胶令消尽，温服一升，日三服。不瘥更作。

【功用主治】养血止血，调经安胎。主治妇人冲任虚损，血虚有寒证。症见崩漏下血，月经过多，淋漓不止，产后或流产损伤冲任，下血不绝；或妊娠胞阻，胎漏下血，腹中疼痛。

【处方规范书写格式】酒川芎 6g　阿胶 6g^{烊化}　甘草 6g　醋艾炭 9g　酒当归 9g　酒白芍 12g　地黄 15g

（3）圣愈汤（《医宗金鉴》）

【组成】熟地_{七钱五分}　白芍_{酒拌，七钱五分}　川芎_{七钱五分}　人参_{七钱五分}　当归_{酒洗，五钱}　黄芪_{炙，五钱}

【用法】水煎服。

【功用主治】补气养血。主治气血虚弱。症见月经先期而至，量多色淡，四肢乏力，体倦神衰。

【处方规范书写格式】熟地黄 20g　酒白芍 15g　酒川芎 8g　红参 15g　酒当归 15g　炙黄芪 15g

（4）蠲痹汤（《杨氏家藏方》）

【组成】当归_{去土，酒浸一宿}　羌活_{去芦头}　姜黄　黄芪_{蜜炙}　白芍药　防风_{去芦头，各一两半}　甘草_{炙，半两}

【用法】上哎咀。每服半两，水二盏，加生姜五片，枣三枚，同煎至一盏，去滓温服，不拘时候。

【功用主治】祛风除湿，益气和营。主治风痹。症见身体烦疼，项背拘急，肩臂肘痛，举动艰难，手足麻痹。

【处方规范书写格式】羌活 15g　防风 15g　炙黄芪 15g　酒当归 15g　炒白芍 15g　姜黄 15g　蜜甘草 5g　生姜_{自备}　大枣_{自备}

（三）当归炭

荷叶丸（《北京市中药成方选集》）

【组成】荷叶_{酒蒸一半、炒炭一半，一百六十两，每荷叶十六两用黄酒八两，蒸炒相同}　藕节　知母　黄芩_{炒炭}　白芍　栀子_{炒焦，各三十二两}　棕榈炭　大小蓟_{炒炭}　生地_{煅炭}　玄参_{去芦}　白茅根_{炒炭，各四十八两}　香墨_{四两}　当归_{炒炭，十六两}

【用法】上为细末，炼蜜为丸，重二钱，每服二丸，温开水送下，一日二次。

【功用主治】凉血止血。主治咳嗽吐血，痰中带血，咯血、衄血、溺血。

【炮制品选用分析】本方具有凉血止血功效，所以组方中药味均采用炒炭炮制品规格，取其炒炭止血。

【处方规范书写格式】荷叶炭　藕节炭　知母炭　黄芩炭　炒白芍　焦栀子　棕榈炭　大蓟炭　小蓟炭　地黄炭　玄参　白茅根炭　香墨　当归炭

远　志

本品为远志科植物远志 *Polygala tenuifolia* Willd. 或卵叶远志 *Polygala sibirica* L. 的干燥根。春、秋二季采挖，除去须根和泥沙，晒干。临床常用的炮制品规格有远志、制远志。

一、炮制历史沿革

远志的炮制历史沿革见表 7-21。

表 7-21　远志的炮制历史沿革

年代	书名	炮制品规格
南北朝刘宋	《雷公炮炙论》	熟甘草水浸
宋代	《普济本事方》	炒黄、甘草水煮、生姜汁炒
	《鸡峰普济方》	酒浸
	《太平惠民和剂局方》	酒蒸
	《三因极一病证方论》	姜汁腌、酒蒸炒
南北朝齐代	《刘涓子鬼遗方》	去心
明代	《普济方》	小麦炒、姜汁蘸焙
	《奇效良方》	灯心草煮
	《医学入门》	甘草黑豆水煮后姜汁炒
	《增补万病回春》	猪胆水煮过、晒干、姜汁制
	《证治准绳》	米泔水浸、米泔水煮
	《外科正宗》	微炒
	《先醒斋医学广笔记》	甘草水浸后蒸

年代	书名	炮制品规格
清代	《医宗金鉴》	炙制
	《类证治裁》	炒炭
现代	中医药学高级丛书《中药炮制学》（第2版）	远志、制远志、蜜远志
	《中国药典》（2020年版）	远志、制远志

南北朝远志"去心"和甘草水浸炮制方法。宋代出现了辅料蒸煮和炒制，辅料有甘草水、生姜汁、酒等。明清时期又增加了灯心草水、甘草黑豆汁、猪胆汁、米泔水等。远志的炮制历史悠久，沿用至今有甘草制、蜜制、朱砂制三种炮制品，其中甘草制和蜜制应用最为广泛。此外，各省区市炮制规范还收有炒黄、炒焦、制炭、蒸制、麸制、复制等多种炮制方法。

二、不同炮制品临床应用特点

（一）远志

1. 加工方法　除去杂质，略洗，润透，切段，干燥[《中国药典》（2020年版）]。

2. 性效特点　苦、辛，温。归心、肾、肺经。功效为安神益智，交通心肾，祛痰，消肿。远志生用主要作用为清热解毒，消肿止痛，生品"戟人咽喉"，多外用。常用于疮疡肿毒，发背，乳房肿痛等。常用于远志酊。

（二）制远志

1. 加工方法　取甘草，加适量水煎汤，去渣，加入净远志，用文火煮至汤吸尽，取出，干燥。每100kg远志，用甘草6kg[《中国药典》（2020年版）]。

2. 性效特点　甘，平。补脾益气，祛痰止咳。远志经甘草汁制后能减轻其燥性，协同安神益智的作用。又能消除刺喉麻感，以安神益智，交通心肾为主，用于心悸、失眠、健忘、精神不安等症。常用于归脾汤、地黄饮子、天王补心丹、桑螵蛸散等。

（三）蜜远志

1. 加工方法　取炼蜜加入适量水稀释后，淋于远志饮片中，拌匀，稍闷润，待蜜被吸进后，置炒制容器内，用文火加热，炒至深黄色，略带焦斑，不粘手时，取出，晾凉。每 100kg 远志，用炼蜜 20kg。

2. 性效特点 远志蜜炙增强了化痰止咳作用，用于寒痰咳逆，咳嗽痰多，咳吐不爽等。常用于远志汤。

（四）临床应用辨析

远志外用清热解毒，消肿止痛，一般不内服；制远志主要功效安神益智，交通心肾；蜜远志主要功效祛痰止咳。

三、不同炮制品在传统方剂中的合理选用

（一）远志

1. 远志酒（《三因极一病证方论》）

【组成】远志_{不以多少，汤洗去，泥捶去心}

【用法】上一味，为末。酒一盏，调末三钱，迟顷澄清，饮之，以滓敷病处。

【功用主治】安神益智、祛痰、消肿。主治心肾不交引起的失眠多梦，健忘惊悸，神志恍惚，咳痰不爽，疮疡肿毒，乳房肿痛。

【炮制品选用分析】远志生用清热解毒，消肿止痛，常用于疮疡肿毒，发背，乳房肿痛等。

【处方规范书写格式】远志 10g　95% 酒精 200ml

2. 开心散（《景岳全书》）

【组成】人参_{二钱半}　远志_{二钱半}　石菖蒲_{一两}　茯苓_{二两}

【用法】上为细末，每服一钱，食后米饮调下。

【功用主治】安神、补气、利湿化浊。主治心神不宁、焦虑不安、失眠健忘等症。

【炮制品选用分析】方中人参补五脏，安精神，定魂魄，开心益智；茯苓补益心脾，宁心安神，合人参益气安神；石菖蒲芳香化浊，除痰开窍，醒神益智；远志亦化痰浊，更通肾气，配石菖蒲交通心肾，使意存为志。其中人参以生晒参为宜，取其补气养血，补脾益肺，生津安神之效；远志宜用制远志，以缓和其苦燥之性，增强安神益智作用。诸药合用，益心气，开心窍，启心智，使人不忘不惑。

【处方规范书写格式】生晒参 7.5g　制远志 7.5g　石菖蒲 30g　茯苓 60g

（二）制远志

1. 归脾汤（《重订严氏济生方》）

【组成】白术　茯神去木　黄芪去芦　龙眼肉　酸枣仁炒, 去壳, 各一两　人参　木香不见火, 各半两　甘草炙, 两钱半　当归一钱　远志一钱　（当归、远志从《内科摘要》补入）

【用法】上㕮咀，每服四钱，水一盏半，加生姜五片，枣子一枚，煎至七分，去滓温服，不拘时候。

【功用主治】益气补血，健脾养心。主治心脾气血两虚证。症见心悸怔忡，失眠多梦，盗汗，头晕健忘，食欲不振，腹胀便溏，倦怠无力，面色萎黄，舌淡苔薄白，脉细弱。主治脾不统血证。症见妇女崩漏，月经超前，量多色淡，或淋漓不止等，还可见便血、皮下紫癜、尿血、肌衄、齿衄等，舌淡，脉细弱。

【炮制品选用分析】方中黄芪宜用炙黄芪，取其功善补气生血的作用；龙眼肉补益心脾，养血安神，两药共为君药，益气生血，补养心脾。配以人参补气养血，白术益气健脾，二药与炙黄芪相伍，其补脾益气作用益著；当归补血养心，酸枣仁宁心安神，两药与龙眼肉合用，补心血、安神之效增强。上述四药共为臣药，其中人参以生晒参为宜，取其补气养血，补脾益肺，生津安神之效；白术宜用麸炒白术，以缓和燥性，增强健脾作用；酸枣仁宜用炒酸枣仁，长于养心敛汗，增强养血安神作用；茯神养心安神，远志宁神益智，木香理气醒脾，与上述补气养血药配伍，增强益气补血、健脾安神作用，使补而不滞，滋而不腻。三药共为佐药，其中远志宜用制远志，以缓和其苦燥之性，增强安神益智作用。甘草宜用蜜甘草，以补益心脾之气，并调和诸药，为使药。加姜枣调和脾胃，以资生化。诸药配伍，共奏益气补血，健脾养心之效。

【处方规范书写格式】麸炒白术 18g　茯神 18g　炙黄芪 18g　龙眼肉 18g　炒酸枣仁 18g捣碎　生晒参 9g另煎　木香 9g　蜜甘草 6g　当归 3g　制远志 3g　生姜自备　大枣自备

2. 地黄饮子（《圣济总录》）

【组成】干地黄　巴戟天　山茱萸　石斛　肉苁蓉酒浸, 焙　炮附子　五味子　肉桂　白茯苓　麦门冬　石菖蒲　远志各半两

【用法】上为粗末，每服三钱匕，水一盏，加生姜三片，大枣二枚，擘破，同煎七分，去滓，食前温服。

【功用主治】滋肾阴，补肾阳，开窍化痰。主治下元虚衰，痰浊上泛之喑痱证。症见舌强不能言，足废不能用，口干不欲饮，足冷面赤，脉沉细弱。

【炮制品选用分析】原方中干地黄乃地黄，取其滋补肾阴以制虚火之功。在临床应用时若肾精亏虚，则宜选用熟地黄以滋肾填精，亦可生、熟地同时选用以肾精、虚火兼顾。酒萸肉补肝肾，益精气，与地黄合用，滋阴补肾阳。酒肉苁蓉补肾阳，益精血；巴戟天宜选用盐巴戟天，补肾助阳，且久服无伤阴之弊，二药合用，益肾填精补阳。以上四药合力，补肾填精，阴阳双补，充实下元，共为君药。肉桂、炮附片为大辛大热之品，协助酒肉苁蓉、盐巴戟天温暖下元，又可引火归原以摄纳浮阳。石斛、麦冬、醋五味子补肺阴以滋水之上源，此三味养阴之品又可制约方中诸多温燥药物伤阴之弊。五药滋阴温阳，为方中臣药。茯苓、制远志、石菖蒲既可交通心肾，又能化痰开窍以治标，为佐药。煎服时少加生姜、大枣调和脾胃为使药。诸药配伍，阴阳双补，上下同治，标本兼顾。

【处方规范书写格式】地黄 20g　酒萸肉 15g　盐巴戟天 10g　石斛 10g^{另煎}酒肉苁蓉 10g　炮附片 10g^{先煎}　醋五味子 10g　肉桂 10g　茯苓 10g　麦冬 10g石菖蒲 10g　制远志 10g　生姜^{自备}　大枣^{自备}

3. 定痫丸（《医学心悟》）

【组成】明天麻　川贝母　半夏_{姜汁炒}　茯苓_蒸　茯神_{去木，蒸，各一两}　胆南星_{九制者}　石菖蒲_{杵碎，取粉}　全蝎_{去尾，甘草水洗}　僵蚕_{甘草水洗，去嘴，炒}　真琥珀_{腐煮，灯草研，各五钱}　陈皮_{洗，去白}　远志_{去心，甘草水洗，各七钱}　丹参_{酒蒸}　麦冬_{去心，各二两}辰砂_{细研，水飞，三钱}

【用法】用竹沥一小碗，姜汁一杯，再用甘草四两熬膏，和药为丸，如弹子大，辰砂为衣，每服一丸，一日 2 次。

【功用主治】涤痰息风，清热定痫。主治痰热痫证。症见忽然发作，眩仆倒地，不省高下，甚则抽搐，目斜口歪，痰涎直流，叫喊作声，舌苔白腻微黄，脉弦滑略数。亦可用于癫狂。

【炮制品选用分析】方中竹沥清热化痰，镇惊利窍，配伍胆南星清热化痰，镇惊定痫，共为君药。天麻功擅平肝息风，半夏宜用姜半夏，取其燥湿化痰、降逆和中之力，两者助君药以治风痰。远志开心窍，安心神，宜用制远志为佳，安神益智力胜，远志经甘草水煮缓和燥性及生品"刺喉"副作用；石菖蒲芳香化浊，除痰开窍，两者共助君药祛痰通窍醒神之力。四药共为臣药。佐以陈皮理气燥湿化痰，使气顺痰消，方中陈皮宜选用贮放一年以上的为宜，取其理气之力强，燥性缓和；茯苓健脾祛湿，以杜生痰之源；贝母用川贝母为佳，取其养阴润肺，清热化痰之力；麸炒僵蚕化痰散结力优，且可矫正气味，配伍全蝎，息风止痉以定肝风之内动；丹参活血清心除烦，酒制者祛瘀止痛为佳；麦冬滋阴清热除烦；琥珀、茯神安神定惊，更配朱砂粉（辰砂）镇惊安神；生姜汁化痰，更助竹沥行经络。甘草为使药，宜甘草生用，兼具补益、祛痰、调和药性之用。诸药合用，共奏涤痰息风、清热定痫之功。

【处方规范书写格式】竹沥 10ml　胆南星 15g　姜半夏 30g　天麻 30g　制远志 20g　石菖蒲 15g　陈皮 20g　茯苓 30g　川贝母 30g　麸炒僵蚕 15g　全蝎 15g　酒丹参 60g　麦冬 60g　茯神 30g　琥珀 15g　朱砂（粉）9g　生姜 6g　甘草 6g

4. 天王补心丹（《摄生秘剖》）

【组成】酸枣仁　柏子仁炒　当归身酒洗　天门冬去心　麦门冬去心,各二两　生地黄酒洗,四两　人参去芦　丹参微炒　玄参微炒　白茯苓去皮　五味子烘　桔梗　远志去心,各一两

【用法】上药为末，炼蜜为丸，如梧桐子大，用朱砂三至五钱为衣，每服二三十丸，临卧，竹叶煎汤送下。

【功用主治】滋阴养血，补心安神。主治阴虚血少，神志不安证。症见心悸怔忡，虚烦失眠，神疲健忘，或梦遗，手足心热，口舌生疮，大便干结，舌红少苔，脉细数。

【炮制品选用分析】方中重用地黄生用，滋阴养血，壮水以制虚火，为君药。天冬、麦冬滋阴清热；炒酸枣仁与炒柏子仁同用，养心安神；当归补血润燥，俱为臣药。玄参滋阴降火，制远志、茯苓养心安神，人参补气生血、安神益智，宜用生晒参，醋五味子敛心气、安心神，丹参清心活血，朱砂镇心安神，以上七味共为佐药。桔梗载药上行，为使药，助药力上入心经。诸药合用共奏滋阴养血、补心安神之功。

【处方规范书写格式】地黄 120g　天冬 60g　麦冬 60g　炒酸枣仁 60g　炒柏子仁 60g　当归 60g　玄参 15g　茯苓 15g　制远志 15g　生晒参 15g另煎　醋五味子 15g　丹参 15g　桔梗 15g

5. 桑螵蛸散（《本草衍义》）

【组成】桑螵蛸　远志　菖蒲　龙骨　人参　茯神　当归　龟甲酥炙,以上

各一两

【用法】上为末，夜卧人参汤调下二钱。

【功用主治】调补心肾，涩精止遗。主治心肾两虚证。症见小便频数，或尿如米泔色，或遗尿，或遗精，心神恍惚，健忘，舌淡苔白，脉细弱。

【炮制品选用分析】方中桑螵蛸质地轻浮，药性温和，既能固涩下焦，又无峻烈之弊，适用于心肾两虚之证；制远志既能交通心肾，又可化痰开窍，其炮制后药性更为平和，更适合心肾两虚、心神不宁之证。龙骨煅后其质地更加酥脆，易于粉碎，且收敛固涩之力增强，同时减轻了重镇之性，其收敛固涩之功与桑螵蛸相得益彰，共奏固摄下焦之效。龟甲醋制后可增强其滋阴潜阳、收敛固涩之功，同时使其质地酥脆，易于煎煮或粉碎，其滋阴之力与方中红参、当归等补益气血之品相配，共奏调补心肾、养血安神之效。

【处方规范书写格式】桑螵蛸 10g　煅龙骨 10g^{先煎}　红参 10g^{另煎}　醋龟甲 10g^{先煎}　制远志 10g　茯神 10g　石菖蒲 10g　当归 10g

6. 其他方剂

（1）人参养荣汤（《三因极一病证方论》）

【组成】黄芪　当归　桂心　甘草_炙　橘皮　白术　人参_{各一两}　白芍药_{三两}　熟地黄　五味子　茯苓_{各三分}　远志_{去心，炒，半两}

【用法】上锉散。每服四钱，水一盏半，加生姜三片，大枣二个，煎至七分，去滓，空腹服。

【功用主治】益气补血，养心安神。主治心脾气血两虚证。症见倦怠无力，食少无味，惊悸失眠，虚热自汗，咽干唇燥，形体消瘦，皮肤干燥，咳嗽气短，动则喘甚，或疮疡溃后气血不足，寒热不退，疮口久不收敛等。

【处方规范书写格式】炙黄芪 30g　当归 30g　肉桂 30g　蜜甘草 30g　陈皮 30g　麸炒白术 30g　人参 30g^{另煎}　酒白芍 90g　熟地黄 22g　五味子 22g　茯苓 22g　制远志 15g　生姜_{自备}　大枣_{自备}

（2）孔圣枕中丹（《备急千金要方》）

【组成】龟甲　龙骨　远志　菖蒲_{各等分}

【用法】上为末，食后服方寸匕，一日三次，黄酒送服。

【功用主治】补肾宁心，益智安神。主治心肾阴亏证。症见健忘失眠，心神不安，或头目眩晕，舌红苔薄白，脉细弦。

【处方规范书写格式】醋龟甲 3g　煅龙骨 3g　制远志 3g　石菖蒲 3g

（三）蜜远志

远志汤（《圣济总录》）

【组成】远志_{去心}　菖蒲_{细切，各一两}

【用法】上二味，粗捣筛，每服三钱匕，水一盏，煎至七分，去滓，不拘时温服。

【功用主治】醒神益智，豁痰开窍。主治痰蒙心窍久心痛。

【炮制品选用分析】本方主治心经受病，痰蒙心窍。蜜远志祛痰开窍，配伍开窍豁痰的石菖蒲，共奏醒神益智，豁痰开窍之功用。

【处方规范书写格式】蜜远志 10g　石菖蒲 10g

苍　术

本品为菊科植物茅苍术 *Atractylodes lancea*（Thunb.）DC. 或北苍术 *Atractylodes chinensis*（DC.）Koidz. 的干燥根茎。春、秋二季采挖，除去泥沙，晒干，撞去须根。临床常用的炮制品规格为苍术、麸炒苍术。

一、炮制历史沿革

苍术的炮制历史沿革见表 7-22。

表 7-22　苍术的炮制历史沿革

年代	书名	炮制品
唐代	《仙授理伤续断秘方》	米汁浸炒、醋煮七次
宋代	《太平圣惠方》	炒黄
	《本草衍义》	米汁浸麸炒
	《太平惠民和剂局方》	米泔水浸炒
	《三因极一病证方论》	米泔水浸后用川椒葱白煮
	《小儿卫生总微论方》	米泔水浸后盐炒
	《妇人大全良方》	土炒
金元时期	《儒门事亲》	米泔水浸、盐炒、醋煮、酒煮
	《世医得效方》	茴香炒、茱萸炒、猪苓炒、童便浸
	《瑞竹堂经验方》	川椒炒、酒醋浸炒

常见中药炮制品在方剂中的选用

续表

年代	书名	炮制品
明代	《普济方》	油葱炒、酒煮、复制法
	《奇效良方》	火炮
	《仁术便览》	姜汁炒
	《增补万病回春》	盐水浸、米泔水浸
	《景岳全书》	酒浸炒、桑椹取汁拌炒
	《济阴纲目》	米泔水浸后牡蛎粉炒
	《炮炙大法》	米泔水浸后黑豆蒸
	《先醒斋医学广笔记》	蜜酒拌蒸、人乳汁炒
	《医宗必读》	米泔水浸后蒸
	《本草通玄》	米泔水浸后芝麻拌蒸
	《本草乘雅半偈》	米泔水浸后土水浸,再用芝麻拌炒
清代	《温热暑疫全书》	米泔水浸后麻油拌炒
	《医方集解》	九蒸九晒
	《本经逢原》	蜜水拌饭上蒸
	《外科证治全生集》	炒焦
	《医方丛话》	烘制
现代	中医药学高级丛书《中药炮制学》(第2版)	苍术、麸炒苍术、焦苍术、米泔水制苍术
	《中国药典》(2020年版)	苍术、麸炒苍术

　　唐宋时期苍术炮制方法主要是米泔水浸炒、炒黄、土炒、米汁浸麸炒、米泔水浸后盐炒等；金元时期又增加了茴香炒、茱萸炒、猪苓炒、童便浸、川椒炒、酒醋浸炒等；明代炮制方法更加丰富，火炮、蜜酒拌蒸、人乳汁炒等，还增加了复制法，米泔水浸后牡蛎粉炒、米泔水浸后黑豆蒸、米泔水浸后芝麻拌蒸等；清代出现了九蒸九晒、炒焦、烘制等；现代主要炮制品有苍术、麸炒苍术、焦苍术、米泔水制苍术。

二、不同炮制品临床应用特点

（一）苍术

1. 加工方法 除去杂质，洗净，润透，切厚片，干燥 [《中国药典》（2020 年版）]。

2. 性效特点 辛、苦，温。归脾、胃、肝经。苍术生用温燥而辛烈，化湿和胃之力强，而且能走表去风湿。用于风湿痹痛，感冒夹湿，湿温发热，脚膝疼痛。常用于九味羌活汤、消风散、柴平汤等。

（二）麸炒苍术

1. 加工方法 取苍术片，照麸炒法（通则 0213）炒至表面深黄色 [《中国药典》（2020 年版）]。

2. 性效特点 辛、苦，温。归脾、胃、肝经。麸炒后缓和燥性，气变芳香，增强了健脾燥湿的作用。用于脾胃不和，痰饮停滞，青盲雀目。常用于五积散、完带汤、越鞠丸、平胃散、二妙散等。

（三）临床应用辨析

苍术的功效为燥湿健脾，祛风散寒，明目。生品温燥而辛烈，且能走表去风湿；麸炒后缓和燥性，增强了健脾燥湿的作用，且能明目。

三、不同炮制品在传统方剂中的合理选用

（一）苍术

1. 九味羌活汤（《此事难知》）

【组成】羌活 防风 苍术 细辛 川芎 白芷 生地黄 黄芩 甘草（原书未著用量）

【用法】上㕮咀，水煎服。若急汗，热服，以羹粥投之；若缓汗，温服，而不用汤投之。

【功用主治】发汗祛湿，兼清里热。主治外感风寒湿邪，内有蕴热证。症见恶寒发热，无汗，头痛项强，肢体酸楚疼痛，口苦微渴，舌苔白或微黄，脉浮或浮紧。

【炮制品选用分析】苍术辛苦温燥，生用为宜，发汗除湿力强。羌活辛苦温，上行发散，长于散风寒湿邪而止痹痛，防风辛甘温，为风药中之润剂，能祛风除湿、散寒止痛；与苍术相配，助羌活散寒除湿止痛。细辛、白芷、川芎散寒祛风，宣痹止痛以治头身疼痛；地黄、黄芩清泄里热，地黄又能养阴生津，可防上述诸药之辛燥伤津，黄芩生用为宜。甘草选用生品，调

和诸药，兼清热为使。以上诸药，一走表，一走里，互不相制，共成发汗祛湿兼清里热之剂。

【处方规范书写格式】羌活 9g　防风 9g　苍术 9g　细辛 3g　川芎 6g　白芷 6g　地黄 6g　黄芩 6g　甘草 6g

2. 消风散（《外科正宗》）

【组成】当归一钱　生地一钱　防风一钱　蝉蜕一钱　知母一钱　苦参一钱　胡麻一钱　荆芥一钱　苍术一钱　牛蒡子一钱　石膏一钱　甘草五分　木通五分

【用法】水二盅，煎至八分，食远服。

【功用主治】疏风养血，清热除湿。主治风疹、湿疹。症见皮肤疹出色红，或遍身云片斑点，瘙痒，抓破后渗出津水，苔白或黄，脉浮数有力。

【炮制品选用分析】本方治证系风湿或风热之邪侵袭人体，郁于肌腠，浸淫血脉所致。治宜疏风养血，清热除湿。方中荆芥、防风疏风止痒，透邪外达。炒牛蒡子、蝉蜕疏散风热，风湿相搏而致津水流溢，故苍术生用温燥之性，祛风除湿，苦参清热燥湿，木通渗利湿热。风邪易于化热，故用石膏、知母清热泻火；风热或风湿浸淫血脉易伤阴血，苦寒渗利之品也易伤阴血，故用当归、地黄以养血活血，滋阴润燥，既补已伤之阴血，且达"治风先治血，血行风自灭"之意，又制约诸药之温燥；胡麻仁，现用亚麻子，养血疏风止痒。甘草清热解毒，调和诸药。合而用之，共奏疏风养血、清热除湿之效。

【处方规范书写格式】荆芥 6g　防风 6g　炒牛蒡子 6g　蝉蜕 6g　苍术 6g　苦参 6g　木通 3g　石膏 6g^先煎　知母 6g　当归 6g　地黄 6g　亚麻子 6g　甘草 3g

3. 其他方剂

柴平汤（《景岳全书》）

【组成】柴胡　人参　半夏　黄芩　甘草　陈皮　厚朴　苍术（原书未著用量）

【用法】水二盅，加姜、枣煎服。

【功用主治】和解少阳，祛湿和胃。主治湿疟。症见一身尽痛，手足沉重，寒多热少，脉濡。

【处方规范书写格式】柴胡 9g　人参 9g　姜半夏 6g　黄芩 9g　甘草 3g　陈皮 9g　厚朴 9g　苍术 9g　生姜^自备　大枣^自备

（二）麸炒苍术

1. 五积散（《仙授理伤续断秘方》）

【组成】苍术　桔梗各二十两　枳壳　陈皮各六两　芍药　白芷　川芎　川当归　甘草　肉桂　茯苓　半夏汤泡，各三两　厚朴　干姜各四两　麻黄去根、节，六两

【用法】上除肉桂、枳壳二味，余锉细，用慢火炒，令色转，摊冷，次入枳壳、肉桂令匀。每服三钱，水一盏，加生姜三片，煎至半盏，去滓，热服；凡被伤头痛，伤风发寒，每服二钱，加生姜、葱白煎，食后热服。

【功用主治】发表温里，顺气化痰，活血消积。主治外感风寒，内伤生冷。症见身热无汗，头痛身疼，项背拘急，胸满恶食，呕吐腹痛，及妇女血气不调，心腹疼痛，月经不调等属寒者。

【炮制品选用分析】方中麻黄、白芷辛温发散，解表散寒，宜生用；干姜、肉桂温散里寒。四药共除内外之寒。麸炒苍术、姜厚朴健脾燥湿，半夏、陈皮、茯苓理气燥湿化痰，半夏宜用姜半夏，增其温化寒痰之效；当归、川芎、白芍养血和血，活血止痛；桔梗、麸炒枳壳升降气机，宽胸利膈；生姜散寒，温胃止呕，蜜甘草和中健脾，调和诸药。诸药合用，共奏散寒、祛湿、理气、活血、化痰之功，是治疗寒、湿、气、血、痰五积的主方。

【处方规范书写格式】麻黄 6g　白芷 5g　干姜 6g　肉桂 5g　麸炒苍术 15g　姜厚朴 6g　姜半夏 5g　陈皮 9g　茯苓 5g　白芍 5g　川芎 5g　当归 5g　桔梗 15g　麸炒枳壳 9g　蜜甘草 5g　生姜自备　葱白自备

2. 完带汤（《傅青主女科》）

【组成】白术土炒，一两　山药炒，一两　人参二钱　白芍酒炒，五钱　车前子酒炒，三钱　苍术制，三钱　甘草一钱　陈皮五分　黑芥穗五分　柴胡六分

【用法】水煎服。

【功用主治】补脾疏肝，化湿止带。主治脾虚肝郁，湿浊带下证。症见带下色白，清稀无臭，面色㿠白，倦怠便溏，舌淡苔白，脉缓或濡弱。

【炮制品选用分析】本方主治证系脾气虚弱，肝气不疏，湿浊下注所致。治宜补脾益气，疏肝解郁，化湿止带。本方苍术宜用麸炒苍术，以缓和燥性，增强健脾和胃之功；重用炒白术、炒山药补脾益气，以祛湿止带；人参宜用生晒参，大补元气，补中健脾；盐车前子清热利湿，以增祛湿之力；白芍宜用酒白芍，增强柔肝理脾之力，使木达而脾土自强。佐以陈皮理气燥湿，令气行而湿化，伍人参、白术又可使补而不滞；柴胡归肝经，宜用醋柴

胡，以增强疏肝解郁作用；荆芥穗辛散祛风以胜湿，宜炒炭以助收涩止带，配人参、白术则有助于脾气之升。甘草宜用生品，以补脾益气，调和诸药，为佐使。诸药相配，使脾气健运，肝气条达，清阳得升，湿浊得化，则带下自止。

【处方规范书写格式】土炒白术 30g　麸炒山药 30g　生晒参 6g[另煎]　酒白芍 15g　盐车前子 9g　麸炒苍术 9g　甘草 3g　陈皮 2g　荆芥穗炭 2g　醋柴胡 2g

3. 越鞠丸（《丹溪心法》）

【组成】香附　苍术　川芎　栀子　神曲[各等分]

【用法】上为末，水泛为丸如绿豆大。

【功用主治】行气解郁。主治六郁证。症见胸膈痞闷，脘腹胀痛，嗳腐吞酸，恶心呕吐，饮食不消。

【炮制品选用分析】方以香附，宜醋制，以增其行气解郁作用，为君药。川芎为血中之气药，功善行气活血，以解血郁；苍术燥湿运脾，麸炒后辛性减弱，燥性缓和，增强其健脾和胃的作用，以解湿郁；栀子清热泻火，以解火郁，宜用炒栀子，以缓和其苦寒之性，消除副作用；神曲消食和胃，以解食郁，宜用焦神曲，以增强消食化积之力，四药皆为臣佐之品。此方虽无治痰郁之品，然痰郁多由脾湿引起，并与气、火、食郁有关，所以方中不另设治痰药，亦治病求本之意。诸药合用，行气解郁，气行血活，湿祛热清，食化脾健，气、血、湿、火、痰、食六郁自解。

【处方规范书写格式】醋香附 6g　川芎 6g　麸炒苍术 6g　炒栀子 6g　焦神曲 6g

4. 平胃散（《简要济众方》）

【组成】苍术[去黑皮，捣为粗末，炒黄色，四两]　厚朴[去粗皮，涂生姜汁，炙令香熟，三两]　陈橘皮[洗令净，焙干，二两]　甘草[炙黄，一两]

【用法】上为散。每服二钱，水一中盏，加生姜二片，大枣二枚，同煎至六分，去滓，食前温服。

【功用主治】燥湿运脾，行气和胃。主治湿滞脾胃证。症见脘腹胀满，不思饮食，口淡无味，恶心呕吐，嗳气吞酸，肢体沉重，怠惰嗜卧，常多自利，舌苔白腻而厚，脉缓。

【炮制品选用分析】方中苍术辛香苦温，为燥湿运脾要药，使湿去则脾运有权，脾健则湿邪得化，为君药，宜选用麸炒苍术，其辛味减弱，燥性缓和，气变芳香，增强了健脾和胃的作用。厚朴辛温而散，长于行气除满，气行则湿化，且其味苦性燥而能燥湿，与麸炒苍术有相须之妙，为臣药，宜选用姜厚朴，可消除对咽喉刺激性，增强和胃作用。陈皮辛行温通，理气和胃，燥湿醒脾，协麸炒苍术、姜厚朴燥湿行气之力益彰，为佐药，宜选用贮存一年以上的陈皮，以缓和燥性。蜜甘草甘平入脾，既可益气补中而实脾，又能调和诸药，为佐使药。煎加生姜、大枣，以增补脾和胃之效。脾湿去脾健，气机调畅，胃气平和，升降有序，则胀满吐泻诸症可除。

【处方规范书写格式】麸炒苍术 120g　姜厚朴 90g　陈皮 60g　蜜甘草 30g　生姜^{自备}　大枣^{自备}

5. 当归拈痛汤（《医学启源》）

【组成】羌活_{半两}　防风_{三钱}　升麻_{一钱}　葛根_{二钱}　白术_{一钱}　苍术_{三钱}　当归身_{三钱}　人参_{二钱}　甘草_{五钱}　苦参_{酒浸，二钱}　黄芩_{炒，一钱}　知母_{酒洗，三钱}　茵陈_{酒炒，五钱}　猪苓_{三钱}　泽泻_{三钱}

【用法】上锉，如麻豆大。每服一两，水二盏半，先以水拌湿，候少时，煎至一盏，去滓温服。待少时，美膳压之。

【功用主治】利湿清热，疏风止痛。主治湿热相搏，外受风邪证。症见遍身肢节烦痛，或肩背沉重，或脚气肿痛，脚膝生疮，舌苔白腻微黄，脉濡数。

【炮制品选用分析】本证由风湿热邪留滞经脉关节，气血失畅所致。方中羌活辛散祛风，苦燥胜湿，通痹止痛；茵陈苦泄下降，清热利湿，两药相合，共成祛风散邪，除湿清热，通痹止痛之功，使风湿热邪由内外分消，故重用以为君药。臣以猪苓、泽泻甘淡以助茵陈渗湿热于下；黄芩、苦参寒凉以助茵陈清热毒于内。佐入防风、升麻、葛根辛散以助羌活祛风湿于外；苍术辛温，宜麸炒，燥湿力强，擅除内外之湿；白术甘温，专以健脾燥湿；知母苦寒质润，既可助诸药清热之力，又可防苦燥渗利伤阴之偏；当归养血活血；人参、甘草补脾养正气，使苦药不能伤胃，二药合当归亦能补益气血，使辛散温燥而无耗气伤阴之虞。甘草清热解毒，调和诸药，兼作使药。诸药相合，共奏利湿清热、疏风止痛之功。

【处方规范书写格式】羌活 15g　茵陈 15g　猪苓 9g　泽泻 9g　黄芩 3g　苦参 6g　防风 9g　升麻 3g　葛根 6g　麸炒白术 3g　麸炒苍术 9g　知母 9g　当归 9g　人参 6g^{另煎}　甘草 15g

6. 二妙散（《丹溪心法》）

【组成】黄柏_炒 苍术_{米泔水浸，炒}

【用法】上二味为末，沸汤，入姜汁调服。

【功用主治】清热燥湿。主治湿热下注证。症见筋骨疼痛，或两足痿软，或足膝红肿疼痛，或湿热带下，或下部湿疮、湿疹，小便短赤，舌苔黄腻者。

【炮制品选用分析】本证为湿热注于下焦所致。治宜清热燥湿。方中黄柏寒凉苦燥，其性沉降，长于清下焦湿热。臣以苍术辛苦而温，其性燥烈，一则健脾助运以治生湿之本，一则芳化苦燥以除湿阻之标。苍术麸炒后燥性缓和，健运脾土的作用增强，二药相使而用长于清泄下焦湿热；且二药制用，可减其苦寒或温燥之性，以防败胃伤津之虞。再入姜汁少许调药，既可借其辛散以助祛湿，亦可防黄柏苦寒伤中。

【处方规范书写格式】酒黄柏 15g 麸炒苍术 15g

7. 其他方剂

（1）不换金正气散（《易简方》原名"不换金散"）

【组成】藿香_{去枝，土} 厚朴_{去皮，姜汁制} 苍术_{米泔浸} 陈皮_{去白} 半夏_煮 甘草_{各等分}

【用法】上咬咀，每服四钱，水一盏，加生姜三片，煎至六分，去滓热服。

【功用主治】解表化湿，和胃止呕。主治湿浊内停兼表寒证。症见呕吐腹胀，恶寒发热，或霍乱吐泻，或不服水土，舌苔白腻等。

【处方规范书写格式】广藿香 10g 姜厚朴 10g 麸炒苍术 10g 陈皮 10g 姜半夏 10g 蜜甘草 10g 生姜_{自备}

（2）三妙丸（《医学正传》）

【组成】黄柏_{四两，切片，酒拌，略炒} 苍术_{六两，米泔浸一二宿，细切，焙干} 川牛膝_{二两，去芦}

【用法】上为细末，面糊为丸，如梧桐子大，每服五七十丸，空腹，姜、盐汤下。忌鱼腥、荞麦、热面、煎炒等物。

【功用主治】清热燥湿。主治湿热下注之痿痹。症见两脚麻木或肿痛，或如火烙之热，痿软无力。

【处方规范书写格式】酒黄柏 120g 麸炒苍术 180g 川牛膝 60g

（3）四妙丸（《成方便读》）

【组成】黄柏 苍术 牛膝 薏苡仁_{各八两}

【用法】水泛为丸，每服 6～9g，温开水送下。

【功用主治】清热利湿，舒筋壮骨。主治湿热痿证。症见两足麻木，痿软，肿痛。

【处方规范书写格式】酒黄柏 240g　麸炒苍术 240g　牛膝 240g　薏苡仁 240g

附　子

本品为毛茛科植物乌头 *Aconitum carmichaelii* Debx. 的子根的加工品。6月下旬至 8 月上旬采挖，除去母根、须根及泥沙，习称"泥附子"。现在常用炮制品规格有盐附子、黑顺片（黑附片）、白附片。

一、炮制历史沿革

附子的炮制历史沿革见表 7-23。

表 7-23　附子的炮制历史沿革

年代	书籍	炮制品规格
南北朝刘宋	《肘后备急方》	炒炭
	《雷公炮炙论》	东流水并黑豆浸
汉唐	《金匮玉函经》	火炮法
	《备急千金要方》	蜜涂炙
	《仙授理伤续断秘方》	纸裹煨
宋代	《太平圣惠方》	水浸
	《博济方》	生姜煮
	《重修政和经史证类备急本草》	姜汁淬、醋浸、以大小麦酿醋浸
	《圣济总录》	烧炭存性、黄连炒等
	《三因极一病证方论》	黑豆煮、盐水浸后炮、醋淬
	《妇人大全良方》	湿面裹煨、童便浸后煨
	《类编朱氏集验医方》	赤小豆煮、生姜米泔浸

年代	书籍	炮制品规格
明代	《普济方》	蜜水煮、巴豆煮
	《奇效良方》	青盐炒、猪脂煎
	《本草纲目》	姜汁盐甘草童便同煮
	《证治准绳》	盐米泔水煮
	《寿世保元》	麸炒
	《景岳全书》	炒制、甘草汤浸炒
	《济阴纲目》	醋炙
	《医宗必读》	童便甘草汤煮
清代	《握灵本草》	单蒸
	《医宗说约》	甘草防风同煎
	《外科大成》	姜汁浸后煨
	《本草新编》	甘草汤泡
	《本经逢原》	黄连甘草制
	《良朋汇集经验神方》	酒泡
	《本草必用》	甘草汤煮
	《串雅外编》	甘草甘遂酒煮
	《霍乱论》	甘草汤煎
	《增广验方新编》	甘草汤浸后煨
	《本草问答》	盐腌
现代	《中国药典》(2020年版)	附片(黑顺片、白附片)、炮附片、淡附片

  汉唐时期就出现了火炮法、炒炭、纸裹煨、黑豆汁浸等；宋代出现了大量的辅料制，如生姜煮、姜汁淬、醋浸、黄连炒、盐水浸后炮、赤小豆煮、生姜米泔浸、黑豆煮；明清两代在宋代的基础上又增加了多种辅料，如蜜水煮、巴豆煮、青盐炒、猪脂煎、盐米泔水煮、甘草汤浸炒、麸炒、甘草防风同煎、姜汁浸后煨、黄连甘草制、酒泡、甘草甘遂酒煮、甘草汤浸后煨、盐

腌和单蒸等。现代临床常用的炮制品有生附子、附片（包括黑顺片、白附片）、淡附片和炮附片。

二、不同炮制品临床应用特点

（一）附片（黑顺片、白附片）

1. 加工方法　取泥附子，按大小分别洗净，浸入胆巴的水溶液中数日，连同浸液煮至透心，捞出，水漂，纵切成厚约 0.5cm 的片，再用水浸漂，用调色液使附片染成浓茶色，取出，蒸至出现油面、光泽后，烘至半干，再晒干或继续烘干，习称"黑顺片"[《中国药典》（2020 年版）]。

选择大小均匀的泥附子，洗净，浸入胆巴的水溶液中数日，连同浸液煮至透心，捞出，剥去外皮，纵切成厚约 0.3cm 的片，用水浸漂，取出，蒸透，晒干，习称"白附片"[《中国药典》（2020 年版）]。

2. 性效特点　辛、甘，热。有回阳救逆、助阳补火、散寒止痛之功效，主治亡阳证，寒痹痛剧及阳虚所致之阳痿、宫冷不孕、脘腹冷痛、泄泻、水肿等症。常用于四逆汤、回阳救急汤、通脉四逆汤、四逆加人参汤等。

（二）淡附片

1. 加工方法　取盐附子（选择个大、均匀的泥附子，洗净，浸入胆巴的水溶液中过夜，再加食盐，继续浸泡，每日取出晒晾，并逐渐延长晒晾时间，直至附子表面出现大量结晶盐粒、体质变硬为止，习称"盐附子"）。用清水浸漂，每日换水 2～3 次，至盐分漂尽，与甘草、黑豆加水共煮透心，至切开后口尝无麻舌感时，取出，除去甘草、黑豆，切薄片，晒干。每 100kg 盐附子，用甘草 5kg、黑豆 10kg[《中国药典》（2020 年版）]。

2. 性效特点　辛、甘，热；有毒。经甘草、黑豆煮后毒性降低，以回阳救逆，散寒止痛为主，主治亡阳虚脱，肢冷脉微，寒湿痹痛，心腹疼痛，阳虚水肿，阳虚感冒等。

（三）炮附片

1. 加工方法　取附片，照炒法（通则 0213）用砂烫至鼓起并微变色[《中国药典》（2020 年版）]。

2. 性效特点　辛、甘，大热；有毒。归心、肾、脾经。温肾暖脾，补命门之火。用于心腹冷痛，虚寒吐泻，冷积便秘，或久痢赤白。常用于温脾汤、肾气丸、右归丸、真武汤、实脾散、麻黄细辛附子汤、麻黄附子甘草汤、附子理中丸、十补丸、附子汤。

（四）临床应用辨析

生附子属于医疗用毒性中药饮片，临床使用受到限制，《伤寒论》中原方多用生附子，现临床较少使用生附子，多用附片（黑顺片、白附片）替代生附子，其主要功效为回阳救逆、助阳补火、散寒止痛；淡附片相当于方剂中的制附子，功效与附片基本相似，用甘草、黑豆煮以降低其毒性，以回阳救逆、散寒止痛为主；炮附片温肾暖脾、补命门之火力胜。

三、不同炮制品在传统方剂中的合理选用

（一）附片

1. 四逆汤（《伤寒论》）

【组成】甘草炙，二两　干姜一两半　附子生用，去皮，破八片，一枚

【用法】上三味，以水三升，煮取一升二合，去滓，分温再服。强人可大附子一枚，干姜三两。

【功用主治】回阳救逆。主治心肾阳衰寒厥证。症见四肢厥逆，恶寒蜷卧，神衰欲寐，面色苍白，腹痛下利，呕吐不渴，舌苔白滑，脉微细。

【炮制品选用分析】方中附子生用，大辛大热，温阳逐寒，温壮心肾之阳，长于回阳破阴救逆，现代药理研究附子生用毒性大，在治疗剂量时出现中毒症状，故不用，使用附片。干姜温中散寒，温阳通脉，助附子温里回阳，为臣药。甘草用蜜制甘草，用量宜重，取其助阳需先益气，助君臣温阳补气，甘缓峻烈，防其破阴回阳过散之弊，并能调和诸药，为佐使药之用。诸药配伍，共奏回阳救逆之效。

【处方规范书写格式】附片 10g 先煎　干姜 6g　蜜甘草 12g

2. 回阳救急汤（《伤寒六书》）

【组成】熟附子　干姜　肉桂　人参　白术炒　茯苓　陈皮　甘草炙　五味子　半夏制（原书未著用量）

【用法】水二盅，姜三片，煎之，临服入麝香三厘调服。

【功用主治】回阳救逆，益气生脉。主治寒邪直中三阴，真阳衰微证。症见恶寒蜷卧，四肢厥冷，腹痛战栗，或唇甲青紫，或吐涎沫，吐泻而口不渴，神衰欲寐，舌淡苔白，脉沉微，甚或无脉。

【炮制品选用分析】本方以四逆汤合六君子汤，再加肉桂、五味子、麝香、生姜组成。方中以附片配干姜、肉桂，其温壮元阳，祛寒通脉之功尤为

显著，为君药。六君子汤补益脾胃，固守中州。半夏宜用姜半夏，能燥湿化痰，降逆止呕，能除阳虚水湿不化所生的痰饮；白术宜用麸炒白术，益气健脾；甘草宜用蜜甘草，补中气，和诸药，共为臣药。人参助附子，可益气回阳固脱；醋五味子补心、益气复脉，同为佐药。麝香辛香走窜，通行十二经脉，合醋五味子酸甘敛阴，可防麝香辛散太过，散中有收，既可以疏布诸药于全身，又可以避免虚阳浮越于外，为使药。诸药配伍，共奏回阳救逆、益气生脉之效。

【处方规范书写格式】附片 9g^{先煎}　干姜 6g　肉桂 3g^{研末冲服}　姜半夏 9g　蜜甘草 6g　麸炒白术 9g　陈皮 6g　茯苓 9g　人参 6g^{另煎}　醋五味子 3g　麝香 0.1g^{冲服}　生姜^{自备}

3. 其他方剂

（1）通脉四逆汤（《伤寒论》）

【组成】甘草_{炙，二两}　附子_{生用，去皮，破八片，大者一枚}　干姜_{三两，强人可四两}

【用法】上三味，以水三升，煮取一升二合，去滓，分温再服，其脉即出者愈。

【功用主治】破阴回阳，通达内外。主治少阴病、阴盛格阳证。症见下利清谷，里寒外热，手足厥逆，脉微欲绝，身反不恶寒，其人面色赤，或腹痛，或干呕，或咽痛，或利止，脉不出者。若"吐已下断，汗出而厥，四肢拘急不解，脉微欲绝者"，加猪胆汁半合（10ml），名"通脉四逆加猪胆汁汤"。"分温再服，其脉即来。无猪胆，以羊胆代之"。

【处方规范书写格式】蜜甘草 6g　附片 20g^{先煎}　干姜 9g

（2）四逆加人参汤（《伤寒论》）

【组成】甘草_{炙，二两}　附子_{生用，去皮，破八片，一枚}　干姜_{一两半}　人参_{一两}

【用法】上四味，以水三升，煮取一升二合，去滓，分温再服。

【功用主治】回阳救逆，益气固脱。主治少阴病。症见四肢厥逆，恶寒蜷卧，脉微而复自下利，利虽止而余症仍在者。

【处方规范书写格式】蜜甘草 6g　附片 15g^{先煎}　干姜 9g　红参 6g^{另煎}

（二）炮附片

1. 温脾汤（《备急千金要方》）

【组成】大黄_{四两}　附子_{大者一枚}　干姜　人参　甘草_{各二两}

【用法】上五味，㕮咀，以水八升，煮取二升半，分三服。

【功用主治】泻下寒积，温补脾阳。主治寒积腹痛证。症见便秘腹痛，脐周绞痛，手足不温，苔白不渴，脉沉弦而迟。

【炮制品选用分析】方中附子，以炮附片为宜，取其温壮脾阳以散寒凝；大黄以生用为宜，泻下积滞，其性虽属苦寒，但与辛热之附子相伍，制性存用，则奏温下之效，两者共为君药。干姜辛热，既能温脾散寒，又能增强附子温阳祛寒之效，为臣药。配以人参、甘草补益脾胃，人参宜用红参为宜，助附子、干姜温补阳气，并使大黄下不伤正，为佐药。甘草以蜜甘草为宜，调和诸药，兼为使药。诸药合用，共奏泻下寒积、温补脾阳之功。

【处方规范书写格式】炮附片 12g^{先煎}　大黄 12g^{后入}　干姜 6g　红参 6g^{另煎}　蜜甘草 6g

2. 肾气丸（《金匮要略》）

【组成】干地黄_{八两}　薯蓣　山茱萸_{各四两}　泽泻　茯苓　牡丹皮_{各三两}　桂枝　附子_{各一两}

【用法】上为细末，炼蜜和丸，如梧桐子大，酒下十五丸，日再服。

【功用主治】补肾助阳。主治肾阳不足证。症见腰痛脚软，身半以下常有冷感，少腹拘急，小便不利，或小便反多，入夜尤甚，阳痿早泄，舌淡而胖，脉虚弱，尺部沉细，以及痰饮、水肿、消渴、脚气、转胞等。

【炮制品选用分析】本方证乃肾阳不足所致。肾阳不足，气化失司，水液代谢失常是其基本病机表现。治宜补肾助阳。方中用附子大辛大热，为温阳诸药之首，通十二经纯阳之要药。选用炮附片一则取其温肾散寒，二则温阳化饮。汉代肉桂与桂枝未分，统称桂枝。桂枝通阳之功强，与炮附片配伍，既可补火助阳以培本，又可温阳化气利小便以治标。而肉桂之散寒之力著，与炮附子配伍则温补肾阳之功更著。二者共为君药，在临床使用时应视需要选用肉桂或桂枝。然肾为水火之脏，内寓元阴元阳，若单补阳而不顾阴，则阳无以依附，易浮游于外；况桂、附均为温燥之品，单用易于耗阴，因此在补阳亦宜顾阴，故用干地黄滋阴补肾。方中之干地黄乃将鲜地黄晒或烘干至八成干捏成团快，习称"干地黄"。自宋代以来，多将干地黄改换成熟地黄，加强滋阴补肾、益肾填精之功。配伍酒萸肉、山药（薯蓣）补肝脾而益精血，且二药又具有收涩作用，充分适应肾藏精的生理特点，共为臣药。君臣相伍，补肾填精，温肾助阳，阴中求阳而增补阳之力，而且阳药得阴药之柔润则温而不燥，阴药得阳药之温通则滋而不腻，相得益彰。方中补阳之品药少量轻，而滋阴之药多量重，可见其立方之旨，并非峻补元阳，乃在微微生火，鼓舞肾气，即取"少火生气"之义。再以盐泽泻、茯苓利水渗湿，牡丹皮清泻相火，三药寓泻于补，使邪去而补药得力，以防阴药助湿碍邪之弊。诸药合用，使肾阳振奋，气化复常，则诸症自除。

【处方规范书写格式】炮附片 9g^{先煎}　桂枝 9g　熟地黄 20g　酒萸肉 10g 山药 10g　盐泽泻 10g　茯苓 10g　牡丹皮 10g

3. 右归丸（《景岳全书》）

【组成】熟地黄_{八两}　山药_{炒，四两}　山茱萸_{微炒，三两}　枸杞子_{微炒，三两}　菟丝子_{制，四两}　鹿角胶_{炒珠，四两}　杜仲_{姜汁炒，四两}　肉桂_{二两}　当归_{三两}　制附子_{二两，渐可加至五六两}

【用法】上先将熟地黄蒸烂杵膏，加炼蜜为丸，如梧桐子大。每服百余丸，食前用滚汤或淡盐汤送下；或丸如弹子大，每嚼服二三丸，以滚白汤送下。

【功用主治】温补肾阳，填精益髓。主治肾阳不足，命门火衰证。年老或久病气衰神疲，畏寒肢冷，腰膝软弱，阳痿遗精，或阳衰无子，或饮食减少，大便不实，或小便自遗，舌淡苔白，脉沉而迟。

【炮制品选用分析】本方所治之证乃肾阳虚衰，肾精亏虚，命门火衰而致，治宜补火助阳，填精益肾。方中炮附片取其温补肾阳、暖脾，长于补命门火之效，肉桂大辛大热，温壮肾阳，助命门之火；鹿角胶为血肉有情之品，填精益髓，补肾助阳。三者温补结合，温肾阳，填肾精，共为君药。熟地黄、酒萸肉、山药、枸杞子可滋阴补肾，养肝补脾，填精补髓，与桂、附、鹿胶相伍有"阴中求阳"之义，共为臣药。盐菟丝子、盐杜仲，取其入肾，增强补肝肾之功；精能生血，肾经不足，则血无以生成，故用当归与熟地黄、鹿角胶合而益肾填精生血，当归之和血亦可使补而不滞。

【处方规范书写格式】炮附片 6g^{先煎}　肉桂 6g　鹿角胶 12g^{烊化}　熟地黄 24g　山药 12g　酒萸肉 9g　枸杞子 9g　盐菟丝子 10g　盐杜仲 12g　当归 9g

4. 真武汤（《伤寒论》）

【组成】茯苓_{三两}　芍药_{三两}　白术_{二两}　生姜_{切，三两}　附子_{炮，去皮，破八片，一枚}

【用法】上五味，以水八升，煮取三升，去滓，温服七合，日三服。

【功用主治】温阳利水。主治脾肾阳虚，水气内停水泛证。症见小便不利，四肢沉重疼痛，腹痛下利，或肢体浮肿，或咳，或呕，舌淡胖，苔白滑不渴，脉沉细。主治太阳病发汗太过，阳虚水泛证。症见汗出不解，其人仍发热，心下悸，头眩，身𥆧动，振振欲擗地。

【炮制品选用分析】本方治疗脾肾阳虚，水湿泛溢证；亦可治疗太阳病发汗太过，阳虚水泛证。本方以大辛大热之附子为君，宜用炮附片，取其温补肾阳、暖脾，长于补命门火之效，以温肾助阳，化气行水，且可降低毒性。白术生用为宜，甘苦而温，健脾益气兼燥湿利水；茯苓甘淡而平，利水渗湿。二者合用，以益气健脾祛湿，使脾气得复，湿从小便而去，共为臣药。佐以辛温之生姜，既助附子温阳散寒，又合茯苓、白术宣散水湿，兼能和胃降逆止呕。配伍酸收之白芍，用炒白芍为宜，其意有四：一者利小便以行水气；二者柔肝缓急以止腹痛；三者敛阴舒筋以解筋肉瞤动；四者防止附子燥热伤阴，亦为佐药。诸药配伍，温脾肾以助阳气，利小便以祛水邪，共奏温阳利水之效。

【处方规范书写格式】炮附片 9g ^{先煎}　茯苓 9g　白术 6g　炒白芍 9g　生姜 9g

5. 实脾散（《重订严氏济生方》）

【组成】厚朴_{去皮，姜制，炒}　白术　木瓜_{去瓤}　木香_{不见火}　草果仁　大腹子　附子_{炮、去皮、脐}　白茯苓_{去皮}　干姜_{炮，各一两}　甘草_{炙，半两}

【用法】上㕮咀，每服四钱，水一盏半，生姜五片，大枣一枚，煎至七分，去滓，温服，不拘时服。

【功用主治】温阳健脾，行气利水。主治脾肾阳虚，水气内停之阴水。症见身半以下肿甚，手足不温，口中不渴，胸腹胀满，大便溏薄，舌苔白腻，脉沉弦而迟。

【炮制品选用分析】方中附子温补肾阳以助化气行水，炮姜温运脾阳以助运化水湿，二者同用，温补脾肾，扶阳抑阴，共为君药；其中附子宜选炮附片，取其温补肾阳、暖脾，长于补命门火之效，以温肾助阳，化气行水，且可降低毒性。白术生用甘苦而温，健脾益气兼燥湿利水；茯苓甘淡而平，利水渗湿。二者合用，健脾和中，渗湿利水，为臣药。木瓜酸温，除湿醒脾和中；厚朴、木香、槟榔（大腹子）行气导滞，化湿行水，使气化则湿化，气顺则胀消。其中厚朴用姜厚朴，厚朴姜制后，增强宽中和胃的功效，并可消除对咽喉的刺激性；木香生用，取其辛散温通之性，长于调中宣滞；槟榔宜用炒槟榔，槟榔炒后，长于消积行滞，且药性缓和，并能减少服后恶心、腹泻、腹痛的副作用。草果仁温中燥湿，俱为佐药。蜜甘草、生姜、大枣益脾和中，生姜兼能温散水气，蜜甘草亦调和药性，用为佐使。诸药相伍，共奏温阳健脾、行气利水之功。

【处方规范书写格式】炮附片 6g ^{先煎} 炮姜 6g 白术 6g 茯苓 6g 木瓜 6g 姜厚朴 6g 木香 6g 炒槟榔 6g 草果仁 6g 蜜甘草 3g 生姜^{自备} 大枣^{自备}

6. 其他方剂

（1）麻黄细辛附子汤（《伤寒论》）

【组成】麻黄_{去节，二两} 细辛_{二两} 附子_{炮，去皮，一枚，破八片}

【用法】上三味，以水一斗，先煮麻黄，减二升，去上沫，内诸药，煮取三升，去滓。温服一升，日三服。

【功用主治】助阳解表。主治阳虚外感风寒证。症见发热、恶寒甚剧，虽厚衣重被，其寒不解，神疲欲寐，脉沉微。

【处方规范书写格式】麻黄 6g 细辛 3g 炮附片 9g ^{先煎}

（2）麻黄附子甘草汤（《伤寒论》）

【组成】麻黄_{去节，二两} 甘草_{炙，二两} 附子_{炮，一枚，破八片}

【用法】上三味，用水一升，先煮麻黄一两沸，去上沫，内诸药，煮取三升，去滓，温服一升，日三服。

【功用主治】助阳解表。主治少阴病。症见恶寒身疼，无汗，微发热，脉沉微者。

【处方规范书写格式】麻黄 6g 蜜甘草 6g 炮附片 9g ^{先煎}

（3）附子理中丸（《太平惠民和剂局方》）

【组成】附子_{炮，去皮、脐} 人参_{去芦} 干姜_炮 甘草_炙 白术_{各三两}

【用法】上为细末，炼蜜为丸，每两作十丸。每服一丸，以水一盏，化开，煎至七分，稍热服之，空心食前。

【功用主治】温阳祛寒，补气健脾。主治脾胃虚寒，或脾肾阳虚证。症见脘腹疼痛，下利清谷，恶心呕吐，畏寒肢冷，或霍乱吐利转筋等。

【处方规范书写格式】炮附片 9g ^{先煎} 人参 9g ^{另煎} 炮姜 9g 蜜甘草 9g 麸炒白术 9g

（4）十补丸（《济生方》）

【组成】附子_{炮，去皮、脐} 五味子_{各二两} 山茱萸_{取肉} 山药_{锉，炒} 牡丹皮_{去木} 鹿茸_{去毛，酒蒸，一钱} 熟地黄_{洗，酒蒸，二两} 肉桂_{去皮，不见火，一钱} 白茯苓_{去皮} 泽泻_{各一两}

【用法】为细末，炼蜜为丸，如梧桐子大，每服七十丸，空腹盐酒或盐汤送下。

【功用主治】补肾阳，益精血。主治肾阳虚损，精血不足证。症见面色黧黑，足冷足肿，耳鸣耳聋，肢体羸瘦，足膝软弱，小便不利，腰脊疼痛。

【处方规范书写格式】炮附片 9g^{先煎}　肉桂 9g　熟地黄 20g　酒萸肉 10g
山药 10g　盐泽泻 10g　茯苓 10g　牡丹皮 10g　鹿茸 3g^{研末冲服}　醋五味子 10g

（5）附子汤（《伤寒论》）

【组成】附子_{炮，去皮，破八片，二枚}　茯苓_{三两}　人参_{二两}　白术_{四两}　芍药_{三两}

【用法】上五味，以水八升，煮取三升，去滓，温服一升，日三服。

【功用主治】温经助阳，祛寒化湿。主治阳虚寒湿内侵证。症见身体、骨节疼痛，恶寒肢冷，口不渴，舌淡苔白滑，脉沉微。

【处方规范书写格式】炮附片 15g^{先煎}　茯苓 9g　白术 12g　人参 6g^{另煎}
炒白芍 9g

知　母

本品为百合科植物知母 *Anemarrhena asphodeloides* Bge. 的干燥根茎。春、秋二季采挖，除去须根和泥沙，晒干，习称"毛知母"；或除去外皮，晒干。现在常用炮制品规格有知母、盐知母。

一、炮制历史沿革

知母的炮制历史沿革见表 7-24。

表 7-24　知母的炮制历史沿革

年代	书名	炮制品规格
汉代	《金匮要略》	切制
宋代	《太平圣惠方》	煨制
	《全生指迷方》	焙制
	《卫生家宝产科备要》	炒制
	《妇人大全良方》	酒炒、酒拌炒黑
	《扁鹊心书》	盐水炒
	《疮疡经验全书》	盐酒拌炒

年代	书名	炮制品规格
金元时期	《脾胃论》	酒洗
	《瑞竹堂经验方》	酒浸
明代	《医学入门》	蜜水拌炒
	《增补万病回春》	人乳汁盐酒拌炒
	《证治准绳》	童便浸
	《寿世保元》	姜汤浸
	《中国药典》(2020年版)	知母、盐知母

关于知母的净制法，金代《儒门事亲》始载有"去皮""去须"。元代《世医得效方》"新瓦上焙，去毛"。汉代《金匮要略》"切片"，第一次收载了知母的"切制"方法。宋代开始载有"煨令微黄、焙、炒、酒炒"。元代有"微炒出汗、细锉酒洗、酒浸等"。明代《医学入门》中又增加了蜜水拌炒。盐制知母始载于《本草蒙筌》，"益肾滋阴，盐炒便入"。现代常见炮制品有知母和盐知母。

二、不同炮制品临床应用特点

（一）知母

1. 加工方法　除去杂质，洗净，润透，切厚片，干燥，去毛屑 [《中国药典》(2020年版)]。

2. 性效特点　生品苦寒滑利，善于清热泻火，生津润燥，泻肺、胃之水，多用于温病高热烦渴，肺热燥咳，内热消渴，大便燥结。常用于酸枣仁汤、消风散、白虎汤、清暑益气汤、清瘟败毒饮、升陷汤等。

（二）盐知母

1. 加工方法　取知母片，照盐水炙法（通则0213）炒干 [《中国药典》(2020年版)]。

2. 性效特点　食盐性味咸寒，有清热凉血、软坚散结、润燥的作用，知母苦寒，加入盐制后可增强知母滋阴降火的作用，且专于入肾，善于引药下行。并善清虚热。常用于肝肾阴亏，虚火上炎所致骨蒸潮热、盗汗遗精、腰脊酸痛。常用于大补阴丸、玉液汤、玉女煎、青蒿鳖甲汤、清骨散、知柏地黄丸。

（三）临床应用辨析

知母味苦、甘，性寒。归肺、胃、肾经。清热泻火，滋阴润燥。用于外感热病、高热烦渴、肺热燥咳、骨蒸潮热、内热消渴、肠燥便秘。生用清热泻火，生津润燥，泻肺、胃之火；盐炙可增强知母滋阴降火的作用，且专于入肾，善于引药下行。

三、不同炮制品在传统方剂中的合理选用

（一）知母

1. 酸枣仁汤（《金匮要略》）

【组成】酸枣仁炒，二升　甘草一两　知母二两　茯苓二两　川芎二两

【用法】上五味，以水八升，煮酸枣仁得六升，内诸药，煮取三升，分温三服。

【功用主治】养血安神，清热除烦。主治肝血不足，虚热内扰证。症见虚烦失眠，心悸不安，头目眩晕，咽干口燥，舌红，脉弦细。

【炮制品选用分析】本方主治证系肝血不足，虚热内扰证。治宜养血以安神，清热以除烦。方中重用酸枣仁为君药，取其甘酸质润，入心、肝之经，养血补肝，宁心安神，宜用炒制品。茯苓宁心安神，知母苦寒质润，滋阴润燥，清热除烦，共为臣药。知母宜用生品，清热泻火之力强；与君药炒酸枣仁相伍，以助其安神除烦之功。川芎性辛散，调肝血而疏肝气，与大量炒酸枣仁相伍，辛散与酸收并用，补血与行血结合，具有养血调肝之妙，为佐药。甘草和中缓急，调和诸药为使。诸药相伍，标本兼治，养中兼清，补中有行，共奏养血安神、清热除烦之效。

【处方规范书写格式】炒酸枣仁 15g先煎　知母 6g　茯苓 6g　川芎 6g甘草 3g

2. 消风散（《外科正宗》）

【组成】当归一钱　生地一钱　防风一钱　蝉蜕一钱　知母一钱　苦参一钱　胡麻一钱　荆芥一钱　苍术一钱　牛蒡子一钱　石膏一钱　甘草五分　木通五分

【用法】水二盅，煎至八分，食远服。

【功用主治】疏风养血，清热除湿。主治风疹、湿疹。症见皮肤疹出色红，或遍身云片斑点，瘙痒，抓破后渗出津水，苔白或黄，脉浮数有力。

【炮制品选用分析】方中荆芥、防风疏风止痒，透邪外达，为君药。炒

牛蒡子、蝉蜕疏散风热，风湿相搏而致津水流溢，故用苍术祛风除湿，苦参清热燥湿，木通渗利湿热，俱为臣药。风邪易于化热，故用石膏、知母清热泻火；风热或风湿浸淫血脉易伤阴血，苦寒渗利之品也易伤阴血，故用当归、地黄以养血活血，滋阴润燥，既补已伤之阴血，且达"治风先治血，血行风自灭"之意，又制约诸药之温燥；胡麻仁，现用亚麻子，养血疏风止痒，皆为佐药。甘草清热解毒，调和诸药，为使药。合而用之，共奏疏风养血、清热除湿之效。

【处方规范书写格式】荆芥 6g　防风 6g　炒牛蒡子 6g　蝉蜕 6g　苍术 6g　苦参 6g　木通 3g　石膏 6g^{先煎}　知母 6g　当归 6g　地黄 6g　亚麻子 6g　甘草 3g

3. 白虎汤（《伤寒论》）

【组成】石膏_{一斤，碎}　知母_{六两}　甘草_{二两，炙}　粳米_{六合}

【用法】上四味，以水一斗，煮，米熟汤成，去滓，温服一升，日三服。

【功用主治】清热生津。主治阳明气分热盛证。症见大热，大渴，大汗出，脉洪大有力。

【炮制品选用分析】方中石膏宜生用，辛甘大寒，功善清解，透热出表，以除阳明气分之热为君药。知母苦寒质润，既助石膏清阳明气分之热，又可滋阴润燥救已伤之阴津，为臣药。君臣相须为用，可增强清热生津之功。佐以粳米、蜜甘草益胃生津，亦可防石膏大寒伤中之弊。蜜甘草兼以调和诸药为使。四药相配，共奏清热生津之功。本方中辛甘大寒之石膏与苦寒质润之知母相伍，清热而不伤津，寒凉之中，少佐甘温之品，以和中护胃，使寒不伤中，且有益胃生津之效。

【处方规范书写格式】石膏 50g^{先煎}　知母 18g　粳米 9g　蜜甘草 6g

4. 清暑益气汤（《温热经纬》）

【组成】西洋参　石斛　麦冬　黄连　竹叶　荷梗　知母　甘草　粳米　西瓜翠衣（原书未著用量）

【用法】水煎服。

【功用主治】清热养阴，益气生津。主治暑热气津两伤证。症见身热汗多，口渴心烦，小便短赤，体倦少气，精神不振，脉虚数。

【炮制品选用分析】本方主治证系暑热内侵，耗伤气津所致。方中西瓜翠衣清热解暑、生津止渴，宜用鲜品；西洋参益气生津、养阴清热，共为君药。荷梗助西瓜翠衣解暑清热，理气化湿；石斛、麦冬助西洋参清热养阴生津，共为臣药。黄连、知母苦寒泻火，一燥一润，燥湿而不伤阴，助祛暑以滋阴，竹叶清心除烦，三药共为佐药。甘草、粳米益胃和中，共为使药。诸药配伍，共奏清热养阴、益气生津之效。

【处方规范书写格式】西洋参 5g^{另煎}　西瓜翠衣 30g　荷梗 15g　石斛 15g^{另煎}　麦冬 9g　黄连 3g　知母 6g　淡竹叶 6g　粳米 15g　甘草 3g

5. 其他方剂

（1）清瘟败毒饮（《疫疹一得》）

【组成】生石膏_{大剂六两至八两；中剂二两至四两；小剂八钱至一两二钱}　小生地_{大剂六钱至一两；中剂三钱至五钱；小剂二钱至四钱}　犀牛角_{大剂六两至八两；中剂三两至五两；小剂二两至四两}　真川连_{大剂四钱至六钱；中剂二钱至四钱；小剂一钱至一钱半}　栀子　桔梗　黄芩　知母　赤芍　玄参　连翘　甘草　丹皮　鲜竹叶（以上十味，原书无用量）

【用法】先煎石膏数十沸，后下诸药，水牛角磨汁和服。

【功用主治】清热解毒，凉血泻火。主治瘟疫热毒，气血两燔证。症见大热渴饮，头痛如劈，干呕狂躁，谵语神昏，或发斑，或吐血、衄血，四肢或抽搐，或厥逆，脉沉数，或脉沉细而数，或浮大而数，舌绛唇焦。

【处方规范书写格式】石膏 180g^{先煎}　地黄 30g　水牛角 180g　黄连（真川连）6g　栀子 6g　桔梗 6g　黄芩 6g　知母 6g　赤芍 6g　玄参 6g　连翘 6g　甘草 6g　牡丹皮 6g　鲜竹叶 6g

（2）升陷汤（《医学衷中参西录》）

【组成】生黄芪_{六钱}　知母_{三钱}　柴胡_{一钱五分}　桔梗_{一钱五分}　升麻_{一钱}

【用法】水煎服。

【功用主治】益气升陷。主治大气下陷证。症见气短不足以息，或努力呼吸，有似乎喘，或气息将停，危在顷刻，脉沉迟微弱，或三五不调。

【处方规范书写格式】黄芪 18g　知母 9g　柴胡 4.5g　桔梗 4.5g　蜜升麻 3g

（二）盐知母

1. 大补阴丸（《丹溪心法》）

【组成】熟地黄　龟甲_{各六两}　黄柏　知母_{各四两}

【用法】上为末，猪脊髓蒸熟，炼蜜为丸。每服七十丸，空心盐白汤送下。

【功用主治】滋阴降火。主治阴虚火旺证。症见骨蒸潮热，盗汗遗精，咳嗽咯血，心烦易怒，足膝疼热，舌红少苔，尺脉数而有力。

【炮制品选用分析】本方证乃肾精亏虚，阴虚火旺所致。以阴虚为本，火旺为标。治宜"降阴火，补肾水"。方中熟地黄填精益髓，大补肾阴，龟甲滋阴潜阳，如用于肺火灼伤肺络所致之咳血咯血，则宜选用醋龟甲以增强其滋阴止血之功。熟地黄与醋龟甲相合，大补肾阴，壮水制火以治本，共为君药。黄柏苦寒下清肾火，知母滋肾降火，二药盐炒后取其下行入肾，增强泻火坚阴之功以治标，共为臣药。猪脊髓以髓补髓、蜂蜜甘润以制黄柏之苦燥，共为佐使药。诸药相合，使肾水得充则相火易制，虚火得降则真阴易补，标本兼顾，以滋阴为主，降火为辅。

【处方规范书写格式】熟地黄 25g 醋龟甲 25g^{先煎} 盐黄柏 15g 盐知母 15g

2. 玉液汤（《医学衷中参西录》）

【组成】生山药_{一两} 生黄芪_{五钱} 知母_{六钱} 生鸡内金_{捣细，二钱} 葛根_{钱半} 天花粉_{三钱} 五味子_{三钱}

【用法】水煎服。

【功用主治】益气滋阴，固肾止渴。主治气阴两虚之消渴。症见口渴引饮，饮水不解，小便频数量多；或小便浑浊，困倦气短，舌嫩红而干，脉虚细无力。

【炮制品选用分析】消渴之证，每以口渴引饮、多食形瘦、小便数多为主要临床特征，多系肺燥胃热肾虚为病。方中重用黄芪、山药，二者益气滋阴，补脾固肾，一则使脾气升，散精达肺，输布津液以止渴，二则使肾气固，封藏精微以缩尿，二者共为君药。知母入肺、肾经，善清肺热，盐炙后，又可引药下行，增强滋阴降火作用；天花粉滋阴清热，润燥止渴，配合黄芪、山药，则元气升而真阴复，气旺自能生水，故为臣药。佐以葛根，宜用粉葛，升阳生津，助脾气上升，散精达肺；鸡内金，现多炒制，助脾健运，化水谷为津液；醋五味子酸收，固肾生津，不使水液下流。诸药相配，共奏益气滋阴、固肾止渴之功。

【处方规范书写格式】山药 30g 黄芪 15g 盐知母 18g 天花粉 9g 粉葛 4.5g 炒鸡内金 6g 醋五味子 9g

3. 玉女煎（《景岳全书》）

【组成】石膏_{三至五钱} 熟地_{三至五钱或一两} 麦冬_{二钱} 知母 牛膝_{各一钱半}

【用法】上药用水一盏半，煎七分，温服或冷服。

【功用主治】清胃热，滋肾阴。主治胃热阴虚证。症见头痛，牙痛，齿松牙衄，烦热干渴，舌红苔黄而干。亦治消渴，消谷善饥等。

【炮制品选用分析】本方主治少阴不足，阳明有余之证。方中石膏宜用生品，辛甘大寒，清阳明有余之火而不损阴，故为君药。熟地黄甘而微温，以滋肾水之不足，用为臣药。君臣相伍，清火壮水，虚实兼顾。知母宜用盐知母，苦寒质润，滋清兼备，一助石膏清胃热而止烦渴，一助熟地黄滋养肾阴，且盐炙后，可引药下行，增强滋阴降火作用；麦冬微苦甘寒，助熟地黄滋肾，而润胃燥，且可清心除烦，二者共为佐药。牛膝导热引血下行，且补肾水，为佐使药，诸药配伍，共奏清胃热、滋肾阴之效。

【处方规范书写格式】石膏 15g^{先煎}　熟地黄 15g　盐知母 5g　麦冬 6g 牛膝 5g

4. 青蒿鳖甲汤（《温病条辨》）

【组成】青蒿_{二钱}　鳖甲_{五钱}　细生地_{四钱}　知母_{二钱}　丹皮_{三钱}

【用法】上药以水五杯，煮取二杯，日再服。

【功用主治】养阴透热。主治温病后期，邪伏阴分证。症见夜热早凉，热退无汗，舌红苔少，脉细数。

【炮制品选用分析】方中鳖甲咸寒，直入阴分，滋阴退热，入络搜邪，鳖甲宜用醋鳖甲；青蒿苦辛而寒，其气芳香，清中有透散之力，清热透络，引邪外出，两药相配，滋阴清热，内清外透，使阴分伏热有外达之机，共为君药。即如吴瑭自释："此方有先入后出之妙，青蒿不能直入阴分，有鳖甲领之入也；鳖甲不能独出阳分，有青蒿领之出也。"地黄甘凉，滋阴凉血；知母以盐知母为宜，苦寒质润，滋阴降火。共助鳖甲以养阴退虚热，为臣药。牡丹皮辛、苦，性凉，泄血中伏火，以助青蒿清透阴分伏热，为佐药。诸药合用，共奏养阴透热之功。

【处方规范书写格式】青蒿 6g^{后下}　醋鳖甲 15g^{先煎}　地黄 12g　盐知母 6g　牡丹皮 9g

5. 清骨散（《证治准绳》）

【组成】银柴胡_{一钱五分}　胡黄连　秦艽　鳖甲_{醋炙}　地骨皮　青蒿　知母_{各一钱}　甘草_{五分}

【用法】水二盅，煎八分，食远服。

【功用主治】清虚热，退骨蒸。主治肝肾阴虚，虚火内扰证。症见骨蒸潮热，或低热日久不退，形体消瘦，唇红颧赤，困倦盗汗，或口渴心烦，舌红少苔，脉细数等。

【炮制品选用分析】方中银柴胡味甘苦性微寒，直入阴分而清热凉血，善退虚劳骨蒸之热而无苦燥之弊，为君药。知母宜用盐知母，功专降火滋阴以退虚热；胡黄连入血分而清虚热；地骨皮凉血而退有汗之骨蒸，三药俱入阴退虚火，以助银柴胡清骨蒸劳热，共为臣药。秦艽、青蒿皆为辛散透热之品，清虚热并透伏热使从外解；鳖甲咸寒，以醋炙后，酸收敛阴，既滋阴潜阳，又引药入阴分，为治虚热之常用药，同为佐药。使以甘草，宜甘草生用，既可清热，又调和诸药，并防苦寒药物损伤胃气。

【处方规范书写格式】银柴胡 4.5g　盐知母 3g　胡黄连 3g　地骨皮 3g　秦艽 3g　醋鳖甲 3g 先煎　青蒿 3g 后下　甘草 1.5g

6. 其他方剂

知柏地黄丸（《医方考》）

【组成】熟地黄 炒，八钱　山萸肉　干山药 各四钱　泽泻　牡丹皮　白茯苓 去皮，各三钱　盐炒知母 一钱　盐炒黄柏 一钱

【用法】水泛丸或水煎服。

【功用主治】滋阴降火。主治肝肾阴虚，虚火上炎证。症见头目昏眩，耳鸣耳聋，虚火牙痛，五心烦热，腰膝酸痛，血淋尿痛，遗精梦泄，骨蒸潮热，盗汗颧红，咽干口燥，舌质红，脉细数。

【处方书写规范格式】熟地黄 20g　酒萸肉 10g　山药 10g　盐泽泻 9g　牡丹皮 9g　茯苓 9g　盐知母 10g　盐黄柏 10g

泽　泻

　　本品为泽泻科植物东方泽泻 *Alisma orientale*（Sam.）Juzep. 或泽泻 *Alisma plantago-aquatica* Linn. 的干燥块茎。冬季茎叶枯萎时采挖，洗净，干燥，除去须根和粗皮。现在常用炮制品规格有泽泻和盐泽泻。

一、炮制历史沿革

　　泽泻的炮制历史沿革见表 7-25。

表 7-25　泽泻的炮制历史沿革

年代	书名	炮制品规格
南北朝刘宋	《雷公炮炙论》	酒浸
宋代	《圣济总录》	酒浸后炙
	《洪氏集验方》	微炒
	《传信适用方》	酒浸后蒸
元代	《世医得效方》	清蒸
明代	《仁术便览》	皂角水浸焙
	《外科启玄》	蒸焙
	《景岳全书》	煨制
	《炮炙大法》	米泔水浸后蒸
	《先醒斋医学广笔记》	米泔浸后炒
清代	《本草备要》	盐水拌
	《幼幼集成》	盐水炒焦
	《得配本草》	酒炒
	《本草求真》	酒拌
现代	《中国药典》(2020 年版)	泽泻、盐泽泻

从以上泽泻炮制品的历史沿革中可以看出，泽泻的古代炮制方法有酒制、炒制、蒸制、煨制、泔水制、盐制、皂角制等。清代以来就形成了盐制法，全国绝大多数地区沿用至今，并被《中国药典》作为泽泻的法定炮制方法。

二、不同炮制品临床应用特点

（一）泽泻

1. **加工方法**　除去杂质，稍浸，润透，切厚片，干燥 [《中国药典》（2020 年版）]。

2. **性效特点**　甘，寒。功能为利水渗湿，泄热，化浊降脂。生品以利水渗湿为主，用于小便不利，水肿，泄泻，淋浊，湿热黄疸，湿热带下，痰饮等。常用于五苓散、猪苓汤、四苓散、茵陈五苓散等。

（二）盐泽泻

1. 加工方法　取泽泻片，加盐水拌匀，闷透，置炒制容器内，以文火加热，炒干，取出，放凉 [《中国药典》（2020 年版）]。

2. 性效特点　甘，寒。泽泻盐炙后能引药下行，增强滋阴、泄热、利尿的作用，并利尿而不伤阴。用于小便淋涩，遗精淋漓，腰部重痛等。常用于济川煎、六味地黄丸、知柏地黄丸、杞菊地黄丸、麦味地黄丸、都气丸。

（三）临床应用辨析

泽泻生品以利水渗湿为主，泽泻盐炙后能引药下行，增强滋阴、泄热、利尿的作用，并利尿而不伤阴。

三、不同炮制品在传统方剂中的合理选用

（一）泽泻

1. 五苓散（《伤寒论》）

【组成】猪苓去皮，十八铢　泽泻一两六钱　白术十八铢　茯苓十八铢　桂枝去皮，半两

【用法】上捣为散，以白饮和，服方寸匕（6g），日三服，多饮暖水，汗出愈，如法将息。

【功用主治】利水渗湿，温阳化气。主治蓄水证。症见小便不利，头痛微热，烦渴欲饮，甚则水入既吐，舌苔白，脉浮。主治水湿内停证。症见水肿，泄泻，小便不利，以及霍乱等。主治痰饮。症见脐下动悸，吐涎沫而头眩，或短气而咳者。

【炮制品选用分析】方中重用泽泻为君，宜用生品，以利水渗湿为主。臣以茯苓、猪苓助君药利水渗湿。佐以白术，生用为宜，既可补气健脾，又可燥湿利水，以运化水湿，合茯苓既可彰健脾制水之效，又可奏输津四布之功。膀胱之气化有赖于阳气之蒸腾，故又佐以桂枝温阳化气以助利水，并可辛温发散以祛表邪，一药而表里兼治。诸药相伍，共奏淡渗利湿、温阳化气之效。

【处方规范书写格式】泽泻 15g　茯苓 9g　猪苓 9g　白术 9g　桂枝 6g

2. 猪苓汤（《伤寒论》）

【组成】猪苓去皮　茯苓　泽泻　阿胶　滑石碎，各一两

【用法】上五味，以水四升，先煮四味，取二升，去滓，内阿胶烊化，

温服七合，日三服。

【功用主治】利水清热养阴。主治水热互结伤阴证。症见发热，口渴欲饮，小便不利，或心烦不寐，或咳嗽，或呕恶，或下利，舌红苔白或微黄，脉细数。

【炮制品选用分析】方中猪苓归肾与膀胱经，专以淡渗利水，为君药。泽泻、茯苓助君药利水渗湿，且泽泻兼可泄热，茯苓兼可健脾，同为臣药。其中泽泻用生品，性寒，取其利水渗湿，兼可泄热之效。滑石粉清热利水；阿胶生用滋阴润燥止血，既益已伤之阴，又防诸药渗利伤阴耗津，俱为佐药。诸药配伍，共奏利水清热养阴之效。

【处方规范书写格式】猪苓 10g　茯苓 10g　泽泻 10g　阿胶 10g ^{烊化}　滑石粉 10g ^{包煎}

3. 其他方剂

（1）四苓散（《丹溪心法》）

【组成】白术　茯苓　猪苓_{各一两半}　泽泻_{二两半}

【用法】水泛丸或水煎服。

【功用主治】健脾渗湿。主治脾失健运，水湿内停证。症见水泻，小便不利。

【处方规范书写格式】泽泻 15g　茯苓 9g　猪苓 9g　白术 9g

（2）茵陈五苓散（《金匮要略》）

【组成】茵陈蒿末_{十分}　五苓散_{五分}

【用法】水泛丸或水煎服。

【功用主治】利湿退黄。主治湿热黄疸。症见湿重于热，小便不利者。

【处方规范书写格式】茵陈 30g　泽泻 15g　茯苓 9g　猪苓 9g　白术 9g 桂枝 6g

（二）盐泽泻

1. 济川煎（《景岳全书》）

【组成】当归_{二至五钱}　牛膝_{二钱}　肉苁蓉_{酒洗去咸，二至三钱}　泽泻_{一钱半}　升麻_{五至七分或一钱}　枳壳_{一钱，虚甚者不必用}

【用法】水一盏半，煎七分，食前服。

【功用主治】温肾益精，润肠通便。主治肾虚便秘证。症见大便秘结，小便清长，腰酸膝软，苔白，脉沉迟。

【炮制品选用分析】方中肉苁蓉性味咸温，质润而降，酒制为宜，既能补肾益精，又能润肠通便，为君药。当归生用养血润肠；牛膝补益肝肾，强壮腰膝，且性善下行，共为臣药。枳壳下气宽肠助通便，以麸炒为宜；盐泽泻性降，入肾经，渗利泻浊，共为佐药。升麻以轻宣升阳，清阳得升，浊阴自降，为使药。综观本方之用药，寓通于补，寄降于升。方名"济川"，乃济助河川之水以行舟之意。

【处方规范书写格式】酒肉苁蓉 9g　当归 15g　牛膝 6g　麸炒枳壳 3g　盐泽泻 4.5g　升麻 3g

2. 六味地黄丸（《小儿药证直诀》）

【组成】熟地黄_{炒，八钱}　山萸肉　干山药_{各四钱}　泽泻　牡丹皮　白茯苓_{去皮，各三钱}

【用法】上为末，炼蜜为丸，如梧桐子大。空心温水化下三丸。

【功用主治】滋阴补肾。主治肾阴虚证。症见头晕目眩，耳鸣耳聋，腰膝酸软，盗汗，遗精，消渴，骨蒸潮热，手足心热，口燥咽干，牙齿动摇，足跟作痛，小便淋沥，以及小儿囟门不合，舌红少苔，脉沉细数。

【炮制品选用分析】方中熟地黄质润入肾，填精益髓，滋阴补肾，大补真水，重用为君药。山茱萸宜用酒萸肉补益肝肾，温而不燥，补而不峻，可助熟地黄补益肝肾之阴，并能涩精以助肾精之固藏；山药补脾益气，滋养脾阴，补后天以养先天，亦能补肾涩精，共为臣药。方中取山药、酒萸肉补脾益肝，有助于肾阴、肾精之复。盐泽泻增强利湿泄肾浊之功；茯苓淡渗脾湿，湿浊去则肾阴复归其位；牡丹皮清泄肝之相火以防止酒萸肉之温性引动肝肾之相火，俱为佐使。

【处方规范书写格式】熟地黄 20g　酒萸肉 10g　山药 10g　盐泽泻 9g　牡丹皮 9g　茯苓 9g

3. 其他方剂

（1）知柏地黄丸（《医方考》）

【组成】熟地黄_{炒，八钱}　山萸肉　干山药_{各四钱}　泽泻　牡丹皮　白茯苓_{去皮，各三钱}　盐炒知母_{一钱}　盐炒黄柏_{一钱}

【用法】水泛丸或水煎服。

【功用主治】滋阴降火。主治肝肾阴虚，虚火上炎证。症见头目昏眩，耳鸣耳聋，虚火牙痛，五心烦热，腰膝酸痛，血淋尿痛，遗精梦泄，骨蒸潮热，盗汗颧红，咽干口燥，舌质红，脉细数。

【处方书写规范格式】熟地黄 20g　酒萸肉 10g　山药 10g　盐泽泻 9g

牡丹皮 9g　茯苓 9g　盐知母 10g　盐黄柏 10g

（2）杞菊地黄丸（《麻疹全书》）

【组成】熟地黄_{炒，八钱}　山萸肉　干山药_{各四钱}　泽泻　牡丹皮　白茯苓_{去皮，各三钱}　枸杞子　菊花_{各三钱}

【用法】水蜜丸或水煎服。

【功用主治】滋肾养肝明目。主治肝肾阴虚证。症见两目昏花，视物模糊，或眼睛干涩，迎风流泪等。

【处方书写规范格式】熟地黄 20g　酒萸肉 10g　山药 10g　盐泽泻 9g　牡丹皮 9g　茯苓 9g　枸杞子 9g　菊花 9g

（3）麦味地黄丸（《医部全录》引《体仁汇编》）

【组成】熟地黄_{炒，八钱}　山萸肉　干山药_{各四钱}　泽泻　牡丹皮　白茯苓_{去皮，各三钱}　麦冬_{五钱}　五味子_{五钱}

【用法】水蜜丸或水煎服。

【功用主治】滋补肺肾。主治肺肾阴虚证。症见虚烦劳热，咳嗽吐血，潮热盗汗。

【处方书写规范格式】熟地黄 20g　酒萸肉 10g　山药 10g　盐泽泻 9g　牡丹皮 9g　茯苓 9g　麦冬 10g　醋五味子 10g

（4）都气丸（《症因脉治》）

【组成】熟地黄_{炒，八钱}　山萸肉　干山药_{各四钱}　泽泻　牡丹皮　白茯苓_{去皮，各三钱}　五味子_{二钱}

【用法】水蜜丸或水煎服。

【功用主治】滋肾纳气。主治肺肾两虚证。症见咳嗽气喘，呃逆滑精，腰痛。

【处方规范书写格式】熟地黄 20g　酒萸肉 10g　山药 10g　盐泽泻 9g　牡丹皮 9g　茯苓 9g　醋五味子 10g

香　附

本品为莎草科植物莎草 *Cyperus rotundus* L. 的干燥根茎。秋季采挖，燎去毛须，置沸水中略煮或蒸透后晒干，或燎后直接晒干。现在常用炮制品规格有香附和醋香附。

一、炮制历史沿革

香附的炮制历史沿革见表 7-26。

表 7-26　香附的炮制历史沿革

年代	书名	炮制品规格
唐代	《仙授理伤续断秘方》	微炒
宋代	《圣济总录》	胆汁制
	《洪氏集验方》	蒸制
	《传信适用方》	水煮
	《济生方》	制炭
	《类编朱氏集验医方》	酒炒、生姜汁泡后甘草浸焙、米泔浸后蒜仁煮、酒便浸、石灰炒、童便浸后醋炒
	《疮疡经验全书》	童便、醋、盐水制
元代	《活幼心书》	醋煮
	《瑞竹堂经验方》	麸炒
	《丹溪心法》	童便浸、淡盐水浸炒
明代	《普济方》	醋炒、盐炒焦、巴豆制、生姜汁浸炒
	《奇效良方》	皂角水浸
	《婴童百问》	米泔浸炒
	《万氏女科》	醋浸焙、童便浸炒
	《医学纲目》	火炮
	《宋氏女科秘书》	童便浸
	《寿世保元》	蜜水煮和醋童便酒汤各浸后烘干
	《景岳全书》	酒醋浸烘
清代	《本草述》	蜜水炒、醋洗焙
	《医方集解》	童便酒炒
	《外科证治全生集》	童便浸后醋盐水拌炒

年代	书名	炮制品规格
清代	《妇科玉尺》	童便醋浸后和熟艾加醋炒
	《女科要旨》	人乳拌
现代	《中国药典》（2020 年版）	香附、醋香附

香附历史上炮制方法较多，古代炮制方法有炒制、蒸制、煮制、酒制、制炭、药汁制、盐制、姜制、泔水制、蜜制、乳制、火炮、皂角水制等法。近代沿用的炮制方法还有炒，姜汁炒，醋蜜炒，米泔水、生姜、盐、酒、醋复制香附，四制香附加秋石、红糖、老生姜七制香附，七制香附加牛（羊）奶、白蜜九制香附等。常用炮制品有香附和醋香附。

二、不同炮制品临床应用特点

（一）香附

1. 加工方法 除去毛须及杂质，切厚片或碾碎 [《中国药典》（2020 年版）]。

2. 性效特点 辛、微苦、微甘，平。归肝、脾、三焦经。功能为疏肝解郁，理气宽中，调经止痛。生品能上行胸膈，外达肌肤，故多入解表剂，以理气解郁为主。用于风寒感冒，胸膈痞闷，胁肋疼痛等。常用于香苏散、二香散。

（二）醋香附

1. 加工方法 取香附片（粒），照醋炙法（通则 0213）炒干 [《中国药典》（2020 年版）]。

2. 性效特点 香附醋炙后，能专入肝经，增强疏肝止痛作用，并能消积化滞，用于伤食腹痛，血中气滞，寒凝气滞，胃脘疼痛等。常用于柴胡疏肝散、越鞠丸、良附丸、膈下逐瘀汤。

（三）临床应用辨析

香附生品能上行胸膈，外达肌肤，多入解表剂；醋炙后，能专入肝经，增强疏肝解郁作用，并能消积化滞。

三、不同炮制品在传统方剂中的合理选用

（一）香附

香苏散（《太平惠民和剂局方》）

【组成】香附炒香，去毛 紫苏叶各四两 甘草炙，一两 陈皮不去白，二两

【用法】上为粗末，每服三钱，水一盏，煎七分，去滓热服，不拘时候，一日三次；若作细末，只服二钱，入盐点服。

【功用主治】疏散风寒，理气和中。主治四时瘟疫伤寒。症见形寒身热，头痛无汗，胸脘痞闷，不思饮食。

【炮制品选用分析】方中紫苏叶疏散风寒，兼以理气和中，为君药；香附调理气血，且疏解肝胃之气，为臣药；陈皮协助君、臣药以理气化滞，为佐药；蜜甘草调和诸药为使。合而成为理气解表之剂。

【处方规范书写方式】紫苏叶 15g 香附 15g 陈皮 9g 蜜甘草 6g

（二）醋香附

1. 柴胡疏肝散（《证治准绳》）

【组成】柴胡 陈皮醋炒，各二钱 川芎 香附 芍药 枳壳麸炒，各一钱半 甘草炙，五分

【用法】水一盅半，煎八分，食前服。

【功用主治】疏肝解郁，行气止痛。主治肝气郁滞证。症见胁肋疼痛，胸闷喜太息，情志抑郁或易怒，或嗳气，脘腹胀满，脉弦。

【炮制品选用分析】方中柴胡苦、辛，微寒，归肝胆经，功擅条达肝气而疏郁结，宜醋制，取其缓和升散，增强疏肝止痛之功，为君药。香附微苦、辛平，入肝经，长于疏肝行气止痛，宜醋制，以增强疏肝止痛及消积化郁作用；川芎味辛气温，入肝胆经，能行气活血、开郁止痛。二药共助柴胡疏肝解郁，且有行气止痛之效，同为臣药。陈皮理气行滞而和胃，醋炒以入肝行气；枳壳行气止痛以疏理肝脾；芍药养血柔肝，缓急止痛，与柴胡相伍，养肝之体，利肝之用，且防诸辛香之品耗伤气血，俱为佐药。其中，麸炒枳壳长于理气消食，用于食积痞满，胁肋疼痛；芍药宜选用酒白芍，易入血分，善于柔肝止痛。甘草调和药性，宜用蜜甘草，补脾和胃益气，与白芍相合，则增缓急止痛之功，为佐使药。诸药共奏疏肝解郁，行气止痛之功。本方以四逆散易枳实为枳壳，加川芎、香附、陈皮而成，其疏肝理气作用较强。

【处方规范书写格式】醋柴胡 6g 醋香附 4.5g 川芎 4.5g 陈皮 6g 麸炒枳壳 4.5g 酒白芍 4.5g 蜜甘草 1.5g

2. 越鞠丸（《丹溪心法》）

【组成】香附　苍术　川芎　栀子　神曲各等分

【用法】上为末，水泛为丸如绿豆大。

【功用主治】行气解郁。主治六郁证。症见胸膈痞闷，脘腹胀痛，嗳腐吞酸，恶心呕吐，饮食不消。

【炮制品选用分析】方以香附，宜醋制，以增其行气解郁作用，为君药。川芎为血中之气药，功善行气活血，以解血郁；苍术燥湿运脾，麸炒后辛性减弱，燥性缓和，增强其健脾和胃的作用，以解湿郁；栀子清热泻火，以解火郁，宜用炒栀子，以缓和其苦寒之性，消除副作用；神曲消食和胃，以解食郁，宜用焦神曲，以增强消食化积之力，四药皆为臣佐之品。此方虽无治痰郁之品，然痰郁多由脾湿引起，并与气、火、食郁有关，所以方中不另设治痰药，亦治病求本之意。诸药合用，行气解郁，气行血活，湿祛热清，食化脾健，气、血、湿、火、痰、食六郁自解。

【处方规范书写格式】醋香附 6g　川芎 6g　麸炒苍术 6g　炒栀子 6g
焦神曲 6g

3. 其他方剂

（1）良附丸（《良方集腋》）

【组成】高良姜酒洗七次，焙，研　香附子醋洗七次，焙，研，各等分

【用法】水泛丸或水煎服。

【功用主治】行气疏肝，祛寒止痛。主治气滞寒凝证。症见胃脘疼痛，胸胁胀闷，畏寒喜温，苔白脉弦，以及妇女痛经等。

【处方规范书写格式】高良姜 9g　醋香附 9g

（2）膈下逐瘀汤（《医林改错》）

【组成】五灵脂炒，二钱　当归三钱　川芎二钱　桃仁研泥，三钱　丹皮　赤芍　乌药各二钱　延胡索一钱　甘草三钱　香附一钱半　红花三钱　枳壳一钱半

【用法】水煎服。

【功用主治】活血祛瘀，行气止痛。主治膈下瘀血证。症见膈下瘀血，形成结块，或小儿痞块，或肚腹疼痛，痛处不移，或卧则腹坠似有物者。

【处方规范书写格式】醋五灵脂 6g　当归 9g　川芎 6g　燀桃仁 9g　牡丹皮 6g　赤芍 6g　乌药 6g　醋延胡索 3g　甘草 9g　醋香附 4.5g　红花 9g
麸炒枳壳 4.5g

柴　胡

本品为伞形科植物柴胡 *Bupleurum chinense* DC. 或狭叶柴胡 *Bupleurum scorzonerifolium* Willd. 的干燥根。按性状不同，分别习称"北柴胡"和"南柴胡"。春、秋二季采挖，除去茎叶和泥沙，干燥。现在常用的炮制品规格有柴胡、醋柴胡。

一、炮制历史沿革

柴胡的炮制历史沿革见表 7-27。

表 7-27　柴胡的炮制历史沿革

年代	书名	炮制品规格
南北朝刘宋	《雷公炮炙论》	去髭并头
唐代	《备急千金要方》	熬制
宋代	《博济方》	去芦
	《太平惠民和剂局方》	焙制
元代	《丹溪心法》	酒拌制
	《原机启微》	酒炙制
明代	《医学纲目》	醋炒
清代	《本草汇》	蜜炙制
现代	《中国药典》(2020 年版)	柴胡、醋柴胡

历史上柴胡的炮制方法主要有唐代的熬制，宋代的焙制，元代的酒拌制、酒炙制，明代的醋炒，清代的蜜炙制、鳖血制。目前柴胡多为生用，也有相当一部分地区用醋柴胡，至于鳖血柴胡、蜜柴胡、酒柴胡及炒柴胡很少应用，《中国药典》（2020 年版）也仅收载柴胡和醋柴胡两种规格。

二、不同炮制品临床应用特点

（一）柴胡

1. 加工方法 除去杂质和残茎，洗净，润透，切厚片，干燥[《中国药典》（2020 年版）]。

2. 性效特点 辛、苦，微寒。功能疏散退热，疏肝解郁，升举阳气。用于感冒发热，寒热往来，胸胁胀痛，月经不调，子宫脱垂，脱肛。柴胡生品的升散作用较强，并具有和解少阳和升举阳气作用，多用于解表剂与和解剂。常用于正柴胡饮、柴葛解肌汤、小柴胡汤、补中益气汤。

（二）醋柴胡

1. 加工方法 取南（北）柴胡片，照醋炙法（通则 0213）炒干[《中国药典》（2020 年版）]。

2. 性效特点 柴胡醋炙后能缓和升散之性，增强疏肝止痛作用，多用于肝郁气滞的胁痛、腹痛及月经不调等。常用于四逆散、逍遥散、加味逍遥散、黑逍遥散。

（三）临床应用辨析

柴胡生品疏散退热，和解少阳，升举阳气，解表剂与和解少阳剂中用量宜大，升阳用量宜少；醋柴胡主要用于疏肝解郁方剂。

三、不同炮制品在传统方剂中的合理选用

（一）柴胡

1. 正柴胡饮（《景岳全书》）

【组成】柴胡一至三钱　防风一钱　陈皮一钱半　芍药二钱　甘草一钱　生姜三五片

【用法】水一盅半，煎七八分，热服。

【功用主治】解表散寒。主治外感风寒轻证。症见微恶风寒，发热，无汗，头痛身痛，舌苔薄白，脉浮。

【炮制品选用分析】方中以柴胡为君，生用为宜，辛散透邪解表。防风祛风散寒为臣。生姜辛温发散，助柴胡、防风解表透邪；陈皮疏畅气机，以助祛邪外出；白芍益阴和营，以炒白芍为宜，防辛散太过而伤阴，共为佐药。甘草宜用生品，调和诸药为使。

【处方规范书写格式】柴胡 9g　防风 3g　陈皮 4.5g　炒白芍 6g　甘草 3g　生姜 6g

2. 柴葛解肌汤（《伤寒六书》）

【组成】柴胡　葛根　甘草　黄芩　芍药　羌活　白芷　桔梗（原书未著用量）

【用法】水二盏，姜三片，枣二枚，《伤寒杀车槌法》加石膏一钱，煎之热服。

【功用主治】解肌清热。主治外感风寒，郁而化热证。症见恶寒渐轻，身热渐盛，无汗头痛，目疼鼻干，心烦不眠，嗌干耳聋，眼眶痛，舌苔薄黄，脉浮微洪。

【炮制品选用分析】方中柴胡、葛根为君。柴胡苦辛微寒，宜生用，疏风散热，以清透少阳之邪；葛根甘辛凉，解肌清热，解阳明之邪，两者相配，具有解肌清热之功。羌活、白芷散太阳表邪而止头痛；黄芩、石膏宜生用，助柴胡、葛根以清泄少阳、阳明之邪热，共为臣药。桔梗宣利肺气，生姜发散风寒，白芍、大枣滋阴养血，防热邪伤阴，又防疏散太过，均为佐药。甘草生用清热解毒，调和诸药为佐使。诸药合，寒温并用，三经并治，共成解肌清热之剂。本方配伍特点：三经并治，寒温并用，表里同治，重在辛凉清热，疏泄透散。

【处方规范书写格式】柴胡 9g　葛根 12g　甘草 6g　黄芩 6g　羌活 6g　白芷 6g　白芍 6g　桔梗 9g　石膏 15g^先煎　生姜^自备　大枣^自备

3. 小柴胡汤（《伤寒论》）

【组成】柴胡^半斤　黄芩^三两　人参^三两　甘草^炙，三两　半夏^洗，半升　生姜^切，三两　大枣^擘，十二枚

【用法】上七味，以水一斗二升，煮取六升，去滓，再煎，取三升，温服一升，日三服。

【功用主治】和解少阳。主治伤寒少阳证。症见往来寒热，胸胁苦满，默默不欲饮食，心烦喜呕，口苦，咽干，目眩，舌苔薄白，脉弦者。主治妇人中风，热入血室，经水适断，寒热发作有时。主治疟疾、黄疸等病而见少阳证者。

【炮制品选用分析】方中柴胡苦平，入肝胆经，透泄少阳之邪，并能疏泄气机之郁滞，使少阳半表之邪得以疏散，为君药。黄芩苦寒，清泄少阳半里之热，为臣药。柴胡之升散，得黄芩之降泄，两者配伍，和解少阳。方中柴胡、黄芩宜生用。佐以半夏、生姜和胃降逆止呕，半夏宜姜炙，增其降逆止呕之效；人参、大枣益气健脾，一者取其扶正以祛邪，一者取其益气以御

269

邪内传，俾正气旺盛，则邪无内向之机。人参宜选用生晒参，偏于补气生津。蜜甘草助人参、大枣扶正，且能调和诸药，为使药。诸药合用，以和解少阳为主，兼补胃气，使邪气得解，枢机得利，胃气调和，则诸症自除。

【处方规范书写格式】柴胡 24g　黄芩 9g　生晒参 9g^{另煎}　姜半夏 9g 生姜 9g　大枣 4 枚　蜜甘草 9g

4. 补中益气汤（《脾胃论》）

【组成】黄芪_{五分，病甚劳役热甚者一钱}　甘草_{炙，五分}　人参_{去芦，三分}　当归身_{酒焙干或日晒干，二分}　橘皮_{不去白，二分或三分}　升麻_{二分或三分}　柴胡_{二分或三分}　白术_{三分}

【用法】上药㕮咀，都作一服，水二盏，煎至一盏，量气弱、气盛，临病斟酌水盏大小，去滓，食远稍热服。

【功用主治】补中益气，升阳举陷，甘温除热。主治脾胃气虚证。症见纳差，少气懒言，体倦乏力，动则气促，舌淡苔白，脉虚软。主治气虚发热证。症见身热，自汗出，口渴喜热饮，少气懒言，食少体倦，脉洪而虚。主治中气下陷证。症见脱肛，子宫下垂，久泻，久痢，崩漏，头痛，气短乏力，舌淡脉虚弱。

【炮制品选用分析】方中黄芪宜用炙黄芪，取其功善益气补中，升阳固表的作用，为君药。配以人参益气补中，白术益气健脾以助中焦促运化，蜜甘草甘温益气，调中和胃，三药共为臣药。其中人参以红参为宜，取其较强的甘温之性，益气补中之效；白术宜选麸炒白术，以增强健脾作用，同时燥性缓和，协助黄芪增强补中气，益脾胃之功效。升麻、柴胡升举下陷之阳气，与黄芪相配，升阳举陷作用增强。其中柴胡以生用为宜，取其升举阳气之力强；升麻宜用蜜炙品，取其蜜炙后的升脾阳作用。陈皮（橘皮）理气和中，既调畅中焦气机，以助升阳之效，又于补气之中佐以理气，使补而不滞，宜选用贮放一年以上的陈皮，取其理气之力强，燥性缓和。当归养血补虚，气血同源，养血以助益气，以生用为宜，取其较强的补血作用。四药共为佐药。诸药配伍，既补益中焦脾胃之气，又升提下陷之气，共奏益气补中，升阳举陷，甘温除热之效。

【处方规范书写格式】炙黄芪 18g　蜜甘草 9g　红参 6g^{另煎}　当归 6g 陈皮 6g　蜜升麻 6g　柴胡 6g　麸炒白术 9g

（二）醋柴胡

1. 四逆散（《伤寒论》）

【组成】甘草_炙　枳实_{破，水渍，炙干}　柴胡　芍药_{各十分}

【用法】上四味，各十分，捣筛，白饮和服方寸匕，日三服。

【功用主治】透邪解郁，疏肝理脾。主治阳郁厥逆证。症见手足不温，或腹痛，或泄利下重，脉弦。肝脾不和证，症见邪热胀闷，脘腹疼痛。

【炮制品选用分析】方中取柴胡入肝胆经升发阳气，疏肝解郁，透邪外出，为君药。白芍敛阴养血柔肝为臣，与柴胡同用，以补养肝血，条达肝气，可使柴胡升散而无耗伤阴血之弊，方中柴胡宜选用醋柴胡，增其疏肝止痛作用，白芍宜选用炒白芍，炒白芍寒性缓和，取其养血和营，敛阴止汗之效。佐以枳实理气解郁，泄热破结，与柴胡为伍，一升一降，加强舒畅气机之功，枳实宜选用麸炒枳实；与白芍相配，又能理气和血，使气血调和。使以甘草，调和诸药。综合四药，共奏透邪解郁，疏肝理脾之效。原方用白饮（米汤）和服，亦取中气和则阴阳之气自相顺接之意。

【处方规范书写格式】醋柴胡 6g　炒白芍 6g　麸炒枳实 6g　蜜甘草 6g

2. 逍遥散（《太平惠民和剂局方》）

【组成】甘草_{微炙赤，半两}　当归_{去苗，锉，微炒}　茯苓_{去皮，白者}　白芍_{白者}　白术　柴胡_{去苗，各一两}

【用法】上为粗末，每服二钱，水一大盏，烧生姜一块切破，薄荷少许，同煎至七分，去渣热服，不拘时候。

【功用主治】疏肝解郁，养血健脾。主治肝郁血虚脾弱证。症见两胁作痛，头痛目眩，口燥咽干，神疲食少，或往来寒热，或月经不调，乳房胀痛，脉弦而虚。

【炮制品选用分析】方中柴胡苦微寒，入肝胆经，宜用醋柴胡，增其疏肝解郁止痛之力，为君药。当归甘辛苦温，养血和血；白芍酸苦微寒，宜用炒白芍，养血敛阴，柔肝缓急，炒制以缓和寒性，取其养血和营，敛阴止汗之力强。当归、白芍与柴胡同用，补肝体而助肝用，共为臣药。肝郁脾虚，脾失健运，以白术、茯苓、甘草健脾益气，既能实土以御木侮，又使营血生化有源，共为佐药，其中白术宜用麸炒白术，用以缓和燥性，借麸入中，增强健脾作用。用法中加薄荷少许，疏散郁遏之气，透达肝经郁热；烧生姜温运和中，且能辛散达郁，亦为佐药。甘草尚能调和诸药，兼为使药。诸药合用，使肝郁得疏，血虚得养，脾弱得复，气血兼顾，肝脾同调。

【处方规范书写格式】醋柴胡 9g　当归 9g　炒白芍 9g　茯苓 9g　麸炒白术 9g　蜜甘草 15g　生姜_{自备}　薄荷_{自备}

3. 其他方剂

（1）加味逍遥散（《内科摘要》）

【组成】当归　芍药　茯苓　白术_炒　柴胡_{各一钱}　牡丹皮　山栀子_炒　甘草_{炙，各五分}

【用法】水煎服。

【功用主治】养血健脾，疏肝解热。主治肝郁血虚内热证。症见烦躁易怒，或自汗盗汗，或头痛目涩，或颊赤口干，或月经不调、少腹胀痛，或小便涩痛，舌红苔薄白，脉弦虚数。

【处方规范书写格式】醋柴胡 9g　当归 9g　炒白芍 9g　茯苓 9g　麸炒白术 9g　蜜甘草 4.5g　牡丹皮 4.5g　炒栀子 4.5g

（2）黑逍遥散（《徐灵胎医略六书》）

【组成】甘草_{微炙赤，半两}　当归_{去苗，锉，微炒}　茯苓_{去皮，白者}　白芍_{白者}　白术　柴胡_{去苗，各一两}　生地黄（或熟地黄）_{一两}

【用法】水煎服。

【功用主治】疏肝健脾，养血调经。主治肝脾血虚，临经腹痛，脉弦虚。

【处方规范书写格式】醋柴胡 9g　当归 9g　炒白芍 9g　茯苓 9g　麸炒白术 9g　蜜甘草 4.5g　地黄（或熟地黄）9g

党　参

本品为桔梗科植物党参 *Codonopsis pilosula*（Franch.）Nannf.、素花党参 *Codonopsis pilosula* Nannf. var. *modesta*（Nannf.）L.T.Shen 或川党参 *Codonopsis tangshen* Oliv. 的干燥根。秋季采挖，洗净，晒干。现在常用的炮制品规格有党参、米炒党参、蜜党参。

一、炮制历史沿革

党参的炮制历史沿革见表 7-28。

表 7-28 党参的炮制历史沿革

年代	书名	炮制品规格
清代	《外科证治全书》	蜜炙
	《得配本草》	蜜拌蒸熟
	《时病论》	米炒
	《本草害利》	竹刀刮
现代	中医药学高级丛书《中药炮制学》（第 2 版）	党参、米炒党参、蜜炒党参
	《中国药典》（2020 年版）	党参、米炒党参

党参应用历史较短，故而炮制内容比较简单，从清代开始记载，近代继承了米炒党参及蜜党参。2020 年版《中国药典》收载了党参和米炒党参。

二、不同炮制品临床应用特点

（一）党参

1. 加工方法 取原药材，除去杂质，洗净，润透，切厚片，干燥 [《中国药典》（2020 年版）]。

2. 性效特点 甘，平。归脾、肺经。具有健脾益肺、养血生津的功用。用于脾肺气虚，食少倦怠，咳嗽虚喘，气血不足，面色萎黄，心悸气短，津伤口渴，内热消渴。党参生品擅长益气生津，多用于肺气亏虚，气血两亏，津气两伤。常用于四君子汤、益胃汤加减。

（二）米炒党参

1. 加工方法 取党参片，照炒法（通则 0213）用米拌炒至表面深黄色，取出，筛去米，放凉。每 100kg 党参片，用米 20kg[《中国药典》（2020 年版）]。

2. 性效特点 米炒党参以补气健脾作用力强，多用于脾胃虚弱，食少，便溏。常用于地黄饮子加减、参芪白术汤。

（三）蜜党参

1. 加工方法 取炼蜜用适量开水稀释后，加入党参片拌匀，闷透，置炒制容器内，用文火加热，炒至黄棕色，不粘手时取出，放凉。

2. 性效特点　蜜党参增强了补中益气、润燥养阴的作用，多用于气血两虚之证，如气短乏力，内脏下垂，四肢倦怠，妇女月经不调。常用于加减补中益气汤。

（四）临床应用辨析

党参生品擅长益气生津；米炒党参补气健脾力胜；蜜党参增强了补中益气润燥养阴作用。三个炮制品规格都有健脾益肺、养血生津作用，其选用主要依据临床症状，同一方剂由于患者症状不同选用不同的炮制品规格。方中用量大时宜用党参生品，蜜党参滋腻影响脾运化。

三、不同炮制品在传统方剂中的合理选用

（一）党参

1. 四君子汤（《太平惠民和剂局方》）

【组成】人参_{去芦}　白术　茯苓_{去皮}　甘草_{炙，各等分}

【用法】上为细末，每服二钱，水一盏，煎至七分，通口服，不拘时；入盐少许，白汤点亦得。

【功用主治】益气健脾。主治脾胃气虚证。症见气短乏力，面色萎白，语声低微，食少便溏，舌淡苔白，脉虚弱。

【炮制品选用分析】从经济的角度考虑，方中人参现在临床常常用党参，取其甘温益气，健脾养胃的作用，为君药，宜选用党参生品代替。白术味苦性温，健脾燥湿，协助党参补益脾胃之气，为臣药；宜选麸炒白术，增强健脾作用，缓和燥性。佐以甘淡茯苓，健脾渗湿，与党参、白术相配，则健脾祛湿之功增强。甘草宜用蜜甘草，益气和中，调和诸药，为使药。四药配伍，共奏益气健脾之功。

【处方规范书写格式】党参（代人参）9g　麸炒白术 9g　茯苓 9g　蜜甘草 6g

2. 益胃汤加减（《温病条辨》）

【组成】沙参_{三钱}　麦冬_{一钱}　冰糖_{一钱}　细生地_{五钱}　玉竹_{炒香，一钱五分}　党参_{一钱}　五味子_{一钱}

【用法】水煎服。

【功用主治】养阴益胃，益气敛汗。主治阳明温病，胃阴不足证。症见不能食，口干咽燥，舌红少苔，脉细数者。

【炮制品选用分析】方中重用地黄、麦冬，味甘性寒，养阴清热，生津

润燥，为甘凉益胃之上品，共为君药。配伍北沙参、玉竹为臣，养阴生津，助地黄、麦冬益胃养阴之力，党参、醋五味子益气生津敛汗，党参宜用生品。冰糖濡养肺胃，调和诸药，为佐使。全方药简力专，共奏养阴益胃之效。

【处方规范书写格式】地黄 15g　麦冬 15g　北沙参 9g　玉竹 4.5g　冰糖 3g　党参 9g　醋五味子 6g

（二）米炒党参

1. 地黄饮子加减（《圣济总录》）

【组成】干地黄　巴戟天　山茱萸　石斛　肉苁蓉　炮附子　五味子　肉桂　白茯苓　麦门冬　石菖蒲　远志　蜜黄芪　米炒党参各半两

【用法】上为粗末，每服三钱匕，水一盏，加生姜三片，大枣二枚，擘破，同煎七分，去滓，食前温服。

【功用主治】滋肾阴，补肾阳，益气，开窍化痰。主治下元虚衰，痰浊上泛之喑痱证。症见舌强不能言，足废不能用，口干不欲饮，足冷面赤，脉沉细弱。

【炮制品选用分析】原方中干地黄乃地黄，取其滋补肾阴以制虚火之功。在临床应用时若肾精亏虚，则宜选用熟地黄以滋肾填精，亦可生、熟地同时选用以肾精、虚火兼顾。酒萸肉补肝肾，益精气，与地黄合用，滋阴补肾阳。酒肉苁蓉补肾阳，益精血；巴戟天宜选用盐巴戟天，补肾助阳，且久服无伤阴之弊，二药合用，益肾填精补阳。以上四药合力，补肾填精，阴阳双补，充实下元，共为君药。肉桂、炮附片为大辛大热之品，协助酒肉苁蓉、盐巴戟天温暖下元，又可引火归原以摄纳浮阳；石斛、麦冬、醋五味子补肺阴以滋水之上源，此三味养阴之品又可制约方中诸多温燥药物伤阴之弊。五药滋阴温阳，为方中臣药。茯苓、制远志、石菖蒲既可交通心肾，又能化痰开窍以治标，炙黄芪、米炒党参补气健脾为佐药。煎服时少加生姜、大枣调和脾胃为使。诸药配伍，阴阳双补，上下同治，标本兼顾。

【处方规范书写格式】地黄 20g　酒萸肉 15g　盐巴戟天 10g　石斛 10g　酒肉苁蓉 10g　炮附片 10g先煎　醋五味子 10g　肉桂 10g　茯苓 10g　麦冬 10g　石菖蒲 10g　制远志 10g　炙黄芪 10g　米炒党参 10g　生姜自备　大枣自备

2. 参芪白术汤（《不知医必要》）

【组成】党参去芦，米炒，二钱　炙黄芪一钱五分　白术净炒，一钱五分　肉蔻霜一钱

五分　茯苓_{一钱五分}　淮山药_{炒，二钱}　升麻_{蜜炙，六分}　炙甘草_{七分}。

【用法】加生姜两片，水煎服。或加制附子五分。

【功用主治】止痢固脱。主治泻痢与产育气虚脱肛。

【炮制品选用分析】党参、黄芪两药合用益气健脾补中，米炒党参增强健脾作用，炙黄芪益气补中；土炒白术与麸煨肉豆蔻涩肠止泻；蜜甘草、茯苓和麸炒山药补脾健胃渗水利湿；蜜升麻升阳固脱。

【处方规范书写格式】米炒党参 30g　炙黄芪 15g　土炒白术 15g　麸煨肉豆蔻 15g　茯苓 15g　麸炒山药 30g　蜜升麻 6g　蜜甘草 9g　生姜_{自备}

（三）蜜党参

加减补中益气汤（《医门八法》）

【组成】党参_{五钱}　炙耆_{五钱}　炙草_{一钱}　归身_{炒，五钱}　升麻_{蜜炙，一钱}　乌梅_{去核，五个}

【用法】水煎温服。

【功用主治】补气，敛肝。主治产后血崩，新血暴注，血脱气陷者。

【炮制品选用分析】党参、黄芪、甘草三药合用益气健脾生津，蜜党参补中益气润燥养阴，炙黄芪（炙耆）益气补中，蜜甘草补脾和胃，益气复脉；当归补血；升麻蜜炙升阳固脱；乌梅肉酸涩生津。

【处方规范书写格式】蜜党参 15g　炙黄芪 15g　蜜甘草 3g　酒当归 15g　蜜升麻 3g　乌梅肉 6g

黄　芩

本品为唇形科植物黄芩 *Scutellaria baicalensis* Georgi 的干燥根。春、秋二季采挖，除去须根和泥沙，晒后撞去粗皮，晒干。现在常用的炮制品规格有黄芩、酒黄芩、黄芩炭。

一、炮制历史沿革

黄芩的炮制历史沿革见表 7-29。

表 7-29　黄芩的炮制历史沿革

年代	书名	炮制品规格
唐代	《外台秘要》	切片制法

年代	书名	炮制品规格
宋代	《妇人大全良方》	酒浸炒黄法、炒焦法
	《疮疡经验全书》	酒煮法
	《类证活人书》	新瓦上炒令香
	《太平惠民和剂局方》	锉碎微炒
	《三因极一病证方论》	姜汁和作饼
	《洪氏集验方》	煅炭存性
金元时期	《珍珠囊》	酒洗去
	《卫生宝鉴》	酒浸焙制
	《瑞竹堂经验方》	米醋浸七日炙干,如是七次
	《丹溪心法》	陈壁土炒制
明代	《医宗必读》	酒蒸法
	《济阴纲目》	炒黑
	《普济方》	醋浸一宿晒干法
	《寿世保元》	醋炒法、酒浸、猪胆汁炒
	《宋氏女科秘书》	姜汁炒制
	《医学纲目》	童便浸炒法
	《炮炙大法》	米泔水浸七日炙干,如是七次
清代	《吴鞠通医案》	酒炒半焦
	《医宗说约》	猪胆汁拌晒
	《外科大成》	皂角子仁合侧柏共煮制
	《本草述》	吴茱萸制
现代	中医药学高级丛书《中药炮制学》(第2版)	黄芩、酒黄芩、黄芩炭
	《中国药典》(2020年版)	黄芩、酒黄芩

从以上黄芩炮制品的历史沿革中可以看出，黄芩炮制方法较多，已达20余种。近代沿用的还有酒洗、酒蒸、酒煮、蜜炙、姜炙、炒黄、炒焦等。现在广泛应用的炮制品主要有黄芩、酒黄芩和黄芩炭。《中国药典》（2020年版）收载了黄芩和酒黄芩，但黄芩炭临床应用也很广泛，在此也一并论述。

二、不同炮制品临床应用特点

（一）黄芩

1. 加工方法　取原药材，除去杂质，置沸水中煮10分钟，取出，闷透，切薄片，干燥；或蒸半小时，取出，切薄片，干燥（注意避免暴晒）[《中国药典》（2020年版）]。

2. 性效特点　苦，寒。归肺、胆、脾、大肠、小肠经。具清热燥湿，泻火解毒，止血，安胎的功效。黄芩清热泻火力强，多用于热病、湿温、黄疸、泻痢和痈疽疮毒。常用于九味羌活汤、蒿芩清胆汤、半夏泻心汤、生姜泻心汤、甘草泻心汤。

（二）酒黄芩

1. 加工方法　取黄芩片，照酒炙法（通则0213）炒干[《中国药典》（2020年版）]。

2. 性效特点　酒黄芩借酒性升散，引药入血分，并可向上升腾和外行，治疗目赤肿痛，瘀血壅盛，上部积血失血，上焦肺热咳嗽；同时酒性大热，可缓黄芩苦寒之性，以免损伤脾阳，导致腹痛。常用于普济消毒饮、龙胆泻肝汤、定喘汤、清气化痰丸。

（三）黄芩炭

1. 加工方法　取黄芩片置炒药锅内，用武火加热，炒至黑褐色，喷淋清水少许，灭尽火星，取出晾透。

2. 性效特点　黄芩炭具清热止血功能，多用于吐血、衄血。常用于荷叶丸。

（四）临床应用辨析

黄芩具有清热燥湿，泻火解毒，止血，安胎的功效；酒黄芩用于治疗目赤肿痛，瘀血壅盛，上焦肺热咳嗽，脾阳虚弱者；黄芩炭凉血止血。同一方剂根据症状不同，可选用不同的炮制品规格。

三、不同炮制品在传统方剂中的合理选用

（一）黄芩

1. 九味羌活汤（《此事难知》）

【组成】羌活 防风 苍术 细辛 川芎 白芷 生地黄 黄芩 甘草（原书未著用量）

【用法】上咬咀，水煎服。若急汗，热服，以羹粥投之；若缓汗，温服，而不用汤投之。

【功用主治】发汗祛湿，兼清里热。主治外感风寒湿邪，内有蕴热证。症见恶寒发热，无汗，头痛项强，肢体酸楚疼痛，口苦微渴，舌苔白或微黄，脉浮或浮紧。

【炮制品选用分析】方中用辛苦温的羌活为君，取其气芳香，上行发散，长于散风寒湿邪而止痹痛，是治疗风寒湿邪在表之要药。防风辛甘温，为风药中之润剂，能祛风除湿、散寒止痛；苍术辛苦温燥，生用为宜，发汗除湿。两药相配，助君药散寒除湿止痛，为臣药。细辛、白芷、川芎散寒祛风，宣痹止痛以治头身疼痛；地黄、黄芩清泄里热，地黄又能养阴生津，可防上述诸药之辛燥伤津，黄芩生用为宜。以上五味共为佐药。甘草选用生品，调和诸药，兼清热为使。以上诸药，一走表，一走里，互不相制，共成发汗祛湿、兼清里热之剂。

【处方规范书写格式】羌活 9g 防风 9g 苍术 9g 细辛 3g 川芎 6g 白芷 6g 地黄 6g 黄芩 6g 甘草 6g

2. 蒿芩清胆汤（《重订通俗伤寒论》）

【组成】青蒿脑_{钱半至二钱} 淡竹茹_{三钱} 仙半夏_{钱半} 赤茯苓_{三钱} 青子芩_{钱半至三钱} 生枳壳_{钱半} 广陈皮_{钱半} 碧玉散_{（滑石、甘草、青黛）包，三钱}

【用法】水煎服。

【功用主治】清胆利湿，和胃化痰。主治少阳湿热痰浊证。症见寒热如疟，寒轻热重，口苦膈闷，吐酸苦水，或呕黄涎而黏，甚则干呕呃逆，胸胁胀痛，小便黄少，舌红苔白腻，间现杂色，脉数而右滑左弦。

【炮制品选用分析】方中青蒿苦寒芳香，清透少阳邪热；黄芩（青子芩）苦寒，善清胆热，并能燥湿，宜生用，取其清热泻火解毒力强。两药相合，既可内清少阳湿热，又能透邪外出，共为君。淡竹茹善清胆胃之热，化痰止呕；枳壳下气宽中，除痰消痞；半夏燥湿化痰，和胃降逆；陈皮理气化痰，宽胸畅膈，四药相伍，使热清湿化痰除，共为臣药。其中淡竹茹宜选用

姜竹茹，增其化痰止呕之效；枳壳宜选用麸炒枳壳；半夏宜选用姜半夏，增其降逆止呕作用；陈皮宜选用贮放一年以上的陈皮，取其理气之力强，燥性缓和。茯苓、碧玉散清热利湿，导邪从小便而去，为佐使药。综合全方，可使胆热清，痰湿化，气机畅，胃气和，诸症均解。

【处方规范书写格式】青蒿 4.5～6g^{后下}　黄芩 4.5～9g　姜竹茹 9g　姜半夏 4.5g　麸炒枳壳 4.5g　陈皮 4.5g　茯苓 9g　碧玉散（滑石粉、甘草、青黛）9g

3. 半夏泻心汤（《伤寒论》）

【组成】半夏_{洗，半升}　黄芩　干姜　人参_{各三两}　黄连_{一两}　大枣_{擘，十二枚}　甘草_{炙，三两}

【用法】上七味，以水一斗，煮取六升，去滓，再煎，取三升，温服一升，日三服。

【功用主治】寒热平调，消结散痞。主治寒热互结之痞证。症见心下痞，但满而不痛，或呕吐，肠鸣下利，舌苔腻而微黄。

【炮制品选用分析】方中半夏宜用姜半夏，增其温中降逆止呕之功，为君药。臣以干姜之辛热以温中散寒；黄芩、黄连苦寒泄热以开痞，其中黄连宜选用姜黄连，缓和其苦寒之性，取其止呕作用强。君臣相伍，寒热平调，辛开苦降。然寒热互结，又缘于中虚失运，升降失常，故以人参、大枣甘温益气，以补脾虚，人参以红参为宜，共为佐药。蜜甘草补脾和中而调诸药，为佐使药。诸药相伍，使寒去热清，升降复常，则痞满可除、呕利自愈。

【处方规范书写格式】姜半夏 12g　黄芩 9g　姜黄连 3g　干姜 9g　红参 9g^{另煎}　蜜甘草 9g　大枣 4 枚

4. 其他方剂

（1）生姜泻心汤（《伤寒论》）

【组成】生姜_{切，四两}　甘草_{炙，三两}　人参_{三两}　干姜_{一两}　黄芩_{三两}　半夏_{洗，半升}　黄连_{一两}　大枣_{十二枚}

【用法】上八味，以水一斗，煮取六升，去滓，再煎，取三升，温服一升，日三服。

【功用主治】和胃消痞，宣散水气。主治水热互结痞证。症见心下痞硬，干噫食臭，腹中雷鸣下利者。

【处方规范书写格式】生姜 12g　蜜甘草 9g　红参 9g^{另煎}　干姜 3g　黄芩 9g　姜半夏 9g　姜黄连 3g　大枣 4 枚

（2）甘草泻心汤（《伤寒论》）

【组成】甘草_{炙，四两}　黄芩　人参　干姜_{各三两}　黄连_{一两}　大枣_{擘，十二枚}　半夏_{洗，半升}

【用法】上七味，以水一斗，煮取六升，去滓，再煎，温服一升，日三服。

【功用主治】和胃补中，降逆消痞。主治胃气虚弱痞证。症见下利日数十行，谷不化，腹中雷鸣，心下痞硬而满，干呕，心烦不得安。

【处方规范书写格式】蜜甘草 12g　黄芩 9g　红参 9g^{另煎}　干姜 9g　姜黄连 3g　大枣 4 枚　姜半夏 9g

（二）酒黄芩

1. 普济消毒饮（《东垣试效方》）

【组成】黄芩_{酒炒}　黄连_{酒炒，各五钱}　陈皮_{去白}　甘草_{生用}　玄参　柴胡　桔梗_{各二钱}　连翘　板蓝根　马勃　牛蒡子　薄荷_{各一钱}　僵蚕　升麻_{各七分}

【用法】上药为末，汤调，时时服之，或蜜拌为丸，噙化。

【功用主治】清热解毒，疏风散邪。主治大头瘟。症见恶寒发热，头面红肿焮痛，目不能开，咽喉不利，舌燥口渴，舌红苔白兼黄，脉浮数有力。

【炮制品选用分析】重用黄连、黄芩清泄上焦之热毒为君；黄芩、黄连皆用酒炒，令其通行周身，直达病所。牛蒡子、连翘、薄荷、僵蚕气味轻清，辛凉宣泄，疏散上焦头面风热为臣。君臣配伍，则疫毒得以清解，风热得以疏散。玄参、马勃、板蓝根、桔梗、甘草以清利咽喉，并增强清热解毒作用。陈皮理气而疏通壅滞，使气血流通则邪无藏身之地，有利于肿毒消散，以此为佐。升麻、柴胡升阳散火，疏散风热，此即"火郁发之"之意，使郁热疫毒之邪宣散透发，协助诸药上达头面，如舟楫之用，为使。黄芩、黄连得升麻、柴胡，直达病所，升麻、柴胡有黄芩、黄连之苦降又不致发散太过。此一升一降，一清一散，相反相成，有利于疫毒清解，风热疏散。诸药配伍，共奏清热解毒，疏风散邪之功。

【处方规范书写格式】酒黄芩 15g　酒黄连 15g　炒牛蒡子 3g　薄荷 3g^{后下}　连翘 3g　炒僵蚕 2g　陈皮 6g　甘草 6g　玄参 6g　柴胡 6g　桔梗 6g　板蓝根 3g　马勃 3g^{包煎}　升麻 2g

2. 龙胆泻肝汤（《医方集解》）

【组成】龙胆草_{酒炒}　黄芩_炒　栀子_{酒炒}　泽泻　木通　当归_{酒炒}　生地黄_{酒炒}　柴胡　生甘草　车前子（原书未著用量）

【用法】水煎服，亦可制成丸剂，每服 6 ~ 9g，日二次，温开水送下。

【功用主治】清泻肝胆实火，清利下焦湿热。主治肝胆实火上炎证。症见头痛目赤，胁痛，口苦，耳聋，耳肿等，舌红苔黄，脉弦数有力。主治肝胆湿热下注证。症见阴肿，阴痒，阴汗，小便淋浊，或妇女带下黄臭等，舌红苔黄腻，脉弦数有力。

【炮制品选用分析】方中龙胆大苦大寒，既能泻肝胆实火，又能利肝胆湿热，泻火除湿，两擅其功，切中病机，故为君药，宜选用酒龙胆，以缓和其苦寒之性并引药上行。黄芩、栀子苦寒泻火，燥湿清热，加强君药泻火除湿之力，用以为臣。方中黄芩宜用酒黄芩，借助酒性升散，引药力达于病所；栀子宜用炒栀子，防其过于苦寒凉遏。湿热之邪，当利导下行，从膀胱渗泄，故又用渗湿泄热之泽泻、木通、车前子，导湿热从水道而去；肝乃藏血之脏，若为实火所伤，阴血亦随之消耗，且方中诸药以苦燥渗利伤阴之品居多，故用当归、地黄养血滋阴，使邪去而阴血不伤。方中当归宜用酒当归，既增强其补血和血之效，又制其他药之凉遏。肝体阴用阳，性喜疏泄条达而恶抑郁，火邪内郁；肝胆之气不舒，骤用大剂苦寒降泄之品，既恐肝胆之气被抑，又虑折伤肝胆生发之机。故方中柴胡宜用醋柴胡，疏畅肝胆之气，并能引诸药归于肝胆之经，以上皆为佐药。甘草宜生用，既可清热解毒，又可调和诸药，护胃安中，属使药而兼佐药之用。

【处方规范书写格式】酒龙胆 6g　酒黄芩 9g　炒栀子 9g　泽泻 12g　木通 6g　酒当归 3g　地黄 9g　醋柴胡 6g　盐车前子 9g包煎　甘草 6g

3. 定喘汤（《摄生众妙方》）

【组成】白果去壳砸碎, 炒黄色, 二十一个　麻黄三钱　苏子二钱　甘草一钱　款冬花三钱　杏仁去皮、尖, 一钱五分　桑皮蜜炙, 三钱　黄芩微炒, 一钱五分　法制半夏如无, 用甘草汤泡七次, 去脐用, 三钱

【用法】上用水三盅，煎二盅，作二服。每服一盅，不用姜，不拘时候，徐徐服。

【功用主治】宣降肺气，清热化痰。主治痰热内蕴，风寒外束之哮喘。症见咳喘痰多气急，痰稠色黄，或微恶风寒，舌苔黄腻，脉滑数。

【炮制品选用分析】方中麻黄疏散风寒，宣肺平喘；白果敛肺定喘。二药配伍，一散一收，既能增强平喘之效，又能宣肺而不耗气，敛肺而不留邪，共为君药。其中麻黄蜜炙后，增强其宣肺平喘止咳之效；白果炒后降低毒性，增强敛涩作用。桑白皮泻肺平喘，蜜炙可缓和寒泻之性，并可润肺止

咳；黄芩宜用酒黄芩，清热化痰，炒后可借酒升散，引药入血分。二者合用以消内蕴之痰热，为臣药。苦杏仁、紫苏子、半夏、款冬花降气平喘，化痰止咳，俱为佐药。其中，炒紫苏子可缓和辛散之性，提高煎出效果，增强温肺降气作用；款冬花蜜炙，取其增强润肺止咳的功效；苦杏仁宜用㶽苦杏仁，炮制后杀酶保苷；半夏宜用法半夏，燥湿化痰。甘草调药和中，且能止咳，用为佐使。诸药配伍，外散风寒，内清痰热，宣降肺气而平哮喘。

【处方规范书写格式】蜜麻黄 9g　炒白果仁 9g 捣碎　蜜桑白皮 9g　酒黄芩 4.5g　炒紫苏子 6g　蜜款冬花 9g　㶽苦杏仁 4.5g　法半夏 9g　甘草 3g

4. 清气化痰丸（《医方考》）

【组成】陈皮 去白　杏仁 去皮尖　枳实 麸炒　黄芩 酒炒　瓜蒌仁 去油　茯苓 各一两　胆南星　制半夏 各一两半

【用法】姜汁为丸。每服 6g，温开水送下。

【功用主治】清热化痰，理气止咳。主治痰热蕴肺证。症见咳嗽痰黄，黏稠难咯，胸膈痞满，甚则气急呕恶，小便短赤，舌质红，苔黄腻，脉滑数。

【炮制品选用分析】方中以胆南星味苦性凉，清热豁痰；瓜蒌子甘寒质润，去油可减滑肠副作用，长于清热化痰，两者共为君药。黄芩苦寒，功善清泄肺火，方中宜用酒黄芩，酒性之升散，更宜用于上焦肺热咳喘；半夏燥湿化痰，选清半夏为宜，与黄芩相配，则避其性温助热之弊；治痰当理气，故以枳实、陈皮下气开痞，消痰散结，其中枳实宜选麸炒枳实，以缓其峻烈之性，散结消痞力强，陈皮宜选用贮放一年以上者，取其理气之力强，燥性缓和；脾为生痰之源，故用茯苓健脾渗湿；肺为贮痰之器，痰热蕴肺则宣降失调，故宜用苦杏仁宣降肺气，其中苦杏仁宜选用㶽苦杏仁，减毒且利于有效成分保留、溶出。上七味均为佐药。以生姜汁为丸，既助半夏降逆化痰，又可解其毒性，为佐使之用。诸药相合，共奏清热化痰、理气止咳之功。

【处方规范书写格式】胆南星 9g　瓜蒌子 6g　酒黄芩 6g　清半夏 9g　麸炒枳实 6g　陈皮 6g　㶽苦杏仁 6g　茯苓 6g　生姜 自备

（三）黄芩炭

荷叶丸（《北京市中药成方选集》）

【组成】荷叶 酒蒸一半、炒炭一半，一百六十两（每荷叶十六两用黄酒八两，蒸炒相同）　藕节　知母　黄芩炭　白芍　栀子 炒焦，各三十二两　棕榈炭　大小蓟 炒炭　生地 煅炭　玄参 去芦　白茅根 炒炭，各四十八两　香墨 四两　当归 炒炭，十六两

【用法】上为细末，炼蜜为丸，重二钱，每服二丸，温开水送下，一日二次。

【功用主治】凉血止血。主治咳嗽吐血，痰中带血，咯血、衄血、溺血。

【处方规范书写格式】荷叶炭 320g　藕节炭 64g　知母 64g　黄芩炭 64g　白芍 64g　焦栀子 64g　棕榈炭 96g　大蓟炭 48g　小蓟炭 48g　地黄炭 96g　玄参 96g　茅根炭 96g　香墨 8g　当归炭 32g

黄 芪

本品为豆科植物蒙古黄芪 *Astragalus membranaceus*（Fisch.）Bge. var. *mongholicus*（Bge.）Hsiao 或膜荚黄芪 *Astragalus membranaceus*（Fisch.）Bge. 的干燥根。春、秋二季采挖，除去须根和根头，晒干。现在常用炮制品规格有黄芪、炙黄芪。

一、炮制历史沿革

黄芪的炮制历史沿革见表 7-30。

表 7-30　黄芪的炮制历史沿革

年代	书名	炮制品规格
南北朝刘宋	《雷公炮炙论》	蒸制
宋代	《小儿药证直诀》	蜜炙
	《太平惠民和剂局方》	涂蜜炙
	《卫生家宝产科备要》	蜜汤拌炒
	《校正集验背疽方》	蜜水浸蒸、盐蒸
	《圣济总录》	盐水洗
	《三因极一病证方论》	盐汤浸
	《妇人大全良方》	炒制、盐水拌炒
	《陈氏小儿痘疹方论》	盐水浸水炙
	《传信适用方》	无灰酒浸制或酒煮

年代	书名	炮制品规格
元代	《活幼心书》	盐蜜水涂炙
明代	《普济方》	白蜜合好酒煮如糊
	《医学纲目》	酒拌炒
	《仁术便览》	姜汁炙
	《证治准绳》	米泔拌炒
	《寿世保元》	桂汤蒸熟
清代	《本草汇》	盐酒炒
	《本草新编》	防风和北五味子各别煎汤复制
	《医学从众录》	川芎合酒煎制
	《增广验方新编》	木通、升麻、牡丹皮、沙参、玉竹、制附子、五味子、防风、蜜糖九制黄芪
	《本草纲目拾遗》	人乳制七次
现代	中医药学高级丛书《中药炮制学》（第2版）	黄芪、蜜黄芪
	《中国药典》（2020年版）	黄芪、炙黄芪

　　黄芪入药有去芦、切制、炙制、炒制、盐制、酒制、煮制、蒸制、蜜制、醋制、酥制、辅药汁制等多种炮制方法。关于净制最早的记载见于汉代的《金匮要略》，其要求黄芪"去芦"。切制的技术始载于《雷公炮炙论》，其要求"手劈令细，剉（同"锉"）用"。宋代开始，黄芪发展了较多的炮制方法，有蜜炙、涂蜜炙、蜜汤拌炒、盐水洗、炒制、盐水拌炒、酒煮等，蜜炙法就是在宋代开始出现的，《中国药典》（2020年版）中有黄芪和炙黄芪，其中炙黄芪采用的为蜜炙法。

二、不同炮制品临床应用特点

（一）黄芪

　　1. 加工方法　除去杂质，大小分开，洗净，润透，切厚片，干燥 [《中国药典》（2020年版）]。

2. **性效特点**　甘，微温。功能为补气升阳，固表止汗，利水消肿，生津养血，行滞通痹，托毒排脓，敛疮生肌。用于气虚乏力，食少便溏，中气下陷，久泻脱肛，便血崩漏，表虚自汗，气虚水肿，内热消渴，血虚萎黄，半身不遂，痹痛麻木，痈疽难溃，久溃。常用于当归补血汤、牡蛎散、黄芪桂枝五物汤、补阳还五汤、固冲汤、玉液汤、防己黄芪汤、黄芪桂枝五物汤、升陷汤。

（二）炙黄芪

1. **加工方法**　取黄芪片，照蜜炙法（通则 0213）炒至不粘手 [《中国药典》（2020 年版）]。每 100kg 黄芪片，炼蜜 25kg。

2. **性效特点**　甘，温。黄芪蜜制后，其黄酮、氨基酸等成分均增加了，蜜制黄芪善于益气补中，用于气虚乏力，食少便溏。常用于当归六黄汤、补中益气汤、玉屏风散、归脾汤、蠲痹汤、升阳益胃汤、圣愈汤。

（三）临床应用辨析

黄芪的作用有补气升阳，固表止汗，利水消肿，生津养血，行滞通痹，托毒排脓，敛疮生肌。生用主要作用为利水消肿，生津养血，行滞通痹，托毒排脓，敛疮生肌；炙黄芪益气补中力胜，黄芪用量大时一般不用炙黄芪，因为大量炙黄芪过于滋腻，影响运化。

三、不同炮制品在传统方剂中的合理选用

（一）黄芪

1. 当归补血汤（《内外伤辨惑论》）

【组成】黄芪一两　当归酒洗，二钱

【用法】上㕮咀，以水二盏，煎至一盏，去滓，温服，空心食前。

【功用主治】补气生血。主治血虚阳浮发热证。症见肌热面红，烦渴欲饮，脉洪大而虚，重按无力。亦治妇人经期、产后血虚发热头痛。主治气血两虚证。症见少气懒言，乏力自汗，面色苍白或萎黄，神疲体倦；或疮疡溃后，久不愈合者。

【炮制品选用分析】本方主治证是血虚阳浮发热证和气血两虚证。方中黄芪宜用生品，取其功善大补脾肺之气，以资化源，使气旺血生，为君药。且黄芪用量倍于当归（黄芪与当归用量 5：1），加强黄芪补气生血之力。当归养血和营，益气生血力强，治血虚或气血双亏证宜。

【处方规范书写格式】黄芪 30g　当归 6g

2. 牡蛎散（《太平惠民和剂局方》）

【组成】黄芪_{去苗、土}　麻黄根_洗　牡蛎_{米泔浸，刷去土，火烧通赤，各一两}

【用法】上三味为粗散。每服三钱，水一盏半，小麦百余粒，同煎至八分，去渣，热服，日二服，不拘时候。

【功用主治】敛阴止汗，益气固表。主治体虚自汗、盗汗证。症见常自汗出，夜卧更甚，心悸惊惕，短气烦倦，舌淡红，脉细弱。

【炮制品选用分析】本方证多由气虚卫外不固，阴伤心阳不潜，日久心气耗散所致。治宜敛阴止汗，益气固表。方中牡蛎宜用煅制品，敛阴潜阳，固涩止汗，为君药。黄芪宜用生品，益气实卫，固表止汗，为臣药。麻黄根甘平，功专收敛止汗，为佐药。小麦甘凉，专入心经，养气阴，退虚热，为佐使药。全方配伍，为益气固表、敛阴潜阳的常用组合。

【处方规范书写格式】煅牡蛎15g^{先煎}　黄芪 15g　麻黄根 15g

3. 黄芪桂枝五物汤（《金匮要略》）

【组成】黄芪_{三两}　芍药_{三两}　桂枝_{三两}　生姜_{六两}　大枣_{十二枚}

【用法】上药，以水六升，煮取两升，温服七合，日三服。

【功用主治】益气和血，温经通痹。主治血痹。症见肌肤麻木不仁，微恶风寒，舌淡，脉微涩而紧。主治脾失健运、湿聚生痰、上犯于肺之湿痰证。

【炮制品选用分析】本方黄芪，宜用生品，益气固卫；芍药宜用生品，养阴；桂枝调和营卫，托实表里，驱邪外出；佐以生姜宣胃，大枣益脾。

【处方规范书写格式】黄芪 9g　白芍 9g　桂枝 9g　生姜 18g　大枣 4 枚

4. 补阳还五汤（《医林改错》）

【组成】黄芪_{生，四两}　归尾_{二钱}　赤芍_{一钱半}　地龙_{去土，一钱}　川芎_{一钱}　红花_{一钱}　桃仁_{一钱}

【用法】水煎服。黄芪初用一至二两，以后渐加至四两。至微效时，日服二剂，二剂服至五至六日，每日仍服一剂。

【功用主治】补气活血通络。主治气虚血瘀之中风证。症见半身不遂，口眼㖞斜，语言謇涩，口角流涎，小便频数或遗尿失禁，舌黯淡，苔白，脉缓。

【炮制品选用分析】本方主治证为气虚血瘀之中风。系由正气亏虚、气虚血滞、脉络瘀阻所致。方用地龙通经活络，力专善走，周行全身，以行药力，故宜用酒地龙，酒炒后可增强通经活络、祛瘀止痛的作用。本方重用黄芪，宜生用，意在补气，令气旺血行，瘀去络通，为君药。当归活血通络而不伤血，为臣药。赤芍、川芎、炒桃仁、红花协同当归以活血祛瘀；地龙通经活络，均为佐药。诸药合用共奏补气活血通络之功。

【处方规范书写格式】黄芪 30～120g　当归 6g　赤芍 5g　川芎 3g　红花 3g　炒桃仁 3g　酒地龙 3g

5. 固冲汤（《医学衷中参西录》）

【组成】白术_{炒，一两}　生黄芪_{六钱}　龙骨_{煅，捣细，八钱}　牡蛎_{煅，捣细，八钱}　萸肉_{去净核，八钱}　生杭芍_{四钱}　海螵蛸_{捣细，四钱}　茜草_{三钱}　棕边炭_{二钱}　五倍子_{轧细，药汁送服，五分}

【用法】水煎服。

【功用主治】益气健脾，固冲摄血。主治脾肾虚弱，冲脉不固证。症见血崩或月经过多，或漏下不止，色淡质稀，头晕肢冷，心悸气短，神疲乏力，腰膝酸软，舌淡，脉细弱。

【炮制品选用分析】本方证治脾肾虚弱，冲脉失固所致崩漏。方中酒萸肉，既补益肝肾，又收敛固涩，重用以为君药。煅龙骨、煅牡蛎咸涩收敛，合用收涩之力更强，共助君药固涩滑脱，为臣药。麸炒白术补气健脾，以助健运统摄；方中黄芪为生用，取其补气升举的功效，善治流产崩漏，二药合用，令脾气旺而统摄有权，亦为臣药。白芍功能补益肝肾，养血敛阴；棕榈炭（棕边炭）、五倍子味涩收敛，善收敛止血；海螵蛸、茜草固摄下焦，既止血，又化瘀，使血止而无留瘀之弊，共为佐药。诸药合用，共奏益气健脾，固冲摄血之功。

【处方规范书写格式】酒萸肉 24g　煅龙骨 24g^{先煎}　煅牡蛎 24g^{先煎}　麸炒白术 30g　黄芪 18g　白芍 12g　海螵蛸 12g　茜草 9g　棕榈炭 6g　五倍子 1.5g

6. 玉液汤（《医学衷中参西录》）

【组成】生山药_{一两}　生黄芪_{五钱}　知母_{六钱}　生鸡内金_{捣细，二钱}　葛根_{钱半}　天花粉_{三钱}　五味子_{三钱}

【用法】水煎服。

【功用主治】益气滋阴，固肾止渴。主治气阴两虚之消渴。症见口渴引饮，饮水不解，小便频数量多；或小便浑浊，困倦气短，舌嫩红而干，脉虚细无力。

【炮制品选用分析】方中重用黄芪、山药，其中黄芪为生用，二者益气滋阴，补脾固肾。一则使脾气升，散精达肺，输布津液以止渴，二则使肾气固，封藏精微以缩尿，二者共为君药。知母宜用盐知母，可引药下行，专于入肾，增强滋阴降火作用，合天花粉滋阴清热，润燥止渴，配合黄芪、山药，则元气升而真阴复，气旺自能生水，故为臣药。佐以葛根，宜用粉葛，升阳生津，助脾气上升，散精达肺；鸡内金，现多炒制，助脾健运，化水谷为津液；醋五味子酸收，固肾生津，不使水液下流。诸药相配，共奏益气滋阴，固肾止渴之功。

【处方规范书写格式】山药 30g　黄芪 15g　盐知母 18g　天花粉 9g　粉葛 4.5g　炒鸡内金 6g　醋五味子 9g

7. 防己黄芪汤（《金匮要略》）

【组成】防己一两　黄芪去芦，一两一分　甘草炒，半两　白术七钱半

【用法】上锉麻豆大，每抄五钱匕，生姜四片，大枣一枚，水盏半，煎八分，去滓，温服，良久再服。服后当如虫行皮中，从腰下如冰，后坐被上，又以一被绕腰以下，温令微汗，瘥。

【功用主治】益气祛风，健脾利水。主治表虚之风水或风湿。症见汗出恶风，身重或肿，或肢节疼痛，小便不利，舌淡苔白，脉浮。

【炮制品选用分析】方中防己祛风胜湿以止痛，黄芪既可益气补虚而扶正固表，又可利水消肿以祛邪，二药相使而用，祛风除湿而不伤正，益气固表而不恋邪，共为君药。白术用其补气健脾祛湿，利水消肿之效，既助防己祛湿行水之力，又增黄芪益气固表之功，为臣药。蜜甘草，益气健脾和中，且可调和诸药，兼司佐使之职。煎时加生姜以助防己祛风湿，加大枣以助黄芪、白术补脾气，生姜、大枣和脾胃，调营卫，俱为佐药。诸药配伍，共奏益气祛风，健脾利水之效，使风邪得除，表气得固，脾气健旺，水湿运化。

【处方规范书写格式】防己 12g　黄芪 15g　白术 9g　蜜甘草 6g　生姜自备　大枣自备

8. 其他方剂

升陷汤（《医学衷中参西录》）

【组成】生黄芪六钱　知母三钱　柴胡一钱五分　桔梗一钱五分　升麻一钱

【用法】水煎服。

【功用主治】益气升陷。主治大气下陷证。症见气短不足以息，或努力呼吸，有似乎喘，或气息将停，危在顷刻，脉沉迟微弱，或三五不调。

【处方规范书写格式】黄芪 18g　知母 9g　柴胡 4.5g　桔梗 4.5g　蜜升

麻 3g

（二）炙黄芪

1. 当归六黄汤（《兰室秘藏》）

【组成】当归　生地黄　黄芩　黄柏　黄连　熟地黄_{各等分}　黄芪_{加一倍}

【用法】上药为粗末，每服五钱，水二盏，煎至一盏，食前服，小儿减半服之。

【功用主治】滋阴泻火，固表止汗。主治阴虚火旺盗汗。症见发热盗汗，面赤心烦，口干唇燥，大便干结，小便黄赤，舌红苔黄，脉数。

【炮制品选用分析】本方用治阴虚火旺所致盗汗。当归、地黄、熟地黄入肝肾而滋阴养血，阴血充则水能制火，共为君药。盗汗乃因水不济火，心火独亢，迫津外泄所致，故臣以黄连清心泻火，并合黄芩、黄柏，泻火以除烦，清热以坚阴，其中黄柏宜用盐黄柏，增强滋阴降火之效，君臣相合，滋阴泻火兼施，标本兼顾。汗出过多，导致卫虚不固，故倍用黄芪，宜用炙黄芪，长于益气补中，升阳实卫以固表，且合当归、熟地黄益气养血，亦为臣药。诸药合用，共奏滋阴泻火，固表止汗之功。

本方的配伍特点：滋阴与泻火并进，标本兼顾，使阴固而水能制火，热清则耗阴无由；且益气固表与育阴泻火相配，育阴泻火为主，益气固表为辅，以使营阴内守，卫外固密。

【处方规范书写格式】当归 6g　地黄 6g　熟地黄 6g　黄连 6g　黄芩 6g　盐黄柏 6g　炙黄芪 12g

2. 补中益气汤（《脾胃论》）

【组成】黄芪_{五分，病甚劳役热甚者一钱}　甘草_{炙，五分}　人参_{去芦，三分}　当归身_{酒焙干或日晒干，二分}　橘皮_{不去白，二分或三分}　升麻_{二分或三分}　柴胡_{二分或三分}　白术_{三分}

【用法】上药㕮咀，都作一服，水二盏，煎至一盏，量气弱、气盛，临病斟酌水盏大小，去滓，食远稍热服。

【功用主治】补中益气，升阳举陷，甘温除热。主治脾胃气虚证。症见纳差，少气懒言，体倦乏力，动则气促，舌淡苔白，脉虚软。主治气虚发热证。症见身热，自汗出，口渴喜热饮，少气懒言，食少体倦，脉洪而虚。主治中气下陷证。症见脱肛，子宫下垂，久泻，久痢，崩漏，头痛，气短乏力，舌淡脉虚弱。

【炮制品选用分析】本方主治证是脾胃气虚，中气下陷证。脾胃气虚，运化乏力，气血化生不足，故见食少便溏，纳差，少气懒言，动则气促，体倦乏力。

方中黄芪宜用炙黄芪，取其功善益气补中，升阳固表的作用，为君药。配以人参益气补中，白术益气健脾以助中焦促运化，蜜甘草甘温益气，调中和胃，三药共为臣药。其中人参以红参为宜，取其较强的益气补中之效；白术宜选麸炒白术，以增强健脾作用，同时燥性缓和，协助黄芪增强补中气，益脾胃之功效。升麻、柴胡升举下陷之阳气，与黄芪相配，升阳举陷作用增强；其中柴胡以生用为宜，取其升举阳气之力强；升麻宜用蜜炙品，取其蜜炙后的升脾阳作用。陈皮（橘皮）理气和中，既调畅中焦气机，以助升阳之效，又于补气之中佐以理气，使补而不滞，宜选用贮放一年以上的陈皮，取其理气之力强，燥性缓和；当归养血补虚，气血同源，养血以助益气，以生用为宜，取其较强的补血作用，四药共为佐药。诸药配伍，既补益中焦脾胃之气，又升提下陷之气，共奏益气补中，升阳举陷，甘温除热之效。

【处方规范书写格式】炙黄芪 18g　蜜甘草 9g　红参 6g^{另煎}　当归 6g
陈皮 6g　蜜升麻 6g　柴胡 6g　麸炒白术 9g

3. 玉屏风散（《医方类聚》）

【组成】防风_{一两}　黄芪_{蜜炙}　白术_{各二两}

【用法】上㕮咀，每服三钱，水一盏半，加大枣一枚，煎至七分，去滓，食后热服。

【功用主治】益气固表止汗。主治肺卫气虚证。症见汗出恶风，面色㿠白，舌淡苔薄白，脉浮虚。

【炮制品选用分析】本方主治证由肺卫气虚，腠理失固所致。肺主一身之气，外合皮毛，卫气之输布体表充养肌肤，全赖肺气的宣发作用。方中黄芪宜用炙黄芪，取其擅补脾肺之气，俾脾气旺则土能生金，肺气足则表固卫实，用为君药。白术甘苦而温，宜选用麸炒白术，以增强健脾作用，协黄芪则培土生金，固表止汗，用为臣药。佐以防风，与黄芪相伍为用，固表而不留邪，祛邪而不伤正。

【处方规范书写格式】防风 15g　炙黄芪 30g　麸炒白术 30g　大枣_{自备}

4. 归脾汤（《重订严氏济生方》）

【组成】白术　茯神_{去木}　黄芪_{去芦}　龙眼肉　酸枣仁_{炒，去壳，各一两}　人参
木香_{不见火，各半两}　甘草_{炙，两钱半}　当归_{一钱}　远志_{一钱}（当归、远志从《内科摘要》补入）

【用法】上㕮咀，每服四钱，水一盏半，加生姜五片，枣子一枚，煎至

七分，去滓温服，不拘时候。

【功用主治】益气补血，健脾养心。主治心脾气血两虚证。症见心悸怔忡，失眠多梦，盗汗，头晕健忘，食欲不振，腹胀便溏，倦怠无力，面色萎黄，舌淡苔薄白，脉细弱。脾不统血证。症见妇女崩漏，月经超前，量多色淡，或淋漓不止等，还可见便血、皮下紫癜、尿血、肌衄、齿衄等，舌淡，脉细弱。

【炮制品选用分析】本方主治证系心脾气血两虚，脾不统血证。方中黄芪宜用炙黄芪，取其功善补气生血的作用；龙眼肉补益心脾，养血安神，两药共为君药，益气生血，补养心脾。配以人参补气养血，白术益气健脾，二药与炙黄芪相伍，其补脾益气作用益著。当归补血养心，酸枣仁宁心安神，两药与龙眼肉合用，补心血、安神之效增强。上述四药共为臣药，其中人参以生晒参为宜，取其补气养血，补脾益肺，生津安神之效；白术宜用麸炒白术，以缓和燥性，增强健脾作用；酸枣仁宜用炒酸枣仁，长于养心敛汗，增强养血安神作用。茯神养心安神，远志宁神益智，木香理气醒脾，与上述补气养血药配伍，增强益气补血、健脾安神作用，使补而不滞，滋而不腻。三药共为佐药，其中远志宜用制远志，以缓和其苦燥之性，增强安神益智作用。甘草宜用蜜甘草，以补益心脾之气，并调和诸药，为使药。加姜枣调和脾胃，以资生化。诸药配伍，共奏益气补血，健脾养心之效。本方心脾同治，重在补脾，使脾旺则气血生化有权；气血并补，重在益气，使气旺而益于生血；全方补而不滞，滋而不腻。

【处方规范书写格式】麸炒白术 18g　茯神 18g　炙黄芪 18g　龙眼肉 18g　炒酸枣仁 18g^{捣碎}　生晒参 9g^{另煎}　木香 9g　蜜甘草 6g　当归 3g　制远志 3g　生姜^{自备}　大枣^{自备}

5. 其他方剂

（1）蠲痹汤（《杨氏家藏方》）

【组成】当归^{去土，酒浸一宿}　羌活^{去芦头}　姜黄　黄芪^{蜜炙}　白芍药　防风^{去芦头，各一两半}　甘草^{炙，半两}

【用法】上㕮咀，每服 12g，用水 220ml，加生姜 5 片、大枣 1 枚，煎至 160ml，去滓温服，不拘时候。

【功用主治】祛风除湿，益气和营。主治风痹。症见身体烦疼，项背拘急，肩臂肘痛，举动艰难，手足麻痹。

【处方规范书写格式】羌活 15g　防风 15g　炙黄芪 15g　酒当归 15g

炒白芍 15g　姜黄 15g　蜜甘草 5g　生姜_{自备}　大枣_{自备}

（2）升阳益胃汤（《内外伤辨惑论》）

【组成】黄芪_{二两}　半夏_{汤洗}　人参_{去芦}　炙甘草_{各一两}　独活　防风　白芍药　羌活_{各五钱}　橘皮_{四钱}　茯苓　柴胡　泽泻　白术_{各三钱}　黄连_{一钱}

【用法】上㕮咀，每服三钱至五钱，加生姜五片，大枣二枚，用水三盏，煎至一盏，去滓，早饭后温服。

【功用主治】益气升阳，清热除湿。主治脾胃虚弱，湿热滞留中焦证。症见饮食无味，脘腹胀满，面色㿠白，畏风恶寒，头眩耳鸣，怠惰嗜卧，肢体重痛，大便不调，小便赤涩，口干舌干。

【处方规范书写格式】炙黄芪 30g　姜半夏 15g　生晒参 15g^{另煎}　蜜甘草 15g　独活 9g　防风 9g　白芍 9g　羌活 9g　陈皮（橘皮）6g　茯苓 5g　柴胡 5g　泽泻 5g　麸炒白术 5g　黄连 1.5g　生姜_{自备}　大枣_{自备}

（3）圣愈汤（《医宗金鉴》）

【组成】熟地_{七钱五分}　白芍_{酒拌，七钱五分}　川芎_{七钱五分}　人参_{七钱五分}　当归_{酒洗，五钱}　黄芪_{炙，五钱}

【用法】水煎服。

【功用主治】补气养血。主治气血虚弱。症见月经先期而至，量多色淡，四肢乏力，体倦神衰。

【处方规范书写格式】熟地黄 20g　酒白芍 15g　酒川芎 8g　红参 15g　酒当归 15g　炙黄芪 15g

续　断

本品为川续断科植物川续断 *Dipsacus asper* Wall. ex. Henry 的干燥根。秋季采挖，除去根头和须根，用微火烘至半干，堆置"发汗"至内部变绿色时，再烘干。现在常用炮制品规格有续断、酒续断和盐续断。

一、炮制历史沿革

续断的炮制历史沿革见表 7-31。

表 7-31　续断的炮制历史沿革

年代	书名	炮制品规格
南北朝刘宋	《雷公炮炙论》	酒浸焙制
唐代	《仙授理伤续断秘方》	米泔浸制
宋代	《校正集验背疽方》	酒浸炒
	《女科百问》	酒浸
元代	《世医得效方》	面水炒制
明代	《万氏女科》	酒洗
	《宋氏女科秘书》	酒拌
	《先醒斋医学广笔记》	酒蒸
	《医学纲目》	炒制
清代	《良朋汇集经验神方》	酒洗蒸
	《妇科玉尺》	酒煎制
现代	《中国药典》（2020 年版）	续断、酒续断、盐续断

　　从以上续断炮制品的历史沿革中可以看出，续断的炮制方法很多，主要是以"酒炙"为主，酒续断在南北朝刘宋时已建立。唐代有米泔浸制，元代出现了面水炒制，明代发展为酒拌、酒蒸。近代炮制方法还有炒黄、炒炭，酒润后麸炒，盐续断在古代炮制方法中未提到。《中国药典》（2020 年版）中有续断、酒续断和盐续断。

二、不同炮制品临床应用特点

（一）续断

1. 加工方法　洗净，润透，切厚片，干燥 [《中国药典》（2020 年版）]。

2. 性效特点　苦，辛、微温。补肝肾，强筋骨，续折伤，止崩漏。用于肝肾不足，腰膝酸软，风湿痹痛，跌扑损伤，筋伤骨折，崩漏，胎漏。常用于续断饮。

（二）酒续断

1. 加工方法　取续断片，照酒炙法（通则 0213）炒至微带黑色 [《中国药典》（2020年版）]。每100kg续断，用黄酒10kg。

2. 性效特点 苦、辛，微温。酒续断能增强通血脉强筋骨，多用于风湿痹痛，跌打损伤。常用于三痹汤。

（三）盐续断

1. 加工方法 取续断片用黄酒拌匀，闷润至透，置炒药锅内，用文火加热，炒干，取出放凉。每100kg续断，用食盐2kg。

2. 性效特点 苦、辛，微温。盐续断经盐制后可引药下行，增强补肝肾作用，多用于肝肾不足，腰膝酸软或胎动漏血。常用于泰山磐石散、保阴煎。

（四）临床应用辨析

续断有补肝肾，强筋骨，续折伤，止崩漏作用。生用补肝肾，强筋骨，续折伤，主要用于筋骨疼痛；酒续断能增强通血脉强筋骨作用，多用于风湿痹痛，跌打损伤；盐续断经盐制后可引药下行，增强补肝肾作用，多用于肝肾不足，腰膝酸软或胎动漏血。

三、不同炮制品在传统方剂中的合理选用

（一）续断

续断饮（《仁斋直指》）

【组成】延胡索（微炒） 当归 川芎 牛膝 川续断 白芍（微炒） 肉桂（微炒） 白芷 五灵脂（炒） 羌活各1分 茯苓 牵牛子（炒，取末） 半夏（制） 甘草（炙）各1分半

【用法】上锉为散。每服9g，加生姜4片，水煎，空腹时服。

【功用主治】活血利水，主治瘀血留滞，血化为水，四肢浮肿，皮肤赤纹，名曰血分水。

【炮制品选用分析】本方主要治疗瘀血留滞之症。方中川续断苦、辛，微温，归肝肾经。既可治肝肾不足，又可补肝肾、强筋壮骨、通利血脉、活血化瘀，为君药。当归助君药调血之功，茯苓渗利水湿助君药益肾，二者同为臣药。

【处方规范书写格式】醋延胡索7.5g 酒当归7.5g 酒川芎7.5g 牛膝7.5g 续断7.5g 白芍7.5g 肉桂7.5g 白芷7.5g 醋五灵脂7.5g 羌活7.5g 茯苓11g 炒牵牛子11g 清半夏11g 蜜甘草11g 生姜自备

（二）酒续断

三痹汤（《妇人大全良方》）

【组成】川续断一两　杜仲（去皮，切，姜汁炒）一两　防风一两　桂心一两　细辛一两　人参一两　茯苓一两　当归一两　白芍药一两　甘草一两　秦艽半两　生地黄半两　川芎半两　川独活半两　黄芪一两　川牛膝一两

【用法】右㕮咀为末，每服五钱。水二盏，姜三片，枣一枚，煎至一盏，去滓热服，无时候，但腹稍空服。

【功用主治】益气养血，祛风胜湿。主治血气凝滞，手足拘挛，风痹，气痹。

【炮制品选用分析】本方主要治疗血气凝滞之症。方中川续断苦、辛，微温，宜选用酒续断，取其通血脉强筋骨的作用，多用于风湿痹痛、跌打损伤等。

【处方规范书写格式】酒续断　杜仲　防风　肉桂　细辛　人参　茯苓　当归　白芍　甘草各30g　秦艽　地黄　川芎　独活各15g　黄芪　川牛膝各30g　生姜自备　大枣自备

（三）盐续断

1. 泰山磐石散（《古今医统大全》）

【组成】人参一钱　黄芪一钱　白术二钱　炙甘草五分　当归一钱　川芎八分　白芍药八分　熟地黄八分　川续断一钱　糯米一撮　黄芩一钱　砂仁五分

【用法】上用水一盅半，煎七分，食远服。但觉有孕，三五日常用一服，四月之后方无忧也。

【功用主治】益气健脾，养血安胎。主治气血虚弱、胎元不固证。症见胎动不安，堕胎，滑胎，面色萎白，倦怠乏力，不思饮食，舌淡苔薄白，脉滑无力。

【炮制品选用分析】本方主治妇人血气两虚，或肥而不实，或瘦而血热，或脾肝素虚，倦怠少食，屡有堕胎之患。此方平和，兼养脾胃气血。觉有热者，倍黄芩，少用砂仁。觉胃弱者，多用砂仁，少加黄芩。方中续断为盐续断，盐续断经盐制后可引药下行，增强补肝肾作用，多用于肝肾不足，腰膝酸软或胎动漏血。

【处方规范书写格式】人参3g另煎　炙黄芪3g　麸炒白术2g　蜜甘草2g　当归3g　川芎2g　白芍2g　熟地黄3g　盐续断3g　糯米2g　黄芩3g　砂仁2g

2. 保阴煎（《景岳全书》）

【组成】生地_{二钱}　熟地_{二钱}　芍药_{二钱}　山药　川续断_{一钱半}　黄芩_{一钱半}　黄柏_{一钱半}　生甘草_{一钱}

【用法】水二盅，煎七分。食远温服。

【功用主治】凉血滋阴、清热止血，主治妇带浊遗淋，色赤带血，脉滑多热，便血不止，及血崩血淋，或经期太早，一切阴虚内热动血。

【炮制品选用分析】本方主要治疗带浊遗淋，色赤带血，脉滑多热，便血不止，及血崩血淋，或经期太早，一切阴虚内热动血。方中川续断苦、辛，微温，为盐续断，可引药下行，增强补肝肾作用，多用于肝肾不足，腰膝酸软或胎动漏血。

【处方规范书写格式】地黄 6g　熟地黄 6g　黄芩 4.5g　黄柏 4.5g　白芍 6g　川续断 6g　甘草 4.5g　山药 4.5g

葛　根

本品为豆科植物野葛 *Pueraria lobata*（Willd.）Ohwi 的干燥根。习称野葛，秋、冬二季采挖，趁鲜切成厚片或小块，干燥。现在常用炮制品规格有葛根、煨葛根。

一、炮制历史沿革

葛根的炮制历史沿革见表 7-32。

表 7-32　葛根的炮制历史沿革

年代	书名	炮制品规格
唐代	《备急千金要方》	绞取汁
	《食疗本草》	蒸食之
宋代	《太平圣惠方》	醋炒制
	《圣济总录》	去心微炙
	《洪氏集验方》	切焙制
元代	《丹溪心法》	炒制

续表

年代	书名	炮制品规格
明代	《普济方》	干煮法
	《寿世保元》	炒黑
	《本草原始》	制玉露霜
清代	《食物本草会纂》	煨熟用
现代	中医药学高级丛书《中药炮制学》(第2版)	葛根、煨葛根
	《中国药典》(2020年版)	葛根

葛根始载于《神农本草经》，其炮制方法始载于梁，唐代鲜用"绞取汁""蒸食之"；宋代有醋炒制、去心微炙、切焙制；元代出现炒制；明代出现干煮法、炒黑和制玉露霜；清代出现煨制，包括谷煨、纸煨、滑石粉煨、米汤煨等不同的操作方法。从以上葛根炮制品的历史沿革中可以看出，煨葛根的炮制方法在清代才出现。《中国药典》（2020年版）中收载葛根。

二、不同炮制品临床应用特点

（一）葛根

1. **加工方法**　除去杂质，洗净，润透，切厚片，晒干 [《中国药典》（2020年版）]。

2. **性效特点**　甘、辛，凉。解肌退热，生津止渴，透疹，升阳止泻，通经活络，解酒毒。用于外感发热头痛，项背强痛，口渴，消渴，麻疹不透，热痢，泄泻，眩晕头痛，中风偏瘫，胸痹心痛，酒毒伤中。常用于葛根黄芩黄连汤、升麻葛根汤、葛根解肌汤、当归拈痛汤（拈痛汤）。

（二）煨葛根

1. **加工方法**　①麦麸煨：取麦麸撒在热炒药锅中，继续加热，锅中冒烟时加入葛根片，不断翻炒至药面呈焦黄色，取出，筛去焦麸，放凉。每100kg葛根片，用麦麸30kg。②湿纸煨：取葛根片或块，用三层湿纸包好，埋入无烟热火灰中，煨至纸呈焦黑色，葛根呈微黄色时取出，去纸放凉，备用。

2. **性效特点**　甘、辛，凉。煨葛根的发散作用被减轻，增强止泻功能，多用于湿热泻痢，脾虚泄泻。

（三）临床应用辨析

葛根功效解肌退热，生津止渴，透疹，升阳止泻，通经活络，解酒毒。葛根生用解肌退热，生津止渴，透疹作用较强；煨葛根发散作用减弱，止泻升阳作用增强。临床煨葛根止泻方剂较少。

三、不同炮制品在传统方剂中的合理选用

葛根

1. 葛根黄芩黄连汤（《伤寒论》）

【组成】葛根半斤　甘草炙，二两　黄芩三两　黄连三两

【用法】上四味，以水八升，先煮葛根，减二升，内诸药，煮取二升，去滓，分温再服。

【功用主治】解表清里。表证未解，邪热入里证。身热下利，胸脘烦热，口干作渴，喘而汗出，舌红苔黄，脉数或促。

【炮制品选用分析】方中重用葛根为君，既解表退热，又升发脾胃清阳之气而治下利。以苦寒之黄连、黄芩为臣，清热燥湿，厚肠止利。辅以甘草和中，调和诸药。四药合用，外疏内清，表里同治，使表解里和，热利自愈。

【处方规范书写格式】葛根 15g　黄芩 9g　黄连 9g　甘草 6g

2. 升麻葛根汤（《太平惠民和剂局方》）

【组成】升麻　芍药　甘草炙，各十两　葛根十五两

【用法】上为粗末，每服三钱，用水一盏半，煎取一中盏，去滓，稍热服，不拘时候，一日二三次，以病气去，身凉为度。

【功用主治】解肌透疹。主治麻疹初起。症见疹出不透，身热恶风，喷嚏，咳嗽，目赤而眼泪，口渴，舌红，脉浮数。

【炮制品选用分析】方中升麻入肺胃经，味辛性寒，解肌透疹为君药。葛根入胃经，味甘辛性凉，解肌发表，生津除热为臣药。白芍滋阴和营，防君臣发散太过，为佐药。甘草调和诸药，为使药。四药相配，共奏疏风解肌，解毒透疹之功。

【处方规范书写格式】升麻 15g　葛根 20g　白芍 15g　甘草 15g

3. 葛根解肌汤（《伤寒六书》）

【组成】柴胡　葛根　甘草　黄芩　芍药　羌活　白芷　桔梗（原书未

著用量）

【用法】水二盏，姜三片，枣二枚，《伤寒杀车槌法》加石膏一钱，煎之热服。

【功用主治】解肌透热，主治外感风寒，郁而化热证。症见恶寒渐轻，身热渐盛，无汗头痛，目疼鼻干，心烦不眠，嗌干耳聋，眼眶痛，舌苔薄黄，脉浮微洪。

【炮制品选用分析】本方主治证为外感风寒未解，化热入里证。当辛凉解肌，兼清里热。方中柴胡、葛根为君。柴胡苦辛微寒，宜生用，疏风散热，以清透少阳之邪；葛根甘辛凉，解肌清热，解阳明之邪，两者相配，具有解肌清热之功。诸药合，寒温并用，三经并治，共成解肌清热之剂。

【处方规范书写格式】柴胡 9g　葛根 12g　甘草 6g　黄芩 6g　羌活 6g　白芷 6g　白芍 6g　桔梗 9g　石膏 15g^{先煎}　生姜^{自备}　大枣^{自备}

4. 当归拈痛汤（拈痛汤）(《医学启源》)

【组成】羌活_{半两}　防风_{三钱}　升麻_{一钱}　葛根_{二钱}　白术_{一钱}　苍术_{三钱}　当归身_{三钱}　人参_{二钱}　甘草_{五钱}　苦参_{酒浸，二钱}　黄芩_{炒，一钱}　知母_{酒洗，三钱}　茵陈_{酒炒，五钱}　猪苓_{三钱}　泽泻_{三钱}

【用法】上锉，如麻豆大。每服一两，水二盏半，先以水拌湿，候少时，煎至一盏，去滓温服。待少时，美膳压之。

【功用主治】利湿清热，疏风止痛。湿热相搏，外受风邪证。症见遍身肢节烦痛，或肩背沉重，或脚气肿痛，脚膝生疮，舌苔白腻微黄，脉濡数。

【炮制品选用分析】本证由风湿热邪留滞经脉关节，气血失畅所致。治宜利湿清热，疏风止痛。方中羌活辛散祛风，苦燥胜湿，通痹止痛，尤善治上肢肩背之痛；升麻辛散以助羌活祛风湿于外，宜用生品生散作用；苍术辛温，善除内外之湿，宜麸炒；白术甘温，专以健脾燥湿，宜麸炒；知母苦寒质润，既可助诸药清热之力，又可防苦燥渗利伤阴之偏；当归养血活血；甘草清热解毒，调和诸药。

【处方规范书写格式】羌活 15g　茵陈 15g　猪苓 9g　泽泻 9g　黄芩 3g　苦参 6g　防风 9g　升麻 3g　葛根 6g　麸炒白术 3g　麸炒苍术 9g　知母 9g　当归 9g　人参 6g^{另煎}　甘草 15g

第二节 茎、皮类

竹 茹

本品为禾本科植物青秆竹 *Bambusa tuldoides* Muniro、大头典竹 *Sinocalamus beecheyanus*（Munro）McClure var. *pubescens* P. F. Li 或淡竹 *Phyllostachys* nigra（Lodd.）Munro var. *henonis*（Mitf.）Stapf ex Rendle 的茎秆的干燥中间层。全年均可采制，取新鲜茎，除去外皮，将稍带绿色的中间层刮成丝条，或削成薄片，捆扎成束，阴干。前者称"散竹茹"，后者称"齐竹茹"。现在常用炮制品规格有竹茹、姜竹茹。

一、炮制历史沿革

竹茹的炮制历史沿革见表 7-33。

表 7-33 竹茹的炮制历史沿革

年代	书籍	原文
宋代	《太平圣惠方》	炒令焦
	《圣济总录》	微炒
清代	《医宗金鉴》	醋浸
	《本草害利》	姜汁炒
现代	《中国药典》(2020 年版)	竹茹、姜竹茹

竹茹宋代炒焦和微炒；清代出现姜汁炒，与现代炮制方法较为一致。生姜为辛热之品，可缓和竹茹的微寒之性。经姜汁炙后，增强温中化痰止呕的作用。姜制竹茹的炮制意图，清代的《本草害利》中说："入平呕止逆药，姜汁炒用。"《中国药典》（2020 年版）中收载竹茹和姜竹茹。

二、不同炮制品临床应用特点

（一）竹茹

1. **加工方法**　除去杂质，切段或揉成小团 [《中国药典》（2020 年版）]。

2. **性效特点**　甘，微寒。归肺、胃、心、胆经。清热化痰，除烦，止呕。用于痰热咳嗽，胆火挟痰，惊悸不宁，心烦失眠，中风痰迷，舌强不语，胃热呕吐，妊娠恶阻，胎动不安。常用于羚角钩藤汤、温胆汤。

（二）姜竹茹

1. **加工方法**　取净竹茹，照姜汁炙法（通则 0213）炒至黄色 [《中国药典》（2020 年版）]。本品形如竹茹，表面黄色。微有姜香气。每 100kg 竹茹，用生姜 10kg。

2. **性效特点**　竹茹姜制后，可缓解竹茹的微寒之性，能增强降逆止呕的功效，多用于恶心呕吐。常用于蒿芩清胆汤、橘皮竹茹汤、涤痰汤。

（三）临床应用辨析

竹茹功效为清热化痰，除烦，止呕。生用竹茹微有寒性，清热化痰作用力胜；姜竹茹寒性减弱，降逆止呕作用增强。

三、不同炮制品在传统方剂中的合理选用

（一）竹茹

1. 羚角钩藤汤（《通俗伤寒论》）

【组成】羚角片先煎，一钱半　霜桑叶二钱　川贝去心，四钱　鲜生地五钱　双钩藤后入，三钱　滁菊花三钱　茯神木三钱　生白芍三钱　生甘草八分　淡竹茹鲜刮，与羚羊角鲜煎代水，五钱

【用法】水煎服。

【功用主治】凉肝息风，增液舒筋。主治肝热生风证。症见高热不退，烦闷躁扰，手足抽搐，发为痉厥，甚则神昏，舌质绛而干，或舌焦起刺，脉弦数。

【炮制品选用分析】本证系邪热传入厥阴，肝经热盛，热极动风所致。治宜凉肝息风，增液舒筋。方中羚羊角粉、钩藤清热凉肝，息风止痉为君药。桑叶、菊花辛凉疏泄，清热平肝，助君药凉肝息风，为臣药。火旺生风，风助火势，风火相煽，耗伤阴液，故用鲜地黄凉血滋阴，白芍养肝柔肝，二者合甘草酸甘化阴，滋养阴液，与君药相配，标本兼顾，可增强息风解痉之效；邪热亢盛，每易灼津成痰，故用川贝母、竹茹以清热化痰；热扰

心神，以茯神木平肝、宁心、安神，俱为佐药。甘草兼和诸药，为使。合而为之，可热清风息，阴复痰消，共成凉肝息风之剂。

【处方规范书写格式】羚羊角粉 4.5g^{冲服} 钩藤 9g^{后下} 桑叶 6g 菊花 9g 鲜地黄 15g 白芍 9g 川贝母 12g 竹茹 15g 茯神木 9g 甘草 3g

2. 温胆汤（《三因极一病证方论》）

【组成】半夏_{汤洗七次} 竹茹 枳实_{麸炒，去瓤，各二两} 陈皮_{三两} 甘草_{一两，炙} 茯苓_{一两半}

【用法】上锉为散。每服四大钱，水一盏半，姜五片，枣一枚，煎七分，去滓，食前服。

【功用主治】理气化痰，清胆和胃。主治胆胃不和，痰热内扰证。症见胆怯易惊，虚烦不宁，失眠多梦；或呕吐呃逆，眩晕，或癫痫等，苔腻微黄，脉弦滑。

【炮制品选用分析】本方主治胆胃不和，痰热内扰证。治宜理气化痰、清胆和胃。方中半夏宜用姜半夏，取其功善除湿化痰，降逆和中且缓和毒副作用，为君药。竹茹宜取姜竹茹，清胆和胃、止呕除烦为臣。君臣相伍，化痰清胆、和胃止呕，使心无痰扰而虚烦除，胃气和降而呕逆止。诸药合用，共奏理气化痰、清胆和胃之功。

【处方规范书写格式】姜半夏 6g 姜竹茹 6g 麸炒枳实 6g 陈皮 9g 茯苓 4.5g 蜜甘草 3g 生姜^{自备} 大枣^{自备}

（二）姜竹茹

1. 蒿芩清胆汤（《重订通俗伤寒论》）

【组成】青蒿_{钱半至二钱} 淡竹茹_{三钱} 仙半夏_{钱半} 赤茯苓_{三钱} 青子芩_{钱半至三钱} 生枳壳_{钱半} 广陈皮_{钱半} 碧玉散（滑石、甘草、青黛）_{包，三钱}

【用法】水煎服。

【功用主治】清胆利湿，和胃化痰。主治少阳湿热痰浊证。症见寒热如疟，寒轻热重，口苦膈闷，吐酸苦水，或呕黄涎而黏，甚则干呕呃逆，胸胁胀痛，小便黄少，舌红苔白腻，间现杂色，脉数而右滑左弦。

【炮制品选用分析】本方主治证为少阳胆热偏重，兼有湿热痰浊内阻证。方中青蒿苦寒芳香，清透少阳邪热；黄芩（青子芩）苦寒，善清胆热，并能燥湿，两药相合，既可内清少阳湿热，又能透邪外出。共为君药，其中黄芩宜生用，取其清热泻火解毒力强。淡竹茹善清胆胃之热，化痰止呕，宜选用姜竹茹，增其化痰止呕之效；枳壳下气宽中，除痰消痞；半夏燥湿化痰，和胃降逆；陈皮理气化痰，宽胸畅膈。四药相伍，使热清湿化痰除，共为臣药。

【处方规范书写格式】青蒿 4.5 ~ 6g_{后下}　黄芩 4.5g ~ 9g　姜竹茹 9g　姜半夏 4.5g　麸炒枳壳 4.5g　陈皮 4.5g　茯苓 9g　碧玉散（滑石粉、甘草、青黛）9g

2. 橘皮竹茹汤（《金匮要略》）

【组成】橘皮_{二升}　竹茹_{二升}　大枣_{三十枚}　生姜_{半斤}　甘草_{五两}　人参_{一两}

【用法】上六味，以水一升，煮取三升，温服一升，日三服。

【功用主治】降逆止呕，益气清热。主治胃虚有热之呃逆。症见呃逆或干呕，虚烦少气，口干，舌红嫩，脉虚数。

【炮制品选用分析】方中陈皮（橘皮）辛苦而温，行气和胃，以止呃；竹茹甘寒，清热安胃，以止呕，宜用姜竹茹，取其增强降逆止呕的功效，二药相伍，既能降逆止呃，又可清热和胃，止呕，共为君药。生姜和胃止呕，助君药以降逆止呃；人参益气补中，与陈皮相合，则行中有补，同为臣药。甘草、大枣益气补脾和胃，合人参补中以治胃气之虚；大枣与生姜为伍，调和脾胃，俱为佐药。甘草调和药性，兼作使药。诸药合用，共奏降逆止呕、益气清热之功。

【处方规范书写格式】陈皮 12g　姜竹茹 12g　人参 3g_{另煎}　生姜 9g　甘草 6g　大枣 5 枚

3. 其他方剂

涤痰汤（《奇效良方》）

【组成】南星_{姜制}　半夏_{汤洗七次，各二钱半}　枳实_{麸炒，二钱}　茯苓_{去皮，二钱}　橘红_{一钱半}　石菖蒲　人参_{各一钱}　竹茹_{七分}　甘草_{半钱}

【用法】上作一服。水二盅，生姜五片，煎至一盅，食后服。

【功用主治】涤痰开窍。主治中风痰迷心窍证。症见舌强不能言，喉中痰鸣，辘辘有声，舌苔白腻，脉沉滑或沉缓。

【处方规范书写格式】制天南星 7.5g　法半夏 7.5g　麸炒枳实 6g　茯苓 6g　橘红 4.5g　石菖蒲 3g　人参 3g_{另煎}　姜竹茹 2g　甘草 1.5g　生姜_{自备}

厚　朴

本品为木兰科植物厚朴 *Magnolia officinalis* Rehd. et Wils. 或凹叶厚朴 *Magnolia officinalis* Rehd. et Wils. var. *biloba* Rehd. et Wils. 的干燥干皮、根皮

及枝皮。4—6月剥取，根皮和枝皮直接阴干；干皮置沸水中微煮后，堆置阴湿处，"发汗"至内表面变紫褐色或棕褐色时，蒸软，取出，卷成筒状，干燥。现在常用炮制品规格有厚朴、姜厚朴。

一、炮制历史沿革

厚朴的炮制历史沿革见表 7-34。

表 7-34 厚朴的炮制历史沿革

年代	书名	炮制品规格
汉代	《注解伤寒论》	去皮炙
南北朝刘宋	《雷公炮炙论》	酥炙法、姜炙法
唐代	《经效产宝》	姜汁炙
宋代	《圣济总录》	姜煮、生姜枣制
	《小儿药证直诀》	姜焙
	《洪氏集验方》	姜罨
明代	《医宗必读》	酒制
	《普济方》	盐制、姜蜜制、糯米粥制
	《证治准绳》	姜汁浸后入醋淬
清代	《医方集解》	醋炒
现代	《中国药典》(2020年版)	厚朴、姜厚朴

厚朴的炮制，渊源已久。汉唐就出现了姜炙、去皮炙、酥炙法等；宋代除单用生姜制外，还用生姜、大枣合制；元代出现炒制和盐制二法；明代厚朴的炮制，除沿用以上炮制方法外，又新用煅制和煮制二法。传统认为："厚朴味苦，不以姜制，则棘人喉舌。"(《重刊本草衍义》)现代认为：姜炙厚朴可消除其对咽喉的刺激性，并能增加温中和胃的功能。因此，厚朴多以姜炙入药，与现行药典收录的炮制品规格一致。《中国药典》(2020年版)中收载厚朴和姜厚朴。

二、不同炮制品临床应用特点

（一）厚朴

1. 加工方法 刮去粗皮，洗净，润透，切丝，干燥 [《中国药典》（2020年版）]。

2. 性效特点 苦、辛，温。归脾、胃、肺、大肠经。燥湿消痰，下气除满。用于湿滞伤中，脘痞吐泻，食积气滞，腹胀便秘，痰饮喘咳。生用药力较为峻烈，其味辛辣，对咽喉有刺激性。常用于大承气汤、小承气汤、黄龙汤、枳实薤白桂枝汤等。

（二）姜厚朴

1. 加工方法 取厚朴丝，照姜汁炙法（通则0213）炒干 [《中国药典》（2020年版）]。每100kg厚朴，用生姜10kg。

2. 性效特点 苦、辛，温。归脾、胃、肺、大肠经。具有燥湿消痰，下气除满的功效。姜制后可消除对咽喉的刺激性，并能增强宽中和胃的功效。常用于麻子仁丸、香薷散、五积散、半夏厚朴汤、平胃散等。

（三）临床应用辨析

厚朴功效为燥湿消痰，下气除满。厚朴生用燥湿消痰下气除满的药力胜，但有刺激咽喉的不良反应，多用于"峻下热结，行气导滞"方剂；厚朴姜炙后宽中和胃作用增强。

三、不同炮制品在传统方剂中的合理选用

（一）厚朴

1. 大承气汤（《伤寒论》）

【组成】大黄酒洗，四两　　厚朴去皮，炙，八两　　枳实炙，五枚　　芒硝三合

【用法】上四味，以水一斗，先煮二物，取五升，去滓，内大黄，煮取二升，去滓，内芒硝，更上微火一二沸，分温再服。得下，余勿服。

【功用主治】峻下热结，行气导滞。主治阳明腑实证。症见大便不通，脘腹胀满，腹痛拒按，按之硬，甚至潮热谵语，手足汗出，舌质红，苔黄燥起刺或焦黑燥裂，脉沉实。主治热结旁流证。症见下利清水，色纯青，气味臭秽，脐腹疼痛，按之坚硬有块，口干舌燥，脉滑实。主治热厥、痉病、发狂等属里热实证者。

【炮制品选用分析】本方原为阳明腑实证而设。治当峻下热结，采用"峻下热结，行气导滞"之法。方中大黄宜生用后下，取其苦寒降泄，荡涤

胃肠热结之强为君药。以咸寒软坚润燥之芒硝为臣，与大黄相须为用，增强其峻下热结之力。厚朴宜生用，枳实宜麸炒，二者相配善于下气导滞、消痞除满为佐药，助大黄、芒硝泻下，诸药配伍，共奏急下热结之效。

【处方规范书写格式】大黄 12g _{后下}　厚朴 24g　麸炒枳实 12g　芒硝 9g _{冲服}

2. 小承气汤（《伤寒论》）

【组成】大黄_{酒洗，四两}　厚朴_{二两，去皮，炙}　枳实_{三枚，大者，炙}

【用法】以水四升，煮取一升二合，去滓，分温二取，初服汤，当更衣，不尔者，尽饮之。若更衣者，勿服之。

【功用主治】轻下热结。主治阳明腑实证。症见便秘，腹胀痛，发热，苔黄，脉滑数；或痢疾初起，腹中胀痛，里急后重。

【炮制品选用分析】方中大黄宜生用后下，取其苦寒降泄，荡涤胃肠热结之强为君药。厚朴宜生用，枳实宜麸炒，二者相配善于下气导滞、消痞除满为佐药，助大黄泻下，诸药配伍，共奏急下热结之效。

【处方规范书写格式】大黄 12g _{后下}　厚朴 6g　麸炒枳实 9g

3. 枳实薤白桂枝汤（《金匮要略》）

【组成】枳实_{四枚}　厚朴_{四两}　薤白_{半升}　桂枝_{一两}　瓜蒌_{一枚，捣}

【用法】以水五升，先煮枳实、厚朴，取二升，去滓，内诸药，煮数沸，分三次温服。

【功用主治】通阳散结，下气祛痰。主治胸阳闭阻，气结在胸之胸痹。症见胸满而痛，心中痞气，气从胁下上逆抢心，舌苔白腻，脉沉弦或紧。

【炮制品选用分析】本方主治证系胸阳闭阻，气结在胸之胸痹。治当通阳散结，下气祛痰。方中瓜蒌味甘性寒入肺，涤痰散结，开胸通痹；薤白辛温，通阳散结，化痰散寒，能散胸中凝滞之阴寒、化上焦结聚之痰浊、宣胸中阳气以宽胸，乃治疗胸痹之要药，共为君药。麸炒枳实下气破结，消痞除满；厚朴燥湿化痰，下气除满，二者同用，共助君药宽胸散结、下气除满、通阳化痰之效，均为臣药。佐以桂枝通阳散寒，降逆平冲。诸药配伍，宣通胸阳，痰浊降，阴寒消，气机畅，则胸痹而气逆上冲诸证可除。

【处方规范书写格式】瓜蒌 12g　薤白 9g　麸炒枳实 12g　厚朴 12g　桂枝 6g

（二）姜厚朴

1. 麻子仁丸（《伤寒论》）

【组成】麻子仁二升　芍药半斤　枳实炙，半斤　大黄去皮，一斤　厚朴炙，去皮，一尺　杏仁去皮、尖、熬，别作脂，一升

【用法】上药为末，蜜和丸，如梧桐子大，饮服十丸，日三服，渐加，以知为度。

【功用主治】润肠通便。主治脾约证。症见大便干结，小便频数，脘腹胀痛，舌红苔黄干，脉细涩。

【炮制品选用分析】方中火麻仁质润多脂，滋脾润燥，滑肠通便，为君药。大黄以生用为宜，泻下，清热；苦杏仁肃降肺气，润肠通便，宜选用炒苦杏仁；芍药以炒白芍为宜，养阴和里，有助于滋脾润燥，润肠通便，共为臣药。枳实、厚朴以炒制为宜，下气破结，助君、臣药通便，为佐药。使以蜂蜜为丸，养胃润肠，共奏润肠通便之功。

【处方规范书写格式】火麻仁 30g　大黄 10g后下　炒苦杏仁 10g　炒白芍 15g　麸炒枳实 9g　姜厚朴 10g　蜂蜜 15g

2. 香薷散（《太平惠民和剂局方》）

【组成】香薷去土，一斤　白扁豆微炒　厚朴去粗皮，姜汁炙熟，各半斤

【用法】上为粗末，每服三钱（9g），水一盏，入酒一分，煎七分，去滓，水中沉冷。连吃二服，随病不拘时。

【功用主治】发散表寒，祛湿和中。主治夏季外感风寒、内伤暑湿证。症见恶寒发热，头痛，无汗，胸脘痞闷，腹痛吐泻，舌苔白腻，脉浮。

【炮制品选用分析】本方治证系夏季外感风寒、内伤暑湿证。方中香薷能发散风寒、化湿和中，为君药。厚朴宜用姜厚朴，能燥湿行气、和中止呕，为臣药。白扁豆宜用炒白扁豆，能健脾止泻、化湿消暑，为佐药。入酒少许同煎，可通经散寒。诸药配伍，共奏发散表寒，祛湿和中之效。

【处方规范书写格式】香薷 10g　姜厚朴 5g　炒白扁豆 5g

3. 五积散（《仙授理伤续断秘方》）

【组成】苍术　桔梗各二十两　枳壳　陈皮各六两　芍药　白芷　川芎　川当归　甘草　肉桂　茯苓　半夏汤泡，各三两　厚朴　干姜各四两　麻黄去根、节，六两

【用法】上除肉桂、枳壳二味，余锉细，用慢火炒，令色转，摊冷，次入枳壳、肉桂令匀。每服三钱，水一盏，加生姜三片，煎至半盏，去滓，热

服；凡被伤头痛，伤风发寒，每服二钱，加生姜、葱白煎，食后热服。

【功用主治】发表温里，顺气化痰，活血消积。主治外感风寒，内伤生冷。症见身热无汗，头痛身疼，项背拘急，胸满恶食，呕吐腹痛，及妇女血气不调，心腹疼痛，月经不调等属寒者。

【炮制品选用分析】本方为外感风寒，内伤生冷所致的五积之证而设。方中麻黄、白芷辛温发散，解表散寒；干姜、肉桂温散里寒。四药共除内外之寒。麸炒苍术、姜厚朴健脾燥湿；半夏、陈皮、茯苓理气燥湿化痰，半夏宜用姜半夏，增其温化寒痰之效；当归、川芎、白芍养血和血，活血止痛；桔梗、麸炒枳壳升降气机，宽胸利膈；生姜散寒，温胃止呕；蜜甘草和中健脾，调和诸药。诸药合用，共奏散寒、祛湿、理气、活血、化痰之功，是治疗寒、湿、气、血、痰五积的主方。

【处方规范书写格式】麻黄 6g　白芷 5g　干姜 6g　肉桂 5g　麸炒苍术 15g　姜厚朴 6g　姜半夏 5g　陈皮 9g　茯苓 5g　白芍 5g　川芎 5g　当归 5g　桔梗 15g　麸炒枳壳 9g　蜜甘草 5g　生姜_{自备}　葱白_{自备}

4. 半夏厚朴汤（《金匮要略》）

【组成】半夏_{一升}　厚朴_{三两}　茯苓_{四两}　生姜_{五两}　苏叶_{二两}

【用法】上五味，以水七升，煮取四升，分温四服，日三夜一服。

【功用主治】行气散结，降逆化痰。主治梅核气。症见咽中如有物阻，咯吐不出，吞咽不下，胸膈满闷，或咳或呕，舌苔白润或白滑，脉弦缓或弦滑。

【炮制品选用分析】方中半夏辛温入肺胃，化痰散结，降逆和胃，宜用姜半夏，取其温中化痰，降逆止呕之长，为君药。厚朴苦辛性温，下气除满，宜选用姜厚朴，既能消除对咽喉的刺激性，又能增强宽中和胃之功，为臣药。二药相合，化痰结，降逆气，痰气并治。茯苓渗湿健脾，湿去则痰无由生；生姜辛温散结，和胃止呕，且制半夏之毒；紫苏叶芳香行气，理肺疏肝，助厚朴以行气宽胸、宣通郁结之气，共为佐药。紫苏叶宣通郁结之气，兼作使药之用。诸药合用，共奏行气散结、降逆化痰之功。

【处方规范书写格式】姜半夏 12g　姜厚朴 12g　茯苓 12g　生姜 15g　紫苏叶 6g

5. 平胃散（《简要济众方》）

【组成】苍术_{去黑皮，捣为粗末，炒黄色，四两}　厚朴_{去粗皮，涂生姜汁，炙令香熟，三两}　陈橘皮_{洗令净，焙干，二两}　甘草_{炙黄，一两}

【用法】上为散。每服二钱，水一中盏，加生姜二片，大枣二枚，同煎至六分，去滓，食前温服。

【功用主治】燥湿运脾，行气和胃。主治湿滞脾胃证。症见脘腹胀满，不思饮食，口淡无味，恶心呕吐，嗳气吞酸，肢体沉重，怠惰嗜卧，常多自利，舌苔白腻而厚，脉缓。

【炮制品选用分析】本方主治证是湿阻气滞，脾胃失和所致。方中苍术辛香苦温，为燥湿运脾要药，使湿去则脾运有权，脾健则湿邪得化，为君药，宜选用麸炒苍术，其辛味减弱，燥性缓和，气变芳香，增强了健脾和胃的作用。厚朴辛温而散，长于行气除满，脾气行则湿化，且其味苦性燥而能燥湿，与麸炒苍术有相须之妙，为臣药，宜选用姜厚朴，可消除对咽喉刺激性，增强和胃作用。陈皮辛行温通，理气和胃，燥湿醒脾，协麸炒苍术、姜厚朴燥湿行气之力益彰，为佐药，宜选用贮存一年以上的陈皮，以缓和燥性。

【处方规范书写格式】麸炒苍术 120g　姜厚朴 90g　陈皮 60g　蜜甘草 30g　生姜^{自备}　大枣^{自备}

桑白皮

本品为桑科植物桑 *Morus alba* L. 的干燥根皮。秋末叶落时至次春发芽前采挖根部，刮去黄棕色粗皮，纵向剖开，剥取根皮，晒干。现在常用的炮制品规格有桑白皮、蜜桑白皮。

一、炮制历史沿革

桑白皮的炮制历史沿革见表 7-35。

表 7-35　桑白皮的炮制历史沿革

年代	书名	炮制品规格
汉代	《金匮要略》	烧灰存性
南北朝刘宋	《雷公炮炙论》	焙法
唐代	《千金翼方》	炙令黄黑
宋代	《太平圣惠方》	微炙

年代	书名	炮制品规格
宋代	《博济方》	炒
	《太平惠民和剂局方》	蜜炙
	《圣济总录》	豆腐制、豆煮
明代	《医宗粹言》	酒炒
	《奇效良方》	麸炒
	《医学入门》	蜜蒸
清代	《本经逢原》	桑白皮须蜜酒相和,拌令湿透,炙熟用。否则伤肺泄气,大不利人
现代	《中国药典》(2020 年版)	桑白皮、蜜桑白皮

桑白皮汉唐时期有烧灰存性、焙法和炙令黄黑的炮制方法,《金匮要略》中"桑根皮,烧灰存性、勿令灰过";宋代有各种丰富的炮制方法,如微炙、炒、蜜炙、豆腐制及豆煮;明代有酒炒、麸炒和蜜蒸等;清代《本经逢原》中对炮制作用有进一步说明"桑白皮须蜜酒相和,拌令湿透,炙熟用。否则伤肺泄气,大不利人"。近年来各地的炮制规范中收载的大多是桑白皮生用和蜜桑白皮。认为桑白皮生用性寒,泻肺行水之力较强;蜜炙品寒泻之性缓和,偏于润肺止咳,与现行药典收录的炮制品规格一致。《中国药典》(2020年版)中收载桑白皮和蜜桑白皮。

二、不同炮制品临床应用特点

(一)桑白皮

1. 加工方法　洗净,稍润,切丝,干燥 [《中国药典》(2020 年版)]。

2. 性效特点　甘,寒。归肺经。泻肺平喘,利水消肿。用于肺热喘咳,水肿胀满尿少,面目肌肤浮肿。常用于泻白散、五皮散等。

(二)蜜桑白皮

1. 加工方法　取桑白皮丝,照蜜炙法(通则 0213)炒至不粘手 [《中国药典》(2020 年版)]。每 100kg 桑白皮,用炼蜜 25kg。

2. 性效特点　桑白皮蜜炙后性寒偏润,能缓和寒泻之性,并可润肺止咳,多用于肺虚咳喘。常用于九仙散、定喘汤等。

（三）临床应用辨析

桑白皮功效为泻肺平喘，利水消肿。桑白皮生用泻肺，利水消肿作用较强；蜜炙后润肺止咳、平喘作用力胜。

三、不同炮制品在传统方剂中的合理选用

（一）桑白皮

1. 泻白散（《小儿药证直诀》）

【组成】地骨皮　桑白皮炒，各一两　甘草炙，一钱

【用法】上药锉散，入粳米一撮，水二小盏，煎七分，食前服。

【功用主治】清泻肺热，平喘止咳。主治肺热喘咳证。症见气喘咳嗽，皮肤蒸热，日晡尤甚，舌红苔黄，脉细数。

【炮制品选用分析】本方主治肺有伏火郁热之证。方中桑白皮甘寒性降，专入肺经，清泻肺热，平喘止咳，故以为君，宜生用。地骨皮甘寒入肺，可助君药清降肺中伏火，为臣药。君臣相合，清泻肺热，以使金清气肃。蜜甘草、粳米养胃和中以扶肺气，共为佐使。四药合用，共奏泻肺清热，止咳平喘之功。

【处方规范书写格式】桑白皮 30g　地骨皮 30g　蜜甘草 3g　粳米 15g

2. 五皮散（《华氏中藏经》）

【组成】生姜皮　桑白皮　陈橘皮　大腹皮　茯苓皮各等分

【用法】上为粗末，每服三钱，水一盏半，煎至八分，去滓，不拘时候温服。

【功用主治】利水消肿，理气健脾。主治水停气滞之皮水证。症见一身悉肿，肢体沉重，心腹胀满，上气喘急，小便不利，以及妊娠水肿等，苔白腻，脉沉缓。

【炮制品选用分析】本证由脾失健运，水停气滞，外溢肌肤而致。方中茯苓皮甘淡性平，专行皮肤水湿，以奏健脾渗湿、利水消肿之功，为君药。大腹皮行气消胀，利水消肿；陈皮理气健脾化湿，选用贮放一年以上的陈皮为宜，取其理气之力强，燥性缓和，同为臣药。生姜皮散皮间水气以消肿；桑白皮肃降肺气以通调水道，生用为宜，取其泻肺行水力强，俱为佐药。诸药配伍，共奏利水消肿，理气健脾之效。

【处方规范书写格式】茯苓皮 9g　大腹皮 9g　陈皮 9g　生姜皮 9g　桑白皮 9g

（二）蜜桑白皮

1. 九仙散（《王子昭方》，录自《医学正传》）

【组成】人参　款冬花　桑白皮　桔梗　五味子　阿胶　乌梅_{各一两}　贝母_{半两}　罂粟壳_{八两，去顶，蜜炒黄}

【用法】上为末，每服三钱，白汤点服，嗽住止后服。

【功用主治】敛肺止咳，益气养阴。主治久咳伤肺，气阴两伤证。症见久咳不已，咳甚则气喘自汗，痰少而黏，脉虚数。

【炮制品选用分析】本方主治久咳伤肺，气阴两虚证。治宜敛肺止咳，益气养阴。方中罂粟壳宜用蜜制品，功善敛肺止咳，重用为君。五味子宜用醋五味子，与乌梅合用，敛肺气，助蜜罂粟壳敛肺止咳；人参补肺气，宜用红参；阿胶滋肺阴，气阴双补，共为臣药。款冬花宜用蜜制品，降气平喘、化痰止咳；桑白皮宜用蜜制品，清泄肺热、止咳平喘；川贝母清热化痰、润肺止咳，共为佐药。桔梗宣肺祛痰、载药上行，直趋病所，为佐使药。诸药合用，共奏敛肺止咳、益气养阴之功。

【处方规范书写格式】蜜罂粟壳 6g　醋五味子 12g　乌梅 12g　红参 12g^{另煎}　阿胶珠 12g^{烊化}　蜜款冬花 12g　蜜桑白皮 12g　桔梗 12g　川贝母 6g

2. 定喘汤（《摄生众妙方》）

【组成】白果_{去壳砸碎，炒黄色，二十一个}　麻黄_{三钱}　苏子_{二钱}　甘草_{一钱}　款冬花_{三钱}　杏仁_{去皮、尖，一钱五分}　桑皮_{蜜炙，三钱}　黄芩_{微炒，一钱五分}　法制半夏_{如无，用甘草汤泡七次，去脐用，三钱}

【用法】上用水三盅，煎二盅，作二服。每服一盅，不用姜，不拘时候，徐徐服。

【功用主治】宣降肺气，清热化痰。主治痰热内蕴，风寒外束之哮喘。症见咳喘痰多气急，痰稠色黄，或微恶风寒，舌苔黄腻，脉滑数。

【炮制品选用分析】本方主治证系痰热内蕴，风寒外束之哮喘。

方中麻黄选用蜜麻黄，增强其宣肺平喘止咳之效；白果选用炒白果，降低毒性，且能增强敛涩作用而行敛肺定喘之功。二药配伍，一散一收，既能增强平喘之效，又能宣肺而不耗气，敛肺而不留邪，共为君药。桑白皮泻肺平喘，蜜炙可缓和寒泻之性，并可润肺止咳；黄芩宜用酒黄芩，清热化痰，炒后可借酒升散，引药入血分，二者合用以消内蕴之痰热，为臣药。苦杏仁、紫苏子、半夏、款冬花降气平喘，化痰止咳，俱为佐药。其中，炒紫苏子可缓和辛散之性，提高煎出效果，增强温肺降气作用；款冬花蜜炙，取其增强润肺止咳的功效；苦杏仁宜用燀苦杏仁，炮制后杀酶保苷；半夏宜用法半夏，燥湿化痰。甘草调药和中，且能止咳，用为佐使，宜用生品。

【处方规范书写格式】蜜麻黄 9g　炒白果仁 9g^{捣碎}　蜜桑白皮 9g　酒黄芩 4.5g　炒紫苏子 6g　蜜款冬花 9g　燀苦杏仁 4.5g　法半夏 9g　甘草 3g

黄 柏

本品为芸香科植物黄皮树 *Phellodendron chinense* Schneid. 的干燥树皮。习称"川黄柏"。剥取树皮后，除去粗皮，晒干。现在常用炮制品规格有黄柏、盐黄柏、酒黄柏和黄柏炭。

关黄柏为芸香科植物黄檗 *Phellodendron amurense* Rupr. 的干燥树皮。剥取树皮，除去粗皮，晒干。

一、炮制历史沿革

黄柏的炮制历史沿革见表 7-36。

表 7-36　黄柏的炮制历史沿革

年代	书名	炮制品规格
晋代	《肘后备急方》	锉
南北朝刘宋	《雷公炮炙论》	蜜炙法
唐代	《千金翼方》	切
	《外台秘要》	去皮炙
	《备急千金要方》	蜜炙
	《食疗本草》	醋渍
宋代	《苏沈良方》	炒
	《疮疡经验全书》	酒炒
	《扁鹊心书》	盐水炒
	《妇人大全良方》	炒炭
明代	《增补万病回春》	乳汁炒、童便炒
清代	《成方切用》	煅炭

年代	书名	炮制品规格
清代	《本经逢原》	姜制、附子汁制
现代	中医药学高级丛书《中药炮制学》（第 2 版）	黄柏、盐黄柏、酒黄柏、黄柏炭
	《中国药典》（2020 年版）	黄柏、盐黄柏、黄柏炭

汉唐时期就有蜜炙法、醋渍等方法；宋代有炒、酒炒、盐水炒及炒炭；明代增加乳汁制、童便制等法；清代又增加了附子汁制和煅炭等。对炮制的目的记述也比较多，如"生用降实火，蜜炙则庶不甚伤胃，炒黑能止崩带；酒制治上，蜜炙治中，盐制治下"（《本草从新》）。现在的主要炮制方法有盐制、酒制、炒炭等。2020 版《中国药典》收载黄柏、盐黄柏和黄柏炭。

二、不同炮制品临床应用特点

（一）黄柏

1. 加工方法 除去杂质，喷淋清水，润透，切丝，干燥 [《中国药典》（2020 年版）]。

2. 性效特点 苦，寒。功能为泻火除蒸，解毒疗疮，清热燥湿。多用于湿热泻痢，黄疸，热淋，足膝肿痛，疮疡肿毒，湿疹，烫火伤等。常用于黄连解毒汤、白头翁汤、石膏汤等。

（二）盐黄柏

1. 加工方法 取黄柏丝，照盐水炙法（通则 0213）炒干 [《中国药典》（2020 年版）]。每 100kg 黄柏丝或块，用食盐 2kg。

2. 性效特点 苦、咸，燥。盐黄柏可缓和苦燥之性，引药入肾，增强滋肾阴、泻相火、退虚热的作用。多用于阴虚发热，骨蒸劳热，盗汗，遗精，足膝痿软，咳嗽咯血等。常用于当归六黄汤、大补阴丸、固经丸、易黄汤、知柏地黄丸等。

（三）酒黄柏

1. 加工方法 取净黄柏丝，用黄酒拌匀，稍闷，待盐水吸尽后，置炒制容器内，用文火加热，炒干，取出晾凉，筛去碎屑。每 100kg 黄柏丝或块，用黄酒 10kg。

2. 性效特点 苦，寒。酒制黄柏可降低苦寒之性，免伤脾阳，并借酒升腾之力引药上行，清血分湿热。用于热壅上焦诸证及热在血分。如牛黄上清丸、羌活汤。

（四）黄柏炭

1. 加工方法　取黄柏丝，照炒炭法（通则 0213）炒至表面焦黑色 [《中国药典》（2020 年版）]。

2. 性效特点　涩。黄柏炭制清湿热之中兼具涩性，多用于便血，崩漏下血。如治月经过多或崩中漏下，治肠下血而兼有热象者，常配伍其他药同用。如加味樗皮丸。

（五）临床应用辨析

黄柏功能为泻火除蒸，解毒疗疮，清热燥湿。盐炙可缓和苦燥之性，引药入肾，增强滋肾阴、泻相火、退虚热的作用；酒炙可降低苦寒之性，免伤脾阳，并借酒升腾之力引药上行，清血分湿热，同一方剂治疗上焦湿热用酒黄柏；治疗下焦湿热用盐黄柏；黄柏炭清湿热之中兼具涩性，治疗湿热出血。

三、不同炮制品在传统方剂中的合理选用

（一）黄柏

1. 黄连解毒汤（《外台秘要》）

【组成】黄连三两　黄芩　黄柏各二两　栀子十四枚，擘

【用法】上四味切，以水六升，煮取二升，分二服。

【功用主治】泻火解毒。主治三焦实热火毒证。症见大热烦躁，口燥咽干，错语不眠；或热病吐血、衄血；或热甚发斑，或身热下利，或湿热黄疸；或外科痈疡疔毒，小便黄赤，舌红苔黄，脉数有力。

【炮制品选用分析】本方主治三焦实热火毒证。方中以大苦大寒之黄连清泻心火为君，并且兼泻中焦之火，因心主神明，火主于心，泻火必先清心，心火宁则诸经之火自降，黄连宜生用。臣以黄芩清上焦肺腑之火，黄芩宜生用。佐以黄柏泻下焦之火；栀子清泻三焦之火，导热下行，引邪热从小便而出。黄柏、栀子宜生用，黄柏生用清下焦湿热作用最强。

【处方规范书写格式】黄连 9g　黄芩 6g　黄柏 6g　栀子 9g

2. 白头翁汤（《伤寒论》）

【组成】白头翁二两　黄柏三两　黄连三两　秦皮三两

【用法】上药四味，以水七升，煮取二升，去滓，温服一升，不愈再服

一升。

【功用主治】清热解毒，凉血止痢。主治热毒痢疾。症见腹痛，里急后重，肛门灼热，下痢脓血，赤多白少，渴欲饮水，舌红苔黄，脉弦数。

【炮制品选用分析】方用苦寒而入血分的白头翁为君，清热解毒，凉血止痢。黄连苦寒，泻火解毒，燥湿厚肠，为治痢要药；黄柏清下焦湿热，两药共助君药清热解毒，尤能燥湿治痢，共为臣药，黄柏生用清下焦湿热力胜。秦皮苦涩而寒，清热解毒而兼以收涩止痢，为佐使药。四药合用，共奏清热解毒、凉血止痢之功。

【处方规范书写格式】白头翁 15g　黄连 9g　黄柏 9g　秦皮 9g

3. 石膏汤（《深师方》录自《外台秘要》）

【组成】石膏_{半斤}　黄连　黄柏　黄芩_{各二两}　香豉_{一升}　绵裹栀子_{十枚，擘}　麻黄_{三两，去节}

【用法】上七味，切，以水一斗，煮取三升，分为三服，一日并服，出汗。初服一剂，小汗；其后更合一剂，分二日服。常令微汗出，拘挛烦愦即愈。得数行利，心开令语，毒折也。

【功用主治】清热泻火，发汗解表。主治伤寒表证未解，里热已炽证。症见壮热无汗，身体沉重拘挛，鼻干口渴，烦躁不眠，神志昏愦，脉滑数或发斑。

【炮制品选用分析】方中石膏辛甘大寒，为清热除烦之要药，又不碍解表药之发散，为君药。配伍麻黄、淡豆豉（香豉）辛温发散，发汗解表，为臣药，使表邪从外而解。黄连、黄芩、黄柏、栀子皆为苦寒之品，长于泻火解毒，黄芩善清上焦心肺之火，黄连善清中焦胃火，黄柏善清下焦肾火，栀子通泄三焦之火，四药与石膏相伍，使三焦之火从里而泻。诸药合用，共奏清热泻火、解表发汗之功。

【处方规范书写格式】石膏 30g^{先煎}　麻黄 9g　淡豆豉 9g　黄连 6g　黄柏 6g　黄芩 6g　栀子 9g

（二）盐黄柏

1. 当归六黄汤（《兰室秘藏》）

【组成】当归　生地黄　黄芩　黄柏　黄连　熟地黄_{各等分}　黄芪_{加一倍}

【用法】上药为粗末，每服五钱，水二盏，煎至一盏，食前服，小儿减半服之。

【功用主治】滋阴泻火，固表止汗。主治阴虚火旺盗汗。症见发热盗汗，面赤心烦，口干唇燥，大便干结，小便黄赤，舌红苔黄，脉数。

【炮制品选用分析】方中当归、地黄、熟地黄入肝肾而滋阴养血，阴血充则水能制火，共为君药。盗汗乃因水不济火，心火独亢，迫津外泄所致，故臣以黄连清心泻火，并合黄芩、黄柏，泻火以除烦，清热以坚阴，其中黄柏宜用盐黄柏，增强滋阴降火之效，君臣相合，滋阴泻火兼施，标本兼顾。汗出过多，导致卫虚不固，故倍用黄芪，宜用炙黄芪，长于益气补中，升阳实卫以固表，且合当归、熟地黄益气养血，亦为臣药。诸药合用，共奏滋阴泻火、固表止汗之功。

【处方规范书写格式】当归 6g　地黄 6g　熟地黄 6g　黄连 6g　黄芩 6g 盐黄柏 6g　炙黄芪 12g

2. 大补阴丸（大补丸）（《丹溪心法》）

【组成】熟地黄　龟甲各六两　黄柏　知母各四两

【用法】上为末，猪脊髓蒸熟，炼蜜为丸。每服七十丸，空心盐白汤送下。

【功用主治】滋阴降火。主治阴虚火旺证。症见骨蒸潮热，盗汗遗精，咳嗽咯血，心烦易怒，足膝疼热，舌红少苔，尺脉数而有力。

【炮制品选用分析】本方证乃肾精亏虚，阴虚火旺所致。以阴虚为本，火旺为标。治宜"降阴火，补肾水"。方中熟地黄填精益髓，大补肾阴，龟甲滋阴潜阳，如用于肺火灼伤肺络所致之咳血咯血，则宜选用醋龟甲以增强其滋阴止血之功。熟地黄与醋龟甲相合，大补肾阴，壮水制火以治本，共为君药。黄柏苦寒下清肾火，知母滋肾降火，二药盐炒后取其下行入肾，增强泻火坚阴之功以治标，共为臣药。猪脊髓以髓补髓、蜂蜜甘润以制黄柏之苦燥，共为佐使药。诸药相合，使肾水得充则相火易制，虚火得降则真阴易补，标本兼顾，以滋阴为主，降火为辅。

【处方规范书写格式】熟地黄 25g　醋龟甲 25g^{先煎}　盐黄柏 15g　盐知母 15g

3. 固经丸（《丹溪心法》）

【组成】黄芩炒　白芍炒　龟板炙各一两　黄柏炒，三钱　椿树根皮七钱半　香附二钱半

【用法】上为末，酒糊丸，如梧桐子大，每服 50 丸，空心温酒或白汤下。

【功用主治】滋阴清热，固经止血。主治阴虚血热之崩漏。症见月经过

多，或崩中漏下，血色深红或紫黑稠黏，手足心热，腰膝酸软，舌红，脉弦数。

【炮制品选用分析】方中重用醋龟甲益肾滋阴而降火，炒白芍敛阴益血以养肝，二药共为君药。酒黄芩清热止血，盐黄柏泻火坚阴，助醋龟甲以降火，共为臣药。麸炒椿皮固经止血，为佐药。少量香附，宜用醋香附，调气活血，防寒凉太过止血留瘀，亦为佐药。诸药合用，使阴血得养，火热得清，气血调畅，则诸症自愈。

【处方规范书写格式】醋龟甲 30g^{先煎}　炒白芍 30g　酒黄芩 30g　盐黄柏 9g　麸炒椿皮 22.5g　醋香附 7.5g

4. 易黄汤（《傅青主女科》）

【组成】山药_{炒，一两}　芡实_{炒，一两}　黄柏_{盐水炒，二钱}　车前子_{酒炒，一钱}　白果_{十枚，碎}

【用法】水煎，连服四剂。

【功用主治】补益脾肾，清热祛湿，收涩止带。主治脾肾虚热。症见湿热带下，带下黏稠量多，色黄如浓茶汁，其气腥秽，舌红，苔黄腻者。

【炮制品选用分析】方中重用麸炒山药、麸炒芡实补脾益肾，固涩止带，共为君药。炒白果仁收涩止带，兼除湿热，为臣药。用少量盐黄柏苦寒入肾，清热燥湿；车前子，现多用盐车前子，甘寒，入肾，清热利湿，均为佐药。诸药合用，重在补涩，辅以清利，使肾虚得复，热清湿祛，则带下自愈。

【处方规范书写格式】麸炒山药 30g　麸炒芡实 30g　炒白果仁 12g^{捣碎}　盐黄柏 6g　盐车前子 3g^{包煎}

5. 知柏地黄丸（《医方考》）

【组成】熟地黄_{炒，八钱}　山萸肉　干山药_{各四钱}　泽泻　牡丹皮　白茯苓_{去皮，各三钱}　盐炒知母_{一钱}　盐炒黄柏_{一钱}

【用法】水泛丸或水煎服。

【功用主治】滋阴降火。主治肝肾阴虚，虚火上炎证。症见头目昏眩，耳鸣耳聋，虚火牙痛，五心烦热，腰膝酸痛，血淋尿痛，遗精梦泄，骨蒸潮热，盗汗颧红，咽干口燥，舌质红，脉细数。

【炮制品选用分析】方中重用熟地黄滋阴补肾，填髓益精，为君药。山茱萸、山药补肾固精，益气养阴，助熟地黄滋补肾阴；知母甘寒质润，清虚热，滋肾阴；盐黄柏走肾，退虚热，坚真阴，配合熟地黄共奏滋阴降火之功。佐以茯苓健脾渗湿、泽泻利水清热、牡丹皮清热凉血，三药合用，使补中有泻，补而不腻。

【处方规范书写格式】熟地黄 20g　酒萸肉 10g　山药 10g　盐泽泻 9g　牡丹皮 9g　茯苓 9g　盐知母 10g　盐黄柏 10g

（三）酒黄柏

羌活汤（《兰室秘藏》）

【组成】炙甘草_{七分}　泽泻_{三钱}　酒洗瓜蒌根_{五钱}　白茯苓_{五钱}　酒黄柏_{五钱}　柴胡_{七钱}　防风_{一两}　细黄芩_{酒洗，一两}　酒黄连_{一两}　羌活_{一两}

【用法】每服五钱，水二中盏，煎至一盏，取清，食后、临卧通口热服之。

【功用主治】清利头目，主治风热壅盛上攻，头目昏眩。

【炮制品选用分析】黄柏酒炒后，借酒升腾之力引药上行，清上焦火热。

【处方规范书写格式】蜜甘草 2.1g　泽泻 9g　栝楼根_{酒洗}　白茯苓　酒黄柏各 15g　柴胡 21g　防风　黄芩_{酒洗}　酒黄连　羌活各 30g

（四）黄柏炭

加味樗皮丸（《顾氏医镜》）

【组成】芍药　良姜　黄柏炭　樗皮炭　归身　川芎　肉桂（原书未注明剂量）

【用法】口服。

【功用主治】主治行经之时，风入胞中，寒凝浊瘀，赤白带下。

【炮制品选用分析】本方选用黄柏炭取其清湿热之中兼具涩性，增强收涩止带之力。

【处方规范书写格式】赤芍　高良姜　黄柏炭　樗皮炭　当归　川芎　肉桂

第三节　叶类和花类

艾　叶

本品为菊科植物艾 *Artemisia argyi* Levl. et Vant. 的干燥叶。夏季花未开时采摘，除去杂质，晒干。现在常用炮制品规格有醋艾叶、艾叶炭。

一、炮制历史沿革

艾叶的炮制历史沿革见表 7-37。

表 7-37 艾叶的炮制历史沿革

年代	书名	炮制品规格
唐代	《千金翼方》	熬
	《外台秘要》	炙
	《备急千金要方》	烧灰
宋代	《太平圣惠方》	微炒
	《圣济总录》	醋煮
	《太平惠民和剂局方》	醋炒
元代	《卫生宝鉴》	盐炒
明代	《奇效良方》	酒炒
	《普济方》	酒醋制
	《济阴纲目》	香附酒醋制
	《证治准绳》	枣制
	《宋氏女科秘书》	泔制
现代	中医药学高级丛书《中药炮制学》（第 2 版）	艾叶、艾叶炭、醋艾叶、醋艾叶炭
	《中国药典》(2020 年版)	艾叶、醋艾炭

从以上艾叶炮制品的历史沿革可以看出，历代应用的炮制方法主要有制炭以及醋制，同时还有熬、炒制、焙、盐制、药汁制、酒制等。根据历史的顺延，炮制工艺也越来越丰富，从最开始的清炒，到唐代增加了熬法，宋代增加了醋制，金元时期增加了盐炒法，明代又增加了酒炒、泔制、枣制、药汁制等方法。现代主要是制炭和醋制方法。

二、不同炮制品临床应用特点

（一）艾叶

1. **加工方法** 除去杂质及梗，筛去灰屑 [《中国药典》（2020 年版）]。

2. **性效特点** 辛、苦，温；有小毒。归肝、脾、肾经。具散寒止痛、温经止血作用。生品芳香，可以入血，辛热可以解寒，擅于理气血，散风寒湿邪，多用于少腹冷痛，经寒不调，皮肤湿疹瘙痒。如四生丸。

（二）**醋艾叶**

1. **加工方法** 取净艾叶，照炒炭法（通则 0213）炒至表面焦黑色，喷醋，炒干。每 100kg 艾叶，用醋 15kg。

2. **性效特点** 醋艾叶温而不燥，并能增强逐寒止痛作用，多用于虚寒之证。如艾附丸。

（三）**艾叶炭**

1. **加工方法** 取净艾叶，置炒制容器内，用中火加热，炒至表面焦黑色，喷淋清水少许，灭尽火星，炒微干，取出摊开晾干。

2. **性效特点** 辛散之性大减，温经止血力强，多用于虚寒性出血证。如艾姜汤。

（四）**醋艾炭**

1. **加工方法** 取净艾叶，照炒炭法（通则 0213）炒至表面焦黑色，喷醋，炒干。每 100kg 艾叶，用醋 15kg[《中国药典》（2020 年版）]。

2. **性效特点** 醋艾炭兼具醋艾叶和艾叶炭的药性，既可以增强逐寒止痛作用，又增强了温经止血的功效。如胶艾汤。

（五）**临床应用辨析**

艾叶的功效为温经止血，散寒止痛；外用祛湿止痒。艾叶生用有小毒，一般外用，内服解表散寒作用较强；醋艾叶温经止血，用于虚寒性出血；艾叶炭辛散之性大减，温经止血力强；醋艾炭既可以增强逐寒止痛作用，又增强了温经止血的功效。

三、不同炮制品在传统方剂中的合理选用

（一）艾叶

四生丸（《妇人大全良方》）

【组成】生荷叶　生艾叶　生柏叶　生地黄 各等分

【用法】上研，丸如鸡子大，每服一丸（12g），水煎服。

【功用主治】凉血止血。主治血热妄行的上部出血证。以血色鲜红，舌红，脉数为证治要点。

【炮制品选用分析】本方所治失血，系由血分有热，血热妄行所致。肝属木主藏血，木火刑金而发衄血；肝火犯胃则致吐血。治宜清热凉血止血为法。故方中地黄生用甘寒入肝，清热滋阴凉血，使热除血凉则血止；侧柏叶性寒入肝归肺，能凉血止血可治鼻衄；荷叶清凉入肝归胃，轻清解热能治吐血；艾叶入肝，止血为长，配伍本方可加强止血之功，共成清热凉血止血之剂。

【处方规范书写格式】荷叶 9g　艾叶 9g　侧柏叶 12g　地黄 15g

（二）醋艾叶

艾附丸（《杨氏家藏方》卷十五）

【组成】白艾叶　枳壳去瓤, 取净　肉桂去粗皮　附子炮, 去皮、脐　当归洗, 焙　赤芍药　没药别研　木香煨　沉香　（原书未注明剂量）

【用法】药为细末，将艾叶并枳壳用米醋于砂锅内煮，令枳壳烂，同艾细研为膏，和药末为丸，如梧桐子大。每服 50 丸，温酒或米饮送下，空腹时服。

【功用主治】温脾暖胃。主治妇人血海虚冷，月水不行，脐腹疼痛，筋脉拘挛，及积年坚瘕积聚。

【炮制品选用分析】醋艾叶主入肝经，温经散寒，又调经止痛，故为君药。肉桂、制附子温肾阳温煦三焦，辅君药温经散寒；当归、赤芍、醋没药活血化瘀、调经止痛辅君药共为臣药。麸炒枳壳、煨木香、沉香行气止痛且可温经，助臣药活血化瘀之功，又温经止痛为佐药。全方共奏温脾暖胃之功。

【处方规范书写格式】醋艾叶　麸炒枳壳　肉桂　制附子　当归　赤芍　醋没药　煨木香　沉香

（三）艾叶炭

艾姜汤（《直指》卷二十六）

【组成】艾叶一握　黑豆百粒

【用法】艾叶纱布包裹，与黑豆同煮，待豆熟烂，入生姜汁 3 大匙。稍热空心服，连服数日。

【功用主治】止血，补虚，化滞。主治大便下脓血。

【炮制品选用分析】艾叶具有散寒止痛，温经止血的功效，为君药，选用艾叶炭。黑豆养血祛风，利水，化滞，两药相辅相成，共治大便下脓血。

【处方规范书写格式】艾叶炭 10g　黑豆 60g

（四）醋艾炭

胶艾汤（又名芎归胶艾汤《金匮要略》）

【组成】川芎_{二两}　阿胶_{二两}　甘草_{二两}　艾叶_{三两}　当归_{三两}　白芍_{四两}　干地黄_{六两}

【用法】以水五升，清酒三升，合煮，取三升，去滓，内胶令消尽，温服一升，日三服。不瘥更作。

【功用主治】养血止血，调经安胎。主治妇人冲任虚损，血虚有寒证。症见崩漏下血，月经过多，淋漓不止，产后或流产损伤冲任，下血不绝；或妊娠胞阻，胎漏下血，腹中疼痛。

【炮制品选用分析】本方主治因冲任虚损所致的出血证，治宜补血止血、调经安胎。阿胶益阴补血、醋艾炭温阳止血，二药为止血、调经、安胎要药，共为君药。四物汤（地黄、当归、白芍、川芎）补血调经共为臣佐药。甘草调和诸药为使药，配阿胶善于止血，配白芍能止痛。诸药合用，以补血止血为主，兼调经安胎。

【处方规范书写格式】酒川芎 6g　阿胶 6g　甘草 6g　醋艾炭 9g　酒当归 9g　酒白芍 12g　地黄 15g

枇杷叶

本品为蔷薇科植物枇杷 *Eriobotrya japonica*（Thunb.）Lindl. 的干燥叶。全年均可采收，晒至七八成干时，扎成小把，再晒干。现在常用炮制品规格有枇杷叶、蜜枇杷叶。

一、炮制历史沿革

枇杷叶的炮制历史沿革见表 7-38。

表 7-38　枇杷叶的炮制历史沿革

年代	书名	炮制品规格
晋代	《肘后备急方》	去毛炙法
南北朝刘宋	《雷公炮炙论》	甘草汤洗后酥炙法
唐代	《外台秘要》	蜜炙法

续表

年代	书名	炮制品规格
宋代	《圣济总录》	枣汁炙法、姜炙法
现代	《中国药典》(2020 年版)	枇杷叶、蜜枇杷叶

从以上枇杷叶炮制品的历史沿革中可以看出，最早用去毛炙法、甘草汤洗后酥炙法；唐代出现蜜炙法；宋代用枣汁炙和姜汁炙的方法。去毛生用或去毛后蜜炙比较常用，近年来各地的炮制规范收载的多是蜜制法，现在《中国药典》(2020 年版)收载有枇杷叶和蜜枇杷叶，《中国药典》中枇杷叶生品的炮制方法也是要刷净绒毛。

二、不同炮制品临床应用特点

(一)枇杷叶

1. 加工方法　除去绒毛，用水喷润，切丝，干燥 [《中国药典》(2020 年版)]。

2. 性效特点　苦、微寒。功能为清肺止咳，降逆止呕，多用于肺热咳嗽，气逆喘急，胃热呕逆。如川贝枇杷糖浆。

(二)蜜枇杷叶

1. 加工方法　取枇杷叶丝，照蜜炙法(通则 0213)炒至不粘手。每 100kg 枇杷叶丝，用炼蜜 20kg[《中国药典》(2020 年版)]。

2. 性效特点　微甜。蜜制后增强润肺止咳作用，多用于肺燥或肺阴不足，咳嗽痰稠等。如清燥救肺汤。

(三)临床应用辨析

枇杷叶功能为清肺止咳，降逆止呕。枇杷叶生用多用于肺热咳嗽，气逆喘急，胃热呕逆；蜜枇杷叶增强润肺止咳作用，多用于肺燥或肺阴不足，咳嗽痰稠等。

三、不同炮制品在传统方剂中的合理选用

(一)枇杷叶

川贝枇杷糖浆 [《中国药典》(2020 年版)]

【组成】川贝母流浸膏　桔梗　枇杷叶　薄荷脑

【用法】口服。一次 10ml，一日 3 次。

【功用主治】清热宣肺，化痰止咳。主治风热犯肺、痰热内阻所致的咳嗽痰黄或咯痰不爽、咽喉肿痛、胸闷胀痛；感冒、支气管炎见上述证候者。

【炮制品选用分析】本方针对风热犯肺、痰热内阻所致的咳嗽诸证所设。方中川贝母清热润燥，化痰止咳；辅以枇杷叶清泄肺热，化痰下气；佐以桔梗宣肺止咳，薄荷脑疏散风热。诸药合用，共奏清宣肺热、化痰止咳之效。

【处方规范书写格式】川贝母流浸膏 45ml　桔梗 45g　枇杷叶 300g　薄荷脑 0.34g[《中国药典》（2020 年版）处方]

（二）蜜枇杷叶

清燥救肺汤（《医门法律》）

【组成】桑叶（经霜者，去枝、梗、净叶）三钱　石膏（煅）二钱五分　甘草一钱　人参七分胡麻仁（炒，研）一钱　真阿胶八分　麦门冬（去心）一钱二分　杏仁（泡，去皮尖，炒黄）七分枇杷叶（刷去毛，蜜涂，炙黄）一片

【用法】水一碗，煎六分，频频二三次，滚热服。

【功用主治】清燥润肺，益气养阴。主治温燥伤肺证。症见头痛身热，干咳无痰，气逆而喘，咽干鼻燥，心烦口渴，舌干少苔，脉虚大而数。

【炮制品选用分析】方中重用霜桑叶取其质轻性寒，清透肺中燥热之邪，清肺止咳，为君药。温燥犯肺，温者属热宜清，燥胜则干宜润，故用石膏辛甘而寒，清泄肺热，兼能生津止渴；麦冬甘寒，养阴润肺，共为臣药。煅石膏虽沉寒，但用量轻于桑叶，则不碍君药之轻宣；麦冬虽滋润，但用量不及桑叶之半，自不妨君药宣散燥热之功。余皆为佐药，炒苦杏仁、蜜枇杷叶利肺气，使肺气肃降有权；胡麻仁用炒黑芝麻、阿胶润肺养阴，使肺得濡润之性；人参、甘草益气和中，使土旺金生，肺气自旺。甘草调和诸药，兼为使药。诸药相伍，燥邪得宣，肺热得清，气阴得复，共奏清燥救肺、益气养阴之功。

【处方规范书写格式】桑叶 9g　煅石膏 7.5g　麦冬 3.6g　炒苦杏仁 2g 蜜枇杷叶 3g　炒黑芝麻 3g　阿胶 2.5g　人参 2g　甘草 3g

侧柏叶

本品为柏科植物侧柏 *Platycladus orientalis*（L.）Franco 的干燥枝梢及叶。多在夏、秋二季采收，阴干。现在常用炮制品规格有侧柏叶、侧柏炭。

一、炮制历史沿革

侧柏叶的炮制历史沿革见表 7-39。

表 7-39 侧柏叶的炮制历史沿革

年代	书名	炮制品规格
宋代	《太平圣惠方》	炙法
	《重修政和经史证类备急本草》	九蒸九曝
	《圣济总录》	米泔浸
	《妇人大全良方》	炒黄
	《类编朱氏集验医方》	烧灰存性
金元时期	《儒门事亲》	煮制
	《丹溪心法》	酒浸
明代	《普济方》	酒蒸、焙
	《本草纲目》	炒
	《寿世保元》	盐水炒
	《药品辨义》	炒为末
清代	《外科大成》	九蒸九晒
	《本经逢原》	酒浸焙
	《本草汇纂》	炒黑
现代	《中国药典》(2020 年版)	侧柏叶、侧柏炭

从以上侧柏叶炮制品的历史沿革中可以看出，侧柏叶从宋代开始使用炙、炒、蒸、泔制、酒制、盐制、豆制、炒炭等炮制方法。宋代有炙至微黄、九蒸九曝、米泔浸、烧灰存性；金元时期出现煮制法、酒浸法；明代出现炒法、盐水炒；清代有炒为末、炒黑法，《本草求真》中记载"借炒黑以止血耳"。近代常用的炮制方法有炙法、蒸制法、酒炙法。现代，《中国药典》记载有侧柏叶和侧柏炭。

二、不同炮制品临床应用特点

（一）侧柏叶

1. **加工方法**　取原材料，除去硬根及杂质[《中国药典》（2020 年版）]。

2. **性效特点**　苦、涩，寒。归肺、肝、脾经，功能为凉血止血，生发乌发。以清热凉血，止咳去痰力胜。常用于槐花散等。

（二）侧柏炭

1. **加工方法**　取净侧柏叶，照炒炭法（通则 0213）炒至表面黑褐色，内部焦黄色[《中国药典》（2020 年版）]。

2. **性效特点**　寒凉之性趋于平和，专于收涩止血，常用于热邪不盛的各种出血证。常用于十灰散等。

（三）临床应用辨析

侧柏叶功能为凉血止血，生发乌发。侧柏叶生用以清热凉血，止咳去痰力胜；侧柏炭寒凉之性趋于平和，专于收涩止血。

三、不同炮制品在传统方剂中的合理选用

（一）侧柏叶

槐花散（《普济本事方》）

【组成】槐花炒　柏叶烂杵，焙　荆芥穗　枳壳去瓤，细切，麸炒各等分

【用法】上为细末，用清米饮调下二钱，空心食前服。

【功用主治】清肠止血，疏风行气。主治风热湿毒壅遏大肠之便血。症见便前出血，或便后出血，或粪中带血，血色鲜红或晦黯污浊，舌红苔黄或腻，脉数或滑。

【炮制品选用分析】本方主治证为风热湿毒壅遏大肠之便血。便血一证有肠风、脏毒之分，血清而色鲜者为肠风，浊而暗者为脏毒。究其原因，乃由风热与湿热毒邪壅遏肠道，损伤脉络，血渗外溢所致。治宜清肠凉血为主，兼以疏风行气。方中炒槐花苦寒，泄热清肠，凉血止血，是为君药。侧柏叶苦涩性寒，清热凉血，燥湿收敛，为治热证出血之要药，与炒槐花相合可加强凉血止血之功，为臣药。荆芥穗辛散疏风，微温不燥，炒黑能入血分，与上药相配，疏风理血；麸炒枳壳宽肠行气，使肠腑脏气下行，为佐使药。诸药合用，既能凉血止血，又能疏风行气。

【处方规范书写格式】炒槐花 12g　侧柏叶 12g　荆芥穗炭 6g　麸炒枳壳 6g

（二）侧柏炭

十灰散（《十药神书》）

【组成】大蓟　小蓟　荷叶　侧柏叶　茅根　茜根　山栀　大黄　牡丹皮　棕榈皮各等分

【用法】上药各烧灰存性，研极细末，用纸包，碗盖于地上一夕，出火毒，用时先将白藕捣汁或萝卜汁磨京墨半碗，调服五钱，食后服下。

【功用主治】凉血止血。主治血热妄行之上部出血证。呕血、吐血、咯血、嗽血、衄血等，血色鲜红，来势急暴，舌红，脉数。

【炮制品选用分析】方中大蓟、小蓟性味甘凉，长于凉血止血，且能祛瘀，是为君药。荷叶、侧柏叶、白茅根、茜草皆能凉血止血，棕榈皮收涩止血，与君药相配，既能增强澄本清源之力，又有塞流止血之功，皆为臣药。血之所以上溢，是因为气盛火旺，故用栀子、大黄清热泻火，挫其鸱张之势，可使邪热从大小便而去，使气火降而助血止，是为佐药；重用凉降涩止之品，恐致留瘀，故以牡丹皮配大黄凉血祛瘀，使止血而不留瘀，亦为佐药。用法中用藕汁和萝卜汁磨京墨调服，藕汁能清热凉血散瘀，萝卜汁降气清热以助止血，京墨有收涩止血之功，皆属佐药之用。诸药炒炭存性，加强收敛止血之力。全方集凉血、止血、清降、祛瘀诸法于一方，但以凉血止血为主，使血热清，气火降，则出血自止。

【处方规范书写格式】大蓟炭 9g　小蓟炭 9g　荷叶炭 9g　侧柏炭 9g　茅根炭 9g　茜草炭 9g　栀子炭 9g　大黄炭 9g　牡丹皮炭 9g　棕榈炭 9g

荷 叶

本品为睡莲科植物莲 *Nelumbo nucifera* Gaertn. 的干燥叶。夏、秋二季采收，晒至七八成干时，除去叶柄，折成半圆形或折扇形，干燥。现在常用炮制品规格有荷叶、荷叶炭。

一、炮制历史沿革

荷叶的炮制历史沿革见表 7-40。

表 7-40 荷叶的炮制历史沿革

年代	书名	炮制品规格
唐代	《外台秘要》	炙荷叶
	《经效产宝》	炒令黄
宋代	《伤寒总病论》	焙制
	《传信适用方》	烧烟欲尽,以碗盖灭火研
	《重修政和经史证类备急本草》	细研;熬令香为末,炙;焙干,为末
元代	《十药神书》	研极细末;烧灰存性,研极细末
明代	《本草纲目》	炒香,为末
清代	《成方切用》	去梗
	《得配本草》	炒焦
现代	《中国药典》(2020 年版)	荷叶、荷叶炭

　　荷叶从唐代开始使用炒制、炙制等法炮制;宋代有烧灰、焙、熬制等;明、清时代以炒、煅法为主。近年来各地炮制规范中收载的大多是生用和焖煅法,以生用为多见,认为荷叶清热解暑,升发清阳,止血;制炭后收涩化瘀止血力强。《中国药典》(2020 年版)收载有荷叶生用和荷叶炭。

二、不同炮制品临床应用特点

　　(一)荷叶

　　1. 加工方法　喷水,稍润,切丝,干燥 [《中国药典》(2020 年版)]。

　　2. 性效特点　苦,平。归肝、脾、胃经。具有清热解暑,升发清阳,凉血止血的功能。用于暑热烦渴,暑湿泄泻,脾虚泄泻,血热吐衄,便血崩漏。常用于清络饮、清震汤、四生丸、柴胡达原饮等。

　　(二)荷叶炭

　　1. 加工方法　取净荷叶,照煅炭法(通则 0213)煅成炭 [《中国药典》(2020 年版)]。

　　2. 性效特点　表面呈炭黑色,味苦涩。收涩化瘀止血力强,用于多种出血证及产后血晕。常用于十灰散等。

（三）临床应用辨析

荷叶具有清热解暑，升发清阳，凉血止血的功能。荷叶生用主要用其清热解暑，升发清阳的功能；荷叶制炭收涩化瘀止血力强，主要用于多种出血症。

三、不同炮制品在传统方剂中的合理选用

（一）荷叶

1. 清络饮（《温病条辨》）

【组成】鲜荷叶边二钱　鲜银花二钱　西瓜翠衣二钱　鲜扁豆花一枝　丝瓜皮二钱　鲜竹叶心二钱

【用法】以水二杯，煮取一杯，日二服。

【功用主治】祛暑清热，清透肺络。主治暑湿伤肺，邪在气分证。身热口渴不甚，头目不清，昏眩微胀，舌淡红，苔薄白。

【炮制品选用分析】本方鲜金银花、鲜扁豆花芳香辛凉，取其功善轻宣解暑，轻清走上，专清肺络之暑热，有芳香祛暑化湿的作用，为君药。鲜西瓜翠衣功善清暑除烦、解渴利尿；鲜丝瓜皮清暑通络，共为臣药。鲜荷叶清暑利湿、化湿醒脾；鲜竹叶清热除烦、利尿，引暑热下行，共为佐药。诸药配伍，共奏祛暑清热、清透肺络之效。

【处方规范书写格式】鲜金银花 6g　鲜扁豆花 6g　鲜西瓜翠衣 6g　鲜丝瓜皮 6g　鲜荷叶 6g　鲜竹叶 6g

2. 清震汤（《病机气宜保命集》）

【组成】升麻　苍术各一两　荷叶一张

【用法】共研为末，水煎服。

【功用主治】清宣升散、燥湿健脾，治雷头风，头面疙瘩肿痛，憎寒壮热，状如伤寒。

【炮制品选用分析】升麻味甘，其性属阳，其气升扬，能解百毒。苍术辛烈，能燥湿强脾，辟瘴疠疫气。荷叶色青气香，其形状如仰盂，其象属震，能升助胃中清阳之气上行。配合甘温辛散苍术，升发散邪，使邪从上越而散。且能固胃气，使邪不传里。

【处方规范书写格式】升麻 30g　苍术 30g　荷叶 20g

3. 四生丸（《妇人大全良方》）

【组成】生荷叶　生艾叶　生柏叶　生地黄各等分

【用法】上药捣烂，丸如鸡头子大，去滓温服，不拘时。

【功用主治】凉血止血。主治血热妄行所致的吐血、衄血，血色鲜红，口干咽燥，舌红或绛，脉弦数有力。

【炮制品选用分析】本方所治失血，系由血分有热，血热妄行所致。肝属木主藏血，木火刑金而发衄血；肝火犯胃则致吐血。治宜清热凉血止血为法。故方中地黄生用甘寒入肝，清热滋阴凉血，使热除血凉则血止；侧柏叶性寒入肝归肺，能凉血止血可治鼻衄；荷叶清凉入肝归胃，轻清解热能治吐血；艾叶入肝，止血为长，配伍本方可加强止血之功，共成清热凉血止血之剂。

【处方规范书写格式】荷叶 9g　艾叶 9g　侧柏叶 9g　地黄 9g

（二）荷叶炭

十灰散（《十药神书》）

【组成】大蓟　小蓟　荷叶　侧柏叶　茅根　茜根　山栀　大黄　牡丹皮　棕榈皮各等分

【用法】上药各烧灰存性，研极细末，用纸包，碗盖于地上一夕，出火毒，用时先将白藕捣汁或萝卜汁磨京墨半碗，调服五钱，食后服下。

【功用主治】凉血止血。主治血热妄行之上部出血证。症见呕血、吐血、咯血、嗽血、衄血等，血色鲜红，来势急暴，舌红，脉数。

【炮制品选用分析】方中大蓟、小蓟性味甘凉，长于凉血止血，且能祛瘀，是为君药。荷叶、侧柏叶、白茅根、茜草皆能凉血止血；棕榈皮收涩止血，与君药相配，既能增强澄本清源之力，又有塞流止血之功，皆为臣药。血之所以上溢，是因为气盛火旺，故用栀子、大黄清热泻火，挫其鸱张之势，可使邪热从大小便而去，使气火降而助血止，是为佐药；重用凉降涩止之品，恐致留瘀，故以牡丹皮配大黄凉血祛瘀，使止血而不留瘀，亦为佐药。用法中用藕汁和萝卜汁磨京墨调服，藕汁能清热凉血散瘀、萝卜汁降气清热以助止血、京墨有收涩止血之功，皆属佐药之用。诸药炒炭存性，加强收敛止血之力。全方集凉血、止血、清降、祛瘀诸法于一方，但以凉血止血为主，使血热清，气火降，则出血自止。

【处方规范书写格式】大蓟炭 9g　小蓟炭 9g　荷叶炭 9g　侧柏炭 9g　茅根炭 9g　茜草炭 9g　栀子炭 9g　大黄炭 9g　牡丹皮炭 9g　棕榈炭 9g

桑　叶

本品为桑科植物桑 *Morus alba* L. 的干燥叶。秋季霜降后采收，除去杂质，干燥。现在常用炮制品规格有桑叶、蜜桑叶。

一、炮制历史沿革

桑叶的炮制历史沿革见表 7-41。

表 7-41　桑叶的炮制历史沿革

年代	书名	炮制品规格
唐代	《食疗本草》	烧灰
宋代	《太平圣惠方》	微炒
明代	《本草纲目》	烧存性、蒸熟
	《证治准绳》	焙炙、蜜炙
	《先醒斋医学广笔记》	九蒸九晒、酒拌蒸
清代	《本经逢原》	蜜水拌蒸
	《沈氏尊生书》	炒
	《串雅内外编》	焙
	《得配本草》	芝麻研碎拌蒸
现代	中医药学高级丛书《中药炮制学》（第 2 版）	桑叶、蜜桑叶
	《中国药典》（2020 年版）	桑叶

桑叶从唐代开始采用不同方法进行炮制，其中以蜜炙法应用较为广泛。认为经蜜炙后，能增强润肺止咳的功效。近年来各地炮制规范中收载的大多是桑叶和蜜炙桑叶。《中国药典》（2020 年版）仅收载桑叶生用。

二、不同炮制品临床应用特点

（一）桑叶

1. **加工方法**　除去杂质，搓碎，去柄，筛去灰屑 [《中国药典》（2020 年版）]。

2. **性效特点**　甘、苦，寒。归肺、肝经。具有疏散风热，清肺润燥，清肝明目的功能。多用于风热感冒，发热，头昏头痛，咳嗽，咽喉肿痛；肝热目赤、涩痛，多泪及肝阴不足，目昏眼花。如桑菊饮、桑杏汤等。

（二）**蜜桑叶**

1. 加工方法 取炼蜜，加适量开水稀释，淋入净桑叶片中拌匀，闷润，用文火炒至表面深黄色，微有光泽，不粘手为度，取出，放凉。每100kg桑叶，用炼蜜25kg。

2. 性效特点 蜜桑叶清肺润燥作用增强，多用于肺热燥咳。常用沙参麦冬汤等。

（三）**临床应用辨析**

桑叶具有疏散风热，清肝明目，清肺润燥的功能。桑叶生用主要功能是疏散风热，清肝明目；蜜桑叶主要功能是清肺润燥。

三、不同炮制品在传统方剂中的合理选用

（一）**桑叶**

1. 桑菊饮（《温病条辨》）

【组成】桑叶二钱五分　菊花一钱　杏仁二钱　连翘一钱五分　薄荷八分　桔梗二钱　甘草八分　苇根二钱

【用法】水二杯，煮取一杯，日二服。

【功用主治】疏风清热，宣肺止咳。主治风温初起，邪客肺络证。症见咳嗽，身热不甚，口微渴，舌红苔薄白，脉浮数。

【炮制品选用分析】方中重用桑叶为君，疏散风热，清肺止咳，尤善于清肺络风热之邪，桑叶生用为宜。菊花辛甘凉，清散风热，助桑叶以清散肺中风热之邪；桔梗开宣肺气，化痰止咳；苦杏仁降利肺气而止咳，宜选用炒苦杏仁，与桔梗相配，一宣一降，以恢复肺的宣降功能。三药合用，共为臣药。薄荷辛凉透表，疏散风热；连翘清热透邪而除上焦邪热；芦根（苇根）清热生津。三药合用，共为佐药。甘草生用，清热解毒，调和诸药为使。本方配伍特点：用药轻清宣透，性味辛凉平淡，故吴鞠通称之为"辛凉轻剂"。

【处方规范书写格式】桑叶 7.5g　菊花 3g　炒苦杏仁 6g　连翘 4.5g　薄荷 2.5g后下　桔梗 6g　甘草 2.5g　芦根 6g

2. 桑杏汤（《温病条辨》）

【组成】桑叶一钱　杏仁一钱五分　沙参二钱　象贝一钱　香豉一钱　栀皮一钱　梨皮一钱

【用法】水二杯，煎取一杯，顿服之，重者再作服。

【功用主治】清宣温燥，润肺止咳。主治外感温燥证。症见头痛，身热

不甚，微恶风寒，口渴，咽干鼻燥，干咳无痰，或痰少而黏，舌红，苔薄白而干，脉浮数而右脉大。

【炮制品选用分析】方中桑叶清宣燥热，透邪外出，宜生用；炒苦杏仁宣利肺气，润燥止咳，共为君药。淡豆豉（香豉）辛凉透散，助桑叶轻宣透热；浙贝母（象贝）清化热痰，助炒苦杏仁止咳化痰；北沙参养阴生津，润肺止咳，共为臣药。栀子皮质轻而入上焦，清泄肺热；梨皮清热润燥，止咳化痰，均为佐药。诸药合用，共奏轻宣温燥，润肺止咳之效。本方配伍特点：辛凉甘润和法，轻宣凉散与生津养液并用，透泄温燥而不伤津，凉润肺金而不滋腻。

【处方规范书写格式】桑叶 3g　炒苦杏仁 4.5g　北沙参 6g　浙贝母 3g　淡豆豉 3g　栀子皮 3g　梨皮 3g

（二）蜜桑叶

沙参麦冬汤（《温病条辨》）

【组成】沙参三钱　玉竹二钱　生甘草一钱　冬桑叶一钱五分　麦冬三钱　生扁豆一钱五分　花粉一钱五分

【用法】水煎服。

【功用主治】清养肺胃，生津润燥。主治燥肺胃阴伤证。症见燥伤肺胃阴分，或热或咳者。

【炮制品选用分析】方中北沙参、麦冬主治燥伤肺胃阴津，有甘寒养阴、清热润燥之功，为君药。玉竹、天花粉为臣药，玉竹养阴润燥，天花粉清热生津，两药相配可加强君药养阴生津、清热润燥之功；同时佐以冬桑叶滋阴润燥，此处桑叶宜选用蜜桑叶增强其滋阴润燥之效；胃液既耗，脾的运化必受影响，故用白扁豆健脾胃而助运化。诸药相配，使肺胃之阴得复，燥热之气得除，清不过寒，润不呆滞，共奏清养肺胃，育阴生津之效。

【处方规范书写格式】北沙参 9g　玉竹 6g　甘草 3g　蜜桑叶 4.5g　麦冬 9g　白扁豆 4.5g　天花粉 4.5g

淫羊藿

本品为小檗科植物淫羊藿 *Epimedium brevicornu* Maxim.、箭叶淫羊藿 *Epimedium sagittatum*（Sieb.et Zucc.）Maxim.、柔毛淫羊藿 *Epimedium pubescens* Maxim. 或朝鲜淫羊藿 *Epimedium koreanum* Nakai 的干燥叶。夏、秋季茎叶茂盛时采收，晒干或阴干。另外《中国药典》（2020 年版）还收载

巫山淫羊藿，其功效主治与淫羊藿相同。现在常用炮制品规格有淫羊藿、炙淫羊藿。

一、炮制历史沿革

淫羊藿的炮制历史沿革见表 7-42。

表 7-42　淫羊藿的炮制历史沿革

年代	书名	炮制品规格
南北朝刘宋	《雷公炮炙论》	羊脂炙法
宋代	《太平圣惠方》	酒煮、蒸制
	《苏沈良方》	酒浸
	《扁鹊心书》	蜜水炙
	《圣济总录》	鹅脂炙
明代	《普济方》	醋炒
	《寿世保元》	米泔水浸
清代	《本经逢原》	酒炒
	《本草纲目拾遗》	酒焙
	《类证治裁》	酒拌蒸
现代	《中国药典》(2020 年版)	淫羊藿、炙淫羊藿

淫羊藿的炮制方法始载于南北朝刘宋，已有羊脂炙法；宋代有酒煮、蒸制、酒浸、蜜水炙、鹅脂炙；明清时期又增加了醋炒和米泔水浸；经历代发展至今，淫羊藿的炮制方法记载的有十几种，其中以炒或炙法居多。近年来各地炮制规范中收载的大多是羊脂油炙的方法。现代多认为羊脂油能温散寒邪，补虚润燥。淫羊藿用羊脂油炙后可增强温肾助阳的作用。

二、不同炮制品临床应用特点

（一）淫羊藿

1. 加工方法　除去杂质，摘去叶片，喷淋清水，稍润，切丝，干燥[《中国药典》(2020 年版)]。

2. 性效特点　辛、甘，温。归肝、肾经。能补肾阳，强筋骨，祛风湿。淫羊藿生品以祛风湿、强筋骨力胜。常用于肾阳虚衰，风湿痹痛，筋骨痿软，麻木拘挛等。常用于仙灵脾散等。

（二）炙淫羊藿

1. 加工方法 取羊脂油加热熔化，加入淫羊藿丝，用文火炒至均匀有光泽，取出，放凉。每100kg淫羊藿，用羊脂油（炼油）20kg[《中国药典》（2020年版）]。

2. 性效特点 羊脂油甘温，能温散寒邪，益肾补阳。淫羊藿经羊脂油炙后，可增强温肾助阳的作用，多用于阳痿、不孕等。如三肾丸。

（三）临床应用辨析

淫羊藿补肾阳，祛风湿，强筋骨。淫羊藿生品以祛风湿、强筋骨力胜；炙淫羊藿主要功效为益肾补阳。

三、不同炮制品在传统方剂中的合理选用

（一）淫羊藿

仙灵脾散（《奇效良方》）

【组成】仙灵脾　天雄炮裂，去皮脐　石斛去根，挫　天麻　牛膝去苗　麻黄去根节各一两　川芎　五加皮　萆薢　丹参　桂心　当归　防风　羌活各三分　虎胫骨酥炙　槟榔各一两

【用法】上为细散，每服一钱，食前温酒调下。

【功用主治】祛风止痛。主治风寒湿痹。症见走注疼痛或中风脚膝软弱，筋骨缓纵，不能直立。

【炮制品选用分析】本方主治风寒湿痹，走注疼痛或中风脚膝软弱，筋骨缓纵，不能直立。方中以淫羊藿（仙灵脾）温肾阳、祛风湿、强筋骨，炮附片（天雄）温中散寒为主；其他祛风散寒、行气活血、通络止痛为辅，并配伍甘寒之品石斛，防止温燥太过伤阴，达到阴生阳长的目的，其中虎骨已经不能药用。

【处方规范书写格式】淫羊藿30g　炮附片30g　石斛30g　天麻30g　牛膝30g　麻黄30g　川芎10g　五加皮10g　萆薢10g　丹参10g　肉桂10g　当归10g　防风10g　羌活10g　槟榔30g

（二）炙淫羊藿

三肾丸（《全国中药成药处方集》）

【组成】鹿肾一条　驴肾一条　狗肾一条　生黄耆二两　人参去芦，二两　当归二两　熟地黄二两　龟板醋制，二两　茯苓去皮，二两　枸杞子二两　生于术一两　生阿

胶一两 山茱萸酒蒸，一两 制附子一两 淫羊藿羊油炒，一两 蒺藜盐炒，一两 补骨脂盐炒，一两 菟丝子一两 鱼鳔滑石烫，一两 杜仲炭盐炒，一两 鹿茸去毛，一两 肉桂去粗皮，八钱

【用法】每次服 1 丸，白开水送下。

【功用主治】滋补腰肾，强阴补阳。主治腰肾不足，腰腿酸痛，肾囊湿冷，身体衰弱，倦怠少食。

【炮制品选用分析】本方选用炙淫羊藿，增强温肾助阳的作用。

【处方规范书写格式】鹿肾一条 驴肾一条 狗肾一条 黄芪 100g 人参 100g 当归 100g 熟地黄 100g 醋龟甲 100g 茯苓 100g 枸杞子 100g 白术 50g 生阿胶 50g 酒萸肉 50g 制附子 50g 炙淫羊藿 50g 盐蒺藜 50g 盐补骨脂 50g 菟丝子 50g 鱼鳔滑 50g 杜仲炭 50g 鹿茸 50g 肉桂 40g

金银花

本品为忍冬科植物忍冬 *Lonicera japonica* Thunb. 的干燥花蕾或带初开的花。夏初花开放前采收，干燥。现在常用炮制品规格有金银花、金银花炭。

一、炮制历史沿革

金银花的炮制历史沿革见表 7-43。

表 7-43　金银花的炮制历史沿革

年代	书名	炮制品规格
宋代	《疮疡经验全书》	酒制
清代	《良朋汇集经验神方》	焙黄
	《吴鞠通医案》	炒
	《温病条辨》	炒黑
现代	中医药学高级丛书《中药炮制学》（第 2 版）	金银花、金银花炭
	《中国药典》(2020 年版)	金银花

从以上金银花炮制品的历史沿革中可以看出，宋代有酒制。清代有焙黄、炒、炒黑等。现在主要为炒炭等炮制方法。

二、不同炮制品临床应用特点

（一）金银花

1. 加工方法　夏初花开放前采收，干燥 [《中国药典》（2020 年版）]。

2. 性效特点　甘，寒。归肺、心、胃经。能清热解毒，疏散风热。用于痈肿疔疮，喉痹，丹毒，热毒血痢，风热感冒，温病发热。常用于银翘散、五味消毒饮、仙方活命饮、四妙勇安汤、清肠饮等。

（二）金银花炭

1. 加工方法　取净金银花，置炒制容器内，用中火加热，炒至表面焦褐色，喷淋少许清水，灭尽火星，取出晾干，凉透。

2. 性效特点　甘，寒。归肺、心、胃经。能清热解毒，止血。炒炭后寒性减弱，并具涩性，有止血作用，多用于血痢、崩漏，亦可用于吐血、衄血。常用于银楂姜桂大黄汤等。

（三）临床应用辨析

金银花具有清热解毒，疏散风热的功效；金银花炭主要功效为清热解毒，止血。

三、不同炮制品在传统方剂中的合理选用

（一）金银花

1. 银翘散（《温病条辨》）

【组成】连翘　银花各一两　苦桔梗　薄荷　牛蒡子各六钱　竹叶四钱　生甘草五钱　荆芥穗四钱　淡豆豉五钱

【用法】共杵为散，每服六钱，鲜苇根汤煎，香气大出，即取服，勿过煎。肺药取轻清，过煎则味厚而入中焦矣。病重者，约二时一服，日三服，夜一服；轻者三时一服，日二服，夜一服；病不解者，作再服。

【功用主治】疏散风热，清热解毒。主治温病初起。症见发热无汗，或有汗不畅，微恶风寒，头痛口渴，咳嗽咽痛，或伴咳嗽痰黄，舌尖红，苔薄白或微黄，脉浮数。

【炮制品选用分析】方中金银花、连翘既能清热解毒，又因其质轻而气味芳香，又有辛凉解表的作用，重用为君药。薄荷、炒牛蒡子疏散风热，清利头目，解毒利咽；荆芥穗、淡豆豉辛散表邪，透邪外出，共为臣药。其中荆芥穗与淡豆豉辛而微温，助君药发散表邪，透热外出，此两者虽属辛温，但辛而不烈，温而不燥，与金银花、连翘相伍，可增其辛散透邪之功，共奏

辛凉透表之效。竹叶、芦根（苇根）清热生津，桔梗宣肺止咳，共为佐药。甘草生用，意在清热解毒，配桔梗以清利咽喉，并调和诸药，为佐使药。

【处方规范书写格式】金银花 30g　连翘 30g　桔梗 18g　薄荷 18g^{后下}竹叶 12g　甘草 15g　荆芥穗 12g　淡豆豉 15g　芦根 15g　炒牛蒡子 18g^{捣碎}

2. 五味消毒饮（《医宗金鉴》）

【组成】金银花_{三钱}　野菊花　蒲公英　紫花地丁　紫背天葵子_{各一钱二分}

【用法】水一盅，煎八分，加无灰酒半盅，再滚二三沸时，热服，被盖出汗为度。

【功用主治】清热解毒，消散疔疮。主治疔疮初起。症见发热恶寒，疮形如粟，坚硬根深，状如铁钉，以及痈疡疖肿，红肿热痛，舌红苔黄，脉数。

【炮制品选用分析】方中重用金银花，清气血解毒，消散痈疮疔肿，为君药。蒲公英、紫花地丁、天葵子、野菊花共为臣药，这四味药的作用相似，具有较强的清热解毒作用，且可清热凉血、散结消肿，是治疗痈疮最常用的药物。白酒通行血脉以助药力，为佐药。诸药合用，功专力宏，共奏清热解毒、消散疔疮之功。

【处方规范书写格式】金银花 20g　野菊花 15g　蒲公英 15g　紫花地丁 15g　天葵子 15g

3. 仙方活命饮（《校注妇人良方》）

【组成】白芷　贝母　防风　赤芍药　当归尾　甘草　皂角刺_炒　穿山甲_炙　天花粉　乳香　没药_{各一钱}　金银花　陈皮_{各三钱}

【用法】用酒一大碗，煎五七沸服。

【功用主治】清热解毒，消肿溃坚，活血止痛。主治痈疡肿毒初起，热毒壅聚，气滞血瘀。症见红肿焮痛，或身热凛寒，苔薄白或黄，脉数有力。

【炮制品选用分析】方中金银花性味甘寒，最善清热解毒，为治一切痈疡阳证之要药，故重用以为君。当归、赤芍、醋乳香、醋没药活血散瘀，消肿止痛；陈皮理气疏壅，共为臣药。贝母、天花粉清热散结，此方贝母应选用浙贝母；防风、白芷疏散外邪，使热毒从外透解；炮山甲、皂角刺通行经络，透脓溃坚，均为佐药。甘草清热解毒，和中调药。酒煎服，取其活血通络以助药力直达病所，共为使药。诸药配伍，共奏清热解毒，消肿溃坚，活血止痛之功。配伍特点为清解之中寓活血祛瘀之法，佐辛透散结之品。

【处方规范书写格式】金银花 9g　赤芍 6g　当归 6g　醋乳香 6g　醋没

药 6g　陈皮 9g　白芷 3g　浙贝母 6g　防风 6g　皂角刺 6g　炮山甲 6g^{先煎}
天花粉 6g　甘草 6g

4. 四妙勇安汤（《验方新编》）

【组成】金银花　玄参_{各三两}　当归_{二两}　甘草_{一两}

【用法】水煎服，一连十剂，永无后患，药味不可少，减则不效，并忌抓擦为要。

【功用主治】清热解毒，活血止痛。主治热毒炽盛之脱疽。症见患肢黯红微肿灼热，溃烂腐臭，疼痛剧烈，或见发热口渴，舌红脉数。

【炮制品选用分析】方中重用金银花，清热解毒为主；玄参泻火解毒，当归活血散瘀，甘草配金银花加强清热解毒作用。共收清热解毒、活血通脉之功，能使毒解、血行、肿消、痛止。本方具有量大力专的特点。

【处方规范书写格式】金银花 90g　玄参 90g　当归 60g　甘草 30g

5. 清肠饮（《辨证录》）

【组成】银花_{三两}　当归_{二两}　地榆_{一两}　麦冬_{一两}　元参_{一两}　生甘草_{三钱}
薏仁_{五钱}　黄芩_{二钱}

【用法】水煎服。每日一剂，两煎，分两次服。

【功用主治】清热解毒，消肿散结。主治肠痈。症见腹中痛甚，手不能按，右足屈而不伸。

【炮制品选用分析】方中金银花清热解毒为主；当归活血散瘀润肠；地榆凉血化瘀；玄参（元参）凉血泻火解毒；麦冬滋阴生津；薏苡仁利水消肿散结；黄芩、甘草配金银花加强清热解毒作用。共收活血解毒、滋阴泻火之效。

【处方规范书写格式】金银花 90g　当归 60g　地榆 30g　麦冬 30g　玄参 30g　甘草 10g　薏苡仁 15g　黄芩 6g

（二）金银花炭

银楂姜桂大黄汤（《温热经解》）

【组成】银花炭_{三钱}　南楂炭_{三钱}　赤沙糖_{三钱}　大黄_{一钱}　肉桂_{二分}　炮姜_{二分}

【用法】水煎服。

【功用主治】化瘀止血止痢。主治瘀血痢，色纯黑如漆者。

【炮制品选用分析】方用金银花炭、山楂炭解毒、化瘀、止血、止痢为主，赤沙糖温中活血为辅，大黄通肠祛瘀，肉桂、炮姜温阳散寒，中和金银花、大黄的苦寒之性。从而使血止、瘀化、痢断寒散。

【处方规范书写格式】金银花炭 10g　山楂炭 10g　赤沙糖 10g　大黄 3g
肉桂 1g　炮姜 1g

蒲　黄

本品为香蒲科植物水烛香蒲 *Typha angustifolia* L.、东方香蒲 *Typha orientalis* Presl 或同属植物的干燥花粉。夏季采收蒲棒上部的黄色雄花序，晒干后碾轧，筛取花粉。剪取雄花后，晒干，成为带有雄花的花粉，即为草蒲黄。现在常用炮制品规格有蒲黄和蒲黄炭。

一、炮制历史沿革

蒲黄的炮制历史沿革见表 7-44。

表 7-44　蒲黄的炮制历史沿革

年代	书名	炮制品规格
南北朝刘宋	《雷公炮炙论》	蒸、焙法
唐代	《经效产宝》	炒黄
宋代	《太平圣惠方》	微炒
	《苏沈良方》	纸包炒
清代	《医宗说约》	炒黑
	《本草述钩元》	蒸法
现代	《中国药典》(2020 年版)	蒲黄、蒲黄炭

从以上蒲黄炮制品的历史沿革中可以看出，南北朝刘宋时期有蒸、焙法。唐代有炒黄的方法。宋代仍用炒法，有微炒和微炒令赤之分，还有纸包炒的方法。清代则沿用炒黑和蒸法。历代医家所用蒲黄的炮制品有蒲黄、炒蒲黄、蒲黄炭、蒸蒲黄、醋蒲黄、酒蒲黄等数种，现今常用的为蒲黄和蒲黄炭两种。

二、不同炮制品临床应用特点

（一）蒲黄

1. **加工方法** 揉碎结块，过筛 [《中国药典》（2020 年版）]。

2. **性效特点** 甘，平。归肝、心包经。止血，化瘀，通淋。用于吐血，衄血，咯血，崩漏，外伤出血，经闭痛经，胸腹刺痛，跌扑肿痛，血淋涩痛。常用于失笑散、蒲黄散等。

（二）蒲黄炭

1. **加工方法** 取净蒲黄，照炒炭法（通则 0213）炒至棕褐色 [《中国药典》（2020 年版）]。

2. **性效特点** 炒炭后性涩，能增强止血作用。常用于咯血、吐血、衄血、尿血、便血、崩漏及外伤出血。常用于小蓟饮子、蒲黄丸等。

（三）临床应用辨析

蒲黄功效为止血、化瘀、通淋。蒲黄生用化瘀，通淋力胜；蒲黄炭止血力胜。

三、不同炮制品在传统方剂中的合理选用

（一）蒲黄

失笑散（《太平惠民和剂局方》）

【组成】五灵脂净好者 蒲黄等分

【用法】上为末，用好醋一勺熬成膏，再入水一盏同煎至七分，热服，立效。

【功用主治】活血祛瘀，散结止痛。主治瘀血停滞证。症见心腹刺痛，或产后恶露不行，或月经不调，少腹急痛等。

【炮制品选用分析】方中醋五灵脂苦咸甘温，入肝经血分，功擅通利血脉，散瘀止痛；蒲黄甘平，行血消瘀，二者相须为用，为化瘀散结止痛的常用组合。调以米醋，或用黄酒冲服，乃取其活血脉、行药力、化瘀血，以加强五灵脂、蒲黄活血止痛之功，且制五灵脂气味之腥臊。

【处方规范书写格式】醋五灵脂 6g 蒲黄 6g

（二）蒲黄炭

1. 小蓟饮子（《济生方》）

【组成】生地黄四两 小蓟 滑石 木通 炒蒲黄 淡竹叶 藕节 当归去芦,酒浸 栀子仁 炙甘草各半两

【用法】咬咀，每服四钱，水一盏半，煎至八分，去滓，空心、食前温服。

【功用主治】凉血止血，利水通淋。主治热结下焦之血淋、尿血。症见尿中带血，小便频数，赤涩热痛，舌红，脉数。

【炮制品选用分析】本方小蓟甘凉入血分，清热凉血止血，又可利尿通淋，是为君药。地黄生用甘苦性寒，凉血止血，养阴清热；蒲黄炭、藕节炭助君药凉血止血，并能消瘀，共为臣药。滑石粉、淡竹叶、木通清热利水通淋；炒栀子清泄三焦之火，导热从下而出；当归养血和血，引血归经，尚有防诸药寒凉滞血之功，合而为佐药。蜜甘草缓急止痛，和中调药，为使药。全方共奏凉血止血为主、利水通淋为辅之功。

【处方规范书写格式】小蓟 15g　地黄 30g　蒲黄炭 9g^{包煎}　藕节炭 9g　滑石粉 15g^{包煎}　木通 6g　淡竹叶 9g　炒栀子 9g　当归 6g　蜜甘草 6g

2. 蒲黄丸（《圣济总录》）

【组成】蒲黄_{三两微炒}　龙骨_{二两半}　艾叶_{一两}

【用法】上三味，捣罗为末，炼蜜为丸，梧桐子大。每服 20 丸，煎米饮或艾汤送下，日服二次。

【功用主治】温经止血。主治妇人月经过多，漏下不止，久而血虚者。

【炮制品选用分析】蒲黄炭止血为主，龙骨收敛固涩、艾叶温经止血为辅。共同达成温经止血的作用。

【处方规范书写格式】蒲黄炭 90g　龙骨 75g　艾叶 30g

第四节　全草类

大　蓟

本品为菊科植物蓟 *Cirsium japonicum* Fisch. ex DC. 的干燥地上部分。夏、秋二季花开时采割地上部分，除去杂质，晒干。现在常用炮制品规格有大蓟、大蓟炭。

一、炮制历史沿革

大蓟的炮制历史沿革见表 7-45。

表 7-45　大蓟的炮制历史沿革

年代	书名	炮制品规格
唐代	《千金翼方》	切制
	《食疗本草》	捣汁
	《外台秘要》	酒渍
宋代	《圣济总录》	焙制
元代	《十药神书》	烧炭
明代	《本草品汇精要》	锉碎
	《奇效良方》	童便制
清代	《本草汇》	酒洗法和酒洗童便复制法
现代	中医药学高级丛书《中药炮制学》（第 2 版）	鲜大蓟、大蓟、大蓟炭
	《中国药典》(2020 年版)	大蓟、大蓟炭

从以上大蓟炮制品的历史沿革中可以看出，唐代有切制、捣汁和酒渍等；宋代增加了焙制；元代增有烧炭；明代有锉碎和童便制；清代新增了酒洗法和酒洗童便复制法。现行有炒焦、醋制、炒炭等炮制方法。

二、不同炮制品临床应用特点

（一）大蓟（鲜大蓟）

1. 加工方法　除去杂质，抢水洗或润软后，切段，干燥 [《中国药典》（2020 年版）]。

2. 性效特点　甘、苦，凉。归心、肝经。凉血止血，散瘀解毒消痈。用于衄血，吐血，尿血，便血，崩漏，外伤出血，痈肿疮毒。大蓟生品以凉血消肿力胜，常用于热淋、痈肿疮毒及热邪偏盛出血证。鲜大蓟苦凉之性更强，凉血止血作用更专。

（二）大蓟炭

1. 加工方法　取大蓟段，照炒炭法（通则 0213）炒至表面焦黑色 [《中国药典》（2020 年版）]。

2. 性效特点　苦、涩，凉。归心、肝经。凉血止血。用于衄血，吐血，尿血，便血，崩漏，外伤出血。多入丸散服。炒炭后凉性减弱，收敛止血作用增强。用于吐血、呕血、咯血、嗽血等出血较急者。常用于十灰散等。

（三）临床应用辨析

大蓟功效为凉血止血，散瘀解毒消痈。生用散瘀解毒消痈力胜；大蓟炭凉血止血力胜。

三、不同炮制品在传统方剂中的合理选用

（一）大蓟

大蓟汁（《太平圣惠方》）

【组成】大蓟叶及根

【用法】捣，绞取汁，每服一小盏，频服。

【功用主治】热邪偏盛的出血证。主治心热吐血及衄血、崩中下血。

【炮制品选用分析】鲜大蓟凉血止血，解毒消痈力胜。固用一味频服。

【炮制品选用分析】现代方剂中大蓟比较常用，主要用其散瘀解毒消痈作用。

【处方规范书写格式】鲜大蓟 500g

（二）大蓟炭

十灰散（《十药神书》）

【组成】大蓟　小蓟　荷叶　侧柏叶　茅根　茜根　山栀　大黄　牡丹皮　棕榈皮 各等分

【用法】上药各烧灰存性，研极细末，用纸包，碗盖于地上一夕，出火毒，用时先将白藕捣汁或萝卜汁磨京墨半碗，调服五钱，食后服下。

【功用主治】凉血止血。主治血热妄行之上部出血证。症见呕血、吐血、咯血、嗽血、衄血等，血色鲜红，来势急暴，舌红，脉数。

【炮制品选用分析】方中大蓟炭、小蓟炭性味甘凉，长于凉血止血，且能祛瘀，是为君药。荷叶、侧柏叶、白茅根、茜草皆能凉血止血；棕榈皮收涩止血，与君药相配，既能增强澄本清源之力，又有塞流止血之功，皆为臣药。血之所以上溢，是因为气盛火旺，故用栀子、大黄清热泻火，挫其鸱张之势，可使邪热从大小便而去，使气火降而助血止，是为佐药；重用凉降涩止之品，恐致留瘀，故以牡丹皮配大黄凉血祛瘀，使止血而不留瘀，亦为佐

药。用法中用藕汁和萝卜汁磨京墨调服，藕汁能清热凉血散瘀、萝卜汁降气清热以助止血、京墨有收涩止血之功，皆属佐药之用。诸药炒炭存性，加强收敛止血之力。全方集凉血、止血、清降、祛瘀诸法于一方，但以凉血止血为主，使血热清，气火降，则出血自止。本方配伍特点：本方止血之中寓清热泻火，纳祛瘀于凉血止血之内，但以凉血止血为主。

【处方规范书写格式】大蓟炭 9g　小蓟炭 9g　荷叶炭 9g　侧柏炭 9g 茅根炭 9g　茜草炭 9g　栀子炭 9g　大黄炭 9g　牡丹皮炭 9g　棕榈炭 9g

小　蓟

本品为菊科植物刺儿菜 *Cirsium setosum*（Willd.）MB. 的干燥地上部分。夏、秋二季花开时采割，除去杂质，晒干。现在常用炮制品规格有小蓟、小蓟炭。

一、炮制历史沿革

小蓟的炮制历史沿革见表 7-46。

表 7-46　小蓟的炮制历史沿革

年代	书名	炮制品规格
唐代	《备急千金要方》	捣取自然汁
	《外台秘要》	酒渍
	《千金翼方》	细切
宋代	《全生指迷方》	切研
元代	《十药神书》	烧制存性
清代	《本草汇》	童便灸制和酒洗炮制法
现代	《中国药典》(2020 年版)	小蓟、小蓟炭

从以上小蓟炮制品的历史沿革中可以看出，唐代有捣取自然汁、酒渍和细切；宋代有切研；元代新增了烧制存性；清代又有了童便灸制和酒洗炮制法。现行有炒焦、炒炭等炮制方法。

二、不同炮制品临床应用特点

（一）小蓟（鲜小蓟）

1. 加工方法 除去杂质，洗净，稍润，切段，干燥 [《中国药典》（2020年版）]。

2. 性效特点 甘、苦，凉。归心、肝经。凉血止血，散瘀解毒消痈。用于衄血，吐血，尿血，血淋，便血，崩漏，外伤出血，痈肿疮毒。小蓟生品以凉血消肿力胜，常用于热淋，痈肿疮毒及热邪偏盛出血证。鲜大蓟苦凉之性更强，凉血止血作用更专。常用于小蓟饮子等。

（二）小蓟炭

1. 加工方法 取净小蓟段，照炒炭法（通则0213）炒至黑褐色 [《中国药典》（2020年版）]。

2. 性效特点 甘、苦，凉。归心、肝经。炒炭后凉性减弱，收敛止血作用增强。用于吐血、呕血、咯血、嗽血等出血较急者。常用于十灰散等。

（三）临床应用辨析

小蓟凉血止血，散瘀解毒消痈。小蓟生品和鲜品功效以散瘀解毒消痈为主，凉血止血效果不及小蓟炭；小蓟炭功效以凉血止血为主。

三、不同炮制品在传统方剂中的合理选用

（一）小蓟

小蓟饮子（《济生方》）

【组成】生地黄_{四两} 小蓟 滑石 木通 炒蒲黄 淡竹叶 藕节 当归_{去芦，酒浸} 栀子仁 炙甘草_{各半两}

【用法】咬咀，每服四钱，水一盏半，煎至八分，去滓，空心、食前温服。

【功用主治】凉血止血，利水通淋。主治热结下焦之血淋、尿血。症见尿中带血，小便频数，赤涩热痛，舌红，脉数。

【炮制品选用分析】本方小蓟甘凉入血分，清热凉血止血，又可利尿通淋，是为君药。地黄生用甘苦性寒，凉血止血，养阴清热；蒲黄炭、藕节炭助君药凉血止血，并能消瘀，共为臣药。滑石粉、淡竹叶、木通清热利水通淋；炒栀子清泄三焦之火，导热从下而出；当归养血和血，引血归经，尚有防诸药寒凉滞血之功，合而为佐药。蜜甘草缓急止痛，和中调药，为使药。全方共奏凉血止血为主、利水通淋为辅之功。

【处方规范书写格式】小蓟 15g　地黄 30g　蒲黄炭 9g^{包煎}　藕节炭 9g
滑石粉 15g^{包煎}　木通 6g　淡竹叶 9g　炒栀子 9g　当归 6g　蜜甘草 6g

（二）小蓟炭

十灰散（《十药神书》）

【组成】大蓟　小蓟　荷叶　侧柏叶　茅根　茜根　山栀　大黄　牡丹
皮　棕榈皮^{各等分}

【用法】上药各烧灰存性，研极细末，用纸包，碗盖于地上一夕，出火
毒，用时先将白藕捣汁或萝卜汁磨京墨半碗，调服五钱，食后服下。

【功用主治】凉血止血。主治血热妄行之上部出血证。症见呕血、吐
血、咯血、嗽血、衄血等，血色鲜红，来势急暴，舌红，脉数。

【炮制品选用分析】方中大蓟、小蓟性味甘凉，长于凉血止血，且能祛
瘀，是为君药。荷叶、侧柏叶、白茅根、茜草皆能凉血止血；棕榈皮收涩止
血，与君药相配，既能增强澄本清源之力，又有塞流止血之功，皆为臣药。
血之所以上溢，是因为气盛火旺，故用栀子、大黄清热泻火，挫其鸱张之
势，可使邪热从大小便而去，使气火降而助血止，是为佐药；重用凉降涩止
之品，恐致留瘀，故以牡丹皮配大黄凉血祛瘀，使止血而不留瘀，亦为佐
药。用法中用藕汁和萝卜汁磨京墨调服，藕汁能清热凉血散瘀、萝卜汁降气
清热以助止血、京墨有收涩止血之功，皆属佐药之用。诸药炒炭存性，加强
收敛止血之力。全方集凉血、止血、清降、祛瘀诸法于一方，但以凉血止血
为主，使血热清，气火降，则出血自止。

【处方规范书写格式】大蓟炭 9g　小蓟炭 9g　荷叶炭 9g　侧柏炭 9g
茅根炭 9g　茜草炭 9g　栀子炭 9g　大黄炭 9g　牡丹皮炭 9g　棕榈炭 9g

石　斛

本品为兰科植物金钗石斛 *Dendrobium nobile* Lindl.、霍山石斛 *Dendrobium
huoshanense* C. Z. Tang et S.J.Cheng、鼓槌石斛 *Dendrobium chrysotoxum* Lindl.
或流苏石斛 *Dendrobium fimbriatum* Hook. 的栽培品及其同属植物近似种的新
鲜或干燥茎。全年均可采收，鲜用者除去根和泥沙；干用者采收后，除去杂
质，用开水略烫或烘软，再边搓边烘晒，至叶鞘搓净，干燥。现在常用炮制品
规格有鲜石斛、干石斛。

一、炮制历史沿革

石斛的炮制历史沿革见表7-47。

表7-47　石斛的炮制历史沿革

年代	书名	炮制品规格
南北朝刘宋	《雷公炮炙论》	酒浸酥蒸复制法
宋代	《重修政和经史证类备急本草》	桑灰汤沃制、酒蒸制
	《圣济总录》	酒炙法
	《三因极一病证方论》	酒浸法
	《产育宝庆集》	炒制
	《类编朱氏集验医方》	焙制
明代	《增补万病回春》	酒洗法
清代	《本草汇》	酥蒸制
	《医宗说约》	蜜炙制
现代	《中国药典》(2020年版)	鲜石斛、干石斛

从以上石斛炮制品的历史沿革中可以看出，南北朝刘宋有酒浸酥蒸复制法；宋代有桑灰汤沃制、酒蒸制、酒炙法、酒浸法、炒制、焙制等；明代增加了酒洗法；清代有酥蒸制、蜜炙制、盐水炙制等。现在主要用鲜石斛和石斛干品。

二、不同炮制品临床应用特点

（一）鲜石斛

1. 加工方法　鲜品洗净，切段 [《中国药典》(2020年版)]。

2. 性效特点　甘，微寒。归胃、肾经。益胃生津，滋阴清热。鲜石斛清热生津之功较佳，多用于热病肺胃火炽，津液已耗，舌绛干燥或舌苔变黑，口渴思饮者。

（二）石斛

1. 加工方法　除去残根，洗净，切段，干燥 [《中国药典》(2020

年版）]。

2. **性效特点** 甘，微寒。归胃、肾经。益胃生津，滋阴清热。用于热病津伤，口干烦渴，胃阴不足，食少干呕，病后虚热不退，阴虚火旺，骨蒸劳热，目暗不明，筋骨痿软。常用于石斛夜光丸、地黄饮子、清暑益气汤等。

（三）临床应用辨析

鲜石斛与石斛都有益胃生津，滋阴清热功效，但鲜石斛生津作用更强。

三、不同炮制品在传统方剂中的合理选用

（一）鲜石斛

鲜石斛

【组成】鲜石斛 10～30g

【用法】捣汁或煎服。

【功用主治】益胃生津，滋阴清热。多用于热病肺胃火炽，津液已耗，舌绛干燥或舌苔变黑，口渴思饮者。

【炮制品选用分析】鲜石斛清热生津之功较佳，多用于热病肺胃火炽，津液已耗，舌绛干燥或舌苔变黑，口渴思饮者。

【处方规范书写格式】鲜石斛 10～30g

（二）石斛

1. 石斛夜光丸（《原机启微》）

【组成】天门冬二两　人参二两　茯苓二两　麦门冬一两　地黄一两　熟地黄一两　菟丝子酒浸，七钱半　菊花七钱半　决明子七钱半　苦杏仁七钱半　山药七钱半　枸杞子七钱半　牛膝七钱半　五味子半两　蒺藜半两　石斛半两　肉苁蓉半两　川芎半两　炙甘草半两　枳壳炒，半两　青葙子半两　防风半两　黄连半两　乌犀角镑，半两　羚羊角镑，半两

【用法】碾为细末，筛净，炼蜜和丸，如桐子大，每服三五十丸，温酒或盐汤任下。

【功用主治】滋阴补肾，清肝明目。主治肝肾不足，阴虚火旺。症见瞳神散大，视物昏花，羞明流泪，头晕目眩，内障等症。

【炮制品选用分析】方中以石斛、麦冬、天冬、地黄、熟地黄共为君药。其中麦冬、天冬滋阴润燥，养阴生津；地黄、熟地黄补肾生精，养血滋阴，二冬合二地，金水相生；再加石斛清热生津，滋阴明目，共收生津补

肾，滋阴养血之功。臣以肉苁蓉、菟丝子、枸杞子补益肝肾，益精明目。佐以人参、茯苓、山药补脾健肺，资生气血；蒺藜、菊花、青葙子、决明子疏风散热，清肝明目；黄连、乌犀角（水牛角代）、羚羊角凉血清热；川芎、防风、枳壳、苦杏仁行气活血，畅达气机；五味子酸涩暖肾，固精生津；牛膝补益肝肾，活血祛瘀，引热下行。使以蜜甘草调和药性。诸药配合，共奏滋阴补肾，清肝明目之功。

【处方规范书写格式】石斛 30g　人参 120g　山药 45g　茯苓 120g　蜜甘草 30g　肉苁蓉 30g　枸杞子 45g　菟丝子 45g　地黄 60g　熟地黄 60g　五味子 30g　天冬 120g　麦冬 60g　炒苦杏仁 45g　防风 30g　川芎 30g　枳壳 30g　黄连 30g　牛膝 45g　菊花 45g　盐蒺藜 30g　青葙子 30g　决明子 45g　水牛角浓缩粉 60g　羚羊角 30g

2. 地黄饮子（《圣济总录》）

【组成】干地黄　巴戟天　山茱萸　石斛　肉苁蓉_{酒浸, 焙}　炮附子　五味子　肉桂　白茯苓　麦门冬　石菖蒲　远志_{各半两}

【用法】上为粗末，每服三钱匕，水一盏，加生姜三片，大枣二枚，擘破，同煎七分，去滓，食前温服。

【功用主治】滋肾阴，补肾阳，开窍化痰。主治下元虚衰，痰浊上泛之喑痱证。症见舌强不能言，足废不能用，口干不欲饮，足冷面赤，脉沉细弱。

【炮制品选用分析】原方中干地黄乃地黄，取其滋补肾阴以制虚火之功。在临床应用时若肾精亏虚，则宜选用熟地黄以滋肾填精，亦可生、熟地同时选用以肾精、虚火兼顾。萸肉补肝肾，益精气，与地黄合用，滋阴补肾阳。酒肉苁蓉补肾阳，益精血；巴戟天宜选用盐巴戟天，补肾助阳，且久服无伤阴之弊，二药合用，益肾填精补阳。以上四药合力，补肾填精，阴阳双补，充实下元，共为君药。肉桂、炮附片为大辛大热之品，协助酒肉苁蓉、盐巴戟天温暖下元，又可引火归原以摄纳浮阳；石斛、麦冬、醋五味子补肺阴以滋水之上源，此三味养阴之品又可制约方中诸多温燥药物伤阴之弊。五药滋阴温阳，为方中臣药。茯苓、制远志、石菖蒲既可交通心肾，又能化痰开窍以治标，为佐药。煎服时少加生姜、大枣调和脾胃为使药。诸药配伍，阴阳双补，上下同治，标本兼顾。

【处方规范书写格式】地黄 20g　酒萸肉 15g　盐巴戟天 10g　石斛 10g　酒肉苁蓉 10g　炮附片 10g_{先煎}　醋五味子 10g　肉桂 10g　茯苓 10g　麦冬

10g　石菖蒲 10g　制远志 10g　生姜^{自备}　大枣^{自备}

3. 清暑益气汤（《温热经纬》）

【组成】西洋参　石斛　麦冬　黄连　竹叶　荷梗　知母　甘草　粳米　西瓜翠衣（原书未著用量）

【用法】水煎服。

【功用主治】清热养阴，益气生津。主治暑热气津两伤证。症见身热汗多，口渴心烦，小便短赤，体倦少气，精神不振，脉虚数。

【炮制品选用分析】方中西瓜翠衣清热解暑、生津止渴，宜用鲜品；西洋参益气生津、养阴清热，共为君药。荷梗助西瓜翠衣解暑清热，理气化湿；石斛、麦冬助西洋参清热养阴生津，共为臣药。黄连、知母苦寒泻火，一燥一润，燥湿而不伤阴，助祛暑以滋阴，竹叶清心除烦，三药共为佐药。甘草、粳米益胃和中，共为使药。诸药配伍，共奏清热养阴，益气生津之效。本方配伍特点：清补同用，正邪兼顾，补不留邪，热退火降，气津复得。

【处方规范书写格式】西洋参 5g^{另煎}　西瓜翠衣 30g　荷梗 15g　石斛 15g　麦冬 9g　黄连 3g　知母 6g　淡竹叶 6g　粳米 15g　甘草 3g

肉苁蓉

本品为列当科植物肉苁蓉 *Cistanche deserticola* Y.C. Ma 或管花肉苁蓉 *Cistanche tubulosa*（Schenk）Wight 的干燥带鳞叶的肉质茎。春季苗刚出土时或秋季冻土之前采挖，除去茎尖。切段，晒干。现在常用的炮制品规格有肉苁蓉、酒肉苁蓉。

一、炮制历史沿革

肉苁蓉的炮制历史沿革见表 7-48。

表 7-48　肉苁蓉的炮制历史沿革

年代	书名	炮制品规格
南北朝刘宋	《雷公炮炙论》	酒酥复制法
宋代	《太平圣惠方》	浸法
	《重修政和经史证类备急本草》	酒洗法、水煮制

年代	书名	炮制品规格
宋代	《太平惠民和剂局方》	酒煮制
	《济生方》	酒蒸制
	《洪氏集验方》	焙制
元、明	《儒门事亲》	面煨
	《普济方》	酒炒法，于银石器中文武火煮
	《景岳全书》	酥炒法
清代	《温病条辨》	泡淡
	《本草述》	以甑蒸之并忌铁器
现代	中医药学高级丛书《中药炮制学》（第2版）	肉苁蓉、盐肉苁蓉、酒肉苁蓉
	《中国药典》（2020年版）	肉苁蓉、酒肉苁蓉

从以上肉苁蓉炮制品的历史沿革中可以看出，南北朝刘宋时有酒酥复制法；宋代增加了浸法、酒洗法、水煮制、酒煮制、酒蒸制、焙制等；元、明时期又有了面煨、酒炒法、酥炒法；清代新增了"泡淡"法，在酒蒸制时强调"以甑蒸之"并"忌铁器"。现行主要为盐肉苁蓉泡淡、蒸、酒蒸等炮制方法。

二、不同炮制品临床应用特点

（一）肉苁蓉

1. 加工方法 除去杂质，洗净，润透，切厚片，干燥 [《中国药典》（2020年版）]。

2. 性效特点 甘、咸，温。归肾、大肠经。补肾阳，益精血，润肠通便。用于肾阳不足，精血亏虚，阳痿不孕，腰膝酸软，筋骨无力，肠燥便秘。肉苁蓉生品以补肾止浊、滑肠通便力强，多用于肾气不足之便秘、白浊。孕妇慎用，儿童不宜用；胃弱便溏，相火旺者忌用。常用于润肠丸等。

（二）酒肉苁蓉

1. 加工方法 取净肉苁蓉片，照酒炖或酒蒸法（通则0213）炖或蒸至酒吸尽 [《中国药典》（2020年版）]。

2. 性效特点　甘、咸，温。归肾、大肠经。补肾阳，益精血，润肠通便。用于肾阳不足，精血亏虚，阳痿不孕，腰膝酸软，筋骨无力，肠燥便秘。酒制后增强补肾助阳之力，多用于阳痿、腰痛、不孕症。孕妇慎用，儿童不宜用；胃弱便溏，相火旺者，肠胃实热、大便秘结者忌用。常用于济川煎、地黄饮子等。

（三）临床应用辨析

肉苁蓉、酒肉苁蓉和盐肉苁蓉功效作用基本一致，酒炙入血，增强其益精血作用；盐炙入肾，增强其补肾阳作用。同一方剂根据临床症状不同可以选择不同的炮制品。

三、不同炮制品在传统方剂中的合理选用

（一）**肉苁蓉**

润肠丸（《世医得效方》）

【组成】沉香一两　　肉苁蓉二两

【用法】上为末，用火麻仁汁打糊为丸如梧子大。每服七十丸，空心，米饮送下。

【功用主治】补精养血，润肠通便。主治精亏血虚，津液耗伤，大便秘结者。

【炮制品选用分析】本方中肉苁蓉补肾益精、滑肠通便为主，沉香温肾行气、火麻仁润肠，共奏补精养血，润肠通便之功。

【处方规范书写格式】肉苁蓉 60g　沉香 30g　火麻仁 30g

（二）**酒肉苁蓉**

1. 济川煎（《景岳全书》）

【组成】当归二至五钱　牛膝二钱　肉苁蓉酒洗去咸,二至三钱　泽泻一钱半　升麻五至七分或一钱　枳壳一钱,虚甚者不必用

【用法】水一盏半，煎七分，食前服。

【功用主治】温肾益精，润肠通便。主治肾虚便秘证。症见大便秘结，小便清长，腰酸膝软，苔白，脉沉迟。

【炮制品选用分析】方中肉苁蓉性味咸温，质润而降，酒制为宜，既能补肾益精，又能润肠通便，为君药。当归生用养血润肠；牛膝补益肝肾，强壮腰膝，且性善下行，共为臣药。枳壳下气宽肠助通便，以麸炒为宜；盐泽泻性降，入肾经，渗利泻浊，共为佐药。升麻以轻宣升阳，清阳得升，浊阴

自降，为使药。综观本方之用药，寓通于补，寄降于升。方名"济川"，乃济助河川之水以行舟之意。本方以补为通，重在温肾。

【处方规范书写格式】酒肉苁蓉 9g　当归 15g　牛膝 6g　麸炒枳壳 3g
盐泽泻 4.5g　升麻 3g

2. 地黄饮子（《圣济总录》）

【组成】干地黄　巴戟天　山茱萸　石斛　肉苁蓉_{酒浸，焙}　炮附子　五味子　肉桂　白茯苓　麦门冬　石菖蒲　远志_{各半两}

【用法】上为粗末，每服三钱匕，水一盏，加生姜三片，大枣二枚，擘破，同煎七分，去滓，食前温服。

【功用主治】滋肾阴，补肾阳，开窍化痰。主治下元虚衰，痰浊上泛之喑痱证。症见舌强不能言，足废不能用，口干不欲饮，足冷面赤，脉沉细弱。

【炮制品选用分析】原方中干地黄乃地黄，取其滋补肾阴以制虚火之功。在临床应用时若肾精亏虚，则宜选用熟地黄以滋肾填精，亦可生、熟地同时选用以肾精、虚火兼顾。酒萸肉补肝肾，益精气，与地黄合用，滋阴补肾阳。酒肉苁蓉补肾阳，益精血；巴戟天宜选用盐巴戟天，补肾助阳，且久服无伤阴之弊，二药合用，益肾填精补阳。以上四药合力，补肾填精，阴阳双补，充实下元，共为君药。肉桂、炮附片为大辛大热之品，协助酒肉苁蓉、盐巴戟天温暖下元，又可引火归原以摄纳浮阳；石斛、麦冬、醋五味子补肺阴以滋水之上源；此三味养阴之品又可制约方中诸多温燥药物伤阴之弊。五药滋阴温阳，为方中臣药。茯苓、制远志、石菖蒲既可交通心肾，又能化痰开窍以治标，为佐药。煎服时少加生姜、大枣调和脾胃为使药。诸药配伍，阴阳双补，上下同治，标本兼顾。

【处方规范书写格式】地黄 20g　酒萸肉 15g　盐巴戟天 10g　石斛 10g
酒肉苁蓉 10g　炮附片 10g^{先煎}　醋五味子 10g　肉桂 10g　茯苓 10g　麦冬 10g　石菖蒲 10g　制远志 10g　生姜^{自备}　大枣^{自备}

麻　黄

本品为麻黄科植物草麻黄 *Ephedra sinica* Stapf、中麻黄 *Ephedra intermedia* Schrenk et C. A. Mey. 或木贼麻黄 *Ephedra equisetina* Bge. 的干燥草质茎。秋季采割绿色的草质茎，晒干。现在常用炮制品规格有麻黄、蜜麻黄。

一、炮制历史沿革

麻黄的炮制历史沿革见表 7-49。

表 7-49　麻黄的炮制历史沿革

年代	书名	炮制品规格
汉代	《金匮玉函经》	去节、碎锉和煮数沸
宋代	《重修政和经史证类备急本草》	杵末
	《太平圣惠方》	酒煎
	《博济方》	清炒
	《苏沈良方》	沸汤泡
	《本草衍义》	蜜炙
元代	《卫生宝鉴》	炒黄、烧炭
明代	《普济方》	炒焦和姜汁浸制
	《仁术便览》	沸醋汤浸
	《景岳全书》	酒蜜拌炒焦法
清代	《温热暑疫全书》	酒洗
	《一草亭目科全书》	炒黑
	《得配本草》	酒煮
现代	《中国药典》(2020 年版)	麻黄、蜜麻黄

　　从以上麻黄炮制品的历史沿革中可以看出，蜜麻黄的炮制雏形在宋代已经建立。在宋代《本草衍义》中有明确表述为蜜炙，现代蜜炙是麻黄最为常用的炮制方法。麻黄的其他炮制方法大致可归为三大类：一是煮沸或沸汤泡或浸，如在汉代《金匮玉函经》的煮数沸，宋代《苏沈良方》的沸汤泡，明代《仁术便览》描述为沸醋汤浸等；二是用辅料洗或煮，如宋代《太平圣惠方》的酒煎，清代《温热暑疫全书》的酒洗、《得配本草》的酒煮；三是炒制法，包括清炒和加辅料拌炒，清炒又有炒黄、炒焦、炒黑等不同要求，在明代《景岳全书》中则加两种辅料拌炒，描述为酒蜜拌炒焦法。

二、不同炮制品临床应用特点

（一）麻黄

1. 加工方法 除去木质茎、残根及杂质，切段 [《中国药典》（2020年版）]。

2. 性效特点 辛、微苦，温。功能为发汗散寒，宣肺平喘，利水消肿。用于风寒感冒，胸闷喘咳，风水浮肿；支气管哮喘。常用于麻黄汤、小青龙汤、麻黄杏仁甘草石膏汤、麻黄细辛附子汤等。

（二）蜜麻黄

1. 加工方法 取麻黄段，照蜜炙法（通则 0213）炒至不粘手。每 100kg麻黄，用炼蜜 20kg[《中国药典》（2020年版）]。

2. 性效特点 辛、微苦，温。麻黄经蜜炙后味甘而微苦，性温偏润，辛散发汗作用缓和，并能与麻黄的止咳平喘的功效起协同作用，从而增强宣肺平喘止咳的效力，多用于表证较轻，而肺气壅阻咳嗽气喘的患者。常用于定喘汤等。

（三）临床应用辨析

麻黄作用为发汗散寒，宣肺平喘，利水消肿。生用为辛温解表药，其功效发汗散寒，利水消肿；蜜麻黄属于止咳平喘药，其功效为宣肺平喘。

三、不同炮制品在传统方剂中的合理选用

（一）麻黄

1. 麻黄汤（《伤寒论》）

【组成】麻黄去节，三两　桂枝二两　杏仁去皮尖，七十个　甘草炙，一两

【用法】上四味，以水九升，先煮麻黄，减二升，去上沫，内诸药，煮取二升半，去滓，温服八合，覆取微似汗，不需啜粥，余如桂枝法将息。

【功用主治】发汗解表，宣肺平喘。主治外感风寒表实证。症见恶寒发热，头疼身痛，无汗而喘，舌苔薄白，脉浮紧。

【炮制品选用分析】方中麻黄宜用生品，辛微苦，温，取其善开腠理，既能发汗散寒，又能宣肺平喘。桂枝宜生用，取其解肌发表之功，麻黄、桂枝相须为用，加强发汗解表透邪之功。苦杏仁宜用燀苦杏仁，味苦、微温，取其降利肺气，止咳平喘为佐药。甘草为使药，取其调和药性，又可使汗出不致过猛而耗伤正气，故宜用蜜甘草。

【处方规范书写格式】麻黄 9g先煎　桂枝 6g　燀苦杏仁 9g　蜜甘草 3g

2. 小青龙汤（《伤寒论》）

【组成】麻黄_{去节，三两}　芍药_{三两}　细辛_{三两}　干姜_{三两}　甘草_{炙，三两}　桂枝_{去皮，三两}　五味子_{半升}　半夏_{洗，半升}

【用法】上八味，以水一斗，先煮麻黄，减二升，去沫，内诸药，煮取三升，去滓，温服一升。

【功用主治】解表散寒，温肺化饮。主治外寒内饮证。症见恶寒发热，头身疼痛，无汗，喘咳，痰多清稀而量多，胸痞，或干呕，或痰饮喘咳，不得平卧，或身体疼重，头面四肢浮肿，舌苔白滑，脉浮。

【炮制品选用分析】方中麻黄以生品为宜，取其发汗解表散寒，且麻黄又能宣肺止咳平喘。桂枝宜用生品，温阳以化内饮，与麻黄相配，既可加强解表之功，又可宣肺平喘，温阳化饮。五味子收敛肺气，生用为宜，与干姜、细辛相配，一散一收，使散寒而不伤肺气，敛肺气而不留邪，相辅相成，共奏化饮止咳平喘之效。白芍养阴和营，宜用炒白芍，去其寒凉之性，可防麻黄、桂枝发散太过而耗伤阴液；半夏燥湿化痰，和胃降逆，宜用姜半夏，与干姜、细辛相配，善于温化水饮。甘草为使药，和中调药，宜用蜜甘草。

【处方规范书写格式】麻黄 9g_{先煎}　细辛 3g　干姜 9g　炒白芍 9g　桂枝 9g　姜半夏 9g　五味子 9g　蜜甘草 6g

3. 麻黄杏仁甘草石膏汤（《伤寒论》）

【组成】麻黄_{去节，四两}　杏仁_{去皮，五十个}　甘草_{炙，二两}　石膏_{碎，绵裹半斤}

【用法】上四味，以水七升，煮麻黄，减二升，去上沫，内诸药，煮取二升，去滓，温服一升。

【功用主治】辛凉宣泄，清肺平喘。主治外感风邪，邪热壅肺证。症见身热不解，咳喘，甚则气急鼻扇，口渴，有汗或无汗，舌苔薄白或黄，脉浮而数。

【炮制品选用分析】方中麻黄选用生品，既能宣肺平喘，又能解表透邪；石膏为生品，清泄肺热，两药相配，既能透邪于外，又能清热于内。苦杏仁降肺气，止咳喘，宜选用焯苦杏仁，与麻黄同用，一宣一降，增强平喘之力。甘草宜炙用，益气和中，调和诸药，为使药。

【处方规范书写格式】麻黄 9g_{先煎}　石膏 18g　焯苦杏仁 9g　蜜甘草 6g

4. 麻黄细辛附子汤（《伤寒论》）

【组成】麻黄_{去节，二两}　细辛_{二两}　附子_{炮，去皮，一枚，破八片}

【用法】上三味，以水一斗，先煮麻黄，减二升，去上沫，内诸药，煮取三升，去滓。温服一升，日三服。

【功用主治】助阳解表。主治阳虚外感风寒证。症见发热、恶寒甚剧，虽厚衣重被，其寒不解，神疲欲寐，脉沉微。

【炮制品选用分析】方中麻黄选用生品，辛温发汗解表；附子生品有毒，一般多外用，此处应为炮附片，温肾助阳，鼓邪外达，两药相配，相辅相成，为助阳解表的常用组合。

【处方规范书写格式】麻黄 6g　细辛 3g　炮附片 9g^{先煎}

5. 其他方剂

（1）大青龙汤（《伤寒论》）

【组成】麻黄_{去节，六两}　桂枝_{二两}　甘草_{炙，二两}　杏仁_{去皮尖，四十粒}　石膏_{如鸡子大，碎}　生姜_{三两}　大枣_{十二枚，擘}

【用法】上七味，以水九升，先煮麻黄，减二升，去上沫，内诸药，煮取三升，去滓，温服一升。取微似汗。汗出多者，温粉扑之，一服汗者，停后服。若复服，汗多亡阳，遂虚，恶风烦躁，不得眠也。

【功用主治】发汗解表，兼清里热。主治外感风寒，内有郁热证。症见恶寒发热，身疼痛，无汗，烦躁，脉浮紧。主治溢饮。症见身体疼重，或四肢浮肿，恶寒身热，无汗，烦躁，脉浮紧。

【处方规范书写格式】麻黄 18g^{先煎}　桂枝 6g　蜜甘草 6g　燀（炒）苦杏仁 6g　石膏 18g　生姜 9g　大枣 6g

（2）射干麻黄汤（《伤寒论》）

【组成】射干_{三两}　麻黄_{四两}　生姜_{四两}　细辛_{三两}　紫菀_{三两}　款冬花_{三两}　大枣_{七枚}　半夏_{大者洗，半升}　五味子_{半升}

【用法】上九味，以水一斗二升，先煎麻黄两沸，去上沫，纳诸药，煮取三升，分温三服。

【功用主治】宣肺祛痰，降气止咳。主治痰饮郁结，气逆咳喘证。症见咳而上气，喉中有水鸡声。

【处方规范书写格式】射干 9g　麻黄 12g^{先煎}　生姜 12g　细辛 3g　蜜紫菀 9g　蜜款冬花 9g　大枣 14g　姜半夏 9g　醋五味子 9g

（3）越婢汤（《金匮要略》）

【组成】麻黄_{六两}　石膏_{半斤}　生姜_{三两}　甘草_{二两}　大枣_{十五枚}

【用法】上五味，以水六升，先煎麻黄，去上沫，内诸药，煮取三升，分温三服。

【功用主治】发汗利水。主治风水夹热证。症见恶风，一身悉肿，脉浮不渴，续自汗出，无大热者。

【处方规范书写格式】麻黄 18g^{先煎}　石膏 24g　生姜 9g　甘草 6g　大枣 5 枚

（4）麻黄附子甘草汤（《伤寒论》）

【组成】麻黄_{去节，二两}　甘草_{炙，二两}　附子_{炮，一枚，破八片}

【用法】上三味，用水一升，先煮麻黄一两沸，去上沫，内诸药，煮取三升，去滓，温服一升，日三服。

【功用主治】助阳解表。主治少阴病。症见恶寒身疼，无汗，微发热，脉沉微者。

【处方规范书写格式】麻黄 6g　蜜甘草 6g　炮附片 9g^{先煎}

（二）蜜麻黄

定喘汤（《摄生众妙方》）

【组成】白果_{去壳砸碎，炒黄色，二十一个}　麻黄_{三钱}　苏子_{二钱}　甘草_{一钱}　款冬花_{三钱}　杏仁_{去皮、尖，一钱五分}　桑皮_{蜜炙，三钱}　黄芩_{微炒，一钱五分}　法制半夏_{如无，用甘草汤泡七次，去脐用，三钱}

【用法】上用水三盅，煎二盅，作二服。每服一盅，不用姜，不拘时候，徐徐服。

【功用主治】宣降肺气，清热化痰。主治痰热内蕴，风寒外束之哮喘。症见咳喘痰多气急，痰稠色黄，或微恶风寒，舌苔黄腻，脉滑数。

【炮制品选用分析】方中麻黄疏散风寒，宣肺平喘；白果敛肺定喘。二药配伍，一散一收，既能增强平喘之效，又能宣肺而不耗气，敛肺而不留邪，共为君药。其中麻黄蜜炙后，增强其宣肺平喘止咳之效；白果炒后降低毒性，增强敛涩作用。桑白皮泻肺平喘，蜜炙可缓和寒泻之性，并可润肺止咳；黄芩，宜用酒黄芩，清热化痰，炒后可借酒升散，引药入血分，二者合用以消内蕴之痰热，为臣药。苦杏仁、紫苏子、半夏、款冬花降气平喘，化痰止咳，俱为佐药。其中，炒紫苏子可缓和辛散之性，提高煎出效果，增强温肺降气作用；款冬花蜜炙，取其增强润肺止咳的功效；苦杏仁宜用焯苦杏仁，炮制后杀酶保苷。半夏宜用法半夏，燥湿化痰。甘草调药和中，且能止咳，用为佐使。诸药配伍，外散风寒，内清痰热，宣降肺气而平哮喘。

【处方规范书写格式】蜜麻黄 9g　炒白果仁 9g^{捣碎}　蜜桑白皮 9g　酒黄芩 4.5g　炒紫苏子 6g　蜜款冬花 9g　焯苦杏仁 4.5g　法半夏 9g　甘草 3g

第五节　果实及种子类

女贞子

本品为木犀科植物女贞 *Ligustrum lucidum* Ait. 的干燥成熟果实。冬季果实成熟时采收，除去枝叶，稍蒸或置沸水中略烫后，干燥；或直接干燥。现在常用炮制品规格有酒女贞子。

一、炮制历史沿革

女贞子的炮制历史沿革见表 7-50。

表 7-50　女贞子的炮制历史沿革

年代	书名	炮制品规格
宋代	《疮疡经验全书》	饭上蒸
明代	《本草蒙筌》	复合辅料酒和旱莲草及地黄制
	《炮炙大法》	黑豆同蒸
	《先醒斋医学广笔记》	酒拌蒸
	《审视瑶函》	酒蜜拌蒸
	《本草品汇精要》	浸酒祛风补血
清代	《本草汇》	酒蒸
	《医宗说约》	酒浸
	《医方集解》	蜜酒拌蒸
	《得配本草》	盐水炒
	《本草纲目拾遗》	白芥子车前水浸
现代	《中国药典》(2020 年版)	女贞子、酒女贞子

从以上女贞子炮制品的历史沿革中可以看出，古代关于女贞子的炮制方法有蒸制、酒制、药汁制及盐制。最早的女贞子炮制方法始见于宋代，如"饭上蒸"；明清有"酒拌，九蒸九晒"、酒浸、"陈酒共蜜拌蒸七次，晒七

日，露七夜"、旱莲草地黄制、黑豆同蒸、白芥子车前水浸、盐制等。现代女贞子的炮制方法，在传统的净制、蒸制、酒制、盐制的基础上，尚增加了醋制。全国各地的炮制规范中收载的大多是酒制，其次是盐制，再后是醋制和蒸制。《中国药典》（2020 年版）收载的炮制方法为酒炖法或酒蒸法。

二、不同炮制品临床应用特点

（一）女贞子

1. **加工方法**　除去杂质，洗净，干燥 [《中国药典》（2020 年版）]。

2. **性效特点**　甘、苦、凉。功能为滋补肝肾，明目乌发。用于肝肾阴虚，眩晕耳鸣，腰膝酸软，须发早白，目暗不明，内热消渴，骨蒸潮热。

（二）酒女贞子

1. **加工方法**　取净女贞子，照酒炖法或酒蒸法（通则 0213）炖至酒吸尽或蒸透 [《中国药典》（2020 年版）]。

2. **性效特点**　甘。酒味甘、辛，性大热，酒制女贞子寒滑之性减弱，补肝肾作用增强。用于肝肾阴虚，头晕耳鸣，须发早白，目暗不明。常用于二至丸、健身宁片、充髓汤等。

（三）临床应用辨析

女贞子与酒女贞子功效均为滋补肝肾，明目乌发，其临床使用区别不大，酒制使其寒滑之性减弱，补肝肾作用增强。临床多用酒女贞子。

三、不同炮制品在传统方剂中的合理选用

酒女贞子

1. **二至丸（《医方集解》）**

【组成】女贞子　旱莲草各等分

【用法】女贞采去梗叶，酒浸一昼夜，粗布袋擦去皮，晒干为末；待墨旱莲出时，采数石捣汁熬浓。二药为丸，如梧桐子大。每夜酒下百丸。

【功用主治】补益肝肾，滋阴止血。主治阴虚火旺之经期延长。症见眩晕耳鸣，咽干鼻燥，腰膝酸痛，舌红少苔，脉细数。

【炮制品选用分析】本方为治疗肝肾阴虚兼有出血的著名方剂，也是治疗阴虚白发增多的主要方剂。方中女贞子甘平，少阴之精，隆冬不凋，其色青黑，益肝补肾，宜用酒女贞子，增强补肝肾作用。墨旱莲甘寒汁黑，入肾补精，故能益下而荣上，强阴而黑发。两药共奏补益肝肾，滋阴止血之效。

【处方规范书写格式】酒女贞子　墨旱莲

2. 健身宁片（《最新中成药手册》）

【组成】何首乌　当归　桑椹　鹿茸_{去毛}　黄精_{酒炙}　党参　墨旱莲　熟地黄　女贞子_{酒炙}　乌梅

【用法】口服，每次 6 片（每片 0.4g），每日 3 次。

【功用主治】滋补肝肾，养血健身。主治肝肾不足引起的腰酸腿软、神疲体倦、头晕耳鸣、心悸气短、须发早白。

【炮制品选用分析】方中以何首乌、黄精、熟地黄、桑椹滋肾柔肝，养血育阴。其中，黄精宜酒制，酒制后滋而不腻，更好地发挥补肾益血作用。辅以当归补血，党参益气，鹿茸填精益髓；配墨旱莲、女贞子平补肾阴，此处女贞子宜用酒女贞子，酒制后寒滑之性减弱，补肝肾作用增强；用乌梅生津液，收涩精气。综合本方具有滋补肝肾，养血强身之效。

【处方规范书写格式】制何首乌　当归　桑椹　鹿茸_{去毛}　酒黄精　党参　墨旱莲　熟地黄　酒女贞子　乌梅

3. 其他方剂

充髓汤（《辨证录》）

【组成】熟地_{三两}　玄参_{二两}　金钗石斛_{五钱}　牛膝_{五钱}　女贞子_{五钱}

【用法】上药水煎服，每日 1 剂，1 日 2 次。

【功用主治】补肾充髓，主治房事过劳。

【处方规范书写格式】熟地黄 90g　玄参 60g　石斛 15g　牛膝 15g　酒女贞子 15g

山　楂

本品为蔷薇科植物山里红 *Crataegus pinnatifida* Bge. var. *major* N. E. Br. 或山楂 *Crataegus pinnatifida* Bge. 的干燥成熟果实。秋季果实成熟时采收，切片，干燥。现在常用炮制品规格有炒山楂、焦山楂。

一、炮制历史沿革

山楂的炮制历史沿革见表 7-51。

表 7-51　山楂的炮制历史沿革

年代	书名	炮制品规格
元代	《丹溪心法》	炒或蒸熟
明代	《医学纲目》	炒
	《本草通玄》	核有功力不可去
清代	《医宗说约》	炒黑
	《本草述钩元》	姜汁拌炒黑
	《温热暑疫全书》	姜汁炒
	《本经逢原》	童便浸
现代	中医药学高级丛书《中药炮制学》（第2版）	山楂、炒山楂、焦山楂
	《中国药典》(2020年版)	山楂、焦山楂

从以上山楂炮制品的历史沿革中可以看出，山楂的炮制方法主要有清炒、制炭、加辅料炒及蒸制等。清炒始见于元代，其后明代和清代都有相同的记载，其炒制程度大都类似于现代炒炭的要求，如清代的《医宗说约》"捣末用炒黑"。另外，山楂古代炮制尚有蒸法，蒸法始见于元代《丹溪心法》"蒸熟，晒干"。加辅料的炒制方法主要有姜汁制、童便制等。现代山楂炮制方法主要沿承了古代的炒制法，《中国药典》（2020年版）收载的炮制方法为净制和炒法。

二、不同炮制品临床应用特点

（一）山楂

1. **加工方法**　除去杂质及脱落的核 [《中国药典》（2020年版）]。

2. **性效特点**　酸、甘，微温。功能为消食健胃，行气散瘀，化浊降脂。用于肉食积滞，胃脘胀满，泻痢腹痛，瘀血经闭，产后瘀阻，心腹刺痛，胸痹心痛，疝气疼痛；高脂血症。

（二）**炒山楂**

1. **加工方法**　取净山楂，置炒制容器内，用文火加热炒至色变深，取出，放凉。

2. 性效特点　微酸、甘，微温。炒山楂酸味减弱，可缓和对胃的刺激性，善于消积化食，用于积食停滞，脾虚食滞。常用于健脾丸、启脾丸、沉香化滞丸等。

（三）焦山楂

1. 加工方法　取净山楂，照清炒法（通则0213）炒至表面焦褐色，内部黄褐色 [《中国药典》（2020年版）]。

2. 性效特点　微酸、甘、苦，微温。焦山楂消食导滞作用增强。用于肉食积滞，泻痢不爽。常用于保和丸、槟榔消痞散等。

（四）临床应用辨析

山楂功效为消食健胃，行气散瘀，化浊降脂。山楂生用行气散瘀，化浊降脂作用力胜，现代研究证明山楂生品具有活血化瘀作用。

三、不同炮制品在传统方剂中的合理选用

（一）炒山楂

1. 健脾丸（《证治准绳》）

【组成】白术炒, 二两半　木香另研　黄连酒炒　甘草各七钱半　白茯苓去皮, 二两　人参一两五钱　神曲炒　陈皮　砂仁　麦芽炒, 取面　山楂取肉　山药　肉豆蔻面裹, 煨热, 纸包槌去油, 各一两

【用法】上共为细末，蒸饼为丸，如绿豆大，每服五十丸，空心服，一日二次，陈米汤下。

【功用主治】健脾和胃，消食止泻。主治脾虚食积证。症见食少难消，脘腹痞满，大便溏薄，倦怠乏力，苔腻微黄，脉虚弱。

【炮制品选用分析】方中重用人参、白术、茯苓补气健脾，运湿止泻，共为君药。其中白术宜用麸炒白术，健脾作用增强，且缓其燥性。臣以山楂、神曲、麦芽消食和胃，除积化滞。其中山楂宜选用炒山楂，增强其消食化滞功效；麦芽应选用炒麦芽，药性偏温，气香，具行气、消食之效；神曲应选用麸炒神曲，具甘香气味，以悦脾和胃消食。佐以肉豆蔻、山药健脾止泻；木香、砂仁、陈皮理气开胃，醒脾除胀；黄连清热燥湿，以除湿热。其中肉豆蔻应选用煨肉豆蔻，可去其滑肠副作用、减缓刺激性，增强健脾止泻功能；黄连宜选酒黄连，以缓其苦寒之性。甘草配伍君药可补中益气，又能调和诸药，功兼佐使。诸药配伍，共奏健脾和胃，消食止泻之功。

【处方规范书写格式】麸炒白术15g　煨木香6g　酒黄连6g　甘草6g

茯苓 10g　人参 9g　麸炒神曲 6g　炒麦芽 6g　陈皮 6g　砂仁 6g^{捣碎}　炒山楂 6g　山药 6g　煨肉豆蔻 6g

2. 其他方剂

（1）启脾丸 [《中国药典》（2020 年版）]

【组成】人参　白术_炒　茯苓　甘草　陈皮　山药　莲子_炒　山楂_炒　六神曲_炒　麦芽_炒　泽泻

【用法】以上十一味，粉碎成细粉，过筛，混匀。每 100g 粉末加炼蜜 120～140g 制成大蜜丸（每丸重 3g）。口服，一次 1 丸，一日 2～3 次；三岁以内小儿酌减。

【功用主治】健脾和胃。主治脾胃虚弱，消化不良，腹胀便溏。

【处方规范书写格式】人参　炒白术　茯苓　甘草　陈皮　山药　炒莲子　炒山楂　炒六神曲　炒麦芽　泽泻

（2）沉香化滞丸（《最新中成药手册》）

【组成】沉香　五灵脂_制　陈皮　莪术_制　木香　牵牛子_炒　山楂_炒　香附_制　砂仁　青皮　枳实_炒　枳壳_炒　厚朴_制　三棱_制　大黄

【用法】上药加工为丸。口服，每次 6g，每日 2 次。

【功用主治】理气化滞。主治饮食停滞、胸腹胀满。

【处方规范书写格式】沉香　制五灵脂　陈皮　制莪术　木香　炒牵牛子　炒山楂　制香附　砂仁　青皮　炒枳实　炒枳壳　制厚朴　制三棱　大黄

（二）焦山楂

1. 保和丸（《丹溪心法》）

【组成】山楂_{六两}　神曲_{二两}　半夏　茯苓_{各三两}　陈皮　连翘　莱菔子_{各一两}

【用法】上为末，炊饼为丸，如梧桐子大，每服七八十丸，食远白汤下。

【功用主治】消食化滞，理气和胃。主治食积证。症见脘腹痞满胀痛，嗳腐吞酸，恶食呕逆，或大便泄泻，舌苔腻，脉滑。

【炮制品选用分析】方中山楂宜用焦山楂，长于消积止泻，可消各种饮食积滞，尤善消肉食油腻积滞；神曲宜选麸炒神曲，具甜香气味，醒脾消积，且长于化酒食陈腐之积；莱菔子应选用炒莱菔子，其药性由升转降，增强消食除胀作用；半夏宜用姜半夏，既可减毒副作用，又能增强降逆止呕作用；陈皮宜选用贮存一年以上者，以缓和燥性，且增强其理气之功；连翘，苦而微寒，清热散结；茯苓健脾渗湿，和中止泻。

【处方规范书写格式】焦山楂 18g　　麸炒神曲 6g　　姜半夏 9g　　茯苓 9g　　陈皮 3g　　连翘 3g　　炒莱菔子 3g^{捣碎}

2. 其他方剂

槟榔消痞散（《全国中成药处方集》）

【组成】槟榔炭_{一两}　　鸡内金_{一两}　　蓼实_{四两}　　焦山楂_{二两半}　　使君子肉_{一两半}

【用法】上为细末。小儿 5 岁以内者，每服 2～3 分，5 岁以上者每服 5 分～1 钱，开水送下。

【功用主治】通肠胃，化宿食，破坚结，杀虫导积。主治小儿食积、奶积、虫积、水积，一切积聚，饮食不思，腹痛膨胀，肚大青筋，四肢瘦弱。

【处方规范书写格式】槟榔炭 60g　　炒鸡内金 30g　　蓼实 120g　　焦山楂 75g　　使君子 45g

山茱萸

本品为山茱萸科植物山茱萸 *Cornus officinalis* Sieb. et Zucc. 的干燥成熟果肉。秋末冬初果皮变红时采收果实，用文火烘或置沸水中略烫后，及时除去果核，干燥。现在常用炮制品规格有酒萸肉。

一、炮制历史沿革

山茱萸的炮制历史沿革见表 7-52。

表 7-52　山茱萸的炮制历史沿革

年代	书名	炮制品规格
南北朝刘宋	《雷公炮炙论》	熬制
宋代	《圣济总录》	麸炒、酒浸取肉
	《太平惠民和剂局方》	微炒、焙制
	《女科百问》	火炮
元代	《世医得效方》	微烧
	《幼幼集成》	酒蒸
明代	《普济方》	酒浸良久,取肉去核
	《万氏女科》	酒蒸

年代	书名	炮制品规格
明代	《证治准绳》	蒸制
	《审视瑶函》	酒制
	《一草亭目科全书》	慢火炒
清代	《握灵本草》	酒浸
	《医宗说约》	酒洗
	《本草述》	羊油炙、盐炒
	《良朋汇集经验神方》	酒浸蒸
现代	《中国药典》(2020年版)	山萸肉、酒萸肉

从以上山茱萸炮制品的历史沿革中可以看出,南北朝有熬制;宋代有多种炮制方法,如麸炒、酒浸取肉、微炒、焙制、火炮。元代有微烧、酒蒸等。明代蒸法成为主要的炮制方法一直沿用至今。目前对山茱萸的炮制方法:去核,酒蒸山萸肉、蒸山萸肉、醋山萸肉、盐山萸肉等,其中以酒蒸山萸肉为常用。

二、不同炮制品临床应用特点

(一)山萸肉

1. 加工方法 除去杂质和残留果核[《中国药典》(2020年版)]。

2. 性效特点 酸、涩,微温。功能为补益肝肾,收涩固脱。用于眩晕耳鸣,腰膝酸痛,阳痿遗精,遗尿尿频,崩漏带下,大汗虚脱,内热消渴。

(二)酒萸肉

1. 加工方法 取净山萸肉,照酒炖法或酒蒸法(通则0213)炖或蒸至酒吸尽[《中国药典》(2020年版)]。

2. 性效特点 酸、涩,微温。山茱萸经酒蒸制后,滋补作用增强,用于眩晕耳鸣,腰膝酸痛,阳痿遗精,遗尿尿频,崩漏带下,胁肋疼痛,目暗不明等。常用于六味地黄丸、左归丸、肾气丸、右归丸、地黄饮子、固冲汤等。

(三)临床应用辨析

山萸肉生用长于收涩固脱,敛汗;酒萸肉(蒸山萸肉)补肝肾作用增强。现方剂中多用于滋补肝肾,临床多用酒萸肉或蒸山萸肉。

三、不同炮制品在传统方剂中的合理选用

酒萸肉

1. 六味地黄丸（《小儿药证直诀》）

【组成】熟地黄_{炒，八钱} 山萸肉 干山药_{各四钱} 泽泻 牡丹皮 白茯苓_{去皮，各三钱}

【用法】上为末，炼蜜为丸，如梧桐子大。空心温水化下三丸。

【功用主治】滋阴补肾。主治肾阴虚证。症见头晕目眩，耳鸣耳聋，腰膝酸软，盗汗，遗精，消渴，骨蒸潮热，手足心热，口燥咽干，牙齿动摇，足跟作痛，小便淋沥，以及小儿囟门不合，舌红少苔，脉沉细数。

【炮制品选用分析】本方中熟地黄质润入肾，填精益髓，滋阴补肾，大补真水，为君药。山茱萸宜用酒萸肉补益肝肾，温而不燥，补而不峻，可助熟地黄补益肝肾之阴，并能涩精以助肾精之固藏；山药补脾益气，滋养脾阴，补后天以养先天，亦能补肾涩精，共为臣药。方中取山药、酒萸肉补脾益肝，有助于肾阴、肾精之复。泽泻宜用盐泽泻增强利湿泄肾浊之功；茯苓淡渗脾湿，湿浊去则肾阴复归其位；牡丹皮清泻肝之相火以防止酒萸肉之温性引动肝肾之相火，俱为佐使。

【处方规范书写格式】熟地黄 20g 酒萸肉 10g 山药 10g 盐泽泻 9g 牡丹皮 9g 茯苓 9g

2. 左归丸（《景岳全书》）

【组成】大怀熟地_{八两} 山药_{炒，四两} 枸杞_{四两} 山茱萸_{四两} 川牛膝_{酒洗蒸熟，三两} 鹿角胶_{敲碎，炒珠，四两} 龟甲胶_{切碎，炒珠，四两} 菟丝子_{制，四两}

【用法】上先将熟地蒸烂，杵膏，炼蜜为丸，如梧桐子大。每食前用滚汤或淡盐汤送下百余丸。

【功用主治】滋阴补肾，填精益髓。主治真阴不足证。症见头晕目眩，腰酸腿软，遗精滑泄，自汗盗汗，口燥舌干，舌红少苔，脉细。

【炮制品选用分析】方中熟地黄益肾填精，大补肾阴，重用为君药；山茱萸宜用酒萸肉补益肝肾，涩精敛汗；山药补脾滋阴，滋肾固精，培补后天以养先天；枸杞子平补肝肾之阴；"精不足补之以味"，龟甲胶滋阴补髓，鹿角胶益精补阳，二胶合用，寓"阳中求阴"之义。五药共为臣药。菟丝子宜用盐菟丝子，为平补阴阳之品，助补阴药滋补肾阴，又助鹿角胶益精补阳，发挥阳化阴生之功；川牛膝宜用酒川牛膝补益肝肾，强筋骨，因其性下行，故遗精滑泄者不宜使用，二药为佐使药。诸药配伍，填精补髓，滋阴补肾之

力颇著，为峻补真阴，"纯甘壮水"的代表方剂。

【处方规范书写格式】熟地黄 24g　山药 12g　枸杞子 12g　酒萸肉 12g
酒川牛膝 9g　鹿角胶 12g^{烊化}　龟甲胶 12g^{烊化}　盐菟丝子 12g

3. 肾气丸（《金匮要略》）

【组成】干地黄_{八两}　薯蓣　山茱萸_{各四两}　泽泻　茯苓　牡丹皮_{各三两}　桂枝　附子_{各一两}

【用法】上为细末，炼蜜和丸，如梧桐子大，酒下十五丸，日再服。

【功用主治】补肾助阳。主治肾阳不足证。症见腰痛脚软，身半以下常有冷感，少腹拘急，小便不利，或小便反多，入夜尤甚，阳痿早泄，舌淡而胖，脉虚弱，尺部沉细，以及痰饮、水肿、消渴、脚气、转胞等。

【炮制品选用分析】本方证乃肾阳不足所致。肾阳不足，气化失司，水液代谢失常是其基本病机表现。治宜补肾助阳。方中附子用炮附片一则取其温肾散寒，二则温阳化饮。汉代肉桂与桂枝未分，统称桂枝。桂枝通阳之功强，与炮附片配伍，既可补火助阳以培本，又可温阳化气利小便以治标。而肉桂之散寒之力著，与炮附子配伍则温补肾阳之功更著。二者共为君药，在临床使用时应视需要选用肉桂或桂枝。然肾为水火之脏，内寓元阴元阳，若单补阳而不顾阴，则阳无以依附，易浮游于外；况桂、附均为温燥之品，单用易于耗阴，因此在补阳亦宜顾阴，故用干地黄滋阴补肾；方中之干地黄乃将鲜地黄晒或烘干至八成干捏成团快，习称"干地黄"。自宋代以来，多将干地黄改换成熟地黄，加强滋阴补肾、益肾填精之功。配伍酒萸肉、山药（薯蓣）补肝脾而益精血，且二药又具有收涩作用，充分适应肾藏精的生理特点，共为臣药。君臣相伍，补肾填精，温肾助阳，阴中求阳而增补阳之力，而且阳药得阴药之柔润则温而不燥，阴药得阳药之温通则滋而不腻，相得益彰。方中补阳之品药少量轻，而滋阴之品药多量重，可见其立方之旨，并非峻补元阳，乃在微微生火，鼓舞肾气，即取"少火生气"之义。再以盐泽泻、茯苓利水渗湿，泽泻盐制后引药下行，增强泄热、利尿作用；牡丹皮清泻相火，三药寓泻于补，使邪去而补药得力，以防阴药助湿碍邪之弊。诸药合用，使肾阳振奋，气化复常，则诸症自除。

【处方规范书写格式】炮附片 9g^{先煎}　桂枝 9g　熟地黄 20g　酒萸肉 10g
山药 10g　盐泽泻 10g　茯苓 10g　牡丹皮 10g

4. 右归丸（《景岳全书》）

【组成】熟地黄_{八两}　山药_{炒,四两}　山茱萸_{微炒,三两}　枸杞子_{微炒,三两}　菟丝子_{制，四两}　鹿角胶_{炒珠，四两}　杜仲_{姜汁炒，四两}　肉桂_{二两}　当归_{三两}　制附子_{二两，渐可加至五六两}

【用法】上先将熟地蒸烂杵膏，加炼蜜为丸，如梧桐子大。每服百余丸，食前用滚汤或淡盐汤送下；或丸如弹子大，每嚼服二三丸，以滚白汤送下。

【功用主治】温补肾阳，填精益髓。主治肾阳不足，命门火衰证。症见年老或久病气衰神疲，畏寒肢冷，腰膝软弱，阳痿遗精，或阳衰无子，或饮食减少，大便不实，或小便自遗，舌淡苔白，脉沉而迟。

【炮制品选用分析】本方所治之证乃肾阳虚衰，肾精亏虚，命门火衰而致，治宜补火助阳，填精益肾。方中选用炮附片、肉桂大辛大热，温壮肾阳，助命门之火；鹿角胶为血肉有情之品，填精益髓，补肾助阳，三者温补结合，温肾阳，填肾精，共为君药。熟地黄、酒萸肉、山药、枸杞子可滋阴补肾，养肝补脾，填精补髓，与桂、附、鹿胶相伍有"阴中求阳"之义，共为臣药。盐菟丝子、盐杜仲，取其入肾，增强补肝肾之功；精能生血，肾精不足，则血无以生成，故用当归与熟地黄、鹿角胶合而益肾填精生血，当归之和血亦可使补而不滞。诸药相伍，立足于"益火之源，以培右肾之元阳"，故名"右归丸"。

【处方规范书写格式】炮附片 6g^{先煎}　肉桂 6g　鹿角胶 12g^{烊化}　熟地黄 24g　山药 12g　酒萸肉 9g　枸杞子 9g　盐菟丝子 10g　盐杜仲 12g　当归 9g

5. 地黄饮子（《圣济总录》）

【组成】干地黄　巴戟天　山茱萸　石斛　肉苁蓉_{酒浸，焙}　炮附子　五味子　肉桂　白茯苓　麦门冬　石菖蒲　远志_{各半两}

【用法】上为粗末，每服三钱匕，水一盏，加生姜三片，大枣二枚，擘破，同煎七分，去滓，食前温服。

【功用主治】滋肾阴，补肾阳，开窍化痰。主治下元虚衰，痰浊上泛之喑痱证。症见舌强不能言，足废不能用，口干不欲饮，足冷面赤，脉沉细弱。

【炮制品选用分析】原方中干地黄乃地黄，取其滋补肾阴以制虚火之功。在临床应用时若肾精亏虚，则宜选用熟地黄以滋肾填精，亦可生、熟地同时选用，肾精、虚火兼顾。酒萸肉补肝肾，益精气，与地黄合用，滋阴补肾阳。酒肉苁蓉补肾阳，益精血；巴戟天宜选用盐巴戟天，补肾助阳，且久服无伤阴之弊，二药合用，益肾填精补阳。以上四药合力，补肾填精，阴阳双补，充实下元，共为君药。肉桂、炮附片为大辛大热之品，协助酒肉苁蓉、盐巴戟天温暖下元，又可引火归原以摄纳浮阳；石斛、麦冬、醋五味子补肺阴以滋水之上源；此三味养阴之品又可制约方中诸多温燥药物伤阴之弊。五药滋阴温阳，为方中臣药。茯苓、制远志、石菖蒲既可交通心肾，又能化痰开窍以治标，为佐药。煎服时少加生姜、大枣调和脾胃为使药。诸药配伍，阴阳双补，上下同治，标本兼顾。

【处方规范书写格式】地黄 20g　酒萸肉 15g　盐巴戟天 10g　石斛 10g _{另煎}　酒肉苁蓉 10g　炮附片 10g^{先煎}　醋五味子 10g　肉桂 10g　茯苓 10g　麦冬 10g　石菖蒲 10g　制远志 10g　生姜_{自备}　大枣_{自备}

6. 固冲汤（《医学衷中参西录》）

【组成】白术_{炒，一两}　生黄芪_{六钱}　龙骨_{煅，捣细，八钱}　牡蛎_{煅，捣细，八钱}　萸肉_{去净核，八钱}　生杭芍_{四钱}　海螵蛸_{捣细，四钱}　茜草_{三钱}　棕边炭_{二钱}　五倍子_{轧细，药汁送服，五分}

【用法】水煎服。

【功用主治】益气健脾，固冲摄血。主治脾肾虚弱，冲脉不固证。症见血崩或月经过多，或漏下不止，色淡质稀，头晕肢冷，心悸气短，神疲乏力，腰膝酸软，舌淡，脉细弱。

【炮制品选用分析】方中酒萸肉，既补益肝肾，又收敛固涩，重用以为君药。煅龙骨、煅牡蛎咸涩收敛，合用收涩之力更强，共助君药固涩滑脱，为臣药。麸炒白术补气健脾，以助健运统摄；黄芪补气升举，善治流产崩漏，二药合用，令脾气旺而统摄有权，亦为臣药。白芍功能补益肝肾，养血敛阴；棕榈炭（棕边炭）、五倍子味涩收敛，善收敛止血；海螵蛸、茜草固摄下焦，既止血，又化瘀，使血止而无留瘀之弊，共为佐药。诸药合用，共奏益气健脾，固冲摄血之功。

【处方规范书写格式】酒萸肉 24g　煅龙骨 24g^{先煎}　煅牡蛎 24g^{先煎}　麸炒白术 30g　黄芪 18g　白芍 12g　海螵蛸 12g　茜草 9g　棕榈炭 6g　五倍子 1.5g

7. 其他方剂

（1）知柏地黄丸（《医方考》）

【组成】熟地黄_{炒，八钱}　山萸肉　干山药_{各四钱}　泽泻　牡丹皮　白茯苓_{去皮，各三钱}　盐炒知母_{一钱}　盐炒黄柏_{一钱}

【用法】水泛丸或水煎服。

【功用主治】滋阴降火。主治肝肾阴虚，虚火上炎证。症见头目昏眩，耳鸣耳聋，虚火牙痛，五心烦热，腰膝酸痛，血淋尿痛，遗精梦泄，骨蒸潮热，盗汗颧红，咽干口燥，舌质红，脉细数。

【处方规范书写格式】熟地黄 20g　酒萸肉 10g　山药 10g　盐泽泻 9g
牡丹皮 9g　茯苓 9g　盐知母 10g　盐黄柏 10g

（2）杞菊地黄丸（《麻疹全书》）

【组成】熟地黄_{炒,八钱}　山萸肉　干山药_{各四钱}　泽泻　牡丹皮　白茯苓_{去皮,各三钱}　枸杞子　菊花_{各三钱}

【用法】水蜜丸或水煎服。

【功用主治】滋肾养肝明目。主治肝肾阴虚证。症见两目昏花，视物模糊；或眼睛干涩，迎风流泪等。

【处方规范书写格式】熟地黄 20g　酒萸肉 10g　山药 10g　盐泽泻 9g
牡丹皮 9g　茯苓 9g　枸杞子 9g　菊花 9g

（3）麦味地黄丸（《医部全录》引《体仁汇编》）

【组成】熟地黄_{炒,八钱}　山萸肉　干山药_{各四钱}　泽泻　牡丹皮　白茯苓_{去皮,各三钱}　麦冬_{五钱}　五味子_{五钱}

【用法】水蜜丸或水煎服。

【功用主治】滋补肺肾。主治肺肾阴虚证。症见虚烦劳热，咳嗽吐血，潮热盗汗。

【处方规范书写格式】熟地黄 20g　酒萸肉 10g　山药 10g　盐泽泻 9g
牡丹皮 9g　茯苓 9g　麦冬 10g　醋五味子 10g

（4）都气丸（《症因脉治》）

【组成】熟地黄_{炒,八钱}　山萸肉　干山药_{各四钱}　泽泻　牡丹皮　白茯苓_{去皮,各三钱}　五味子_{二钱}

【用法】水蜜丸或水煎服。

【功用主治】滋肾纳气。主治肺肾两虚证。症见咳嗽气喘，呃逆滑精，腰痛。

【处方规范书写格式】熟地黄 20g　酒萸肉 10g　山药 10g　盐泽泻 9g
牡丹皮 9g　茯苓 9g　醋五味子 10g

川楝子

本品为楝科植物川楝 *Melia toosendan* Sieb. et Zucc. 的干燥成熟果实。冬季果实成熟时采收，除去杂质，干燥。现在常用炮制品规格有炒川楝子、盐川楝子。

一、炮制历史沿革

川楝子的炮制历史沿革见表 7-53。

表 7-53　川楝子的炮制历史沿革

年代	书名	炮制品规格
南北朝刘宋	《雷公炮炙论》	酒拌蒸后去核
宋代	《博济方》	火炮
	《苏沈良方》	酒浸
	《圣济总录》	粟米炒、巴豆麦麸制
	《普济本事方》	微炒
	《小儿卫生总微论方》	童便浸、面炒、面裹煨、巴豆制
	《类编朱氏集验医方》	茴香炒、陈皮炒、黑牵牛炒
	《女科百问》	醋煮
元代	《瑞竹堂经验方》	沿用炒法和巴豆制而外，又有盐炒、酥制
	《卫生宝鉴》	酒煮
	《丹溪心法》	牡蛎炒
明代	《普济方》	盐茴香炒、巴豆麦麸制、斑蝥麦麸制、巴豆斑蝥海金沙制、僵蚕炒、酥炙、麸炒
	《证治准绳》	斑蝥制
	《寿世保元》	酒蒸
清代	《外科大成》	火煅
	《本草述钩元》	盐煮
	《外科证治全生集》	火烧存性
	《医宗金鉴》	盐水泡
	《本草害利》	酒炒
现代	中医药学高级丛书《中药炮制学》(第 2 版)	炒川楝子、盐川楝子
	《中国药典》(2020 年版)	川楝子、炒川楝子

从以上川楝子炮制品的历史沿革中可以看出，川楝子古代的炮制方法和内容相当丰富。在元代之前主要有炒法、巴豆制法、酒制（酒蒸、酒浸、酒煮、酒炒）、醋煮等。在元代首次采用盐炒。明代除炒法外，广泛地应用单一辅料或复合辅料制法。清代则在沿用酒蒸、酒煮、煨制、麸炒、巴豆制的方法外，又增加了火煅、盐煮、火烧存性、盐水泡、酒炒等炮制方法。炒法、盐制、醋制、酒制等法沿用至今，尤其以炒法和盐制为目前常用方法。据全国 24 个省区市的实地和资料调查表明，除北京、天津、湖北等地只使用生品不制外，全国大部分地区都采用炒川楝子的方法，约占调查省区市的71%。部分地区采用盐炙和醋炙法。《中国药典》（2020 年版）收载的是川楝子的净制和清炒法。

二、不同炮制品临床应用特点

（一）川楝子

1. 加工方法 除去杂质。用时捣碎 [《中国药典》（2020 年版）]。

2. 性效特点 苦，寒；有小毒。功能为疏肝泄热，行气止痛，杀虫。用于肝郁化火，胸胁、脘腹胀痛，疝气疼痛，虫积腹痛。

（二）炒川楝子

1. 加工方法 取净川楝子，切厚片或碾碎，照清炒法（通则 0213）炒至表面焦黄色 [《中国药典》（2020 年版）]。

2. 性效特点 咸、苦，寒；有小毒。川楝子炒后可缓和苦寒之性，降低毒性，并减轻滑肠之弊，以疏肝理气力胜。用于胸胁胀痛及胃脘疼痛。常用于一贯煎、金铃子散等。

（三）盐川楝子

1. 加工方法 取净川楝子片或碎块，用盐水拌匀，闷润至盐被吸尽，置适宜的炒制容器内，用文火加热，炒至深黄色，取出放凉，筛去碎屑 [中医药学高级丛书《中药炮制学》（第 2 版）]。

2. 性效特点 咸、苦，寒，有小毒。川楝子盐制后引药下行，作用专于下焦，长于疗疝止痛，常用于疝气疼痛。常用于导气汤、川楝茴香散、疝气丸等。

（四）临床应用辨析

川楝子功能为疏肝泄热，行气止痛，杀虫。临床上生用较少，多用其炮制品。炒川楝子以疏肝理气力胜；盐川楝子引药下行，作用专于下焦，长于疗疝止痛。

三、不同炮制品在传统方剂中的合理选用

（一）炒川楝子

1. 一贯煎（《续名医类案》）

【组成】北沙参　麦门冬　当归　生地黄　枸杞子　川楝子（原书未著用量）

【用法】水煎服。

【功用主治】滋阴疏肝。主治肝阴不足，肝气郁滞证。症见胸脘胁痛，吞酸吐苦，咽干口燥，舌红少津，脉细弱或虚弦。亦治疝气瘕聚。

【炮制品选用分析】方中地黄性味甘寒，滋肾养阴，滋水涵木，又可清虚热，为君药。枸杞子甘平，长于滋阴补肝；当归补肝血，并能和血，因气滞易致血瘀，故若证见血瘀偏重，宜选用酒当归以增强其活血之功；北沙参、麦冬滋养肺胃，养阴生津，寓佐金平木，扶土制木之义。四药共为臣药，君臣配伍，以滋养肝阴为主，以利肝之疏泄。炒川楝子疏肝理气力胜，以顺肝之条达；该药性味苦燥，但与大队滋阴药相配，其苦燥伤阴之弊易制而疏肝之性犹存，在使用时剂量不宜太大，避免耗气伤阴，为使药。诸药配伍，共奏滋阴疏肝之功。

【处方规范书写格式】地黄 20g　枸杞子 15g　酒当归 10g　北沙参 10g　麦冬 10g　炒川楝子 5g

2. 金铃子散（《太平圣惠方》录自《袖珍方》）

【组成】金铃子　延胡索各一两

【用法】上为末，每服二三钱，酒调下，温汤亦可。

【功用主治】疏肝泄热，活血止痛。主治肝郁化火证。症见胸腹、胁肋、脘腹诸痛，或痛经、疝气痛，时发时止，口苦，舌红苔黄，脉弦数。

【炮制品选用分析】方中川楝子（金铃子）味苦性寒，入肝、胃、小肠经，疏肝行气，清泄肝火而止痛，炒后可缓和苦寒之性，降低毒性，并减轻滑肠之弊，增强疏肝理气止痛之功，为君药。延胡索苦辛性温，行气活血，擅长止痛，醋制后增强行气止痛作用，为臣佐药。两药合用，既可疏肝泄热，又可行气活血止痛，为治疗肝郁化火证的良方。以酒调下，行其药势，用以为使。与肝郁化火，气滞血瘀之胸腹胁肋疼痛诸症甚合。

【处方规范书写格式】炒川楝子 9g　醋延胡索 9g

（二）盐川楝子

1. 导气汤（《医方集解》）

【组成】川楝子四钱　小茴香二钱　木香三钱　吴茱萸一钱

【用法】上述四味药，用河中长流水煎服。

【功用主治】行气疏肝，散寒止痛。主治寒疝。症见阴囊冷痛，结硬如石，或牵引睾丸而痛。

【炮制品选用分析】本方所治寒疝，由肝经气滞，阴寒凝聚所致。方中川楝子苦寒，入肝舒筋，又导小肠、膀胱之热从小便下行，宜用盐川楝子，盐制后引药下行，作用专于下焦，长于疗疝止痛。小茴香入肾与膀胱，暖下焦而散寒邪；木香升降诸气，通利三焦，疏肝而和脾；吴茱萸行肝肾气分，燥湿而除寒，三味合用，能宣通肝气，通利小便，燥湿除寒。诸药合用，共奏行气疏肝，散寒止痛之效。

【处方规范书写格式】盐川楝子 12g　小茴香 6g　木香 9g　吴茱萸 3g

2. 其他方剂

（1）川楝茴香散（《瑞竹堂经验方》）

【组成】木香　茴香　川楝子各等分

【用法】上为细末。每服三钱，热酒一盏，空心调下。

【功用主治】行气止痛。主治小肠疝气疼痛。

【处方规范书写格式】木香　盐小茴香　盐川楝子

（2）疝气丸（《新编药物实用全书》）

【组成】川楝子　木香　吴茱萸　小茴香　六神曲各等分

【用法】口服。每次 9g，一日 1~2 次，温黄酒送服。

【功用主治】散寒止痛。主治寒疝，气疝。

【处方规范书写格式】盐川楝子　木香　吴茱萸　盐小茴香　六神曲

小茴香

本品为伞形科植物茴香 *Foeniculum vulgare* Mill. 的干燥成熟果实。秋季果实初熟时采割植株，晒干，打下果实，除去杂质。现在常用炮制品规格有盐小茴香。

一、炮制历史沿革

小茴香的炮制历史沿革见表 7-54。

表 7-54　小茴香的炮制历史沿革

年代	书名	炮制品规格
宋代	《博济方》	炒
	《苏沈良方》	微炒
	《普济本事方》	炒令香、焙
	《类编朱氏集验医方》	盐炒、青盐拌、黑牵牛制
元代	《瑞竹堂经验方》	盐炒香
明代	《普济方》	盐炒熟、斑蝥制、青盐酒制
	《奇效良方》	巴豆制
	《医学纲目》	火炮
	《医学入门》	酒浸炒
	《仁术便览》	青盐水拌炒
	《寿世保元》	盐楝肉制
	《景岳全书》	略炒
	《本草乘雅半偈》	隔纸焙燥
清代	《握灵本草》	生姜制
	《温热暑疫全书》	制炭
	《食物本草会纂》	麸炒
	《吴鞠通医案》	吴茱萸制
现代	《中国药典》(2020 年版)	小茴香、盐小茴香

从以上小茴香炮制品的历史沿革中可以看出，小茴香古代炮制方法较多，炒制较早见于宋代，有"炒、炒令香、焙"记载，盐制始于《类编朱氏集验医方》，载有"盐炒、青盐炒、黑牵牛制"等炮制方法；元代有"盐炒香"的记载；至明代小茴香的炮制方法有所增加，采用了酒和其他辅料进行炮制，有"盐炒熟、斑蝥制、青盐酒制""巴豆制""火炮""酒浸炒"之法；清代除沿用盐制、酒制和炒法外，又增加了生姜制、制炭、麸炒、吴茱萸制等炮制方法。

二、不同炮制品临床应用特点

（一）小茴香

1. 加工方法　除去杂质 [《中国药典》（2020 年版）]。

2. 性效特点　辛，温。功能为散寒止痛，理气和胃。用于寒疝腹痛，睾丸偏坠，痛经，少腹冷痛，脘腹胀痛，食少吐泻。

（二）盐小茴香

1. 加工方法　取净小茴香，照盐水炙法（通则 0213）炒至微黄色 [《中国药典》（2020 年版）]。

2. 性效特点　辛，温。盐制后辛散作用稍缓，专于下行，擅长温肾祛寒，疗疝止痛，用于疝气疼痛及肾虚腰痛等。常用于天台乌药散、暖肝煎、少腹逐瘀汤等。

（三）临床应用辨析

小茴香功效为散寒止痛，理气和胃。小茴香生用辛散作用较强，理气和胃较盐小茴香力胜；盐小茴香入肾，温肾祛寒作用较强。临床盐小茴香较常用。

三、不同炮制品在传统方剂中的合理选用

盐小茴香

1. 天台乌药散（《医学发明》）

【组成】天台乌药　木香　小茴香微炒　青皮汤浸，去白，焙　高良姜炒，各半两　槟榔锉，二个　川楝子十个　巴豆微炒，敲破，同楝实二味用麸一升炒，候麸黑色，拣去巴豆并麸不用，七十粒

【用法】上八味，先将巴豆微打破，同川楝子用麸炒，候黑色，去巴豆及麸不用，令诸药为末，和匀，每服一钱温酒送下。

【功用主治】行气疏肝，散寒止痛。主治寒凝气滞证。症见小肠疝气，少腹痛引睾丸，舌淡，苔白，脉沉弦。

【炮制品选用分析】方中乌药辛温，入肝经，行气疏肝，散寒止痛，为君药。青皮疏肝行气，木香理气止痛，共助君药疏肝行气；小茴香暖肝散寒，高良姜散寒止痛，共助君药散寒止痛，四药俱为臣药。其中，青皮宜用醋制青皮，缓和辛烈之性，并增强疏肝止痛，消积化滞作用；小茴香宜盐炒，取其暖肾散寒止痛。槟榔下气导滞，能直达下焦而破坚；川楝子理气止痛，但性苦寒，炒后缓和苦寒之性，降低毒性，并减轻滑肠之弊，以疏肝理气力胜。川楝子与辛热之巴豆同炒，去巴豆而用川楝子，巴豆既可制其苦寒

之性，又能增其行气散结之力，为方中佐使药。诸药合用，使寒凝得散，气滞得疏，肝经得调，则疝痛、腹痛可愈。

【处方规范书写格式】乌药 15g　醋青皮 15g　木香 15g　盐小茴香 15g 高良姜 15g　槟榔 9g　炒川楝子 15g

2. 暖肝煎（《景岳全书》）

【组成】当归二钱　枸杞三钱　小茴香二钱　肉桂一钱　乌药二钱　沉香一钱（木香亦可）　茯苓二钱

【用法】水一盅半，加生姜三五片，煎七分，食远温服。

【功用主治】温补肝肾，行气止痛。主治肝肾不足，寒滞肝脉证。症见睾丸冷痛，或小腹疼痛，疝气痛，畏寒喜暖，舌淡苔白，脉沉迟。

【炮制品选用分析】方中肉桂辛甘大热，温肾暖肝，祛寒止痛；小茴香味辛性温，盐炒后增其暖肾散寒，理气止痛之功。二药合用，温肾暖肝散寒，共为君药。当归辛甘性温，养血补肝；枸杞子味甘性平，补肝益肾，二药均补肝肾不足之本；乌药、沉香辛温散寒，行气止痛，以去阴寒冷痛之标，同为臣药。茯苓甘淡，渗湿健脾；生姜辛温，散寒和胃，皆为佐药。纵观全方，以温补肝肾治其本，行气逐寒治其标，使下元虚寒得温，寒凝气滞得散，则睾丸冷痛、少腹疼痛、疝气痛诸症可愈。

【处方规范书写格式】肉桂 3g　盐小茴香 6g　当归 6g　枸杞子 9g　乌药 6g　沉香 3g冲服　茯苓 6g　生姜自备

3. 其他方剂

少腹逐瘀汤（《医林改错》）

【组成】小茴香炒，七粒　干姜炒，二分　元胡一钱　没药研，二钱　当归三钱 川芎二钱　官桂一钱　赤芍二钱　蒲黄生，三钱　五灵脂炒，二钱

【用法】水煎服。

【功用主治】活血祛瘀，温经止痛。主治少腹瘀血积块，疼痛或不痛，或痛而无积块，或少腹胀满，或经期腰酸、小腹胀，或月经一月见三五次，接连不断，断而又来，其色或紫或黑，或有血块，或崩或漏，兼少腹疼痛，或粉红兼白带者，或瘀血阻滞，久不受孕等证。

【处方规范书写格式】盐小茴香 1.5g　炮姜 3g　醋延胡索（元胡）3g 醋没药 6g　当归 9g　川芎 6g　肉桂（官桂）3g　赤芍 6g　蒲黄 9g　醋五灵脂 6g

王不留行

本品石竹科植物麦蓝菜 *Vaccaria segetalis*（Neck.）Garcke 的干燥成熟种子。夏季果实成熟、果皮尚未开裂时采割植株，晒干，打下种子，除去杂质，再晒干。现在常用炮制品规格有炒王不留行。

一、炮制历史沿革

王不留行的炮制历史沿革见表 7-55。

表 7-55　王不留行的炮制历史沿革

年代	书名	炮制品规格
汉代	《金匮要略》	烧灰存性
南北朝刘宋	《雷公炮炙论》	蒸法
明代	《本草蒙筌》	酒蒸
	《外科正宗》	炒制
	《医宗必读》	水浸焙
清代	《本草汇》	浆水浸,焙干用
	《外科大成》	炒法
	《得配本草》	酒蒸
现代	《中国药典》(2020 年版)	王不留行、炒王不留行

从以上王不留行炮制品的历史沿革中可以看出，王不留行古代记载较多的为蒸法，蒸法在南北朝刘宋时期开始提到，后来至明代、清代逐渐衍变为酒蒸，酒蒸的作用除了有利于煎出效果外，还能增强活血通经的功效。从明代开始用炒法，沿用至今。与现在《中国药典》中的炒王不留行一致。

二、不同炮制品临床应用特点

（一）王不留行

1. 加工方法　除去杂质 [《中国药典》（2020 年版）]。

2. 性效特点　苦，平。功能为活血通经，下乳消肿，利尿通淋。用于经闭，痛经，乳汁不下，乳痈肿痛，淋证涩痛。

（二）炒王不留行

1. 加工方法 取净王不留行，照清炒法（通则 0213）炒至大多数爆开白花 [《中国药典》（2020 年版）]。

2. 性效特点 苦，平。炒后爆裂体泡，易于煎出有效成分，且性偏温，走散力较强，长于活血通经，下乳，利水通淋。用于产后乳汁不下，经闭，淋证，小便不利。常用于涌泉散、驱尿石汤、前列腺炎汤等。

（三）临床应用辨析

王不留行临床用炒王不留行，主要有利于煎出有效成分，属于"逢子必炒"的炮制理念。

三、不同炮制品在传统方剂中的合理选用

炒王不留行

1. 涌泉散（《卫生宝鉴》）

【组成】瞿麦　麦门冬（去心）　王不留行　龙骨　穿山甲炮黄, 各等分

【用法】上为细末，每服一钱，热酒调下，后饮猪蹄羹少许，用油木梳于乳上梳二三十梳，日三服。

【功用主治】破血行气，通经下乳。主治妇人气滞血结，乳汁缺少。

【炮制品选用分析】本方用于乳汁不足的治疗。穿山甲、王不留行具有良好的通下乳汁作用。其中，穿山甲应为炮山甲，性专行散，通经下乳；王不留行宜炒用，炒后爆裂体泡，易于煎出有效成分，且性偏温，走散力较强，长于活血通经，下乳，利水通淋。配麦冬养阴，瞿麦通利，再入龙骨，共奏活血下乳之效。

【处方规范书写格式】瞿麦　麦冬　炒王不留行　龙骨先煎　炮山甲先煎

2. 其他方剂

（1）驱尿石汤（《北京市中草药制剂选编》）

【组成】金钱草二两　海金沙一两　冬葵子一两　石韦四钱　王不留行三钱 怀牛膝五钱　车前子包, 三钱　泽泻三钱　滑石六钱　枳壳三钱

【用法】水煎服，分二次温服。

【功用主治】利湿排石。主治泌尿系结石。

【处方规范书写格式】金钱草 60g　海金沙 30g　冬葵子 30g　石韦 12g 炒王不留行 9g　怀牛膝 15g　车前子 9g包煎　泽泻 9g　滑石 18g　枳壳 9g

（2）前列腺炎汤（《北京市中草药制剂选编》）

【组成】丹参_{三钱}　赤芍_{五钱}　泽兰叶_{三钱}　败酱草_{一两}　王不留行_{三钱}　桃仁_{三钱}　红花_{三钱}

【用法】水煎服，分二次温服。

【功用主治】活血消炎。主治慢性前列腺炎。

【处方规范书写格式】丹参 9g　赤芍 15g　泽兰叶 9g　败酱草 30g　炒王不留行 9g　桃仁 9g　红花 9g

五味子

本品为木兰科植物五味子 *Schisandra chinensis*（Turcz.）Baill. 的干燥成熟果实。习称"北五味子"。秋季果实成熟时采摘，晒干或蒸后晒干，除去果梗及杂质。现在常用炮制品规格有酒五味子、醋五味子。

一、炮制历史沿革

五味子的炮制历史沿革见表 7-56。

表 7-56　五味子的炮制历史沿革

年代	书名	炮制品规格
南北朝刘宋	《雷公炮炙论》	蜜浸蒸
唐代	《银海精微》	炒
宋代	《圣济总录》	炒、酒浸
元代	《丹溪心法》	酒浸和火炮
明代	《普济方》	糯米炒
	《仁术便览》	蜜拌蒸
	《济阴纲目》	麸炒
	《景岳全书》	酒蒸
清代	《握灵本草》	酒拌蒸
	《本草汇》	蜜泔水制
	《本草新编》	炒黑研末

年代	书名	炮制品规格
清代	《本草备要》	蜜浸蒸
	《本经逢原》	焙制
	《外科证治全生集》	盐水拌蒸
	《时方妙用》	盐水浸炒
	《医家四要》	酒蜜拌蒸
	《外科大成》	蜜拌炒
现代	中医药学高级丛书《中药炮制学》（第2版）	五味子、醋五味子、酒五味子
	《中国药典》（2020年版）	五味子、醋五味子

从以上五味子炮制品的历史沿革中可以看出，五味子炮制最早出现于南北朝刘宋时期，蜜浸蒸；唐代出现了炒制；自宋代开始，各代对五味子的炮制作了大量创新，有炒、酒浸；元代又有了酒浸和火炮；明代有糯米炒、麸炒等；清代有酒拌蒸、蜜泔水制、炒黑研末、焙制、盐水拌蒸、酒蜜拌蒸等。关于酒制方法，在元代之前主要是指酒浸；在明代《景岳全书》、清代《握灵本草》有酒蒸的记载，与现今酒五味子的炮制方法基本一致。酒，辛热行散，五味子酒制后温补作用增强。五味子的现代炮制方法主要有蒸、醋蒸、酒蒸、蜜酒蒸等。醋五味子和酒五味子临床常用，其中醋五味子在古代文献确未见记载，这是近代炮制方法的发展。

二、不同炮制品临床应用特点

（一）**五味子**

1. 加工方法 除去杂质。用时捣碎 [《中国药典》（2020年版）]。

2. 性效特点 酸、甘，温。功能为收敛固涩，益气生津，补肾宁心。用于久咳虚喘，梦遗滑精，遗尿尿频，久泻不止，自汗盗汗，津伤口渴，内热消渴，心悸失眠。

（二）**酒五味子**

1. 加工方法 取净五味子，用黄酒拌匀，置适宜容器内，密闭，加热蒸至表面紫黑色或黑褐色，取出干燥。用时捣碎 [中医药学高级丛书《中药炮制学》（第 2 版）]。

2. 性效特点　辛，温。酒制五味子能增强其温补作用，多用于心肾虚损，遗滑精，心悸失眠。常用于苓术菟丝丸、麦味地黄丸、五子衍宗丸等。

（三）醋五味子

1. 加工方法　取净五味子，照醋蒸法（通则 0213）蒸至黑色。用时捣碎 [《中国药典》（2020 年版）]。

2. 性效特点　酸、甘，温。醋制能增强酸涩收敛作用，故醋五味子涩精止泻作用更强，多用于遗精滑泄，久泻不止，亦可用于久咳肺气耗散者。常用于回阳救急汤、生脉散、九仙散、四神丸、天王补心丹、大定风珠、玉液汤、苓甘五味姜辛汤等。

（四）临床应用辨析

五味子功能为收敛固涩，益气生津，补肾宁心。酒制五味子能增强其温补作用，补肾宁心作用力胜，多用于心肾虚损，遗滑精，心悸失眠；醋五味子的酸涩收敛作用增强，故醋五味子涩精止泻作用更强，多用于遗精滑泄，久泻不止，亦可用于久咳肺气耗散者。

三、不同炮制品在传统方剂中的合理选用

（一）酒五味子

1. 苓术菟丝丸（《景岳全书》）

【组成】茯苓　白术_{米泔洗炒, 各四两}　菟丝子_{淘净, 酒浸一日, 煮极烂, 捣为饼焙干, 十两}　莲肉_{去心, 四两}　五味子_{酒蒸}　山药_{炒, 各二两}　杜仲_{酒炒, 三两}　甘草_{炙, 五钱}

【用法】为末，酒煮打糊为丸，梧桐子大，每服一百丸，空腹时熟汤或温酒送下。

【功用主治】健脾胃，固精液。主治脾肾虚损，不能收摄，以致梦遗滑精、困倦症状。

【炮制品选用分析】方中茯苓、白术、山药、莲子肉、甘草益气健脾以固精。其中白术原方用米泔洗炒，降低辛燥之性，增强补脾和中作用，现多用麸炒白术代替；山药宜用麸炒山药以补脾健胃，益肾固精；甘草宜用蜜甘草，蜜炙后味甘偏温，补脾益气复脉力胜。杜仲、菟丝子补益肾气。其中杜仲宜用盐杜仲，盐制后可直走下焦，增强补益肝肾作用；酒菟丝子饼可增强温补脾肾作用，并能提出煎煮效果，现多用盐菟丝子代替。五味子滋阴补

肾，宜用酒五味子，能增强其温补作用。本方脾肾两顾、气阴双补；血精久病，此方可固涩之。

【处方规范书写格式】茯苓 120g　麸炒白术 120g　盐菟丝子 300g　莲子肉 120g　酒五味子 60g　麸炒山药 60g　盐杜仲 90g　蜜甘草 15g

2. 其他方剂

（1）麦味地黄丸（《医部全录》引《体仁汇编》）

【组成】熟地黄_{炒，八钱}　山萸肉　干山药_{各四钱}　泽泻　牡丹皮　白茯苓_{去皮，各三钱}　麦冬_{五钱}　五味子_{五钱}

【用法】水蜜丸或水煎服。

【功用主治】滋补肺肾。主治肺肾阴虚证。症见虚烦劳热，咳嗽吐血，潮热盗汗。

【处方规范书写格式】熟地黄 20g　酒萸肉 10g　山药 10g　盐泽泻 9g　牡丹皮 9g　茯苓 9g　麦冬 10g　酒五味子 10g

（2）五子衍宗丸 [《中国药典》（2020 年版）]

【组成】菟丝子_炒　五味子_蒸　覆盆子　枸杞子　盐车前子

【用法】诸药为细末，炼蜜为丸。每日 2 次，早晚各 6 至 9g。

【功用主治】补肾益精。主治肾虚精亏所致的阳痿不育、遗精早泄、腰痛、尿后余沥。

【处方规范书写格式】炒菟丝子 400g　酒五味子 50g　覆盆子 200g　枸杞子 400g　盐车前子 100g

（二）醋五味子

1. 回阳救急汤（《伤寒六书》）

【组成】熟附子　干姜　肉桂　人参　白术_炒　茯苓　陈皮　甘草_炙　五味子　半夏_制（原书未著用量）

【用法】水二盅，姜三片，煎之，临服入麝香三厘调服。

【功用主治】回阳救逆，益气生脉。主治寒邪直中三阴，真阳衰微证。症见恶寒蜷卧，四肢厥冷，腹痛战栗，或唇甲青紫，或吐涎沫，吐泻而口不渴，神衰欲寐，舌淡苔白，脉沉微，甚或无脉。

【炮制品选用分析】本方以四逆汤合六君子汤，再加肉桂、五味子、麝香、生姜组成。方中以附片配干姜、肉桂，其温壮元阳、祛寒通脉之功尤为显著，为君药。六君子汤补益脾胃，固守中州。半夏宜用姜半夏，能燥湿化痰，降逆止呕，能除阳虚水湿不化所生的痰饮；白术宜用麸炒白术，益气健脾；甘草宜用蜜甘草，补中气，和诸药，共为臣药。人参助附子，可益气回阳固脱；佐以醋五味子补心、益气复脉，此处五味子用醋制品增强其收敛作用，可防麝香辛散太过。麝香辛香走窜，通行十二经脉，合醋五味子酸甘敛阴，散中有收，既可以疏布诸药于全身，又可以避免虚阳浮越于外。诸药配伍，共奏回阳救逆，益气生脉之效。

【处方规范书写格式】附片 9g^{先煎} 干姜 6g 肉桂 3g^{研末冲服} 姜半夏 9g 蜜甘草 6g 麸炒白术 9g 陈皮 6g 茯苓 9g 人参 6g^{另煎} 醋五味子 3g 麝香 0.1g^{冲服} 生姜^{自备}

2. 生脉散（《医学启源》）

【组成】人参^{五分} 麦冬^{五分} 五味子^{五粒}

【用法】长流水煎，不拘时服。

【功用主治】益气养阴，敛汗生脉。主治湿热、暑热伤气耗阴证。症见汗多神疲，体倦乏力，气短懒言，咽干口渴，舌干红少苔，脉虚数。主治久咳肺虚、气阴两虚证，症见干咳少痰，短气自汗，口干舌燥，脉虚细。

【炮制品选用分析】方中人参甘温，大补肺气，生津液，为君药，且人参以用红参为宜，取其复脉固脱之功效。麦冬甘寒养阴，清热生津，且润肺止咳，为臣药。五味子宜用醋五味子，醋制增强酸涩收敛之性，敛肺生津，收耗散之气，为佐药。三药合用，一补一润一敛，益气养阴，生津止渴，敛阴止汗，使气复津生，汗止阴存，气充脉复，故名"生脉"。至于久咳伤肺，气阴两虚证，取其益气养阴，敛肺止咳，令气阴两复，肺润津生，诸症可平。

【处方规范书写格式】红参 9g 麦冬 9g 醋五味子 6g

3. 九仙散（《王子昭方》，录自《医学正传》）

【组成】人参 款冬花 桑白皮 桔梗 五味子 阿胶 乌梅^{各一两} 贝母^{半两} 罂粟壳^{八两，去顶，蜜炒黄}

【用法】上为末，每服三钱，白汤点服，嗽住止后服。

【功用主治】敛肺止咳，益气养阴。主治久咳伤肺，气阴两伤证。症见久咳不已，咳甚则气喘自汗，痰少而黏，脉虚数。

【炮制品选用分析】方中罂粟壳宜用蜜制品，功善敛肺止咳，重用为君药。五味子宜用醋五味子，与乌梅合用，敛肺气，助蜜罂粟壳敛肺止咳；人参补肺气，宜用红参；阿胶滋肺阴，气阴双补，共为臣药。款冬花宜用蜜制品，降气平喘、化痰止咳；桑白皮宜用蜜制品，清泄肺热、止咳平喘；川贝母清热化痰、润肺止咳，共为佐药。桔梗宣肺祛痰、载药上行，直趋病所，为佐使药。诸药合用，共奏敛肺止咳、益气养阴之功。

【处方规范书写格式】蜜罂粟壳 6g　醋五味子 12g　乌梅 12g　红参 12g _{另煎}　阿胶珠 12g^{烊化}　蜜款冬花 12g　蜜桑白皮 12g　桔梗 12g　川贝母 6g

4. 四神丸（《证治准绳》）

【组成】肉豆蔻_{二两}　补骨脂_{四两}　五味子_{二两}　吴茱萸_{浸炒，一两}

【用法】上为末，用水一碗，煮生姜八两，红枣一百枚，煮熟，水干，取枣肉为丸，如桐子大。每服五七十丸，空心或食前白汤送下。

【功用主治】温肾暖脾，固肠止泻。主治脾肾阳虚之肾泄证。症见五更泄泻，不思饮食，食不消化，或久泻不愈，腹痛喜温，腰酸肢冷，神疲乏力，舌淡，苔薄白，脉沉迟无力。

【炮制品选用分析】方中重用盐补骨脂温补命门之火以温养脾土为君药，补骨脂盐制后能缓和辛窜温燥之性，避免伤阴，并引药入肾，增强补肾纳气作用。肉豆蔻宜用麸煨肉豆蔻，煨制后滑肠作用减弱，温中涩肠作用增强，与盐补骨脂相伍，既可增温肾暖脾之功，又能涩肠止泻，为臣药。制吴茱萸温脾暖胃以散阴寒，且毒性作用降低；醋五味子固肾涩肠作用增强，合制吴茱萸为佐药，助君、臣药温涩止泻之力。用法中姜、枣同煮，枣肉为丸，意在温补脾胃，鼓舞运化。诸药合用，共收温补脾肾，涩肠止泻之功，以使火旺土强，肾泄自愈。

【处方规范书写格式】盐补骨脂 12g　麸煨肉豆蔻 6g　醋五味子 6g　制吴茱萸 3g　生姜^{自备}　大枣^{自备}

5. 天王补心丹（《摄生秘剖》）

【组成】酸枣仁　柏子仁_炒　当归身_{酒洗}　天门冬_{去心}　麦门冬_{去心，各二两}　生地黄_{酒洗，四两}　人参_{去芦}　丹参_{微炒}　玄参_{微炒}　白茯苓_{去皮}　五味子_烘　桔梗　远志_{去心，各一两}

【用法】上药为末，炼蜜为丸，如梧桐子大，用朱砂三至五钱为衣，每服二三十丸，临卧，竹叶煎汤送下。

【功用主治】滋阴养血，补心安神。主治阴虚血少，神志不安证。症见心悸怔忡，虚烦失眠，神疲健忘，或梦遗，手足心热，口舌生疮，大便干结，舌红少苔，脉细数。

【炮制品选用分析】方中重用甘寒之地黄，入心能养血，入肾能滋阴，故能滋阴养血，壮水以制虚火，为君药。天冬、麦冬滋阴清热，酸枣仁现多用炒酸枣仁，性偏温补长于养心敛汗，与炒柏子仁同用，养心安神；当归补血润燥，共助地黄滋阴补血，并养心安神，俱为臣药。玄参滋阴降火；茯苓、制远志养心安神；远志甘草水制后，既缓其苦燥之性，又能消除刺喉麻感，安神益智为主；人参补气以生血，并能安神益智，宜用生晒参；醋五味子之酸以敛心气，安心神；丹参清心活血，合补血药使补而不滞，则心血易生；朱砂镇心安神，兼治其标，以上七味共为佐药。桔梗为使药，载药上行，使药力上入心经。

【处方规范书写格式】地黄 120g　天冬 60g　麦冬 60g　炒酸枣仁 60g　炒柏子仁 60g　当归 60g　玄参 15g　茯苓 15g　制远志 15g　生晒参 15g^{另煎}　醋五味子 15g　丹参 15g　桔梗 15g

6. 大定风珠（《温病条辨》）

【组成】生白芍六钱　阿胶三钱　生龟板四钱　干地黄六钱　麻仁二钱　五味子二钱　生牡蛎四钱　麦冬连心，六钱　炙甘草四钱　鸡子黄生，二枚　鳖甲生，四钱

【用法】水八杯，煮取三杯，去滓，入阿胶烊化，再入鸡子黄，搅令相得，分三次服。

【功用主治】滋阴息风。主治阴虚风动证。症见温病后期，神倦瘛疭，舌绛苔少，脉弱有时时欲脱之势。

【炮制品选用分析】方中鸡子黄、阿胶均为血肉有情之品，滋阴养液以息风，为君药。重用白芍、地黄、麦冬滋水涵木，柔肝濡筋，为臣药。阴虚则阳浮，故以龟甲、鳖甲、牡蛎等介类潜镇之品，滋阴潜阳，重镇息风；火麻仁养阴润燥；醋五味子味酸善收，与滋阴药相伍而收敛真阴，配白芍、甘草能酸甘化阴，以上诸药协助君臣以加强滋阴息风之功，均为佐药。蜜甘草调和诸药，兼为使。诸药相伍，使真阴得复，浮阳得潜，则虚风自息。

【处方规范书写格式】鸡子黄 2 个^{后下}　阿胶 9g^{烊化}　白芍 18g　地黄 18g　麦冬 18g　生龟甲 12g^{先煎}　生鳖甲 9g^{先煎}　牡蛎 12g^{先煎}　火麻仁 6g　醋五味子 6g　蜜甘草 12g

7. 玉液汤（《医学衷中参西录》）

【组成】生山药一两　生黄芪五钱　知母六钱　生鸡内金捣细，二钱　葛根钱半　天花粉三钱　五味子三钱

【用法】水煎服。

【功用主治】益气滋阴，固肾止渴。主治气阴两虚之消渴。症见口渴引饮，饮水不解，小便频数量多；或小便浑浊，困倦气短，舌嫩红而干，脉虚

细无力。

【炮制品选用分析】方中重用黄芪、山药，二者益气滋阴，补脾固肾，一则使脾气升，散精达肺，输布津液以止渴，二则使肾气固，封藏精微以缩尿，二者共为君药。知母宜用盐知母，可引药下行，专于入肾，增强滋阴降火作用，合天花粉滋阴清热，润燥止渴，配合黄芪、山药，则元气升而真阴复，气旺自能生水，故为臣药。佐以葛根，宜用粉葛，升阳生津，助脾气上升，散精达肺；鸡内金，现多炒制，助脾健运，化水谷为津液；醋五味子酸收，固肾生津，不使水液下流。诸药相配，共奏益气滋阴，固肾止渴之功。

【处方规范书写格式】山药 30g　黄芪 15g　盐知母 18g　天花粉 9g　粉葛 4.5g　炒鸡内金 6g　醋五味子 9g

8. 苓甘五味姜辛汤（《金匮要略》）

【组成】茯苓四两　甘草三两　干姜三两　细辛三两　五味子半升

【用法】上五味，以水八升，煮取三升，去滓，温服半升，日三服。

【功用主治】温肺化饮。主治寒饮咳嗽。症见咳嗽痰多，清稀色白，胸膈痞满，舌苔白滑，脉弦滑。

【炮制品选用分析】方以干姜为君，取其辛热之性，既温肺散寒以化饮，又温运脾阳以化湿。细辛温肺化饮助干姜散其凝聚之饮；茯苓健脾渗湿，既化积聚之痰，又杜生痰之源，二者共为臣药。佐以五味子收敛肺气而止咳，与细辛、干姜相伍，散中有收，散不伤正，收不留邪，使邪去而不伤正，其中五味子宜用醋制品，敛肺止咳力胜。蜜甘草为使，和中调药。诸药相合，共奏温肺化饮之功。

【处方规范书写格式】干姜 9g　茯苓 12g　细辛 5g　醋五味子 5g　蜜甘草 9g

车前子

本品为车前科植物车前 *Plantago asiatica* L. 或平车前 *Plantago depressa* Willd. 的干燥成熟种子。夏、秋二季种子成熟时采收果穗，晒干，搓出种子，除去杂质。现在常用炮制品规格有盐车前子。

一、炮制历史沿革

车前子的炮制历史沿革见表 7-57。

表 7-57　车前子的炮制历史沿革

年代	书名	炮制品规格
汉代	《华氏中藏经》	炒
唐代	《银海精微》	酒浸、酒洗、略炒
宋代	《圣济总录》	酒浸
	《太平惠民和剂局方》	微炒
	《卫生家宝产科备要》	焙制
	《济生方》	酒蒸
明代	《先醒斋医学广笔记》	米泔水浸蒸
	《幼幼新书》	炒
	《景岳全书》	炒
	《审视瑶函》	酒煮
清代	《医宗金鉴》	酒炒
	《得配本草》	酒蒸、炒研
	《傅青主男科重编考释》	炒焦,研为细末
	《幼幼集成》	青盐水炒
现代	《中国药典》(2020 年版)	车前子、盐车前子

从以上车前子炮制品的历史沿革中可以看出，汉代就有"炒"法记载；唐代出现酒浸、酒洗方法；宋代又增加了微炒、焙制、酒蒸等法；明代沿用了炒法外，还出现米泔水浸蒸法；清代除了炒法和酒制法外，还首次出现了盐炒的方法。现代不再使用酒炙，多用清炒和盐炙，车前子炮制品主要有车前子、炒车前子和盐车前子。

二、不同炮制品临床应用特点

（一）车前子

1. 加工方法　除去杂质 [《中国药典》(2020 年版)]。

2. 性效特点　甘，寒。功能为清热利尿通淋，渗湿止泻，明目，祛痰。用于热淋涩痛，水肿胀满，暑湿泄泻，目赤肿痛，痰热咳嗽。

（二）盐车前子

1. 加工方法　取净车前子，照盐水炙法（通则 0213）炒至起爆裂声时，喷洒盐水，炒干 [《中国药典》（2020 年版）]。

2. 性效特点　甘，寒。盐车前子泄热作用较强，利尿而不伤阴，能益肝明目。用于眼目昏暗，视力减退。常用于易黄汤、八正散、龙胆泻肝汤、加味肾气丸等。

（三）临床应用辨析

车前子功能为清热利尿通淋，渗湿止泻，明目，祛痰。盐炙泄热作用较强，利尿而不伤阴，能益肝明目，临床常用盐车前子。

三、不同炮制品在传统方剂中的合理选用

盐车前子

1. 易黄汤（《傅青主女科》）

【组成】山药_{炒，一两}　芡实_{炒，一两}　黄柏_{盐水炒，二钱}　车前子_{酒炒，一钱}　白果_{十枚，碎}

【用法】水煎，连服四剂。

【功用主治】补益脾肾，清热祛湿，收涩止带。主治脾肾虚热所致湿热带下，带下黏稠量多，色黄如浓茶汁，其气腥秽，舌红，苔黄腻者。

【炮制品选用分析】方中重用麸炒山药、麸炒芡实补脾益肾，固涩止带，共为君药。白果仁收涩止带，兼除湿热，为臣药。宜用炒白果仁以降低毒性，增强敛涩作用。用少量盐黄柏苦寒入肾，清热燥湿；车前子，现多用盐车前子，甘寒，入肾，清热利湿，均为佐药。诸药合用，重在补涩，辅以清利，使肾虚得复，热清湿祛，则带下自愈。

【处方规范书写格式】麸炒山药 30g　麸炒芡实 30g　炒白果仁 12g_{捣碎}　盐黄柏 6g　盐车前子 3g_{包煎}

2. 八正散（《太平惠民和剂局方》）

【组成】车前子　瞿麦　萹蓄　滑石　山栀子仁　甘草_炙　木通　大黄_{面裹煨，去面，切，焙，各一斤}

【用法】上为散，每服二钱，水一盏，入灯心，煎至七分，去滓，温服，食后临卧。小儿量力少少与之。

【功用主治】清热泻火，利水通淋。主治热淋。症见尿频尿急，溺时涩痛，淋沥不畅，尿色浑赤，甚则癃闭不通，小腹急满，口燥咽干，舌苔黄

腻，脉滑数。

【炮制品选用分析】本方中滑石粉清热渗湿，利水通淋；木通上清心火，下利湿热，使湿热之邪从小便而去，共为君药。萹蓄、瞿麦、车前子均为清热利水通淋要药，合滑石粉、木通则利尿通淋之效尤彰，同为臣药。其中车前子选用盐车前子，泄热利尿而不伤阴，并引药下行，增强在肾经的作用。栀子清热泻火，清利三焦湿热；大黄荡涤邪热，通利肠腑，合诸药可令湿热由二便分消，俱为佐药。蜜甘草调和诸药，兼能清热缓急，故有佐使之功。煎加灯心草则更增利水通淋之力。诸药合用，既可直入膀胱清利而除邪，又兼通利大肠导浊以分消，务使湿热之邪尽从二便而去，共成清热泻火，利水通淋之剂。

【处方规范书写格式】滑石粉 9g^{包煎} 木通 9g 盐车前子 9g^{包煎} 瞿麦 9g 萹蓄 9g 栀子 9g 大黄 9g^{后下} 蜜甘草 9g 灯心草 2g

3. 龙胆泻肝汤（《医方集解》）

【组成】龙胆草_{酒炒} 黄芩_炒 栀子_{酒炒} 泽泻 木通 当归_{酒炒} 生地黄_{酒炒} 柴胡 生甘草 车前子（原书未著用量）

【用法】水煎服，亦可制成丸剂，每服 6～9g，日二次，温开水送下。

【功用主治】清泻肝胆实火，清利下焦湿热。主治肝胆实火上炎证。症见头痛目赤，胁痛，口苦，耳聋，耳肿等，舌红苔黄，脉弦数有力。主治肝胆湿热下注证。症见阴肿，阴痒，阴汗，小便淋浊，或妇女带下黄臭等，舌红苔黄腻，脉弦数有力。

【炮制品选用分析】方中龙胆大苦大寒，既能泻肝胆实火，又能利肝胆湿热，泻火除湿，两擅其功，切中病机，故为君药，宜选用酒龙胆，以缓和其苦寒之性并引药上行。黄芩、栀子苦寒泻火，燥湿清热，加强君药泻火除湿之力，用以为臣。方中黄芩宜用酒黄芩，借助酒性升散，引药力达于病所；栀子宜用炒栀子，防其过于苦寒凉遏。湿热之邪，当利导下行，从膀胱渗泄，故又用渗湿泄热之泽泻、木通、车前子，导湿热从水道而去；肝乃藏血之脏，若为实火所伤，阴血亦随之消耗，且方中诸药以苦燥渗利伤阴之品居多，故用当归、地黄养血滋阴，使邪去而阴血不伤。方中当归宜用酒当归，既增强其补血和血之效，又制其他药之凉遏。肝体阴用阳，性喜疏泄条达而恶抑郁，火邪内郁；肝胆之气不舒，骤用大剂苦寒降泄之品，既恐肝胆之气被抑，又虑折伤肝胆生发之机。故方中柴胡宜用醋柴胡，疏畅肝胆之气，并能引诸药归于肝胆之经，以上皆为佐药。甘草宜生用，既可清热解毒，又可调和诸药，护胃安中，属使药而兼佐药之用。

【处方规范书写格式】酒龙胆 6g　酒黄芩 9g　炒栀子 9g　泽泻 12g　木通 6g　酒当归 3g　地黄 9g　醋柴胡 6g　盐车前子 9g_{包煎}　甘草 6g

4. 其他方剂

加味肾气丸（《济生方》）

【组成】附子_{炮，二个}　白茯苓　盐泽泻　山茱萸_{取肉}　山药_炒　车前子_{酒蒸}　牡丹皮_{去木，各一两}　官桂_{不见火}　川牛膝_{去芦，酒浸}　熟地黄_{各半两}

【用法】上为细末，炼蜜为丸，如梧桐子大，每服七十丸，空心米汤送下。

【功用主治】温肾化气，利水消肿。主治肾（阳）虚水肿。症见腰重脚肿，小便不利。

【处方规范书写格式】炮附片 9g_{先煎}　肉桂（官桂）9g　熟地黄 20g　酒萸肉 10g　山药 10g　盐泽泻 10g　茯苓 10g　牡丹皮 10g　川牛膝 10g　盐车前子 10g

牛蒡子

本品为菊科植物牛蒡 *Arctium lappa* L. 的干燥成熟果实。秋季果实成熟时采收果序，晒干，打下果实，除去杂质，再晒干。现在常用炮制品规格有炒牛蒡子。

一、炮制历史沿革

牛蒡子的炮制历史沿革见表 7-58。

表 7-58　牛蒡子的炮制历史沿革

年代	书名	炮制品规格
唐代	《食疗本草》	炒用
宋代	《本草衍义》	微炒
	《小儿卫生总微论方》	微炒黑
	《太平圣惠方》	微炒、生姜汁同酒制
	《重修政和经史证类备急本草》	炒、童便制
	《圣济总录》	盐制、吴茱萸制
	《太平惠民和剂局方》	爁制、酒拌蒸

续表

年代	书名	炮制品规格
金元时期	《儒门事亲》	烧存性
	《丹溪心法》	炒黑色
明代	《普济方》	去油、焙黄
	《奇效良方》	炒
	《医学纲目》	炮
	《证治准绳》	水煮晒干炒香
	《外科启玄》	酥炙
	《景岳全书》	蒸制
	《医宗必读》	酒炒
清代	《握灵本草》	炒、酒拌蒸
	《本草述》	酒浸焙
	《本草必用》	酒炒研
现代	《中国药典》(2020年版)	牛蒡子、炒牛蒡子

从以上牛蒡子炮制品的历史沿革中可以看出,唐代对清炒法有所尝试,如《食疗本草》中记载"却入其子炒过,末之如茶,煎三匕,通利小便",这也奠定了牛蒡子现代炮制方法的基础;宋代多使用炒制,如微炒、微炒黑、生姜汁同酒制、童便制、盐制、吴茱萸制、酒蒸、爁制等炮制方法;金元时期又有烧炭存性、炒黑色的记载;明代沿用了炒法,在炒法的基础上增加了去油、焙黄、炮、水煮、酥炙、蒸制、酒炒的加工方法;清代对牛蒡子的炮制加工基本沿用了炒制和酒制的方法;历版《中国药典》收载品种多为牛蒡子和炒牛蒡子。

二、不同炮制品临床应用特点

(一)牛蒡子

1. 加工方法 除去杂质,洗净,干燥。用时捣碎 [《中国药典》(2020年版)]。

2. 性效特点 辛、苦,寒。疏散风热,宣肺透疹,解毒利咽。用于风热感冒，咳嗽痰多，麻疹，风疹，咽喉肿痛，痄腮，丹毒，痈肿疮毒。

（二）炒牛蒡子

1. 加工方法　取净牛蒡子，照清炒法（通则 0213）炒至略鼓起、微有香气。用时捣碎 [《中国药典》（2020 年版）]。

2. 性效特点　辛、苦，寒。炒后能缓和寒滑之性，以免伤中，并且气味香，宣散作用更佳，长于解毒透疹，利咽散结，化痰止咳。用于麻疹不透，咽喉肿痛，咳嗽气喘。炒后还有利于提高煎出效果。常用于消风散、银翘散、竹叶柳蒡汤等。

（三）临床应用辨析

牛蒡子功效为疏散风热，宣肺透疹，解毒利咽。炒牛蒡子缓和寒滑之性，以免伤中，并且气味香，宣散作用更佳，长于解毒透疹，利咽散结，化痰止咳。临床多用炒制品。

三、不同炮制品在传统方剂中的合理选用

炒牛蒡子

1. 消风散（《外科正宗》）

【组成】当归一钱　生地一钱　防风一钱　蝉蜕一钱　知母一钱　苦参一钱　胡麻一钱　荆芥一钱　苍术一钱　牛蒡子一钱　石膏一钱　甘草五分　木通五分

【用法】水二盅，煎至八分，食远服。

【功用主治】疏风养血，清热除湿。主治风疹、湿疹。症见皮肤疹出色红，或遍身云片斑点，瘙痒，抓破后渗出津水，苔白或黄，脉浮数有力。

【炮制品选用分析】方中荆芥、防风疏风止痒，透邪外达，为君药。炒牛蒡子、蝉蜕疏散风热，牛蒡子炒后疏散作用更佳，便于有效成分煎出；风湿相搏而致津水流溢，故用苍术祛风除湿，苦参清热燥湿，木通渗利湿热，俱为臣药。风邪易于化热，故用石膏、知母清热泻火；风热或风湿浸淫血脉易伤阴血，苦寒渗利之品也易伤阴血，故用当归、地黄以养血活血，滋阴润燥，既补已伤之阴血，且达"治风先治血，血行风自灭"之意，又制约诸药之温燥；胡麻仁，现用亚麻子，养血疏风止痒，皆为佐药。甘草清热解毒，调和诸药，为使药。合而用之，共奏疏风养血，清热除湿之效。

【处方规范书写格式】荆芥 6g　防风 6g　炒牛蒡子 6g　蝉蜕 6g　苍术 6g　苦参 6g　木通 3g　石膏 6g^先煎　知母 6g　当归 6g　地黄 6g　亚麻子 6g　甘草 3g

2. 银翘散（《医方集解》）

【组成】连翘一两 银花一两 苦桔梗六钱 薄荷六钱 竹叶四钱 生甘草五钱 荆芥穗四钱 淡豆豉五钱 牛蒡子六钱

【用法】共杵为散，每服六钱，鲜苇根汤煎，香气大出，即取服，勿过煎。肺药取轻清，过煎则味厚而入中焦矣。病重者，约二时一服，日三服，夜一服；轻者三时一服，日二服，夜一服；病不解者，作再服。

【功用主治】辛凉透表，清热解毒。主治温病初起。症见发热无汗，或有汗不畅，微恶风寒，头痛口渴，咳嗽咽痛，舌尖红，苔薄白或微黄，脉浮数。

【炮制品选用分析】方中金银花、连翘既能清热解毒，又因其质轻而气味芳香，又有辛凉解表的作用，重用为君药。薄荷、炒牛蒡子疏散风热，清利头目，解毒利咽；荆芥穗、淡豆豉辛散表邪，透邪外出。共为臣药。其中荆芥穗与淡豆豉辛而微温，助君药发散表邪，透热外出，此两者虽属辛温，但辛而不烈，温而不燥，但与金银花、连翘相伍，可增其辛散透邪之功，共奏辛凉透表之效。竹叶、芦根（苇根）清热生津，桔梗宣肺止咳。共为佐药。甘草生用，意在清热解毒，配桔梗以清利咽喉，并调和诸药，为佐使药。

【处方规范书写格式】金银花 30g 连翘 30g 桔梗 18g 薄荷 18g后入 竹叶 12g 甘草 15g 荆芥穗 12g 淡豆豉 15g 芦根 15g 炒牛蒡子 18g捣碎

3. 其他方剂

竹叶柳蒡汤（《先醒斋医学广笔记》）

【组成】西河柳五钱 荆芥穗 蝉蜕 薄荷 甘草 知母蜜炙，各一钱 炒牛蒡子 葛根各一钱五分 玄参二钱 麦门冬三钱，去心 竹叶三十片

【用法】水煎服。

【功用主治】透疹解毒，清宣肺胃。主治麻疹透发不出，咳嗽喘急，烦闷燥乱，咽喉肿痛。

【处方规范书写格式】西河柳 15g 荆芥穗 3g 蝉蜕 3g 薄荷 3g 蜜甘草 3g 蜜知母 3g 炒牛蒡子 3g 葛根 4.5g 玄参 6g 麦冬 9g 竹叶 30 片

乌 梅

本品为蔷薇科植物梅 *Prunus mume*（Sieb.）Sieb. et Zucc. 的干燥近成熟果实。夏季果实近成熟时采收，低温烘干后闷至色变黑。现在常用炮制品规格有乌梅炭、醋乌梅。

一、炮制历史沿革

乌梅的炮制历史沿革见表 7-59。

表 7-59　乌梅的炮制历史沿革

年代	书名	炮制品规格
汉代	《金匮玉函经》	醋浸一宿去核蒸熟
晋代	《肘后备急方》	炙制
唐代	《备急千金要方》	蜜醋渍蒸、蒸制、熬制
宋代	《太平圣惠方》	炒、微炒、炒令燥
	《普济本事方》	焙干
	《洪氏集验方》	焙干
	《证类本草》	烧为末
	《疮疡经验全书》	盐制、煅灰存性
	《圣济总录》	酒浸
	《重修政和经史证类备急本草》	蜜制
	《类编朱氏集验医方》	炒焦
元代	《世医得效方》	煮法
明代	《普济方》	醋煮、炮
	《保婴撮要》	酒浸
	《寿世保元》	蜜拌蒸
清代	《食物本草会纂》	麸炒
	《本草便读》	盐水浸
现代	中医药学高级丛书《中药炮制学》（第 2 版）	乌梅、乌梅炭、醋乌梅
	《中国药典》（2020 年版）	乌梅、乌梅肉、乌梅炭

从以上乌梅炮制品的历史沿革中可以看出，乌梅的炮制方法较多，有不加辅料的炒、焙、蒸、煮、熬、制炭和加辅料的酒制、醋制、蜜制、盐制等。其中醋制为乌梅最早的炮制方法，首见于汉代的《金匮玉函经》："以苦酒浸乌梅一宿，去核，蒸之五斗米下，饭熟取捣成泥。"晋代出现炙制；唐代除沿用前人的方法外，增加了蜜醋渍蒸、蒸制、熬制；宋代的炮制发展很快，创造了制炭、烘、炒焦、炒、微炒、炒令燥、焙干、烧为末、去核取肉、盐乌梅等方法；明代在中药炮制技术方面有较大的进步，首创醋煮法、炮法、蜜拌蒸等；在清代炮制法除沿用明代的理论和方法外，还增加了麸炒法、盐制法。目前乌梅的炮制品主要有乌梅、乌梅肉、醋乌梅、乌梅炭，如《中国药典》（2020 年版）收载乌梅、乌梅肉、乌梅炭。

二、不同炮制品临床应用特点

（一）乌梅（肉）

1. 加工方法　乌梅：除去杂质，洗净，干燥。乌梅肉：取净乌梅，水润使软或蒸软，去核 [《中国药典》（2020 年版）]。

2. 性效特点　酸、涩，平。敛肺，涩肠，生津，安蛔。用于肺虚久咳，久泻久痢，虚热消渴，蛔厥呕吐腹痛。常用于九仙散、二陈汤。

（二）乌梅炭

1. 加工方法　取净乌梅，照炒炭法（通则 0213）炒至皮肉鼓起 [《中国药典》（2020 年版）]。

2. 性效特点　酸、涩，平。乌梅炭长于涩肠止泻，止血，用于久泻久痢及便血，崩漏下血等。常用于如圣散、黄连乌梅丸等。

（三）醋乌梅

1. 加工方法　取净乌梅，用米醋拌匀，闷润至醋被吸尽，置适宜容器内，密闭，隔水加热 2～4 小时，取出干燥 [中医药学高级丛书《中药炮制学》（第 2 版）]。

2. 性效特点　酸、涩，平。醋乌梅与乌梅生用作用相似，但收敛固涩作用更强，尤其适用于肺气耗散之久咳不止和蛔厥腹痛，故治久咳或蛔厥，方中的乌梅可考虑用醋制品。常用于乌梅丸等。

（四）临床应用辨析

乌梅功效为敛肺，涩肠，生津，安蛔。乌梅生用和醋乌梅功效基本相同，醋乌梅增加了收敛固涩作用；乌梅炭长于涩肠止泻，止血。

三、不同炮制品在传统方剂中的合理选用

（一）乌梅（肉）

1. 九仙散（《王子昭方》，录自《医学正传》）

【组成】人参　款冬花　桑白皮　桔梗　五味子　阿胶　乌梅_{各一两}　贝母_{半两}　罂粟壳_{八两，去顶，蜜炒黄}

【用法】上为末，每服三钱，白汤点服，嗽住止后服。

【功用主治】敛肺止咳，益气养阴。主治久咳伤肺，气阴两伤证。症见久咳不已，咳甚则气喘自汗，痰少而黏，脉虚数。

【炮制品选用分析】方中罂粟壳宜用蜜制品，功善敛肺止咳，重用为君。五味子宜用醋五味子，与乌梅合用，敛肺气，助蜜罂粟壳敛肺止咳；人参补肺气，宜用红参；阿胶滋肺阴，气阴双补，共为臣药。款冬花宜用蜜制品，降气平喘、化痰止咳；桑白皮宜用蜜制品，清泄肺热、止咳平喘；川贝母清热化痰、润肺止咳，共为佐药。桔梗宣肺祛痰，载药上行，直趋病所，为佐使药。诸药合用，共奏敛肺止咳、益气养阴之功。

【处方规范书写格式】蜜罂粟壳 6g　醋五味子 12g　乌梅 12g　红参 12g_{另煎}　阿胶珠 12g_{烊化}　蜜款冬花 12g　蜜桑白皮 12g　桔梗 12g　川贝母 6g

2. 二陈汤（《太平惠民和剂局方》）

【组成】半夏_{汤洗七次}　橘红_{各五两}　白茯苓_{三两}　甘草_{炙，一两半}

【用法】上药㕮咀，每服四钱，用水一盏，生姜七片，乌梅一个，同煎六分，去滓，热服，不拘时候。

【功用主治】燥湿化痰，理气和中。主治湿痰证。症见咳嗽痰多，色白易咳，恶心呕吐，肢体困倦，胸膈痞闷肢体困倦，或头眩心悸，舌苔白滑或腻，脉滑。

【炮制品选用分析】方中半夏宜用清半夏，燥湿化痰，尚可减毒缓性，消除副作用，为君药。橘红辛温为臣，临床多以陈皮代之，理气燥湿祛痰，气顺则痰消，助清半夏化痰之力。痰由湿生，湿自脾来，故佐以茯苓健脾渗湿，使湿去脾旺，痰无由生；生姜降逆化饮，既能制半夏之毒，又能助半夏、陈皮行气消痰，和胃止呕；少许乌梅肉收敛肺气，与半夏相伍，散中有收，使祛痰而不伤正。蜜甘草为使，调和药性，且助茯苓健脾益气以杜绝生痰之源。诸药合用，共奏燥湿化痰、理气和中之功，为祛痰通用方剂。方中半夏、陈皮皆以陈久者入药为佳，故以"二陈"命名。

【处方规范书写格式】清半夏 15g　陈皮 15g　茯苓 9g　蜜甘草 4.5g

生姜_{自备}　乌梅肉 6g

（二）乌梅炭

1. 如圣散（《圣济总录》）

【组成】棕榈_{一两，烧黑灰}　乌梅_{一两}　干姜_{一两，并烧过，存五分性}

【用法】上三味药，捣罗为散。每服一钱匕，乌梅汤调下，食前服。久患甚者，不过三服。

【功用主治】温经止血。主治冲任虚寒。症见崩漏下血，淋漓不断，血色淡而无血块者。

【炮制品选用分析】本方主治冲任虚寒不固证，崩中漏下证。方中棕榈炭具有收敛止血的功能，常用于吐血、衄血、崩漏等。乌梅味酸涩、性平，具有敛肺，涩肠，生津，安蛔功效，制炭后长于涩肠止泻、止血，用于久泻久痢及便血、崩漏下血等，此处宜用乌梅炭。炮姜性辛热，入血分，长于温中止痛、温经止血，多用于虚寒性吐血、衄血、崩漏等，三药合用共奏温经止血之效。

【处方规范书写格式】棕榈炭 30g　乌梅炭 30g　炮姜 30g

2. 其他方剂

黄连乌梅丸（《杨氏家藏方》）

【组成】黄连_{去须}　阿胶_{蛤粉炒成珠子}　当归_{洗净，三味各二两}　人参_{去芦头}　龙骨_{煅红}赤石脂　干姜_炮　白茯苓_{去皮}　乌梅肉_{焙干}　陈橘皮_{去白}　诃子_{煨去核}　肉豆蔻_{面裹煨香}　木香　罂粟壳_{蜜炙，以上一十一味各一两}　白矾_{枯，半两}

【用法】上件为细末，醋煮面糊为丸如梧桐子大。每服五十丸，米饮下。如腹痛，煎当归汤下；下血，煎地榆汤下，食前。

【功用主治】疏风养血，清热除湿。治饮食不节，荣卫不和，风邪进袭脏腑之间，致肠胃虚弱，泻泄肠鸣，腹胁膨胀，里急后重，日夜频并，不思饮食。

【处方规范书写格式】黄连 20g　阿胶珠 20g　当归 20g　人参 10g　煅龙骨 10g　赤石脂 30g　炮姜 10g　茯苓 10g　乌梅炭 10g　陈皮 10g　诃子肉 10g　煨肉豆蔻 10g　木香 10g　罂粟壳 10g　白矾 5g

（三）醋乌梅

乌梅丸（《伤寒论》）

【组成】乌梅_{三百枚}　细辛_{六两}　干姜_{十两}　黄连_{十六两}　当归_{四两}　附子_{六两，炮，去皮}　蜀椒_{四两出汗}　桂枝_{去皮，六两}　人参_{六两}　黄柏_{六两}

【用法】上十味，异捣筛，合治之，以苦酒渍乌梅一宿，去核，蒸之五斗米下，饭熟搓成泥，和药令相得，内臼中，与蜜杵二千下，丸如梧桐子大。先食饮服十丸，日三服，稍加至二十丸。禁生冷、滑物、臭食等。

【功用主治】和中安蛔。主治蛔厥腹痛。症见蛔厥呕吐，腹痛时作。

【炮制品选用分析】方中乌梅安蛔止痛、和胃止呕为君，宜用醋乌梅。乌梅醋制后收敛固涩作用增强，常用于蛔厥腹痛。炒花椒（蜀椒）驱蛔杀虫，温中止痛。干姜、桂枝、细辛、炮附片助花椒温脏驱寒，桂枝又通行血脉；黄连、黄柏苦以降泄下蛔，寒以清热；人参、当归补气养血；全方酸甘苦辛并进，寒温并用，攻补兼施，共奏治寒热错杂的蛔厥证之效。

【处方规范书写格式】醋乌梅 10g　细辛 18g　干姜 30g　黄连 48g　当归 12g　炮附片 18g　炒花椒 12g　桂枝 18g　人参 18g　黄柏 18g

白扁豆

本品为豆科植物扁豆 *Dolichos lablab* L. 的干燥成熟种子。秋、冬二季采收成熟果实，晒干，取出种子，再晒干。现在常用炮制品有白扁豆、扁豆衣及炒扁豆。但目前扁豆衣在临床应用中较为少见。

一、炮制历史沿革

白扁豆的炮制历史沿革见表 7-60。

表 7-60　白扁豆的炮制历史沿革

年代	书名	炮制品规格
宋代	《博济方》	慢火炒；油煎去皮
	《苏沈良方》	焙制
	《普济本事方》	蒸制
	《太平惠民和剂局方》	姜汁略炒
	《小儿卫生总微论方》	火炮
元代	《世医得效方》	煮制、姜汁浸去皮
	《活幼心书》	炒熟去壳生姜烂煮
	《瑞竹堂经验方》	微炒

年代	书名	炮制品规格
明代	《普济方》	微炒黄、姜制、姜汁浸去皮微炒
	《医宗粹言》	炒熟去壳
	《本草备要》	连皮炒
	《本经逢原》	炒黑
	《得配本草》	陈皮炒、醋制
现代	《中国药典》（2020 年版）	白扁豆、炒白扁豆

有关白扁豆的文字记载，最早见于陶弘景所著的《名医别录》，有关其炮制方法的记载始于宋代，主要有炒、焙、蒸及姜汁炒等，其中炒法沿用至今。《中国药典》（2020 年版）及《全国中药炮制规范》收录的炮制品仅炒白扁豆；现代医家多认为其生用偏于祛暑化湿，炒用偏于健脾化湿。

二、不同炮制品临床应用特点

（一）白扁豆

1. 加工方法　除去杂质，用时捣碎 [《中国药典》（2020 年版）]。

2. 性效特点　甘，微温。归脾、胃经。功能为健脾化湿，和中消暑。生用偏于祛暑化湿，用于脾胃虚弱，食欲不振，大便溏泻，白带过多，暑湿吐泻，胸闷腹胀。

（二）炒白扁豆

1. 加工方法　取净白扁豆，照清炒法（通则 0213）炒至微黄色具焦斑。用时捣碎 [《中国药典》（2020 年版）]。

2. 性效特点　甘，微温。归脾、胃经。白扁豆炒制后偏于健脾化湿。用于脾虚泄泻、白带过多。常用于参苓白术散、香薷散等。

（三）临床应用辨析

白扁豆功能为健脾化湿，和中消暑。生用偏于祛暑化湿；炒制后偏于健脾化湿。

三、不同炮制品在传统方剂中的合理选用

炒白扁豆和白扁豆

1. 参苓白术散（《太平惠民和剂局方》）

【组成】莲子肉去皮，一斤　薏苡仁一斤　缩砂仁一斤　桔梗炒令深黄色，一斤　白

扁豆姜汁浸，去皮，微炒，一斤半　白茯苓二斤　人参二斤　甘草炒，二斤　白术二斤　山药二斤

【用法】上为细末。每服二钱，枣汤调下。小儿量岁数加减服之。

【功用主治】益气健脾，渗湿止泻。主治脾虚湿盛证。症见饮食不化，胸脘痞闷，肠鸣泄泻，四肢乏力，形体消瘦，面色萎黄，舌淡苔白腻，脉虚缓。

【炮制品选用分析】炒白扁豆性温微香，能启脾和胃，较生品健脾作用增强，用于脾虚泄泻，白带过多。因此本方选用白扁豆炒制品，取其健脾之功。

【处方规范书写格式】炒莲子 9g　麸炒薏苡仁 9g　砂仁 6g　桔梗 6g　炒白扁豆 12g　茯苓 15g　生晒参 15g^{另煎}　蜜甘草 10g　麸炒白术 15g　麸炒山药 15g

2. 香薷散（《太平惠民和剂局方》）

【组成】香薷去土，一斤　白扁豆微炒，半斤　厚朴去粗皮，姜制，半斤

【用法】上为粗末，每服 3 钱，水一盏，入酒一分，煎七分，去滓，水中沉冷。连吃二服，不拘时候。

【功用主治】祛暑解表，化湿和中。主治阴暑。证见恶寒发热，头身困重，无汗，腹痛吐泻，胸脘痞闷，舌苔白腻，脉浮。

【炮制品选用分析】方中香薷辛温芳香，解表散寒，祛暑化湿，为夏月解表之要药；厚朴生用药性较为峻烈，本方选用姜制厚朴，大大降低了对咽喉的刺激性，同时增加了宽中和胃的功效；选用甘平之白扁豆以消暑和中，兼能化湿，略微炒制，较生用健脾作用增强，如果暑湿之邪偏重，可用生用白扁豆。

【处方规范书写格式】香薷 500g　（炒）白扁豆 250g　姜厚朴 250g

决明子

本品为豆科植物钝叶决明 *Cassia obtusifolia* L. 或决明（小决明）*Cassia tora* L. 的干燥成熟种子。秋季采收成熟果实，晒干，打下种子，除去杂质。目前常见的炮制品种为决明子、炒决明子。

一、炮制历史沿革

决明子的炮制历史沿革见表 7-61。

表 7-61　决明子的炮制历史沿革

年代	书名	炮制品规格
南北朝梁代	《本草经集注》	打碎,捣碎
唐代	《千金翼方》	苦酒渍,经三日曝干
宋代	《太平圣惠方》	微炒
	《重修政和经史证类备急本草》	火炙
元、明	《活幼全书》	炒法
清代	《握灵本草》	酒煮法
现代	《中国药典》(2020 年版)	决明子、炒决明子

从决明子的炮制历史来看,有记载的炮制方法始于梁代《本草经集注》。唐代增加了酒渍的炮制方法;宋代炮制方法为微炒,该方法沿用至今;元、明时期决明子炮制方法基本稳定,至清代提出了酒煮法,以酒之辛热之性制约决明子之寒泻之性。《中国药典》(2020 年版)中收录决明子炮制品有决明子、炒决明子。

二、不同炮制品临床应用特点

（一）决明子

1. 加工方法　除去杂质,洗净,干燥。用时捣碎 [《中国药典》(2020 年版)]。

2. 性效特点　苦、甘、咸,微寒。归肝、大肠经。具有清肝明目、润肠通便的功效,决明子生用长于清肝热,润肠燥;主要用于风热及肝火上炎所致的目赤涩痛,羞明多泪等证。亦可用于阴虚内热所致的肠燥便秘。常用于清上明目丸、决明子散等。

（二）炒决明子

1. 加工方法　取净决明子,照清炒法（通则 0213）炒至微鼓起、有香气。用时捣碎 [《中国药典》(2020 年版)]。

2. 性效特点　决明子经炒制后寒泻力量减弱,功效由清肝明目转为补肝明目,长于由肝血不足所致的风毒上攻眼目,视物昏花不明。同时保留平肝功效,亦可用于肝阳上亢所致的高血压头痛、头晕。常用于决明子汤、石斛夜光丸等。

（三）临床应用辨析

决明子具有清肝明目，润肠通便的功效。决明子生用长于清肝热，润肠燥；炒决明子由清肝明目转为补肝明目，长于治疗由肝血不足所致的风毒上攻眼目，视物昏花不明。

三、不同炮制品在传统方剂中的合理选用

（一）决明子

1. 清上明目丸（《万病回春》）

【组成】归尾六钱　川芎六钱　生地黄　黄连　黄芩　大黄　黄柏酒炒　连翘　桔梗　薄荷　防风　荆芥　羌活　独活　白芷　菊花　草决明（决明子）　木贼　甘草各五钱

【用法】上为末，炼蜜为丸，如绿豆大。每服三五十丸，白汤早晚服。

【功用主治】疏风清热，止痛。主治一切肿痛，风热眼疾。

【炮制品选用分析】本方主治一切肿痛，风热眼疾。决明子生用长于清肝热，润肠燥，兼具疏散风热之功；因此本方选用决明子生用，取其清肝明目之功。此外，本方选用生品的原因还与剂型有关，决明子生用质地坚硬，有效成分不容易煎出，但本方为丸剂，不存在煎煮过程，为最大限度地保持决明子清肝经风热之效，故选用生品。

【处方规范书写格式】当归尾 18g　川芎 18g　地黄 15g　黄连 15g　黄芩 15g　大黄 15g　酒黄柏 15g　连翘 15g　桔梗 15g　薄荷 15g　防风 15g　荆芥 15g　羌活 15g　独活 15g　白芷 15g　菊花 15g　决明子 15g　木贼 15g　甘草 15g

2. 决明子散（《严氏济生方》）

【组成】黄芩一两　菊花去枝梗, 一两　木贼一两　决明子一两　石膏一两　赤芍一两　川芎一两　川羌活去芦, 一两　石决明一两　甘草一两　蔓荆子一两

【用法】上药为细末，每服三钱，加生姜三片，水煎，食后服。

【功用主治】疏散风热，清肝明目。主治赤翳，或瞳仁上如凝脂色，无泪或有泪，有时涩痛。

【炮制品选用分析】决明子生用味甘苦，性微寒，清热泻下之力较强，本方证根本病机为肝经之热上攻于目，因此选用生品，取其清热泻下之力，泻肝经实热。

【处方规范书写格式】黄芩 30g 菊花 30g 木贼 30g 决明子 30g 石膏 30g 赤芍 30g 川芎 30g 川羌活 30g 石决明 30g 甘草 30g 蔓荆子 30g 生姜_{自备}

（二）炒决明子

1. 决明子汤（《圣济总录》）

【组成】决明子_{炒，三分} 柴胡_{去苗，三分} 黄连_{去须，三分} 防风_{去叉，三分} 升麻_{三分} 苦竹叶_{三分} 甘草_{炙，锉，半两} 菊花_{半两} 细辛_{去苗叶，一分}

【用法】上为粗末。每服五钱匕，水一盏半，煎至八分，去滓，食后温服。

【功用主治】清肝明目。主治肝脏实热，目眦生赤肉涩痛。

【炮制品选用分析】本方证的根本病机为肝胆郁火上冲于目，导致目赤涩痛，羞明多泪，决明子与柴胡、黄连、菊花等同用，泻肝胆郁火，奏清热明目之功。方中选用炒决明子，清热泻下之力有所减弱，但清肝经实热的作用仍较为明显。且本方作为汤剂，生品质地坚硬，有效成分不易煎出，而炒制品质地较为酥脆，煎出效果较好。

【处方规范书写格式】炒决明子 1g 柴胡 1g 黄连 1g 防风 1g 升麻 1g 苦竹叶 1g 蜜甘草 15g 菊花 15g 细辛 0.3g

2. 石斛夜光丸（《原机启微》）

【组成】天门冬_{焙，二两} 人参_{二两} 茯苓_{二两} 麦门冬_{一两} 熟地黄_{一两} 生地黄_{一两} 菟丝子_{酒浸，七钱半} 甘菊花_{七钱半} 草决明（决明子）_{七钱半} 杏仁_{去皮尖，七钱半} 干山药_{七钱半} 枸杞_{七钱半} 牛膝_{酒浸，七钱半} 五味子_{半两} 蒺藜_{半两} 石斛_{半两} 肉苁蓉_{半两} 川芎_{半两} 炙甘草_{半两} 枳壳_{炒，半两} 青葙子_{半两} 防风_{半两} 川黄连_{半两} 乌犀角_{镑，半两} 羚羊角_{镑，半两}

【用法】上药除另捣外，为极细末，炼蜜为丸，如梧桐子大。每服三五十丸，空心温酒送下；盐汤亦可。

【功用主治】滋肾平肝，清热明目。主治肝肾不足，阴虚火旺。症见内障目暗，瞳神散大，视物昏花。

【炮制品选用分析】本方用药二十五味，可分为生津养血、滋阴补肾、补肺益脾、疏风清热、平肝泻心五个方面，主要针对久病之人，肝肾不足所致的各种眼病。肝血久虚，易生风热，因此本方选用决明子、菊花、防风等疏风清热之品，与羚羊角等平肝之品合用，共同发挥平肝息风的作用。决明子经炒制后，寒泻力量大大减弱，清肝热的同时，更增加了平肝养肾之功，对于本方尤为适宜。

【处方规范书写格式】天冬 60g　人参 60g　茯苓 60g　麦冬 60g　熟地黄 30g　地黄 30g　菟丝子 23g　菊花 23g　炒决明子 23g　杏仁 23g　山药 23g　枸杞子 23g　牛膝 23g　五味子 23g　蒺藜 15g　石斛 15g　肉苁蓉 15g　川芎 15g　蜜甘草 15g　枳壳 15g　青葙子 15g　防风 15g　黄连 15g　水牛角 15g　羚羊角 15g

麦　芽

本品为禾本科植物大麦 *Hordeum vulgare* L. 的成熟果实经发芽干燥的炮制加工品。目前临床常见的炮制品种有麦芽、炒麦芽及焦麦芽三种。

一、炮制历史沿革

麦芽的炮制历史沿革见表 7-62。

表 7-62　麦芽的炮制历史沿革

年代	书名	炮制品规格
晋代	《肘后备急方》	熬(炒)令黄香
唐代	《备急千金要方》	微炒
	《外台秘要》	炒黄
宋代	《太平圣惠方》	亦微炒黄
元代	《活幼心书》	焙法
明代	《普济方》	巴豆炒
	《本草品汇精要》	发芽
	《宋氏女科秘书》	炒熟
	《景岳全书》	煨
清代	《得配本草》	炒黑
	《本草害利》	炒焦
现代	《中国药典》(2020 年版)	麦芽、炒麦芽、焦麦芽

麦芽药用始载于《名医别录》。麦芽的炮制方法主要分为清炒法和加辅料（巴豆）炒两大类，少数文献记载的炮制方法为"焙"（元《活幼心书》）、"煨"（明《景岳全书》）等。其中清炒法为历代传统炮制工艺，在明代的《普济方》中有巴豆炒的相关记载，但巴豆属于大毒之品，近年来已经很少用于临床。目前《中国药典》（2020 年版）收录的麦芽炮制品仅有三种，即麦芽、炒麦芽、焦麦芽。

二、不同炮制品临床应用特点

（一）麦芽

1. 加工方法　除去杂质 [《中国药典》（2020 年版）]。

2. 性效特点　甘，平。归脾、胃经。具有消食和胃，通乳之功效。常用于消化不良，对于米、面积滞或食水果消化不良具有化积开胃的作用，对于食积化热者尤宜适用，与其他药物配伍，具有轻微的退热作用；同时具有疏肝气、消痞块的作用，适用于肝郁气滞、痰阻乳络、乳房结块等证。常用于镇肝熄风汤等。

（二）炒麦芽

1. 加工方法　取净麦芽，照清炒法（通则 0213）炒至棕黄色，放凉，筛去灰屑 [《中国药典》（2020 年版）]。

2. 性效特点　麦芽经炒制后性偏温而气香，具有行气消食回乳的功效。用于食积不消，妇女断乳。炒麦芽用于饮食停滞者，同时具有调和脾胃的作用，尤其适用于小儿乳积不消，时时吐乳；对于中虚食少者，具有健脾和胃、增进食欲的作用；大剂量炒麦芽具有明显的回乳之效。常用于四物回乳汤、健脾丸等。

（三）焦麦芽

1. 加工方法　取净麦芽，照清炒法（通则 0213）炒至焦褐色，放凉，筛去灰屑 [《中国药典》（2020 年版）]。

2. 性效特点　焦麦芽性偏温而味甘微涩，对于食积不消而引起的腹泻具有和中止泻的作用。对于脾胃虚寒、运化无权、大便溏泻具有补气益脾、和中止泻的作用。常用于五香饭灰等。

（四）临床应用辨析

麦芽生用具有消食和胃、通乳功效，药性偏凉，适用于食积化热者；炒制后性偏温而气香，适用于小儿和体虚者的饮食停滞，大剂量炒麦芽具有明显的回乳功效；炒焦后偏于和中止泻。

三、不同炮制品在传统方剂中的合理选用

（一）麦芽

镇肝熄风汤（《医学衷中参西录》）

【组成】怀牛膝一两　生赭石一两,轧细　生龙骨五钱,捣碎　生牡蛎五钱,捣碎　生龟板五钱,捣碎　生杭芍五钱　玄参五钱　天冬五钱　川楝子二钱,捣碎　生麦芽二钱　茵陈二钱　甘草一钱半

【用法】水煎服。

【功用主治】镇肝息风，滋阴潜阳。主治类中风。症见头目眩晕，目胀耳鸣，脑部热痛，面色如醉，心中烦热，或时常噫气，或肢体渐觉不利，口眼渐形㖞斜；甚或眩晕颠仆，昏不知人，移时始醒，或醒后不能复原，脉弦长有力。

【炮制品选用分析】方中麦芽选用生品原因有二：其一，麦芽生品偏于疏肝消痞块，适用于肝郁气滞、痰阻乳络等证；其二，与甘草配伍，具有调胃和中的作用，防止金石类药物碍胃之弊。

【处方规范书写格式】怀牛膝 30g　赭石 30g　龙骨 15g　牡蛎 15g　龟板 15g　白芍 15g　玄参 15g　天冬 15g　川楝子 6g　麦芽 6g　茵陈 6g　甘草 4.5g

（二）炒麦芽

1. 四物回乳汤（《外科正宗》）

【组成】川芎二钱　当归二钱　白芍二钱　熟地二钱　麦芽二两,炒,为粗末

【用法】水二盅，煎八分，食远服。用脚布束紧两乳，以手按揉其肿，自然消散，甚者再用一服。

【功用主治】活血补血，回乳消胀。主治产妇无儿吃乳，乳房肿胀坚硬，疼痛难忍。

【炮制品选用分析】本方适用于产妇无儿吃乳，乳汁淤积所致的乳房肿胀坚硬，疼痛难忍。本方在减小四物汤用药剂量的基础上，加入大剂量炒麦芽，取其显著回乳之功。而麦芽生用主要通过疏肝消除乳房痞块，焦麦芽无明显回乳作用。因此，本方选用炒麦芽最为适宜。

【处方规范书写格式】川芎 6g　当归 6g　白芍 6g　熟地黄 6g　炒麦芽 60g

2. 健脾丸（《证治准绳》）

【组成】白术_{白者，二两半，炒}　木香_{另研}　黄连_{酒炒}　甘草_{各七钱半}　白茯苓_{去皮，二两}　人参_{一两五钱}　神曲_{炒，一两}　陈皮　砂仁　麦芽_{炒，取面，各一两}　山药_{一两}　肉豆蔻_{面裹煨熟，纸包捶去油，一两}

【用法】上为细末，蒸饼为丸，如绿豆大。每服五十丸，空心、下午各一次，陈米汤下。

【功用主治】健脾燥湿和胃，消食化滞止泻。主治脾胃不和，饮食劳倦。

【炮制品选用分析】本方治证为脾虚食停，生湿化热所致。脾虚失运，食停生湿，故食少难消，大便溏薄；食积内停，阻碍气机，则脘腹痞闷，苔腻微黄乃食积化热之象。脾虚宜补，食积宜消，治宜健脾消食为主，兼以清热祛湿。本方针对中虚食少之证，选用麦芽炒制品，取其健脾和胃、增进食欲之功效。

【处方规范书写格式】白术 15g　木香 6g　黄连 6g　白茯苓 10g　人参 9g　神曲 6g　陈皮 6g　砂仁 6g　炒麦芽 6g　山药 6g　肉豆蔻 6g　甘草 6g

（三）焦麦芽

五香饭灰（《中药成方配本》）

【组成】焦饭滞_{三十二两}　焦六曲_{十两}　焦山楂_{十两}　焦麦芽_{十两}　枳实_{八两}　莱菔子_{八两}　槟榔_{八两}　雷丸_{四两}　制川朴_{三两}　广木香_{四两}　广皮_{八两}　炒黑丑_{四两}　炒白丑_{四两}

【用法】上为细末。每服三钱。小儿减半。

【功用主治】消积导滞，理气和中。主治食滞腹痛，小儿疳积。

【炮制品选用分析】焦麦芽性偏温而味甘微涩，对于食积不消而引起的腹泻具有和中止泻的作用。对于脾胃虚寒、运化无权、大便溏泻具有补气益脾、和中止泻的作用。小儿疳积多见大便溏泻，故本方选用焦麦芽，取其味甘微涩，和中止泻之义。

【处方规范书写格式】焦饭滞 1 000g　焦六神曲 300g　焦山楂 300g　焦麦芽 300g　枳实 240g　莱菔子 240g　槟榔 240g　雷丸 120g　姜厚朴（制川朴）90g　广木香 120g　陈皮 240g　炒黑丑 120g　炒白丑 120g（本方为制剂处方，入汤剂酌减）

苍耳子

本品为菊科植物苍耳 *Xanthium sibiricum* Patr. 的干燥成熟带总苞的果实。秋季果实成熟时采收，干燥，除去梗、叶等杂质。目前临床上所用炮制品以炒苍耳子最为常见。

一、炮制历史沿革

苍耳子的炮制历史沿革见表 7-63。

表 7-63　苍耳子的炮制历史沿革

年代	书名	炮制品规格
南北朝刘宋	《雷公炮炙论》	黄精同蒸法
唐代	《备急千金要方》	烧灰
宋代	《太平圣惠方》	烧灰、微炒
	《重修政和经史证类备急本草》	炒香去刺
	《急救仙方》	焙制
明代	《普济方》	炒法和蒸法较常用,有酥制
	《医学纲要》	微炒存性
	《医学入门》	黄精汁蒸
	《炮炙大法》	单蒸
	《本草乘雅半偈》	炒熟去刺及酒拌蒸
清代	《医门法律》	炒捶碎
	《本草述》	炒香浸酒
现代	《中国药典》(2020 年版)	炒苍耳子

苍耳子始载于《神农本草经》。苍耳子炮制方法主要集中在烧、炒、蒸等几种。蒸法最早见于《雷公炮炙论》，"凡采得，去心。取黄精，用竹刀细切，拌之，同蒸，从巳至亥，去黄精，取出，阴干用"。明代增加了酒拌蒸和清蒸的方法；炒法根据程度不同分为微炒、炒熟等。现代炮制方法主要为清炒。

二、不同炮制品临床应用特点

（一）苍耳子

1. 加工方法　除去杂质 [《中国药典》（2020 年版）]。

2. 性效特点　苍耳子味辛、苦，性温。有小毒，归肺经。具有通鼻窍，祛风湿，止痛的功效。生品消风止痒力强，多用于皮肤痒疹、疥癣等皮肤病。

（二）炒苍耳子

1. 加工方法　取净苍耳子，照清炒法（通则 0213）炒至黄褐色，去刺，筛净 [《中国药典》（2020 年版）]。

2. 性效特点　苍耳子炒制后毒性降低，偏于通鼻窍，祛风湿，止痛；多用于鼻渊头痛，风湿痹痛。常用于苍耳散等。

（三）临床应用辨析

苍耳子生用偏于消风止痒，炒制后毒性降低，偏于通鼻窍、祛风湿、止痛。

三、不同炮制品在传统方剂中的合理选用

炒苍耳子

苍耳散（《重订严氏济生方》卷五）

【组成】辛夷仁半两　苍耳子二钱半　香白芷一两　薄荷叶半钱

【用法】上药晒干，研为细末。每服二钱，食后用葱、茶清调下。

【功用主治】散风邪，通鼻窍。主治鼻渊。症见鼻流浊涕不止，前额疼痛

【炮制品选用分析】本方证主要为风邪上攻以致鼻渊，鼻流浊涕不止，苍耳子疏风散湿，上通脑顶，外达皮肤，炒制品偏于宣通鼻窍，散风止痛，故本方选用苍耳子炒制品。

【处方规范书写格式】辛夷仁 15g　炒苍耳子 7.5g　白芷 30g　薄荷叶 1.5g

吴茱萸

本品为芸香科植物吴茱萸 *Euodia rutaecarpa*（Juss.）Benth.、石虎 *Euodia rutaecarpa*（Juss.）Benth. var. *officinalis*（Dode）Huang 或疏毛吴茱萸 *Euodia rutaecarpa*（Juss.）Benth. var. *bodinieri*（Dode）Huang 的干燥将近成熟果实。8—11 月果实尚未开裂时，剪下果枝，晒干或低温干燥，除去枝、

叶、果梗等杂质。由于吴茱萸生品药性燥烈，故临床上所用炮制品以制吴茱萸最为常见。

一、炮制历史沿革

吴茱萸的炮制历史沿革见表 7-64。

表 7-64　吴茱萸的炮制历史沿革

年代	书名	炮制品规格
汉代	《金匮玉函经》	炒法
南北朝刘宋	《雷公炮炙论》	盐制、醋制
唐代	《食疗本草》	姜汁制、酒制
	《外台秘要》	熬制
宋代	《太平圣惠方》	炒令熟、炒令焦、醋制、焙制
	《博济方》	煨制
	《本草衍义》	汤浸
	《圣济总录》	水浸去涎炒、醋浸炒、酒浸炒、黑豆制、汤浸去涎、大豆同炒
	《太平惠民和剂局方》	酒醋童便复制
	《小儿卫生总微论方》	盐制
	《三因极一病证方论》	米醋熬
	《妇人大全良方》	汤煮
	《类编朱氏集验医方》	蒸制、童便浸
金、元时期	《脾胃论》	汤洗焙干
	《卫生宝鉴》	酒洗焙
	《丹溪心法》	盐炒
明代	《普济方》	烫浸炒黄、醋浸炒黄、酒浸炒香熟、酒醋小便米泔或猪胞酒醋小便盐复制、火炮、酒醋制、补骨脂炒

续表

年代	书名	炮制品规格
明代	《奇效良方》	水浸、黄连炒、牵牛子炒
	《本草蒙筌》	汤泡烘干
	《女科撮要》	煮制
	《医学入门》	汤浸去苦汁盐水炒
	《仁术便览》	滚盐汤泡去毒炒
	《医宗必读》	盐汤洗焙干
	《景岳全书》	童便制
	《济阴纲目》	炒黑
清代	《握灵本草》	黄连制
	《本草汇》	盐汤洗焙干
	《本草崇原》	沸水泡
	《医宗说约》	盐炒童便煮
	《本草述》	糯米煮制
	《医宗金鉴》	酒洗
现代	《中国药典》(2020年版)	吴茱萸、制吴茱萸

　　吴茱萸始载于《神农本草经》。吴茱萸炮制最早见于汉代。其炮制方法分为无辅料炮制和加辅料炮制。无辅料炮制有水洗、汤洗、浸泡等；加辅料炮制所涉及的辅料有盐水、酒、醋、姜汁、黑豆汁、童便、黄连等。目前，《中国药典》（2020年版）所收录的炮制品主要为吴茱萸和制吴茱萸。

二、不同炮制品临床应用特点

（一）吴茱萸

1. 加工方法　除去杂质 [《中国药典》（2020年版）]。

2. 性效特点　辛、苦，热；有小毒。归肝、脾、胃、肾经。具有散寒止痛、降逆止呕、助阳止泻的功效。生品长于祛寒燥湿，由于吴茱萸有小毒，因此大多外用，用于口疮、湿疹、牙痛等，还可用于高血压辅助治疗。

（二）制吴茱萸

1. 加工方法 取甘草捣碎，加适量水，煎汤，去渣，加入净吴茱萸，闷润吸尽后，炒至微干，取出，干燥。每 100kg 吴茱萸，用甘草 6kg[《中国药典》（2020 年版）]。

2. 性效特点 不论采用何种炮制方法，对于吴茱萸均有显著的减毒作用。制吴茱萸可用作内服品。多用于厥阴头痛，脘腹冷痛，呕吐吞酸，寒疝腹痛，寒湿脚气，五更泄泻。吴茱萸的盐制品长于入肾，可用于疝气疼痛。制吴茱萸常用于吴茱萸汤、四神丸、温经汤等。

（三）临床应用辨析

吴茱萸生用有小毒，多外用，偏于祛寒燥湿，由于吴茱萸有小毒，盐制后毒性降低，且引药入肾，多用于疝气疼痛。

三、不同炮制品在传统方剂中的合理选用

制吴茱萸

1. 吴茱萸汤（《伤寒论》）

【组成】吴茱萸一升，洗　人参三两　生姜六两，切　大枣十二枚，擘

【用法】上四味，以水七升，煮取两升，去滓。温服七合，日三服。

【功用主治】温中祛寒，降逆和胃。主治胃中虚寒，食谷欲呕，胸膈满闷，或胃脘痛，吞酸嘈杂；厥阴头痛，干呕吐涎沫；少阴吐利，手足逆冷，烦躁欲死。

【炮制品选用分析】方中吴茱萸味辛性热，归肝、肾、脾、胃经，既可温胃止呕，又可温肝降逆，更可温肾以止吐利，一药而三病皆宜，故为君药。此外重用生姜温胃散寒，降逆止呕，以助吴茱萸之力，用为臣药。原文中吴茱萸用量为一升，特别提出吴茱萸经水洗，但古籍记载吴茱萸有小毒，故今医家多用制吴茱萸。虽吴茱萸的毒性尚未被毒理实验证实，也未见临床不良反应的报道，但应用较大剂量的吴茱萸时，对咽喉部有较大的刺激性，经甘草水制后，药性较为缓和，无明显耗气伤阴之弊，更加适宜虚寒之证。

【处方规范书写格式】制吴茱萸 9g　红参 9g　大枣 4 枚　生姜 18g

2. 四神丸（《证治准绳》）

【组成】肉豆蔻二两　补骨脂四两　五味子二两　吴茱萸浸，炒一两

【用法】上为末，生姜八两，红枣一百枚，煮熟取枣肉和末丸，如桐子大。每服五七十丸，空心或食前白汤送下。

【功用主治】温肾暖脾，固涩止泻。主治脾肾虚寒之肾泄证。症见五更泄泻，大便不实，饮食不思，神疲乏力，舌淡苔薄白，脉沉迟无力。

【炮制品选用分析】方中重用盐补骨脂温补命门之火以温养脾土为君药。麸煨肉豆蔻温中涩肠为臣药，与盐补骨脂相伍，既可增温肾暖脾之功，又能涩肠止泻。制吴茱萸温脾暖胃以散阴寒；醋五味子固肾涩肠，合制吴茱萸为佐药，助君、臣药温涩止泻之力。用法中姜、枣同煮，枣肉为丸，意在温补脾胃，鼓舞运化。诸药合用，共收温补脾肾，涩肠止泻之功，以使火旺土强，肾泄自愈。本方配伍特点：温补与收涩并用，但以温补治本为主，酸涩治标为辅。

【处方规范书写格式】盐补骨脂 12g　麸煨肉豆蔻 6g　醋五味子 6g　制吴茱萸 3g　生姜自备　大枣自备

3. 温经汤（《金匮要略》）

【组成】吴茱萸三两　桂枝二两　当归二两　芍药二两　阿胶二两　麦冬去心, 一升　川芎二两　牡丹皮去心, 二两　人参二两　半夏半升　生姜二两　甘草二两

【用法】水煎，阿胶烊冲，早晚分两次温服。

【功用主治】温经散寒，养血祛瘀。主治冲任虚寒、瘀血阻滞证。症见漏下不止，血色暗而有块，淋漓不畅，或月经超前或延后，或逾期不止，或一月数行，或经停不至，或痛经，小腹冷痛，唇口干燥，傍晚发热，手心烦热。亦治妇人宫冷，久不受孕。舌黯红，脉细涩。

【炮制品选用分析】方中制吴茱萸、桂枝温经散寒，通利血脉，共为君药。当归、川芎活血祛瘀，养血调经；牡丹皮活血散瘀，共为臣药。阿胶、白芍、麦冬，三药合用，养血调肝，滋阴润燥，并制吴茱萸、桂枝之温燥，为佐药。人参、甘草益气健脾，以资生化之源，阳生阴长，气旺血充；清半夏、生姜辛开散结，通降胃气，以助祛瘀调经；其中生姜又温胃气以助生化，且助吴茱萸、桂枝以温经散寒，以上均为佐药。甘草调和诸药，兼为使药。诸药合用，共奏温经散寒、养血祛瘀之功。

【处方规范书写格式】制吴茱萸 9g　桂枝 6g　当归 6g　川芎 6g　牡丹皮 6g　白芍 6g　阿胶 6g烊化　麦冬 9g　红参 6g另煎　清半夏 6g　生姜 6g　炒甘草（或蜜甘草）6g

补骨脂

本品为豆科植物补骨脂 *Psoralea corylifolia* L. 的干燥成熟果实。秋季果

实成熟时采收果序，晒干，搓出果实，除去杂质。目前临床上所用炮制品盐补骨脂最为常见。

一、炮制历史沿革

补骨脂的炮制历史沿革见表 7-65。

表 7-65 补骨脂的炮制历史沿革

年代	书名	炮制品规格
南北朝刘宋	《雷公炮炙论》	酒浸蒸
宋代	《太平圣惠方》	炒
	《太平惠民和剂局方》	盐炒、芝麻制
	《类编朱氏集验医方》	酒炒
元代	《世医得效方》	醋炒
	《瑞竹堂经验方》	酒浸焙
明代	《普济方》	酒麸炒、泽泻制
	《仁术便览》	盐酒芝麻制
	《增补万病回春》	盐酒炒
	《寿世保元》	黄柏盐酒制
	《医宗必读》	胡桃肉炒
清代	《本草述》	麸炒、面炒
	《本草述钩元》	火麻仁炒
	《本草备要》	童便、乳浸、盐水炒
	《医宗必读》	盐水浸三日、胡桃油炒
	《得配本草》	童便浸蒸、乳拌蒸
	《本草纲目拾遗》	芪术苓甘草制
	《医学从众录》	炙
	《增广验方新编》	米泔黄柏盐制
现代	《中国药典》(2020 年版)	补骨脂、盐补骨脂

炮制相关记载最早见于南北朝时期的《雷公炮炙论》。后世医家在随着实践不断改进、完善。蒸、浸、炒、焙、煮等方法均较好地应用在补骨脂的炮制工艺中，其中诸多记载涉及炮制辅料，主要辅料：酒、盐、芝麻、胡桃、火麻仁、麦麸、米泔、童便等。总体来看，自南北朝至清代，炮制方法以炒制为主，约占半数以上，说明炒法应用最为广泛。《中国药典》（2020年版）收录的炮制品种仅为补骨脂、盐补骨脂。

二、不同炮制品临床应用特点

（一）补骨脂

1. 加工方法 除去杂质 [《中国药典》（2020 年版）]。

2. 性效特点 辛、苦，温。具有补肾助阳、固精缩尿、温脾止泻的功效。生品辛热而性燥，温肾助阳作用较突出，因此长于温补脾肾，止泻利。多用于脾肾阳虚之五更泄泻。并且补骨脂生品外用长于治疗白癜风、银屑病等皮肤疾病。

（二）盐补骨脂

1. 加工方法 取净补骨脂，照盐炙法（通则 0213）炒至微鼓起 [《中国药典》（2020 年版）]。每 100kg 补骨脂，用食盐 2kg。

2. 性效特点 补骨脂经炮制后其辛散走窜之性在一定程度上被制约，避免了伤阴之弊，并且根据中医基础理论中的"咸入肾经"之说，盐炙引药入肾经，增强补肾纳气作用，多用于肾阳不足所致的阳痿、腰痛、滑精等证。常用于四神丸、青蛾丸等。

（三）临床应用辨析

补骨脂生用药性辛热而燥，偏于温补脾肾、止泻利；盐炙后引药入肾经，偏于补肾纳气。

三、不同炮制品在传统方剂中的合理选用

盐补骨脂

1. 四神丸（《证治准绳》）

【组成】肉豆蔻二两　补骨脂四两　五味子二两　吴茱萸浸炒，一两

【用法】上为末，用水一碗，煮生姜八两，红枣一百枚，煮熟，水干，取枣肉为丸，如桐子大。每服五七十丸，空心或食前白汤送下。

【功用主治】温肾暖脾，固肠止泻。主治脾肾阳虚之肾泄证。症见五更

泄泻，不思饮食，食不消化，或久泻不愈，腹痛喜温，腰酸肢冷，神疲乏力，舌淡，苔薄白，脉沉迟无力。

【炮制品选用分析】方中重用盐补骨脂温补命门之火以温养脾土为君药，补骨脂盐制后能缓和辛窜温燥之性，避免伤阴，并引药入肾，增强补肾纳气作用。肉豆蔻宜用麸煨肉豆蔻为臣，煨制后滑肠作用减弱，温中涩肠作用增强，与盐补骨脂相伍，既可增温肾暖脾之功，又能涩肠止泻。制吴茱萸温脾暖胃以散阴寒，且毒性作用降低；醋五味子固肾涩肠作用增强，合制吴茱萸为佐药，助君、臣药温涩止泻之力。用法中姜、枣同煮，枣肉为丸，意在温补脾胃，鼓舞运化。诸药合用，共收温补脾肾、涩肠止泻之功，以使火旺土强，肾泄自愈。

【处方规范书写格式】盐补骨脂 12g　麸煨肉豆蔻 6g　醋五味子 6g　制吴茱萸 3g　生姜^{自备}　大枣^{自备}

2. 青娥丸（《太平惠民和剂局方》）

【组成】胡桃_{去皮、膜，二十个}　蒜_{熬膏，四两}　补骨脂_{酒浸，炒，八两}　杜仲_{去皮，姜汁浸，炒，十六两}

【用法】上为细末，蒜膏为丸。每服三十丸，空心温酒送下，妇人淡醋汤送下。

【功用主治】温肾暖腰，益精养血。主治肾气虚弱，风冷乘之，或血气相搏，腰痛如折，起坐艰难，俯仰不利，转侧不能；或因劳役过度，伤于肾经，或处卑湿，地气伤腰，或坠堕伤损，或风寒客搏，或气滞不散，皆令腰痛。

【炮制品选用分析】《太平惠民和剂局方》所载之青娥丸主治肾虚为风寒湿邪所伤，或坠堕伤损，气滞不散所引起的腰痛，头晕耳鸣，溺有余沥，妇女白带。根本病机为肾虚劳损。治宜温肾暖腰，滋补下元。原文中补骨脂炮制法为酒浸，炒，取酒辛热发散之性，散肾中之寒。而《中国药典》（2020年版）收录的青娥丸组方中采用的是盐补骨脂，制约补骨脂辛燥之性，同时取"咸入肾经"之意。

【处方规范书写格式】盐杜仲 480g　盐补骨脂 240g　炒核桃仁 150g　大蒜 120g（本方为制剂处方，入汤剂酌减）

青　皮

本品为芸香科植物橘 *Citrus reticulata* Blanco 及其栽培变种的干燥幼果或未成熟果实的果皮。5—6 月收集自落的幼果，晒干，习称"个青皮"；7—8

月采收未成熟的果实，果皮纵剖成四瓣至基部，除尽瓤瓣，晒干，习称"四花青皮"。现在常用炮制品规格有青皮、醋青皮。

一、炮制历史沿革

青皮的炮制历史沿革见表 7-66。

表 7-66　青皮的炮制历史沿革

年代	书名	炮制品规格
唐代	《仙授理伤续断秘方》	去白炒
宋代	《博济方》	面炒
	《太平惠民和剂局方》	麦麸炒
	《小儿卫生总微论方》	焙制、巴豆制
	《三因极一病证方论》	米醋熬
	《类编朱氏集验医方》	略炒、炒令变紫黑色
元代	《世医得效方》	水蛭炒制
明代	《普济方》	炮、烧灰、斑蝥炒制
	《医学纲目》	醋炒、盐制
	《医宗粹言》	麸炒
	《景岳全书》	米醋洗
	《药品辨义》	炒黑
清代	《医宗说约》	醋炒
	《本草述》	法制
	《嵩崖尊生全书》	醋拌炒黑
	《外科证治全生集》	炙制、蒸制
	《幼幼集成》	酒炒
	《串雅内编》	炒黄烟尽
	《医醇賸义》	蜜水炒
现代	《中国药典》(2020 年版)	青皮、醋青皮

青皮始载于《本草图经》，其炮制相关记载最早见于唐代的《仙授理伤续断秘方》，"去白炒"；炮制工艺发展至宋代逐渐丰富，主要方法为炒、焙等，同时也增加了辅料炮制，如"面炒""麦麸炒""米醋熬"等；此后的元、明、清时期的炮制方法仍然以炒制为主，涉及的辅料主要有水蛭、斑蝥等动物类走窜之品，还有盐、酒、醋、蜜等，以期引药入经之效。目前临床上常见的炮制方法以醋制和麸炒最为常见，其中以醋制居多。《中国药典》（2020年版）中收录的炮制品种为青皮和醋青皮。

二、不同炮制品临床应用特点

（一）青皮

1. 加工方法 除去杂质，洗净，闷润，切厚片或丝，晒干[《中国药典》（2020年版）]。

2. 性效特点 苦、辛，温。归肝、胆、胃经。具有疏肝破气，消积化滞的功效，生品性烈，辛散力强，长于破气消积，多用于饮食积滞、癥积痞块。常用于化肝煎等。

（二）醋青皮

1. 加工方法 取青皮片或丝，照醋炙法（通则0213）炒至微黄色。每100kg青皮，用醋15kg[《中国药典》（2020年版）]。

2. 性效特点 青皮经醋制后辛烈之性得到缓和，并且舒肝止痛、消积化滞的功效增强，多用于胁肋胀痛、乳房胀痛及疝气疼痛等。常用于天台乌药散、青阳汤等。

（三）临床应用辨析

青皮生用药性烈，辛散力强，偏于破气消积，醋制后药性缓和，偏于舒肝止痛、消积化滞。

三、不同炮制品在传统方剂中的合理选用

（一）青皮

化肝煎（《景岳全书》）

【组成】青皮 陈皮各二钱 芍药二钱 丹皮 栀子炒 泽泻各一钱半 土贝母二三钱

【用法】水一盅半，煎七八分。食远温服。

【功用主治】疏肝破气，降逆平冲。主治怒气伤肝，气逆动火，胁痛胀

满，烦热动血。

【炮制品选用分析】本方最大特点为善解肝气之郁，平气逆而降火。方中青皮善解郁怒，疏肝破滞气为主药，其生品破气消积之力最强，力峻效捷，针对本方证气逆火动，胁痛胀满尤为适宜。

【处方规范书写格式】青皮 6g　陈皮 6g　赤芍 6g　牡丹皮 4.5g　炒栀子 4.5g　泽泻 4.5g　土贝母 6～9g

（二）醋青皮

1. 天台乌药散（《医学发明》）

【组成】天台乌药半两　木香半两　茴香炒半两　青皮去白，半两　良姜炒，半两　槟榔锉，两个　川楝子十个　巴豆七十粒

【用法】上八味，先以巴豆微打破，同川楝子用麸炒，候黑色，豆、麸不用外，余为细末。每服一钱，温酒送下。疼甚者，炒生姜热酒下，亦得。

【功用主治】行气疏肝，散寒止痛。主治寒凝气滞证。症见小肠疝气，少腹引控睾丸而痛，偏坠肿胀。

【炮制品选用分析】方中乌药辛温，入肝经，行气疏肝，散寒止痛，为君药。青皮疏肝行气，木香理气止痛，共助君药疏肝行气；小茴香暖肝散寒，高良姜散寒止痛，共助君药散寒止痛，四药俱为臣药。其中，醋青皮缓和辛烈之性，并增强疏肝止痛，消积化滞作用；小茴香宜盐炒，取其暖肾散寒止痛。槟榔下气导滞，能直达下焦而破坚。川楝子理气止痛，但性苦寒，炒后缓和苦寒之性，降低毒性，并减轻滑肠之弊，以疏肝理气力胜。川楝子与辛热之巴豆同炒，去巴豆而用川楝子，巴豆既可制其苦寒之性，又能增其行气散结之力，为方中佐使药。诸药合用，使寒凝得散，气滞得疏，肝经得调，则疝痛、腹痛可愈。

【处方规范书写格式】乌药 15g　醋青皮 15g　木香 15g　盐小茴香 15g　高良姜 15g　槟榔 9g　炒川楝子 15g

2. 青阳汤（《医醇賸义》）

【组成】青皮一钱五分，醋炒　柴胡一钱，醋炒　蒺藜四钱　乌药一钱　炮姜五分　广皮一钱　延胡索一钱，酒炒　木香五分　郁金二钱　花椒子二十四粒，打碎

【用法】水煎服。

【功用主治】疏肝行气。主治肝经有寒，气机郁结所致肝胀，胁下满而痛引小腹。

【炮制品选用分析】青皮经醋制后，疏肝止痛作用增强，且其彪悍之性

得以缓和，尤适于因肝气郁结而引起的疼痛。本方选用醋青皮，并且配伍醋柴胡、乌药取其疏肝行气之意。

【处方规范书写格式】醋青皮 4.5g　醋柴胡 3g　蒺藜 12g　乌药 3g　炮姜 1.5g　陈皮 3g　醋延胡索 2g　木香 1.5g　醋郁金 6g　花椒 9g

苦杏仁

本品为蔷薇科植物山杏 *Prunus armeniaca* L. var. *ansu* Maxim.、西伯利亚杏 *Prunus sibirica* L.、东北杏 *Prunus mandshurica*（Maxim.）Koehne 或杏 *Prunus armeniaca* L. 的干燥成熟种子。夏季采收成熟果实，除去果肉及核壳，取出种子，晒干。现在常用炮制品规格有苦杏仁、燀苦杏仁、炒苦杏仁。

一、炮制历史沿革

苦杏仁的炮制历史沿革见表 7-67。

表 7-67　苦杏仁的炮制历史沿革

年代	书名	炮制品规格
汉代	《金匮玉函经》	熬制
	《金匮要略》	去皮尖炒
晋代	《肘后备急方》	熬和烧
南北朝刘宋	《雷公炮炙论》	药汁制
南北朝梁代	《本草经集注》	熬法
唐代	《新修本草》	熬
	《千金翼方》	烧黑
	《外台秘要》	酥熬、油制、麸炒
宋代	《太平圣惠方》	蒸制、童便制、灯上燎
	《博济方》	烂煮令香
	《脚气治法总要》	面炒
	《小儿药证直诀》	微炒
	《圣济总录》	药汁制、火上燎存性、蜜制、制霜

年代	书名	炮制品规格
宋代	《全生指迷方》	炮去皮尖
	《产育宝庆集》	炒去皮尖
	《普济本事方》	炒令香熟、麸炒
	《小儿卫生总微论方》	制炭
	《三因极一病证方论》	米泔制
	《济生方》	炒焦
元代	《世医得效方》	焙法
明代	《普济方》	炒赤、炒令微黑、药汁制、童便浸蜜炒、蛤粉炒、制霜
	《奇效良方》	牡蛎粉炒
	《本草蒙筌》	麸炒
清代	《本草汇》	姜制、盐制、酒浸
	《本草述》	面裹煨后去油
	《嵩崖尊生全书》	便炒
	《幼幼集成》	制霜
	《本草纲目拾遗》	烧存性
	《幼科释谜》	醋制
现代	《中国药典》(2020 年版)	苦杏仁、燀苦杏仁、炒苦杏仁

苦杏仁始载于《神农本草经》，最早的炮制相关记载为《金匮玉函经》中记载的"熬制"和《金匮要略》中的"去皮尖炒"，但由于张仲景为楚人，结合文意理解，此处"熬"应为楚地方言，与现代炒的含义类似，杏仁炒法流传至今，被历版《中国药典》收录。历代苦杏仁炮制法有数十种之多，不加辅料的炮制方法以炒法最为多见，此外，还有蒸法、制霜法等。宋代的《圣济总录》最早记载了苦杏仁的蜜炙法。此后，加辅料制法逐渐丰富起来，涉及的辅料有药汁、蜜、童便、醋、米泔水等。《中国药典》（2020 年版）收录的炮制品种有苦杏仁、燀苦杏仁、炒苦杏仁三种。

二、不同炮制品临床应用特点

（一）苦杏仁

1. 加工方法　用时捣碎[《中国药典》（2020 年版）]。

2. 性效特点　苦，微温；有小毒。归肺、大肠经。生品长于润肺止咳、润肠通便。大多用于新病咳喘。

（二）燀苦杏仁

1. 加工方法　取净苦杏仁，照燀法（通则 0213）去皮。用时捣碎[《中国药典》（2020 年版）]。

2. 性效特点　燀法不属于苦杏仁的传统炮制方法，但可起到杀酶保苷的效果，最大限度地保留有效成分。其功效与生品类似。常用于桑杏汤等。

（三）炒苦杏仁

1. 加工方法　取燀苦杏仁，照清炒法（通则 0213）炒至黄色。用时捣碎[《中国药典》（2020 年版）]。

2. 性效特点　苦杏仁经炒制后，温性增强，并且能够降低其毒性。长于温肺散寒，用于肺寒咳喘、久喘肺虚，同样也可用于肠燥便秘。常用于五仁丸、华盖散等。

（四）临床应用辨析

苦杏仁生用偏于润肺止咳、润肠通便，燀法制后有杀酶保苷的作用，炒制后，温性增强，毒性降低，偏于温肺散寒。

三、不同炮制品在传统方剂中的合理选用

（一）苦杏仁（燀苦杏仁）

桑杏汤（《温病条辨》）

【组成】桑叶一钱　杏仁一钱五分　沙参二钱　象贝一钱　香豉一钱　栀皮一钱梨皮一钱

【用法】水两杯，煮取一杯，顿服之，重者再作服。

【功用主治】清宣温燥，润肺止咳。主治外感温燥，邪在肺卫。症见身不甚热，干咳无痰，咽干口渴，右脉数大。

【炮制品选用分析】本方证系温燥外袭，肺津受灼之轻证。燥邪袭人，肺先受之，肺失清肃。治以清宣燥邪，兼以润肺止咳。苦杏仁生品（或燀苦杏仁）长于润肺止咳，多用于新病咳喘。本方证邪气轻浅，因此选用生品（或燀品）最为适宜。

【处方规范书写格式】桑叶 3g　焯苦杏仁 4.5g　沙参 6g　浙贝母 3g　淡豆豉 3g　栀子皮 3g　梨皮 3g

（二）炒苦杏仁

1. 五仁丸（《世医得效方》）

【组成】桃仁半两　杏仁炒，去皮尖，一两　柏子仁一钱二分　郁李仁炒，一钱　松子仁一钱　陈皮四两，另研末

【用法】研为膏，再入陈皮末研匀，炼蜜为丸，入梧桐子大，每服五十丸，空心时米饮送下。

【功用主治】润肠通便。主治津枯肠燥。症见大便艰难，老人或产后血虚便秘。

【炮制品选用分析】本证多由津液不能濡养肠道所致，治疗以润肠通便为主。素体阴虚，或年老阴气自半，津液日亏，产后失血，血虚津少，均可导致津枯肠燥，大肠传导失司，大便艰难，此时不宜用峻药攻逐，只需润肠通便。故选用炒苦杏仁为君，较苦杏仁生品温性增强，同时具有滋润肠燥，降利肺气，以利大肠传导之功效，尤适于体虚者之虚性便秘。

【处方规范书写格式】炒桃仁 15g　炒苦杏仁 30g　炒柏子仁 3g　炒郁李仁 3g　炒松子仁 3g　陈皮 120g（本方为制剂处方，入汤剂酌减）

2. 华盖散（《太平惠民和剂局方》）

【组成】炒苏子一两　赤茯苓一两　炙桑白皮一两　陈皮一两　炒苦杏仁一两　麻黄一两　炙甘草半两

【用法】上药为粗末，每服两钱，水一盏，煎至七分，去滓，食后温服。

【功用主治】宣肺化痰，止咳平喘。主治肺感寒邪。症见咳嗽上气，胸膈烦满，项背拘急，声重鼻塞，头昏目眩，痰气不利，呀呷有声。

【炮制品选用分析】本方主治肺感风寒，症见咳嗽上气，痰气不利等。适于素有痰疾，复感寒邪者。苦杏仁炒制品长于温肺散寒，用于肺寒咳喘，久喘肺虚等，因此本方苦杏仁选用炒制品尤为适宜。

【处方规范书写格式】炒紫苏子 30g　赤茯苓 30g　蜜桑白皮 30g　陈皮 30g　炒苦杏仁 30g　麻黄 30g　蜜甘草 15g

柏子仁

本品为柏科植物侧柏 *Platycladus orientalis*（L.）Franco 的干燥成熟种仁。秋、冬二季采收成熟种子，晒干，除去种皮，收集种仁。现在常用炮制

品规格有柏子仁、炒柏子仁、柏子仁霜。

一、炮制历史沿革

柏子仁的炮制历史沿革见表 7-68。

表 7-68　柏子仁的炮制历史沿革

年代	书名	炮制品规格
南北朝刘宋	《雷公炮炙论》	酒黄精制
唐代	《外台秘要》	熬
宋代	《博济方》	去油
	《重修政和经史证类备急本草》	炒
	《圣济总录》	酒浸焙炒
明代	《本草品汇精要》	蒸制
	《本草蒙筌》	酒黄精制
	《医学入门》	去壳取仁、微炒去油
	《景岳全书》	隔纸焙去油
	《炮炙大法》	酒制
	《本草乘雅半偈》	蒸熟去皮壳捣作饼
	《药品辨义》	微焙压去油
清代	《握灵本草》	去壳醇酒浸、隔纸焙去油
	《本草述钩元》	微炒去油
	《本经逢原》	蒸熟炒研
	《本草害利》	蒸后取仁炒研去油
现代	中医药学高级丛书《中药炮制学》（第 2 版）	炒柏子仁
	《中国药典》(2020 年版)	柏子仁、柏子仁霜

柏子仁始载于《神农本草经》，位列上品。相关炮制记载最早见于《雷公炮炙论》"酒黄精制"。至唐代，《外台秘要》中有"熬"的记载，宋代始有"炒"的相关记载，此种工艺沿用至今。明清时期柏子仁的炮制方法逐渐丰富，增加了"蒸""焙""酒制""去油"等。现在常用的炮制品有柏子仁、炒柏子仁和柏子仁霜。

二、不同炮制品临床应用特点

（一）柏子仁

1. 加工方法 除去杂质和残留的种皮 [《中国药典》（2020 年版）]。

2. 性效特点 甘，平。具有养心安神、止汗、润肠通便的功效。生品润肠力强，常用于肠燥便秘，但生品气味不佳，容易导致恶心呕吐等不良反应，因此临床上已不常用。

（二）炒柏子仁

1. 加工方法 取净柏子仁，置炒制容器内，文火加热，炒制油黄色，有香气逸出为度，取出晾凉 [中医药学高级丛书《中药炮制学》（第 2 版）]。

2. 性效特点 柏子仁炒制品常用于心烦失眠，心悸怔忡，健忘或盗汗等虚劳之证。炒制过程可矫正生品不良气味，减轻恶心、呕吐等不良反应。常用于天王补心丹等。

（三）柏子仁霜

1. 加工方法 取净柏子仁，照制霜法（通则 0213）制霜 [《中国药典》（2020 年版）]。

2. 性效特点 柏子仁去油制霜后，可避免滑肠致泻的副作用。多用于大便溏泻者心神不宁、失眠健忘等症。

（四）临床应用辨析

柏子仁生用润肠力强，但易致人恶心呕吐，炒制后可矫正生品不良气味，去油制霜后可避免滑肠致泻的副作用。

三、不同炮制品在传统方剂中的合理选用

炒柏子仁

天王补心丹（《摄生秘剖》）

【组成】生地黄_{四两，酒洗} 人参_{去芦，五钱} 丹参_{微炒，五钱} 元参_{微炒，五钱} 白茯苓_{去皮，五钱} 五味子_{烘，五钱} 远志_{去心，炒五钱} 桔梗_{五钱} 当归身_{酒洗，二两} 天

门冬_{去心, 二两}　麦门冬_{去心, 二两}　柏子仁_{炒, 二两}　酸枣仁_{二两}

【用法】上药为丸，炼蜜丸如梧子大，朱砂三五钱为衣，空心白滚汤下三钱，或圆眼汤佳。忌胡荽、大蒜、萝卜、鱼腥、烧酒。

【功用主治】滋阴养血，补心安神。主治阴亏血少。症见虚烦少寐，心悸神疲，梦遗健忘，大便干结，口舌生疮，舌红少苔，脉细而数。

【炮制品选用分析】方中重用甘寒之地黄，入心能养血，入肾能滋阴，故能滋阴养血，壮水以制虚火，为君药。天冬、麦冬滋阴清热，酸枣仁现多用炒酸枣仁，与炒柏子仁同用，养心安神；当归补血润燥，共助地黄滋阴补血，并养心安神，俱为臣药。玄参（元参）滋阴降火；茯苓、制远志养心安神；人参补气以生血，并能安神益智，宜用生晒参；醋五味子之酸以敛心气，安心神；丹参清心活血，合补血药使补而不滞，则心血易生；朱砂镇心安神，兼治其标，以上七味共为佐药。桔梗为使药，载药上行，使药力上入心经。

【处方规范书写格式】地黄 120g　天冬 60g　麦冬 60g　炒酸枣仁 60g
炒柏子仁 60g　当归 60g　玄参 15g　茯苓 15g　制远志 15g　生晒参 15g^{另煎}
醋五味子 15g　丹参 15g　桔梗 15g

栀 子

本品为茜草科植物栀子 *Gardenia jasminoides* Ellis 的干燥成熟果实。9—11 月果实成熟呈红黄色时采收，除去果梗及杂质，蒸至上汽或置沸水中略烫，取出，干燥。

一、炮制历史沿革

栀子的炮制历史沿革见表 7-69。

表 7-69　栀子的炮制历史沿革

年代	书名	炮制品规格
晋代	《肘后备急方》	炒炭、烧末
南北朝刘宋	《雷公炮炙论》	甘草水制
唐代	《备急千金要方》	炙法

续表

年代	书名	炮制品规格
宋代	《太平圣惠方》	炙酥拌微炒
	《圣济总录》	炒香、煻灰火煨
	《产宝杂录》	姜汁炒焦黄
元代	《世医得效方》	蒸法
	《汤液本草》	火煨
	《丹溪心法》	炒焦黑
	《十药神书》	烧灰存性
明代	《普济方》	微炒、煮制
	《奇效良方》	纸裹煨
	《外科理例》	酒浸
	《医学入门》	童便炒
	《寿世保元》	蜜制
	《宋氏女科秘书》	盐水炒黑
	《景岳全书》	炒焦
	《审视瑶函》	酒洗
清代	《外科大成》	辅料制,如酒炒
	《本经逢原》	姜汁炒黑
	《得配本草》	乌药拌炒、蒲黄炒
	《本草便读》	炒黑
现代	中医药学高级丛书《中药炮制学》(第2版)	栀子炭
	《中国药典》(2020年版)	栀子、炒栀子、焦栀子

栀子始载于《神农本草经》。其炮制记载始于晋代方书《肘后备急方》。南北朝刘宋时有甘草水制;唐代有炙法;宋代有烧灰、炙酥拌微炒、炒香、煻灰火煨、姜汁炒焦黄等炮制方法;元代有蒸法、火煨、炒焦黑、烧灰存性等法;明代炮制方法较多,有微炒、煮制、纸裹煨、酒浸、童便炒、蜜制、盐水炒黑、炒焦、酒洗等法;清代多用辅料制,有酒炒、姜汁炒黑、乌药拌

炒、蒲黄炒等方法。现代栀子炮制品有栀子生用、炒栀子及栀子炭，部分地区炮制规范中有姜栀子。

二、不同炮制品临床应用特点

（一）栀子

1. 加工方法　除去杂质，碾碎[《中国药典》（2020 年版）]。

2. 性效特点　苦，寒。归心、肺、胃、三焦经；具有泻火除烦，清热利湿，凉血解毒的功效；生用泻火利湿，凉血解毒作用最强；常用于温病高热，湿热黄疸，湿热淋证，疮疡肿毒，亦可用于火邪炽盛所致的目赤肿痛；外用可治疗扭伤跌损。但栀子苦寒之性较强，易伤中气，对脾胃有一定的刺激性，脾胃虚弱者慎用本品。常用于茵陈蒿汤、黄连解毒汤、八正散、防风通圣散等。

（二）炒栀子

1. 加工方法　取净栀子，照清炒法（通则 0213）炒至黄褐色。本品形如栀子碎块，黄褐色[《中国药典》（2020 年版）]。

2. 性效特点　栀子经炒制后，苦寒之性得以缓和，用于热较盛者，具有泻热除烦的功效。常用于栀子豉汤等。

（三）焦栀子

1. 加工方法　取栀子，或碾碎，照清炒法（通则 0213）用中火炒至表面焦褐色或焦黑色，果皮内表面和种子表面为黄棕色或棕褐色，取出，放凉[《中国药典》（2020 年版）]。

2. 性效特点　焦栀子苦寒之性较炒栀子更弱，适用于脾胃虚弱者之热证。常用于连朴饮等。

（四）栀子炭

1. 加工方法　取净栀子，置炒制容器内，用武火加热，炒制黑褐色，喷淋少许清水熄灭火星，取出晾干[中医药学高级丛书《中药炮制学》（第 2 版）]。

2. 性效特点　栀子炭偏于凉血止血，多用于吐血、咯血、咳血、衄血。常用于十灰散等。

（五）临床应用辨析

栀子生品偏于泻火利湿、凉血解毒，炒制后苦寒之性缓和，炒焦后苦寒之性更弱，炒炭后偏于凉血止血。

三、不同炮制品在传统方剂中的合理选用

（一）栀子

1. 茵陈蒿汤（《伤寒论》）

【组成】茵陈_{六两}　栀子_{十四枚，擘}　大黄_{二两，去皮}

【用法】上三味，以水一斗二升，先煮茵陈，减六升，内二味，煮取三升，去滓，分三服。

【功用主治】清热，利湿，退黄。主治湿热黄疸。症见一身面目俱黄，黄色鲜明，腹微满，口中渴，小便不利，舌苔黄腻，脉沉数者。

【炮制品选用分析】茵陈蒿汤为治湿热黄疸之第一药方。湿热黄疸，病湿邪与瘀热蕴结于里所致。湿邪与瘀热郁蒸肌肤，则一身面目俱黄；湿郁不行，则小便不利而腹微满，口渴、苔黄腻、脉滑数，皆为湿热内郁之象。治宜清热利湿退黄。方中栀子苦寒，清热利湿，通利三焦，导湿热下行，引湿热自小便出。《伤寒论》原方后注云："小便当利，尿如皂角汁状，色正赤，一宿腹减，黄从小便去也。"原文中栀子炮制方法标注为擘，即采用栀子生品，其泻火解毒、凉血利湿作用最强，与其湿热互结、瘀热在里的根本病机最为契合。

【处方规范书写格式】茵陈 30g　栀子 15g　大黄 9g

2. 黄连解毒汤（《外台秘要》）

【组成】黄连_{三两}　黄芩　黄柏_{各二两}　栀子_{十四枚，擘}

【用法】水六升，煎取二升，分二次服。

【功用主治】泻火解毒。主治三焦火毒热盛证。症见大热烦躁，口燥咽干，目赤，错语不眠；或热病吐血、衄血、便血，甚或发斑；身热下利，湿热黄疸；外科疮疡疔毒，小便黄赤，舌红苔黄，脉数有力。

【炮制品选用分析】本方是治疗三焦火毒热盛证的代表方剂，证治较多，但其病因均为内火热毒炽盛，充斥三焦，栀子生用善通泻三焦之火，导热下行，同时还可以增强黄芩、黄连、黄柏的泻火解毒之效。

【处方规范书写格式】黄连 9g　栀子 9g　黄芩 6g　黄柏 6g

3. 八正散（《太平惠民和剂局方》）

【组成】车前子　瞿麦　萹蓄　滑石　栀子仁　炙甘草　木通　大黄_{（面裹煨，去面焙干）各一斤}

【用法】为粗末，每服二钱，加灯心，水煎，食后、临卧服。

【功用主治】清热泻火，利水通淋。主治湿热淋证。症见尿频尿急，溺

时涩痛，淋沥不畅，尿色浑赤，甚则癃闭不通，小腹急满，口燥咽干，舌苔黄腻，脉滑数。

【炮制品选用分析】方中滑石粉清热渗湿，利水通淋；木通上清心火，下利湿热，使湿热之邪从小便而去，共为君药。萹蓄、瞿麦、车前子均为清热利水通淋要药，合滑石、木通则利尿通淋之效尤彰，同为臣药。其中车前子选用盐车前子，泄热利尿而不伤阴，并引药下行，增强在肾经的作用。栀子清热泻火，清利三焦湿热；大黄荡涤邪热，通利肠腑，合诸药可令湿热由二便分消，俱为佐药。甘草调和诸药，兼能清热缓急，故有佐使之功。煎加灯心草则更增利水通淋之力。诸药合用，既可直入膀胱清利而除邪，又兼通利大肠导浊以分消，务使湿热之邪尽从二便而去，共成清热泻火、利水通淋之剂。

【处方规范书写格式】滑石粉 9g^{包煎}　木通 9g　盐车前子 9g　瞿麦 9g　萹蓄 9g　栀子 9g　大黄 9g^{后下}　炒甘草 9g　灯心草 2g

（二）炒栀子

栀子豉汤（《伤寒论》）

【组成】栀子_{十四个，擘}　香豉_{四合，绵裹}

【用法】以上水四升，先煮栀子，得二升半，纳豉，煮取一升半，去滓，分为二服，温进一服。得吐者，止后服。

【功用主治】透邪泻热，除烦解郁。主治伤寒发汗吐下后，余热扰胸，虚烦不得眠，反复颠倒，心中懊恼。

【炮制品选用分析】方中栀子味苦性寒，既可清透郁热，解郁除烦，又可导火下行，除热于下，还有通利血脉，止疼痛之效；淡豆豉（香豉）气味俱轻，既能透表宣热，辛散在表稽留之邪，又能和降胃气。二药相伍，降中有宣，宣中有降，为清宣胸膈郁热，治疗虚烦懊恼的良方。原文中对栀子的炮制方法仅为擘，由此可以看出，医圣运用栀子豉汤采用的是生品，但就其煎煮方法进行了特殊说明，即先煎栀子，后纳淡豆豉，不但缓和了栀子的苦寒之性，而且保留了淡豆豉的轻清之性。然栀子太过苦寒，易伤中气，还易致人呕吐，因此现代医家在未采用特殊煎煮方式时采用炒栀子替代栀子生品。因此本书将栀子豉汤归在炒栀子项下。

【处方规范书写格式】炒栀子 9g　淡豆豉 4g

（三）焦栀子

连朴饮（《霍乱论》）

【组成】制厚朴_{二钱}　川连_{姜汁炒}　石菖蒲　制半夏_{各一钱}　香豉_炒　焦栀_{各三}

钱　芦根二两

【用法】水煎，温服。

【功用主治】清热化湿，理气和中。主治湿热霍乱。症见上吐下泻，胸脘痞闷，心烦躁扰，小便短赤，舌苔黄腻，脉滑数。

【炮制品选用分析】方中芦根用量独重，取其清热止呕除烦，兼具利小便而导湿热之功，为君药。黄连（川连）苦寒，清热燥湿；厚朴宣畅气机，化湿行气，为臣药。其中黄连宜用姜黄连，既能缓和其苦寒之性，又能增强和胃止呕的作用；厚朴宜选用姜厚朴，可消除对咽喉刺激性，增强和胃作用。半夏辛燥，降逆和胃止呕；栀子苦寒，清心泻热，导湿热从小溲而出；石菖蒲芳香化湿而醒脾；淡豆豉（香豉）宣郁止烦，合栀子以清宣郁热而除心烦，俱为佐药。其中半夏宜选姜半夏，能增强降逆止呕之功；栀子宜用焦栀子，能降低其苦寒之性，脾胃较虚弱者可用。诸药相合，清热祛湿，理气和中，则湿热去，脾胃和而痞闷、吐泻诸症可除。

【处方规范书写格式】芦根60g　姜厚朴6g　姜黄连3g　姜半夏3g　焦栀子9g　石菖蒲3g　淡豆豉9g

（四）栀子炭

十灰散（《十药神书》）

【组成】大蓟　小蓟　荷叶　侧柏叶　茅根　茜根　栀子　大黄　牡丹皮　棕榈皮各等分

【用法】上药各烧炭存性，研极细末，用纸包，碗盖于地上一夕，出火毒，用时先将白藕捣汁或萝卜汁磨京墨半碗，调服五钱，食后服下。

【功用主治】凉血止血。主治血热妄行之上部出血证。症见呕血、吐血、咯血、嗽血、衄血等，血色鲜红，来势急暴，舌红，脉数。

【炮制品选用分析】方中大蓟、小蓟性味甘凉，长于凉血止血，且能祛瘀，是为君药。荷叶、侧柏叶、白茅根、茜草皆能凉血止血；棕榈皮收涩止血，与君药相配，既能增强澄本清源之力，又有塞流止血之功，皆为臣药。血之所以上溢，是因为气盛火旺，故用栀子、大黄清热泻火，挫其鸱张之势，可使邪热从大小便而去，使气火降而助血止，是为佐药；重用凉降涩止之品，恐致留瘀，故以牡丹皮配大黄凉血祛瘀，使止血而不留瘀，亦为佐药。用法中用藕汁和萝卜汁磨京墨调服，藕汁能清热凉血散瘀、萝卜汁降气清热以助止血、京墨有收涩止血之功，皆属佐药之用。诸药炒炭存性，加强收敛止血之力。全方集凉血、止血、清降、祛瘀诸法于一方，但以凉血止血为主，使血热清，气火降，则出血自止。

【处方规范书写格式】大蓟炭 9g　小蓟炭 9g　荷叶炭 9g　侧柏炭 9g　茅根炭 9g　茜草炭 9g　栀子炭 9g　大黄炭 9g　牡丹皮炭 9g　棕榈炭 9g

莱菔子

本品为十字花科植物萝卜 *Raphanus sativus* L. 的干燥成熟种子。夏季果实成熟时采割植株，晒干，搓出种子，除去杂质，再晒干。现在常用的炮制品规格有莱菔子、炒莱菔子。

一、炮制历史沿革

莱菔子的炮制历史沿革见表 7-70。

表 7-70　莱菔子的炮制历史沿革

年代	书名	炮制品规格
宋代	《太平圣惠方》	微炒、炒黄
	《小儿卫生总微论方》	巴豆炒
元代	《幼幼集成》	焙法
	《丹溪心法》	蒸法
明代	《鲁府禁方》	生姜炒
清代	《本草述》	蒸法
现代	《中国药典》(2020 年版)	莱菔子、炒莱菔子

另有文献记载，莱菔子用药最早始于生用，见于《日华子本草》云："萝卜子，水研服吐风痰，醋研消肿毒，不可以地黄同用。"宋代至明清一直还有净制法的记载，宋代《证类本草》中提出烘干法，《类编朱氏集验医方》中另提到砂仁炒莱菔子。

二、不同炮制品临床应用特点

（一）莱菔子

1. 加工方法　除去杂质，洗净，干燥。用时捣碎 [《中国药典》（2020

年版）]。

2. **性效特点** 甘、辛，平。具有消食除胀、降气化痰的功能。生品能升能散，长于涌吐风痰，用于痰涎壅盛者。常用于痢泻丸等。

（二）**炒莱菔子**

1. **加工方法** 取净莱菔子，照清炒法（通则 0213）炒至微鼓起。用时捣碎 [《中国药典》（2020 年版）]。

2. **性效特点** 甘、辛，平。具有消食除胀、降气化痰的功能。炒后性降，药性缓和，有香气，可避免生品服后恶心的副作用，并长于消食除胀、降气化痰，用于食积腹胀、气喘咳嗽。常用于三子养亲汤、保和丸、大安丸、复方大承气汤等。

（三）**临床应用辨析**

莱菔子生用药性能升能散，偏于涌吐风痰；炒制后，药性缓和以降为主，偏于消食除胀、降气化痰。

三、不同炮制品在传统方剂中的合理选用

（一）**莱菔子**

痢泻丸（《经验奇方》）

【组成】全当归六两　生白芍六两　枳壳二两　槟榔二两　莱菔子二两　车前子一两　生甘草一两

【用法】上共研细末，水发为丸，如莱菔子大。每服 5 钱，小儿每服 3 钱，开水送下。

【功用主治】止痢，主治痢疾、泄泻。

【炮制品选用分析】本方用于治疗痢疾，泄泻，因莱菔子生升熟降，治疗泄泻宜升，故此方宜选用莱菔子生用。

【处方规范书写格式】当归 180g　白芍 180g　枳壳 60g　槟榔 60g　莱菔子 60g　车前子 30g　甘草 30g

（二）**炒莱菔子**

1. **三子养亲汤（《杂病广要》引《皆效方》）**

【组成】莱菔子　白芥子　苏子（原书未著用量）

【用法】上各洗净，微炒，击碎，看何证多，则以所主者为君，余次之。每剂不过三钱。用生绢小袋盛之，煮作汤饮，随甘草代茶水啜用。不宜煎熬太过。若大便素实者，临服加熟蜜少许；若冬寒加生姜三片。

【功用主治】温化痰饮，降气消食。主治痰壅气逆食滞证。咳嗽喘逆，痰多胸痞，食少难消，舌苔白腻，脉滑。

【炮制品选用分析】方中莱菔子消食导滞，下气祛痰；白芥子温肺利气，畅膈消痰；苏子降气消痰，止咳平喘。因本方为老年人而设，三药炒用可缓和辛散之性，故以炒用品为佳，其中莱菔子炒后由升转降，善消食除胀，降气化痰。诸药相合，共奏温化痰饮、降气消食之功。

【处方规范书写格式】炒莱菔子 9g　炒芥子 6g　炒紫苏子 6g

2. 保和丸（《丹溪心法》）

【组成】山楂六钱　神曲二钱　半夏　茯苓各三钱　陈皮　连翘　莱菔子各一钱

【用法】上为末，炊饼为丸，如梧桐子大，每服七八十丸，食远白汤下。

【功用主治】消食化滞，理气和胃。主治食积证。症见脘腹痞满胀痛，嗳腐吞酸，恶食呕逆，或大便泄泻，舌苔腻，脉滑。

【炮制品选用分析】本方主治食积内停证。因饮食不节，过食酒肉油腻之物，脾胃难以消化，则停滞为食积，治宜消食化滞、理气和胃。故此方中莱菔子宜选用炒莱菔子，其药性由升转降，增强消食除胀作用。方中重用焦山楂为君药，长于消积，尤善消肉食油腻积滞。麸炒神曲消食健脾，长于化酒食陈腐之积；炒莱菔子消食下气化痰，长于消麦面痰气之积，为臣药。佐以陈皮、姜半夏，行气化滞，和胃降逆止呕，连翘清热散结，茯苓健脾渗湿，和中止泻。诸药配伍，共奏消食化滞，理气和胃之功。

【处方规范书写格式】焦山楂 18g　麸炒神曲 6g　姜半夏 9g　茯苓 9g　陈皮 3g　连翘 3g　炒莱菔子 3g^{捣碎}

3. 其他方剂

（1）大安丸（《医方集解》）

【组成】山楂六两　神曲二两　半夏　茯苓各三两　陈皮　连翘　萝卜子各一两　白术二两

【用法】上为末，炊饼丸如梧子大，每服七八十丸，食远白汤下。

【功用主治】消食健脾。主治饮食不消，气虚邪微，以及小儿食积。

【处方规范书写格式】焦山楂 180g　焦六神曲 60g　姜半夏 90g　茯苓 90g　陈皮 30g　连翘 30g　炒莱菔子 30g　炒白术 60g

益　智

本品为姜科植物益智 *Alpinia oxyphylla* Miq. 的干燥成熟果实。夏、秋间果实由绿变红时采收，晒干或低温干燥。现在常用的炮制品规格有益智仁、盐益智仁。

一、炮制历史沿革

益智仁的炮制历史沿革见表 7-71。

表 7-71　益智仁的炮制历史沿革

年代	书名	炮制品规格
唐代	《仙授理伤续断秘方》	去壳炒
宋代	《普济本事方》	炒
	《洪氏集验方》	取仁盐炒用
元代	《世医得效方》	盐水浸炒
明代	《普济方》	盐炒、米泔制、姜汁炒
	《奇效良方》	青盐酒煮
	《明医杂录》	蜜制
	《仁术便览》	焙制
	《宋氏女科秘书》	盐水炒
	《景岳全书》	酒炒
	《济阴纲目》	炒黑为末
清代	《本草述钩元》	煨法
	《医方集解》	盐酒炒
现代	《中国药典》(2020 年版)	益智仁、盐益智仁

宋代出现了盐炒；明代益智仁炮制比较丰富，包括盐制、米泔水制、姜汁制、蜜炙、炒黑等。《中国药典》（2020 年版）保留了盐益智仁。

二、不同炮制品临床应用特点

（一）益智仁

1. **加工方法**　除去杂质及外壳。用时捣碎 [《中国药典》（2020 年版）]。

2. **性效特点**　辛，温。归脾、肾经。益智仁生用辛温而燥，以温脾止泻、收摄涎唾力胜。多用于腹痛吐泻、口涎自流。常用于萆薢分清饮、益智散等。

（二）盐益智仁

1. 加工方法　取益智仁，照盐水炙法（通则0213）炒干 [《中国药典》（2020年版）]。用时捣碎。每100kg益智仁，用食盐2kg。

2. 性效特点　盐制可缓和辛燥之性，专行下焦，长于固精，缩尿。用于肾气虚寒的遗精、早泄，尿频、遗尿，白浊。常用于缩泉丸等。

（三）临床应用辨析

益智仁生用药性辛温而燥，偏于温脾止泻、收摄涎唾力；盐制后，缓和辛燥之性，引药入肾，偏于固精缩尿。

三、不同炮制品在传统方剂中的合理选用

（一）益智仁

1. 萆薢分清饮（《丹溪心法》）

【组成】益智　川萆薢　石菖蒲　乌药等分

【用法】上锉，每服五钱，水煎，入盐一捻，食前服（现代用法：水煎服，入食盐少许）。

【功用主治】温暖下元，利湿化浊。主治下焦虚寒。症见小便白浊，频数无度，白如米泔，凝如膏糊。

【炮制品选用分析】本方所治之白浊，是下焦虚寒，湿浊下注所致。此方用法为食前加少许食盐，故益智仁生用入药即可。方中川萆薢利湿化浊；益智仁温肾阳，缩小便，止遗浊尿频；乌药温肾寒，暖膀胱，治小便频数；石菖蒲化浊除湿，去膀胱湿寒。以食盐为使，引药入肾经，直达下焦。诸药合用，温暖下元，分清化浊。

【处方规范书写格式】盐益智9g　粉萆薢9g　石菖蒲9g　乌药9g

2. 其他方剂

益智散（《太平惠民和剂局方》）

【组成】川乌炮，去皮，脐，四两　益智去皮，二两　干姜炮，半两　青皮去白，三两

【用法】每服三钱，水二盏，入盐一捻，生姜五片，枣二个，擘破，同煎至八分，去滓，温服，食前。

【功用主治】温脾止泻，主治伤寒阴盛，心腹痞满，呕吐泄利，手足厥冷，及一切冷气奔冲，心、胁、脐、腹胀满绞痛。

【处方规范书写格式】制川乌 120g　益智仁 60g　炮姜 15g　青皮 120g
生姜_{自备}　大枣_{自备}

（二）盐益智仁

缩泉丸（《妇人良方》）

【组成】乌药　山药　益智仁_{等分}

【用法】为末，酒煎山药末为糊，丸桐子大，每服七十丸，盐酒或米饮下（现代用法：每日 1~2g，每次 6g，开水送下。亦可按原方用量比例酌定，水煎服）。

【功用主治】温肾祛寒，缩尿止遗。主治下元虚冷，小便频数，及小儿遗尿。

【炮制品选用分析】本方证见小便频数或遗尿，皆因肾气不足，膀胱虚冷，不能约束水液所致。方中益智仁温肾纳气，暖脾摄精，固涩缩尿，为君药。此处宜用盐益智仁，入肾经，增强固精缩尿的功效。乌药温散下焦虚冷，以助膀胱气化，固涩小便，为臣药。更以山药健脾补肾而涩精气，为佐使药。三药合用，温而不燥，除下元虚冷，则肾气复而膀胱约束有权，溺频遗尿可愈。

【处方规范书写格式】乌药 15g　盐益智仁 15g　山药 15g

菟丝子

本品为旋花科植物南方菟丝子 *Cuscuta australis* R. Br. 或菟丝子 *Cuscuta chinensis* Lam. 的干燥成熟种子。秋季果实成熟时采收植株，晒干，打下种子，除去杂质。现在常用的炮制品规格有菟丝子、盐菟丝子。

一、炮制历史沿革

菟丝子的炮制历史沿革见表 7-72。

表 7-72　菟丝子的炮制历史沿革

年代	书名	炮制品规格
晋代	《肘后备急方》	酒浸法
南北朝刘宋	《雷公炮炙论》	苦酒黄精汁浸
唐代	《千金翼方》	酒浸法

年代	书名	炮制品规格
宋代	《圣济总录》	盐炒
	《太平惠民和剂局方》	酒蒸
	《洪氏集验方》	酒浸炒作饼
	《类编朱氏集验医方》	酒浸炒
明代	《普济方》	酒煮
	《本草纲目拾遗》	炒法
	《寿世保元》	酒煨作饼
	《炮炙大法》	米泔淘洗
清代	《医宗说约》	酒煮泔制
	《得配本草》	酒米拌炒
	《本草纲目拾遗》	四物汤制
	《增广验方新编》	甜酒浸煮
	《医醇賸义》	盐水炒
	《医家四要》	酒洗
现代	《中国药典》(2020年版)	菟丝子、盐菟丝子

菟丝子炮制品首次在晋代《肘后备急方》为酒浸法；宋代、明代又出现了盐炒、酒浸炒、酒煮、酒煨作饼等；清代以酒制和盐制为主。现代常用盐菟丝子和菟丝子。

二、不同炮制品临床应用特点

（一）菟丝子

1. **加工方法** 除去杂质，洗净，干燥 [《中国药典》(2020年版)]。

2. **性效特点** 辛，温。具有补肾养肝，固精缩尿，明目，止泻，安胎的功能。常用于锁阳固精丸等。

（二）盐菟丝子

1. **加工方法** 取净菟丝子，照盐炙法（通则0213）炒至微鼓起 [《中国药典》(2020年版)]。每100kg菟丝子，用食盐2kg。

2. **性效特点** 盐制后不温不寒，平补肝肾，并能增强补肾固涩作用。用于阳痿，遗精滑泄，胎元不固等。常用于左归丸、右归丸、固阴煎、七宝美髯丹等。

（三）临床应用辨析

菟丝子生用药性偏温，具有补肾养肝、固精缩尿、明目、止泻、安胎功效；盐制后药性不温不寒，且增强补肾固涩功效。

三、不同炮制品在传统方剂中的合理选用

（一）菟丝子

锁阳固精丸（《仙拈集》）

【组成】沙苑蒺藜_{八钱}　山萸　芡实　莲须_{各四钱}　覆盆子　菟丝子　枸杞　续断_{各三钱}

【用法】上为末，炼蜜为丸，如梧桐子大。每服三钱，空腹淡盐汤送下。

【功用主治】补肾涩精。主治肾虚、梦遗。

【炮制品选用分析】本方最早见于《仙拈集》，1961年《北京市中成药方选集》对此药组方进行扩充，后被《中华人民共和国药典》收录。方中锁阳与熟地黄合为君药，二药阴阳并补，养血滋阴。巴戟天、肉苁蓉、补骨脂、菟丝子、韭菜子、杜仲、鹿角霜、八角茴香可助锁阳补肾助阳，固精止遗，山茱萸、牛膝可助熟地养血滋肾。芡实、莲子、莲须、龙骨、牡蛎共为臣药，功专敛涩，益肾固精。山药、茯苓健脾益气，泽泻利水渗湿，丹皮、知母、黄柏、大青盐滋阴清退虚热，共为佐药。诸药合用，温肾壮阳，滋阴填精，涩精止遗。

【处方规范书写格式】锁阳20g　蒸肉苁蓉25g　制巴戟天30g　盐补骨脂25g　菟丝子20g　杜仲炭25g　八角茴香25g　韭菜子20g　炒芡实20g　莲子20g　莲须25g　煅牡蛎20g　煅龙骨20g　鹿角霜20g　熟地黄56g　制山茱萸17g　牡丹皮11g　山药56g　茯苓11g　泽泻11g　知母4g　黄柏4g　牛膝20g　大青盐25g

（二）盐菟丝子

1. 左归丸（《景岳全书》）

【组成】大怀熟地_{八两}　山药_{炒，四两}　枸杞_{四两}　山茱萸_{四两}　川牛膝_{酒洗蒸熟，三两}　鹿角胶_{敲碎，炒珠，四两}　龟甲胶_{切碎，炒珠，四两}　菟丝子_{制，四两}

【用法】上先将熟地蒸烂，杵膏，炼蜜为丸，如梧桐子大。每食前用滚汤或淡盐汤送下百余丸。

【功用主治】滋阴补肾，填精益髓。主治真阴不足证。症见头晕目眩，

腰酸腿软，遗精滑泄，自汗盗汗，口燥舌干，舌红少苔，脉细。

【炮制品选用分析】方中菟丝子宜选用盐菟丝子，盐制后降低辛温之性，平补肝肾，并能增强补肾固涩作用。本方重用熟地黄为君药，益肾填精，大补阴。酒萸肉补益肝肾，涩精敛汗；山药补脾滋阴，滋肾固精；枸杞子平补肝肾之阴；龟甲胶滋阴补髓；鹿角胶益精补阳。五药共为臣药，肝、脾同补，以助肾阴之补。盐菟丝子助补阴药滋补肾阴，又助鹿角胶益精补阳，发挥阳化阴生之功；酒川牛膝补益肝肾，强筋骨，二药为佐使药。诸药配伍，填精补髓，滋阴补肾之力颇著，为峻补真阴、"纯甘壮水"的代表方剂。

【处方规范书写格式】熟地黄 24g　山药 12g　枸杞子 12g　酒萸肉 12g　酒川牛膝 9g　鹿角胶 12g^{烊化}　龟甲胶 12g^{烊化}　盐菟丝子 12g

2. 右归丸（《景岳全书》）

【组成】熟地黄^{八钱}　山药^{炒，四钱}　山茱萸^{微炒，三钱}　枸杞子^{微炒，三钱}　菟丝子^{制，四钱}　鹿角胶^{炒珠，四钱}　杜仲^{姜汁炒，四钱}　肉桂^{二钱}　当归^{三钱}　制附子^{二钱，渐可加至五六钱}

【用法】上先将熟地黄蒸烂杵膏，加炼蜜为丸，如梧桐子大。每服百余丸，食前用滚汤或淡盐汤送下；或丸如弹子大，每嚼服二三丸，以滚白汤送下。

【功用主治】温补肾阳，填精益髓。主治肾阳不足，命门火衰证。症见年老或久病气衰神疲，畏寒肢冷，腰膝软弱，阳痿遗精，或阳衰无子，或饮食减少，大便不实，或小便自遗，舌淡苔白，脉沉而迟。

【炮制品选用分析】方中炮附片、肉桂大辛大热，温壮肾阳，助命门之火；鹿角胶为血肉有情之品，填精益髓，补肾助阳，三者共为君药；熟地黄、酒萸肉、山药、枸杞子、盐菟丝子、盐杜仲俱为滋阴益肾、养肝补脾而设；更加当归补血养肝。诸药配伍，共温阳益肾、填精补血以收培补肾中元阳之效。

【处方规范书写格式】炮附片 6g^{先煎}　肉桂 6g　鹿角胶 12g^{烊化}　熟地黄 24g　山药 12g　酒萸肉 9g　枸杞子 9g　盐菟丝子 10g　盐杜仲 12g　当归 9g

3. 其他方剂

（1）固阴煎（《景岳全书》）

【组成】人参^{随宜}　熟地^{三五钱}　山药^{二钱炒}　山茱萸^{一钱半}　远志^{七分炒}　炙甘草^{一二钱}　五味子^{十四粒}　菟丝子^{二三钱炒香}

【用法】水二盅，煎七分，食远温服。

【功用主治】养阴固精，主治肝肾两亏，遗精滑泄，带下崩漏，胎动不安，产后恶露不止，妇人阴挺。

【处方规范书写格式】人参适量　熟地黄 9～15g　炒山药 6g　山茱萸 4.5g　炒远志 2g　蜜甘草 3～6g　五味子 14 粒　盐菟丝子 6～9g

（2）七宝美髯丹（《本草纲目》引《积善堂方》）

【组成】制何首乌一斤　白茯苓一斤　牛膝八两　当归八两　枸杞子八两　菟丝子八两　补骨脂四两

【用法】碾细，炼蜜丸，每丸重 10g，早晚各服 1 丸，淡盐开水送服。

【功用主治】补益肝肾，乌发壮骨。主治肝肾不足证。症见须发早白，脱发，齿牙动摇，腰膝酸软，梦遗滑精，肾虚不育等。

【处方规范书写格式】制何首乌 500g　茯苓 500g　牛膝 250g　酒当归 250g　枸杞子 250g　盐菟丝子 250g　盐补骨脂 120g（本方为制剂处方，入汤剂酌减）

槟　榔

本品为棕榈科植物槟榔 *Areca catechu* L. 的干燥成熟种子。春末至秋初采收成熟果实，用水煮后干燥，除去果皮，取出种子，干燥。现在常用炮制品规格有槟榔、炒槟榔。

一、炮制历史沿革

槟榔的炮制历史沿革见表 7-73。

表 7-73　槟榔的炮制历史沿革

年代	书名	炮制品规格
唐代	《新修本草》	煮熟
宋代	《太平圣惠方》	炒制
	《博济方》	火炮
	《旅舍备要方》	烧灰存性
	《圣济总录》	饭裹湿纸包煨
	《小儿卫生总微论方》	面裹煨、吴茱萸炒
	《类编朱氏集验医方》	火煅

年代	书名	炮制品规格
元代	《丹溪心法》	纸裹煨
明代	《普济方》	灰火煨、牵牛子醋共制
	《奇效良方》	火炮、湿纸裹煨
	《医学纲目》	炒制
	《仁术便览》	石灰制
	《寿世保元》	牙皂汁浸焙
	《济阴纲目》	烧存性
清代	《握灵本草》	煨法
	《本草述》	醋制
	《幼幼集成》	童便洗晒
	《本草纲目拾遗》	煅存性
	《叶天士秘方大全》	酒浸
现代	《中国药典》(2020年版)	槟榔、炒槟榔、焦槟榔

唐代出现槟榔的煮制炮制方法；宋代有火炮、炒制、煨、火煅等；明代有煨法、牵牛子醋共制、炒制、石灰制、烧炭等；清代有煨法、醋制、童便洗晒、煅存性、酒浸等。现在常用炮制品有槟榔和炒槟榔，《山东省中药饮片炮制规范》（2012年版）中还载有盐槟榔的炮制方法。

二、不同炮制品临床应用特点

（一）槟榔

1. 加工方法 除去杂质，浸泡，润透，切薄片，阴干 [《中国药典》（2020年版）]。

2. 性效特点 苦、辛，温。归胃、大肠经。具有杀虫，消积，行气，利水，截疟的功能。生品作用较猛，以杀虫，降气，行水消肿，截疟力胜。用于绦虫病、蛔虫病、姜片虫病及水肿脚气、疟疾。常用于天台乌药散、达原饮、肥儿丸、木香槟榔丸、鸡鸣散、舟车丸、疏凿饮子、柴胡达原饮、四磨汤等。

（二）炒槟榔

1. 加工方法 取槟榔片，照清炒法（通则 0213）炒至微黄色 [《中国药典》（2020 年版）]。

2. 性效特点 苦、辛，温。归胃、大肠经。炒后可缓和药性，以免耗气伤正，并能减少服后恶心、腹泻、腹痛的副作用。常用于芍药汤、实脾散等。

（三）临床应用辨析

槟榔生用偏于杀虫、降气、行水消肿、截疟，药性峻猛；炒制后药性缓和，以避免耗伤正气，降低不良反应。

三、不同炮制品在传统方剂中的合理选用

（一）槟榔

1. 天台乌药散（《医学发明》）

【组成】天台乌药 木香 小茴香_{微炒} 青皮_{汤浸，去白，焙} 高良姜_{炒，各半两} 槟榔_{锉，二个} 川楝子_{十个} 巴豆_{微炒，敲破，同楝实二味用麸一升炒，候麸黑色，拣去巴豆并麸不用，七十粒}

【用法】上八味，先将巴豆微打破，同川楝子用麸炒，候黑色，去巴豆及麸不用，令诸药为末，和匀，每服一钱温酒送下。

【功用主治】行气疏肝，散寒止痛。主治寒凝气滞证。症见小肠疝气，少腹痛引睾丸，舌淡，苔白，脉沉弦。

【炮制品选用分析】本方行气疏肝，散寒止痛，主治寒凝气滞证，为寒凝肝脉，气机阻滞所致。本方中槟榔取其下气导滞之功效，直达下焦而破坚，宜槟榔生用；乌药行气疏肝，散寒止痛，为君药。青皮疏肝行气，木香理气止痛，小茴香暖肝散寒，高良姜散寒止痛，四药俱为臣药；川楝子理气止痛，但性苦寒，与辛热之巴豆同炒，去巴豆而用川楝子，制其苦寒之性，又能增其行气散结之力，与槟榔同为方中佐使药。诸药合用，使寒凝得散，气滞得疏，肝经得调，则疝痛、腹痛可愈。

【处方规范书写格式】乌药 15g 醋青皮 15g 木香 15g 盐小茴香 15g 高良姜 15g 槟榔 9g 炒川楝子 15g

2. 达原饮（《瘟疫论》）

【组成】槟榔_{二钱} 厚朴_{一钱} 草果仁_{五分} 知母_{一钱} 芍药_{一钱} 黄芩_{一钱} 甘草_{五分}

【用法】上用水一盅，煎八分，午后温服。

【功用主治】开达膜原，辟秽化浊。主治瘟疫或疟疾，邪伏膜原证。症见憎寒壮热，发无定时，胸闷呕恶，头痛烦躁，脉弦数，舌苔垢腻。

【炮制品选用分析】该方是为瘟疫秽浊毒邪伏于膜原而设。方用槟榔辛散湿邪，化痰破结，使邪速溃，为君药。在槟榔的炮制品中，槟榔生用行气截疟力强，故此方中宜槟榔生用。厚朴芳香化浊，理气祛湿；草果辛香化浊，辟秽止呕，宣透伏邪，共为臣药。白芍、知母清热滋阴，黄芩清热燥湿，共为佐药。配以甘草生用清热解毒，调和诸药。全方合用，共奏开达膜原，辟秽化浊，清热解毒之功，可使秽浊得化，热毒得清，阴津得复，则邪气溃散，速离膜原。

【处方规范书写格式】槟榔 6g　厚朴 3g　草果仁 1.5g　知母 3g　白芍 3g　黄芩 3g　甘草 1.5g

3. 其他方剂

（1）肥儿丸（《太平惠民和剂局方》）

【组成】神曲炒，十两　黄连去须，十两　肉豆蔻面裹煨，五两　使君子去皮壳，五两　麦芽炒，五两　槟榔细锉，晒，二十个　木香二两

【用法】上为细末，猪胆汁为丸，如粟米大。每服三十丸，量岁数加减，热水下，空心服。

【功用主治】杀虫消积，健脾清热。主治虫积腹痛，消化不良。症见面黄体瘦、肚腹胀满、发热口臭、大便稀溏等。

【处方规范书写格式】炒六神曲 300g　黄连 300g　肉豆蔻 150g　使君子 150g　炒麦芽 150g　槟榔 120g　木香 60g

（2）木香槟榔丸（《丹溪心法》）

【组成】木香　槟榔　青皮　陈皮　广茂烧　枳壳　黄连　黄柏各一两　大黄半两　香附子炒　牵牛末各二两

【用法】上为细末，水丸，如梧子大，每服五六十丸，煎水下，量虚实与之。

【功用主治】行气导滞，攻积泄热。主治积滞内停，湿蕴生热。症见脘腹痞满胀痛，赤白痢疾，里急后重，或大便秘结，舌苔黄腻，脉沉实。

【处方规范书写格式】木香 30g　槟榔 30g　青皮 30g　陈皮 30g　莪术（广茂）30g　炒枳壳 30g　黄连 30g　黄柏 30g　大黄 15g　香附 60g　牵牛子 60g

（3）鸡鸣散（《证治准绳》）

【组成】槟榔七枚　陈皮去白　木瓜各一两　吴茱萸　紫苏叶各三钱　桔梗　生姜和皮,各半两

【用法】上咬咀,只作一遍煎,用水三大碗,慢火煎至一碗半,去滓,再入水二碗煎滓,取一小碗,二次药汁相和,安置床头,次日五更,分作三五服,只是冷服,冬月略温服亦得。服了用干物压下,如服不尽,留次日渐渐服之亦可。服药至天明,大便当下黑粪水,即是元肾家感寒湿毒之气下也。至早饭痛住肿消,只宜迟吃饭,候药力作效。此药不是宜药,并无所忌。

【功用主治】行气降浊,宣化寒湿。主治湿脚气。症见足胫肿重无力,麻木冷痛,恶寒发热,或挛急上冲,甚至胸闷泛恶。亦治风湿流注,脚足痛不可忍,筋脉浮肿。

【处方规范书写格式】槟榔15g　陈皮9g　木瓜9g　制吴茱萸3g　紫苏叶3g　桔梗5g　生姜5g

（4）舟车丸（《景岳全书》）

【组成】黑丑研末,四两　甘遂面裹煨　芫花　大戟俱醋炒,各一两　大黄二两　青皮　陈皮　木香　槟榔各五钱　轻粉一钱

【用法】共为末,水糊丸如小豆大,空心温水服下,初服五丸,日三服,以快利为度（现代用法:研末为丸,每服3～6g,每日一次,清晨空腹温开水送下）。

【功用主治】行气逐水。主治水热内壅,气机阻滞。症见水肿水胀,口渴,气粗,腹坚,大小便秘,脉沉数有力。

【处方规范书写格式】牵牛子（黑丑）120g　煨甘遂30g　醋芫花30g　醋大戟30g　大黄60g　青皮15g　陈皮15g　木香15g　槟榔15g　轻粉3g

（5）疏凿饮子（《济生方》）

【组成】泽泻三钱　赤小豆炒,五钱　商陆二钱　羌活三钱　大腹皮五钱　椒目三钱　木通四钱　秦艽去芦,三钱　槟榔三钱　茯苓皮一两

【用法】等分,咬咀,每服四钱,水一盏半,生姜五片,煎至七分,去滓,温服,不拘时候（现代用法:按证酌量,改汤剂,加姜五片,水煎服）。

【功用主治】泻下逐水,疏风发表。主治水湿壅盛。症见遍身水肿,喘呼口渴,二便不利。

【处方规范书写格式】泽泻12g　炒赤小豆15g　商陆6g　羌活9g　大

450

腹皮 15g　椒目 9g　木通 12g　秦艽 9g　槟榔 9g　茯苓皮 30g　生姜_{自备}

（6）柴胡达原饮（《重订通俗伤寒论》）

【组成】柴胡_{钱半}　生枳壳_{钱半}　川朴_{钱半}　青皮_{钱半}　炙草_{七分}　黄芩_{钱半}
苦桔梗_{一钱}　草果_{六分}　槟榔_{二钱}　荷叶梗_{五寸}

【用法】水煎服。

【功用主治】宣湿化痰，透达膜原。主治痰湿阻于膜原。症见胸膈痞满，心烦懊侬，头眩口腻，咳痰不爽，间日发疟，舌苔厚如积粉，扪之糙涩，脉弦而滑。

【处方规范书写格式】柴胡 5g　枳壳 5g　厚朴（川朴）5g　青皮 5g
蜜甘草 2g　黄芩 5g　桔梗 10g　草果 2g　槟榔 6g　荷叶梗 10～15g

（7）四磨汤（《济生方》）

【组成】人参_{另煎}　槟榔　沉香　天台乌药_{各等分}

【用法】分别磨汁，和作七分盏，煎三五沸，放温服。

【功用主治】行气降逆，宽胸散结。主治肝郁气逆证。症见胸膈胀闷，上气喘急，心下痞满，不思饮食，苔白脉弦。

【处方规范书写格式】生晒参 6g^{另煎}　槟榔 9g　沉香 6g^{冲服}　乌药 6g

（二）炒槟榔

1. 芍药汤（《素问病机气宜保命集》）

【组成】芍药_{一两}　当归_{半两}　黄连_{半两}　槟榔　木香　甘草_{炒，各二钱}　大黄_{三钱}　黄芩_{半两}　官桂_{二钱半}

【用法】上药㕮咀，每服半两，水二盏，煎至一盏，食后温服。

【功用主治】清热燥湿，调气和血。主治湿热痢疾。症见腹痛，便脓血，赤白相兼，里急后重，肛门灼热，小便短赤，舌苔黄腻，脉弦数。

【炮制品选用分析】本方清热燥湿，调气和血，主治因湿热壅滞肠中所致的湿热痢疾。因证见腹痛，赤白相兼，里急后重等，在槟榔的炮制品中，炒槟榔行气导滞，且炒后可缓和药性，减少服后恶心、腹泻、腹痛的副作用，故宜用炒槟榔。方中黄连、黄芩清热燥湿为君药。芍药宜用白芍，养血和营，缓急止痛，配以当归养血活血，煨木香、炒槟榔行气导滞，四药相合，调气和血，为臣药。大黄苦寒沉降，泄热祛积逐瘀，与肉桂（官桂）共为佐药。蜜甘草益气和中，调和诸药，为佐使药。诸药合用，共奏调和气血、清热燥湿之功。

【处方规范书写格式】黄连 15g　黄芩 15g　白芍 30g　当归 15g　煨木

香 6g　炒槟榔 6g　大黄 9g^{后下}　肉桂 5g　蜜甘草 6g

2. 实脾散（《重订严氏济生方》）

【组成】厚朴_{去皮，姜制，炒}　白术　木瓜_{去瓤}　木香_{不见火}　草果仁　大腹子　附子_{炮，去皮、脐}　白茯苓_{去皮}　干姜_{炮，各一两}　甘草_{炙，半两}

【用法】上㕮咀，每服四钱，水一盏半，生姜五片，大枣一枚，煎至七分，去滓，温服，不拘时服。

【功用主治】温阳健脾，行气利水。主治脾肾阳虚，水气内停之阴水。症见身半以下肿甚，手足不温，口中不渴，胸腹胀满，大便溏薄，舌苔白腻，脉沉弦而迟。

【炮制品选用分析】本方温阳健脾，行气利水，主治由脾肾阳虚，阳不化水，水气内停所致的阴水证。证见胸腹胀满，大便溏薄，在槟榔的炮制品中宜选用炒槟榔，槟榔炒后，长于消积行滞，且药性缓和，并能减少服后恶心、腹泻、腹痛的副作用。此方中附子温补肾阳以助化气行水，干姜温运脾阳以助运化水湿，二者共为君药。白术生用，健脾益气兼燥湿利水；茯苓利水渗湿，为臣药。木瓜除湿醒脾和中；姜厚朴、生品木香、炒槟榔行气导滞，化湿行水；草果仁温中燥湿，俱为佐药。大枣益脾和中，生姜兼能温散水气，蜜甘草亦调和药性，用为佐使。诸药相伍，共奏温阳健脾、行气利水之功。

【处方规范书写格式】炮附片 6g^{先煎}　干姜 6g　白术 6g　茯苓 6g　木瓜 6g　姜厚朴 6g　木香 6g　炒槟榔 6g　草果仁 6g　蜜甘草 3g　生姜　生姜^{自备}　大枣^{自备}

酸枣仁

本品为鼠李科植物酸枣 *Ziziphus jujuba* Mill. var. *spinosa*（Bunge）Hu ex H. F. Chou. 的干燥成熟种子。秋末冬初采收成熟果实，出去果肉和核壳，收集种子，晒干。现在常用的炮制品规格有酸枣仁、炒酸枣仁。

一、炮制历史沿革

酸枣仁的炮制历史沿革见表 7-74。

表 7-74　酸枣仁的炮制历史沿革

年代	书名	炮制品规格
南北朝刘宋	《雷公炮炙论》	蒸法
宋代	《太平圣惠方》	微炒、炒香熟
	《女科百问》	酒浸
元代	《世医得效方》	蚌粉炒
	《丹溪心法》	酒浸
明代	《普济方》	隔纸炒香
清代	《本草新编》	单炒
	《良朋汇集经验神方》	炒研酒浸
	《温热经纬》	姜汁炒
现代	《中国药典》(2020 年版)	酸枣仁、炒酸枣仁

　　酸枣仁炮制方法最早出现在《雷公炮炙论》中，为蒸法；宋代有微炒、炒香熟和酒浸等；元代有蚌粉炒、酒浸；明清时期有隔纸炒香、清炒、姜汁炒、炒研酒浸等。现代《中国药典》（2020 年版）有酸枣仁、炒酸枣仁。

二、不同炮制品临床应用特点

　　（一）酸枣仁

　　1. 加工方法　除去残留核壳。用时捣碎 [《中国药典》（2020 年版）]。

　　2. 性效特点　甘、酸，平。具有补肝，宁心，安神，敛汗的功能。生品性平，宜入清剂中，具有养心安神、滋补肝肾的作用。用于心阴不足或肝肾亏损及肝胆虚热所致的失眠、惊悸、眩晕、耳鸣、目暗不明等。常用于酸枣汤等。

　　（二）炒酸枣仁

　　1. 加工方法　取净酸枣仁，照清炒法（通则 0213）炒至鼓起，色微变深。用时捣碎 [《中国药典》（2020 年版）]。

　　2. 性效特点　甘、酸，平。炒酸枣仁性偏温补，宜入温剂，长于养心敛汗。用于气血不足的惊悸健忘、盗汗、自汗、胆虚不眠等。酸枣仁炒后质酥脆，有利于煎出有效成分，提高疗效。常用于归脾汤、天王补心丹、十味温胆汤等。

（三）临床应用辨析

酸枣仁生用性平，宜入清剂中，炒制后性偏温补，宜入温剂，偏于养心敛汗。

三、不同炮制品在传统方剂中的合理选用

（一）酸枣仁

酸枣汤（《金匮要略》）

【组成】酸枣仁_{炒，二升} 甘草_{一两} 知母_{二两} 茯苓_{二两} 川芎_{二两}

【用法】上五味，以水八升，煮酸枣仁得六升，内诸药，煮取三升，分温三服。

【功用主治】养血安神，清热除烦。主治虚劳虚烦不得眠。症见心悸盗汗，头目眩晕，咽干口燥，脉弦或细数。

【炮制品选用分析】方中重用、先煎酸枣仁，取其养血补肝，宁心安神的功效。原方出自《金匮要略》，成书于东汉时期，当时还未出现酸枣仁相关炮制品，遂原方所用酸枣仁为生品，但现今宜用炒制品，以增强其养心安神的功效。佐以川芎（芎劳）调养肝血，茯苓宁心安神，知母补不足之阴，清内炎之火，具滋清兼备之功。甘草清热和药。诸药配伍，共收养血安神，清热除烦之效。心肝之血滋养有源，阴升阳潜，失眠与一切阴虚阳浮之证皆可自愈。

【处方规范书写格式】炒酸枣仁 18g^{先煎} 甘草 3g 知母 6g 茯苓 6g 川芎 6g

（二）炒酸枣仁

1. 归脾汤（《重订严氏济生方》）

【组成】白术 茯神_{去木} 黄芪_{去芦} 龙眼肉 酸枣仁_{炒，去壳，各一两} 人参 木香_{不见火，各半两} 甘草_{炙，两钱半} 当归_{一钱} 远志_{一钱} （当归、远志从《内科摘要》补入）

【用法】上㕮咀，每服四钱，水一盏半，加生姜五片，枣子一枚，煎至七分，去滓温服，不拘时候。

【功用主治】益气补血，健脾养心。主治心脾气血两虚证。症见心悸怔忡，失眠多梦，盗汗，头晕健忘，食欲不振，腹胀便溏，倦怠无力，面色萎黄，舌淡苔薄白，脉细弱。主治脾不统血证。症见妇女崩漏，月经超前，量多色淡，或淋漓不止等，还可见便血、皮下紫癜、尿血、肌衄、齿衄等，舌

淡，脉细弱。

【炮制品选用分析】本方中酸枣仁宜选择炒制品，长于养心敛汗，增强养血安神作用。方中以炙黄芪、龙眼肉共为君药，益气生血，补养心脾。配以生晒参补气养血，麸炒白术益气健脾，当归补血养心，炒酸枣仁宁心安神，为臣药。茯神养心安神，制远志宁神益智，木香理气醒脾，共为佐药。蜜甘草补益心脾之气，调和诸药，为使药。加姜、枣调和脾胃，以资生化。诸药配伍，共奏益气补血、健脾养心之效。

【处方规范书写格式】麸炒白术 18g　茯神 18g　炙黄芪 18g　龙眼肉 18g　炒酸枣仁 18g捣碎　生晒参 9g另煎　木香 9g　蜜甘草 6g　当归 3g　制远志 3g　生姜自备　大枣自备

2. 天王补心丹（《摄生秘剖》）

【组成】酸枣仁　柏子仁炒　当归身酒洗　天门冬去心　麦门冬去心, 各二两　生地黄酒洗, 四两　人参去芦　丹参微炒　玄参微炒　白茯苓去皮　五味子烘　桔梗　远志去心, 各一两

【用法】上药为末，炼蜜为丸，如梧桐子大，用朱砂三至五钱为衣，每服二三十丸，临卧，竹叶煎汤送下。

【功用主治】滋阴养血，补心安神。主治阴虚血少，神志不安证。症见心悸怔忡，虚烦失眠，神疲健忘，或梦遗，手足心热，口舌生疮，大便干结，舌红少苔，脉细数。

【炮制品选用分析】本方中酸枣仁现多用炒酸枣仁，增强其养心安神的作用。方中重用地黄生用，滋阴养血，壮水以制虚火，为君药。天冬、麦冬滋阴清热；酸枣仁与炒柏子仁同用，养心安神；当归补血润燥，俱为臣药。玄参滋阴降火，茯苓、制远志养心安神，人参补气生血、安神益智，宜用生晒参，醋五味子敛心气、安心神，丹参清心活血，朱砂镇心安神，以上七味共为佐药。桔梗为使药，载药上行，使药力上入心经。诸药合用共奏滋阴养血、补心安神之功。

【处方规范书写格式】地黄 120g　天冬 60g　麦冬 60g　炒酸枣仁 60g　炒柏子仁 60g　当归 60g　玄参 15g　茯苓 15g　制远志 15g　生晒参 15g另煎　醋五味子 15g　丹参 15g　桔梗 15g

3. 其他方剂

十味温胆汤（《世医得效方》）

【组成】半夏汤洗七次　枳实去瓤, 切, 麸炒　陈皮去白, 各三钱　白茯苓去皮, 一钱半

酸枣仁微炒　大远志去心，甘草水煮，姜汁炒，各一钱　北五味子　熟地黄切，酒炒　条参各一钱　粉草五分

【用法】上锉散，每服四钱，水盏半，姜五片，枣一枚，水煎，不拘时服。

【功用主治】理气化痰，养心安神。主治心胆虚怯，痰浊内扰证。症见心胆虚怯，触事易惊，或梦寐不祥，或短气心悸，四肢浮肿，饮食无味，心悸烦闷，坐卧不安，舌淡苔腻，脉沉缓。

【处方规范书写格式】法半夏 9g　麸炒枳实 9g　陈皮 9g　茯苓 4.5g　炒酸枣仁 3g　制远志 3g　五味子 3g　熟地黄 3g　人参（条参）3g　蜜甘草（粉草）1.5g　生姜自备　大枣自备

薏苡仁

本品为禾本科植物薏米 *Coix lacryma -jobi* L. var. *ma-yuen*（Roman.）Stapf 的干燥成熟种仁。秋季果实成熟时采割植株，晒干，打下果实，再晒干，除去外壳、黄褐色种皮和杂质，收集种仁。现在常用的炮制品规格有薏苡仁、炒薏苡仁。

一、炮制历史沿革

薏苡仁的炮制历史沿革见表 7-75。

表 7-75　薏苡仁的炮制历史沿革

年代	书名	炮制品规格
南北朝刘宋	《雷公炮炙论》	糯米炒和盐汤煮
宋代	《太平圣惠方》	微炒黄
	《太平惠民和剂局方》	糯米炒
明代	《医学纲要》	盐炒
清代	《本草述》	土炒
	《本经逢原》	姜汁拌炒
	《本草纲目拾遗》	拌水蒸透
现代	《中国药典》(2020 年版)	薏苡仁、炒薏苡仁

有文献研究表明，宋代最早提出清炒薏苡仁，《太平圣惠方》中所提到的"微炒黄"以及《圣济总录》所谓的"炒"，之后明代《证治准绳》《医宗粹言》也均提到"炒"。现在常见炮制品规格有薏苡仁、炒薏苡仁。

二、不同炮制品临床应用特点

（一）薏苡仁

1. 加工方法　除去杂质 [《中国药典》（2020 年版）]。

2. 性效特点　甘、淡，凉。具有利水渗湿，健脾止泻，清热排脓，除痹的功能。生品性偏寒凉，长于利水渗湿，清热排脓，除痹。用于小便不利，水肿，肺痈，肠痈，风湿痹痛，筋脉挛急及湿温病在气分。常用于三仁汤、蚕矢汤、苇茎汤、藿朴夏苓汤、薏苡附子败酱散等。

（二）炒薏苡仁

1. 加工方法　取净薏苡仁，照麸炒法（通则 0213）炒至微黄色 [《中国药典》（2020 年版）]。

2. 性效特点　炒薏苡仁性偏平和，长于健脾止泻，只是炒薏苡仁健脾作用略胜，用于脾虚泄泻。常用于参苓白术散等。

（三）临床应用辨析

薏苡仁生用偏于利水渗湿、清热排脓、除痹；炒制后，偏于健脾止泻。

三、不同炮制品在传统方剂中的合理选用

（一）薏苡仁

1. 三仁汤（《温病条辨》）

【组成】杏仁五钱　飞滑石六钱　白通草二钱　白蔻仁二钱　竹叶二钱　厚朴二钱　生薏苡仁六钱　半夏五钱

【用法】甘澜水八碗，煮取三碗，每服一碗，日三服。

【功用主治】宣畅气机，清利湿热。主治温病初起及暑温夹湿，邪在气分。症见头痛恶寒，身重疼痛，面色淡黄，胸闷不饥，午后身热，舌白不渴，脉弦细而濡等。

【炮制品选用分析】本方主治温病初期，邪在气分，湿重于热。方中薏苡仁宜用生品，甘淡性寒，重在渗利湿热而健脾；苦杏仁宣利上焦肺气，盖肺主一身之气，气化则湿亦化，宜用炒苦杏仁；豆蔻芳香化湿，行气宽中；加入滑石粉、通草、竹叶甘寒淡渗，增强利湿清热之功；以半夏、厚朴行气

化湿，散结除痞，厚朴宜用姜厚朴，半夏宜用清半夏，燥湿化痰作用最强。诸药相合，三仁相伍，宣上畅中渗下，使气畅湿行，暑解热清，脾气健旺，三焦通畅，诸症自除。

【处方规范书写格式】滑石粉 18g^{包煎}　炒苦杏仁 15g　薏苡仁 18g　豆蔻 6g^{后下}　通草 6g　竹叶 6g　姜厚朴 6g　清半夏 15g

2. 蚕矢汤（《霍乱论》）

【组成】晚蚕沙_{五钱}　生苡仁　大豆黄卷_{各四钱}　陈木瓜_{三钱}　川连_{姜汁炒，三钱}　制半夏　黄芩_{酒炒}　通草_{各一钱}　焦山栀_{一钱五分}　陈吴萸_{泡淡，三分}

【用法】地浆或阴阳水煎，稍凉徐服。

【功用主治】清热利湿，升清降浊。主治湿热内蕴，霍乱吐泻。症见腹痛转筋，口渴烦躁，舌苔黄厚而干，脉濡数者。

【炮制品选用分析】本方症见口渴烦躁，舌苔黄厚而干，脉濡数，皆因湿热郁结所致，治法宜重在清湿热，故方中薏苡仁宜用生品。方中蚕沙祛湿为君。黄连（川连）、黄芩、栀子清热燥湿为臣。黄连姜汁制；黄芩酒炒有助于药性上升。半夏、吴茱萸降浊止吐；大黄豆卷、薏苡仁、木瓜宣化畅中，利湿舒筋，共为佐；通草渗湿热亦为佐使。诸药合用，使湿热去，升降复，吐泻止，转筋除。

【处方规范书写格式】晚蚕沙 15g　薏苡仁 12g　大豆黄卷 12g　木瓜 9g　姜黄连 9g　制半夏 3g　酒黄芩 3g　通草 3g　焦山栀 5g　吴茱萸 1g

3. 苇茎汤（《备急千金要方》）

【组成】苇茎_{二两，切，加水二斗，煮取五升，去滓}　薏苡仁_{半两}　瓜瓣_{半两}　桃仁_{三十枚}

【用法】原方上四味咬咀，纳苇汁中，煮取二升，服一升，再服，当吐如脓。

【功用主治】清肺化痰，逐瘀排脓。主治痰热瘀血壅结之肺痈。症见身有微热，咳嗽痰多，甚至吐腥臭脓痰，胸中隐隐作痛，咳则痛增，舌质红，苔黄腻，脉滑数。

【炮制品选用分析】本方主治肺痈，乃热毒蕴肺，痰热互结之证，治法以清热化痰，逐瘀排脓为本，故此方中薏苡仁宜选薏苡仁生用，药性偏寒凉，长于利水渗湿，清热排脓。方中用苇茎清肺泄热为主；冬瓜子（瓜瓣）、薏苡仁生用清化痰热，利湿排脓为辅；桃仁活血祛瘀以消热结。共具清化、逐瘀、排脓之功，以使痰瘀两化，脓排热清，痈可渐消。

【处方规范书写格式】苇茎 60g　薏苡仁 30g　冬瓜子 24g　桃仁 9g

4. 其他方剂

（1）藿朴夏苓汤（《医原》）

【组成】藿香二钱　半夏钱半　赤苓三钱　杏仁三钱　生苡仁四钱　白蔻仁六分　猪苓钱半　淡豆豉三钱　泽泻钱半　厚朴一钱

【用法】水煎服。

【功用主治】解表化湿。主治湿温初起。症见身热恶寒，肢体倦怠，胸闷口腻，舌苔薄白，脉濡缓。

【处方规范书写格式】藿香 6g　半夏 4.5g　赤茯苓 9g　苦杏仁 9g　薏苡仁 12g　豆蔻 2g　猪苓 4.5g　淡豆豉 9g　泽泻 4.5g　厚朴 3g

（2）薏苡附子败酱散（《金匮要略》）

【组成】薏苡仁十分　附子二分　败酱草五分

【用法】原方三味杵为散，取方寸匕，以水二升，煎减半，顿服。

【功用主治】排脓消肿。主治肠痈脓成，毒结阳伤证。症见身无热，肌肤甲错，腹皮急，按之濡软，如脓胀，脉数。

【处方规范书写格式】薏苡仁 30g　制附子 6g先煎　败酱草 15g

（二）炒薏苡仁

参苓白术散（《太平惠民和剂局方》）

【组成】莲子肉去皮，一斤　薏苡仁一斤　缩砂仁一斤　桔梗炒令深黄色，一斤　白扁豆姜汁浸，去皮，微炒，一斤半　白茯苓二斤　人参去芦，二斤　甘草炒，二斤　白术二斤　山药二斤

【用法】为细末，每服二钱，枣汤调下，小儿量岁数加减。

【功用主治】益气健脾，渗湿止泻。主治脾胃虚弱。症见食少，便溏，或泻，或吐，四肢乏力，形体消瘦，胸脘闷胀，面色萎黄，舌苔白，质淡红，脉细缓或虚缓。

【炮制品选用分析】方中以人参、白术、茯苓益气健脾渗湿为君。配伍山药、莲子助人参以健脾益气，兼能止泻；白扁豆、薏苡仁助白术、茯苓以健脾渗湿，均为臣。佐以砂仁醒脾和胃，行气化滞；桔梗宣肺利气，以通调水道，又载药上行，以益肺气。甘草宜用蜜甘草，健脾和中，调和诸药，为使。诸药合用，补齐中气，渗其湿浊，行其气滞，恢复脾胃受纳与健运之职，则诸症自除。

【处方规范书写格式】炒莲子 9g　麸炒薏苡仁 9g　砂仁 6g　桔梗 6g　炒白扁豆 12g　茯苓 15g　生晒参 15g另煎　蜜甘草 10g　麸炒白术 15g　麸炒山药 15g

第六节　树脂类

乳　香

本品为橄榄科植物乳香树 *Boswellia carterii* Birdw. 及同属植物 *Boswellia bhaw-dajiana* Birdw. 树皮渗出的树脂。分为索马里乳香和埃塞俄比亚乳香，每种乳香又分为乳香珠和原乳香。现在主要的炮制品规格有乳香和醋乳香。

一、炮制历史沿革

乳香的炮制历史沿革见表 7-76。

表 7-76　乳香的炮制历史沿革

年代	书名	炮制品规格
唐代	《经效产宝》	研
宋代	《重修政和经史证类备急本草》	炒制
	《圣济总录》	米制、姜制
	《太平惠民和剂局方》	醋制
	《洪氏集验方》	酒制
	《卫生家宝产科备要》	竹叶制
	《扁鹊心书》	去油制
明、清	《普济方》	煮制、煅制
	《寿世保元》	焙制
	《景岳全书》	炙制
	《炮炙大法》	乳制
	《普济方》	黄连制
	《奇效良方》	灯心制
	《医宗金鉴》	童便酒制
现代	中医药学高级丛书《中药炮制学》（第 2 版）	乳香、醋乳香
	《中国药典》（2020 年版）	醋乳香

乳香从唐代开始使用不同的炮制方法，如水飞、制、风干研等；宋代提出炒制、醋制、米制、姜汁制等；明清时期有煮制、煅制、乳制、黄连制、童便制等。常用炮制品规格有乳香和醋乳香。

二、不同炮制品临床应用特点

（一）乳香

1. 加工方法 取原药材，除去杂质，捣碎。

2. 性效特点 辛、苦，温。乳香生用气味辛烈，对胃有较强的刺激性，易引起呕吐，但活血消肿止痛力强，内服多用于瘀血肿痛或外用。常用于七厘散等。

（二）醋乳香

1. 加工方法 取净乳香，照醋炙法（通则 0213）炒至表面光亮。每100kg 乳香，用醋 5kg[《中国药典》（2020 年版）]。

2. 性效特点 辛、苦，温。乳香制后降低其挥发油含量，缓和刺激性，利于服用，便于粉碎。醋炙乳香可增强活血止痛、收敛生肌的功效，并可矫臭矫味。故临床内服多制用。常用于小活络丹等。

（三）临床应用辨析

乳香功效为活血定痛，消肿生肌。临床常用醋乳香，乳香生品多入丸散剂或外用，醋乳香与乳香生品功效基本一致。

三、不同炮制品在传统方剂中的合理选用

（一）乳香

七厘散（《同寿录》）

【组成】上朱砂水飞净，一钱二分 真麝香一分二厘 梅花冰片一分二厘 净乳香一钱五分 红花一钱五分 明没药一钱五分 瓜儿血竭一两 粉口儿茶二钱四分

【用法】上为极细末，瓷瓶收贮，黄蜡封口，贮久更妙。治外伤，先以药七厘（0.5～1g），烧酒冲服，复用药以烧酒调敷伤处。如金刃伤重，急用此药干掺。

【功用主治】散瘀消肿，定痛止血。主治跌打损伤。症见筋断骨折之瘀血肿痛，或刀伤出血。并治无名肿毒，烧伤烫伤等。伤轻者不必服，只用敷。

【炮制品选用分析】方中主以血竭祛瘀止痛，并能收敛止血；辅以红花

活血祛瘀，乳香、没药祛瘀行气，消肿止痛。此处取乳香活血消肿止痛之效，故宜选乳香生用。并配伍气味辛香、走窜通络之麝香、冰片，助诸活血祛瘀药以活血通络，散瘀止痛。儿茶味涩性凉，收敛、清热，助血竭以止血、生肌；跌仆受惊，每致气乱心慌，所谓"惊则气乱"，故用朱砂定惊安神。诸药合用，既可祛瘀行气，消肿止痛，又可收敛清热，生肌止血，是外敷、内服的伤科常用方剂。

【处方规范书写格式】朱砂 3.6g　麝香 0.36g　冰片 0.36g　乳香 4.5g 红花 4.5g　没药 4.5g　血竭 30g　儿茶 7.2g

（二）醋乳香

小活络丹（《太平惠民和剂局方》）

【组成】川乌_{炮去皮、脐，六两}　草乌_{炮去皮、脐，六两}　地龙_{去土，六两}　天南星_{炮，六两}　乳香_{研，二两二钱}　没药_{研，二两二钱}

【用法】上为细末，入研药和匀，酒面糊为丸，如梧桐子大，每服二十丸，空心日午冷酒送下，荆芥茶下亦得。

【功用主治】祛风除湿，化痰通络，活血止痛。主治风寒湿痹。症见肢体筋脉疼痛，麻木拘痛，关节屈伸不利，疼痛游走不定。亦治中风，手足不仁，日久不愈，经络中湿痰死血，而见腰腿沉重，或腿臂间作痛。

【炮制品选用分析】方中制川乌、制草乌皆辛热，功专搜风邪、除寒湿而通络止痛，共为君药。制天南星祛风燥湿化痰，以除经络中之风痰湿浊，为臣药。乳香、没药合用，行气活血，散瘀通络，止痛，此处乳香和没药宜醋制，一方面可矫臭矫味，缓和刺激性，利于服用，便于粉碎，另一方面可增强活血止痛作用；地龙性善走窜，善活血而通经络；此三味，共为佐药。更有陈酒温气血以助药势，并引诸药直达病所，为佐使。诸药相合，共奏祛风除湿、化痰通络、活血止痛之效。

【处方规范书写格式】制川乌 6g^{先煎}　制草乌 6g^{先煎}　制天南星 6g　地龙 6g　醋乳香 5g　醋没药 5g

没 药

本品为橄榄科植物地丁树 *Commiphora myrrha* Engl. 或哈地丁树 *Commiphora molmol* Engl. 的干燥树脂。分为天然没药和胶质没药。现在常用炮制品规格有没药和醋没药。

一、炮制历史沿革

没药的炮制历史沿革见表 7-77。

表 7-77 没药的炮制历史沿革

年代	书名	炮制品规格
唐代	《经效产宝》	研为末
宋代	《苏沈良方》	童便制
	《圣济总录》	蒸制:锉如皂子大,用生绢袋盛,黄米内蒸如胶,候冷别研
	《传信适用方》	酒制
明代	《炮炙大法》	以灯心同研或以糯米数粒同研,或以人指甲二三片研,或以乳钵坐热水中乳之,云皆易细
	《普济方》	药汁制:用黄连水飞过
	《本草原始》	炒制:入丸散竹叶上微炒杀毒不黏
	《普济方》	制霜法
清代	《外科证治全生集》	灯心炒:每斤用灯心四两同炒,炒至圆脆可为粉为度,扇去灯心,磨粉用
	《医宗金鉴》	童便制法
现代	《中国药典》(2020 年版)	醋没药

没药从唐代开始就有多种炮制方法,近年来各地的炮制规范中收载的大多是醋制法,也有用水煮法、灯心炒法。旨在去油,易于研碎,增强其活血化瘀、消肿止痛的作用。在宋代发展用酒浸研成膏,这与现代科学炮制法相一致。高度的乙醇将树脂类溶解,可净化除去杂质而使没药更纯净,酒浸研成膏这一方法早就应用于制药行业。

二、不同炮制品临床应用特点

(一)没药

1. **加工方法** 取原药材,除去杂质,捣碎或剁碎。

2. **性效特点** 苦,平。没药生用气味浓烈,对胃有一定的刺激性,容易引起恶心、呕吐，多外用，但生品化瘀力强，也用于瘀损肿瘤，跌仆损伤，骨折筋伤等证。常用于七厘散等，多入丸散剂。

（二）醋没药

1. 加工方法 取净没药，照醋炙法（通则 0213），炒至表面光亮。每100kg 没药，用醋 5kg[《中国药典》（2020 年版）]。

2. 性效特点 苦，平。炒没药能缓和刺激性，便于粉碎。醋炙后能增强活血止痛、收敛生肌的作用，缓和刺激性，临床上以醋制品应用居多。用于经闭，痛经，脘腹疼痛，跌打伤痛，痈疽肿痛，且便于服用，易于粉碎，矫臭矫味。常用于小金丹等。

（三）临床应用辨析

没药生品化瘀力强，但气味太过浓烈，易引起胃部不适，故多醋炙为醋没药使用，不仅可缓解刺激性，还可增强其活血止痛、收敛生肌的作用。

三、不同炮制品在传统方剂中的合理选用

（一）没药

七厘散（《同寿录》）

【组成】上朱砂_{水飞净，一钱二分} 真麝香_{一分二厘} 梅花冰片_{一分二厘} 净乳香_{一钱五分} 红花_{一钱五分} 明没药_{一钱五分} 瓜儿血竭_{一两} 粉口儿茶_{二钱四分}

【用法】上为极细末，瓷瓶收贮，黄蜡封口，贮久更妙。治外伤，先以药七厘（0.5～1g），烧酒冲服，复用药以烧酒调敷伤处。如金刃伤重，急用此药干掺。

【功用主治】散瘀消肿，定痛止血。主治跌打损伤。症见筋断骨折之瘀血肿痛，或刀伤出血。并治无名肿毒，烧伤烫伤等。伤轻者不必服，只用敷。

【炮制品选用分析】方中主以血竭祛瘀止痛，并能收敛止血；辅以红花活血祛瘀，乳香、没药祛瘀行气，消肿止痛。此处取没药活血化瘀之效，故宜选没药生用。并配伍气味辛香、走窜通络之麝香、冰片，助诸活血祛瘀药以活血通络，散瘀止痛。儿茶味涩性凉，收敛、清热，助血竭以止血、生肌。跌仆受惊，每致气乱心慌，所谓"惊则气乱"，故用朱砂定惊安神。诸药合用，既可祛瘀行气，消肿止痛，又可收敛清热，生肌止血，是外敷、内服的伤科常用方剂。

【处方规范书写格式】朱砂 3.6g 麝香 0.36g 冰片 0.36g 乳香 4.5g 红花 4.5g 没药 4.5g 血竭 30g 儿茶 7.2g

（二）醋没药

小金丹（《外科证治全生集》）

【组成】白胶香　草乌　五灵脂　地龙　木鳖_{各制末，一两五钱}　没药　归身　乳香_{各净末，七钱五分}　麝香_{三钱}　墨炭_{一钱二分}

【用法】以糯米粉一两二钱，为厚糊，和入诸末，捣千捶，为丸如芡实大。此一料，约为二百五十丸，晒干忌烘，固藏，临用取一丸，布包放平石上，隔布敲细入杯内，取好酒几匙浸药。用小杯合盖，约浸一二时，以银物加研，热陈酒送服，醉盖取汗。如流注初起及一应痰核、瘰疬、乳岩、横痃，初起服，消乃止。幼儿不能服煎剂及丸子者，服之甚妙。如流注等证，将溃及已溃者，当以十丸均作五日服完，以杜流走不定，可绝增人者。

【功用主治】化痰除湿，祛瘀通络。主治寒湿痰瘀所致之流注、痰核、瘰疬、乳岩、横痃、贴骨疽、鳝拱头等病，初起肤色不变，肿硬作痛者。

【炮制品选用分析】本方主治属于阴证或阴疽之类，多由寒湿痰瘀阻滞凝结而成。故治以温通消散为主。方中草乌祛风湿，温经散寒；五灵脂、乳香、没药活血祛瘀，消肿定痛。此处草乌应用制草乌，乳香、没药宜选用醋制品，缓和刺激性，矫臭矫味，便于内服，且还能增强活血止痛之效。当归和血；地龙通络；白胶香调气血，消痈疽；木鳖子祛痰毒，消结肿；墨炭消肿化痰；麝香走窜通络，散结开壅。诸药相配，温通、活血、消壅、散结之力较强，可使寒散络通，痰消瘀化，疽肿自平。

【处方规范书写格式】白胶香 150g　制草乌 150g　醋五灵脂 150g　地龙 150g　木鳖子 150g　醋没药 75g　当归 75g　醋乳香 75g　麝香 15g　墨炭 12g　（以糯米粉 120g，制糊丸约为 250 丸。本方为制剂处方，入汤剂酌减。）

第八章
动物类

土鳖虫（䗪虫）

本品为鳖蠊科昆虫地鳖 *Eupolyphaga sinensis* Walker 或冀地鳖 *Steleophaga plancyi*（Boleny）的雌虫干燥体。捕捉后，置沸水中烫死，晒干或烘干。现在常用的炮制品规格有土鳖虫、炒土鳖虫。

一、炮制历史沿革

土鳖虫的炮制历史沿革见表 8-1。

表 8-1　土鳖虫的炮制历史沿革

年代	书名	炮制品规格
汉代	《金匮要略》	熬制、去足
宋代	《太平圣惠方》	炒黄
	《圣济总录》	炒焦、炙制
明代	《证治准绳》	焙制
清代	《医宗说约》	酒制
	《长沙药解》	制炭
现代	《中国药典》(2020 年版)	土鳖虫

土鳖虫的炮制方法有熬制、炒制、焙制、酒制、制炭等。现今个别省市还另有酥油制、盐水烫制和土制法。

二、不同炮制品临床应用特点

（一）土鳖虫

1. **加工方法**　取原药材，除去杂质，洗净，或筛去灰屑，干燥。

2. 性效特点　咸，寒；有小毒。归肝经。具有破血逐瘀，续筋接骨的功能。

（二）炒土鳖虫

1. 加工方法　取净土鳖虫置锅内，用文火加热，炒至微焦，取出放凉。

2. 性效特点　经炒制后，消除其不良气味，质变酥脆，便于粉碎和服用。用于血瘀经闭，筋骨折伤，癥瘕痞块。常用于鳖甲煎丸、大黄䗪虫丸、下淤血汤等。

（三）临床应用辨析

土鳖虫生用具有破血逐瘀，续筋接骨的功效；炒制后便于粉碎服用，且矫臭矫味。

三、不同炮制品在传统方剂中的合理选用

炒土鳖虫

1. 鳖甲煎丸（《金匮要略》）

【组成】鳖甲炙，十二分　乌扇烧　黄芩　鼠妇熬　干姜　大黄　桂枝　石韦去毛　厚朴　紫葳　阿胶炙，各三分　柴胡　蜣螂熬，各六分　芍药　牡丹皮去心　䗪虫熬，各五分　蜂窠炙，四分　赤硝十二分　桃仁　瞿麦各二分　人参　半夏　葶苈各一分

【用法】以上二十三味药，为末，取煅灶下灰一斗，清酒一斛五斗，浸灰，候酒尽一半。着鳖甲于中，煮令泛烂如胶漆，绞取汁，内诸药，煎为丸，如梧子大，空心服七丸，日三服。

【功用主治】行气活血，祛湿化痰，软坚消癥。主治疟母。症见疟疾日久不愈，胁下痞硬有块，结为疟母，以及癥瘕积聚。

【炮制品选用分析】方中醋鳖甲软坚散结，灶下灰消癥祛积，清酒活血通经，三者共制成鳖甲煎，为君药。臣以赤硝破坚散结，大黄攻积祛瘀，土鳖虫（䗪虫）、蜣螂、鼠妇、蜂房、炒桃仁、凌霄花（紫葳）、牡丹皮破血逐瘀，助君药以加强软坚散结的作用。再以厚朴舒畅气机，瞿麦、石韦利水祛湿；清半夏、射干（乌扇）、炒葶苈子祛痰散结；柴胡、黄芩清热疏肝，干姜、桂枝温中通阳，以调畅郁滞之气机，消除凝聚之痰湿，平调互结之寒热，共为臣药。佐以人参、阿胶、白芍补气养血，使全方攻邪而不伤正。综合诸药，攻补兼施，寒温并用。

【处方规范书写格式】醋鳖甲 90g　射干 22.5g　黄芩 22.5g　鼠妇 22.5g

干姜 22.5g　大黄 22.5g　桂枝 22.5g　石韦 22.5g　厚朴 22.5g　凌霄花 22.5g　阿胶 22.5g^{烊化}　醋柴胡 45g　蜣螂 45g　炒白芍 37g　牡丹皮 37g　炒土鳖虫 37g　蜂房 30g　赤硝 90g　炒桃仁 15g　瞿麦 15g　人参 7.5g^{另煎}　清半夏 7.5g　炒葶苈子 7.5g

2. 大黄䗪虫丸（《金匮要略》）

【组成】大黄_{十分，蒸}　䗪虫_{半升}　水蛭_{百枚}　虻虫_{一升}　蛴螬_{一升}　干漆_{一两}　桃仁_{一升}　黄芩_{二两}　杏仁_{一升}　干地黄_{十两}　芍药_{四两}　甘草_{三两}

【用法】上十二味，末之，炼蜜和丸小豆大，酒饮服五丸，日三服（现代用法：共为细末，炼蜜为丸，重 3g，每服一丸，温开水送服。亦可作汤剂水煎服，用量按原方比例酌减）。

【功用主治】祛瘀生新。主治五劳虚极。症见形体羸瘦，腹满不能饮食，肌肤甲错、两目黯黑者。

【炮制品选用分析】本方专治虚劳而有瘀血干结之证，以祛瘀为主，辅以扶正之品，使瘀去新生，则病自痊愈。此方出于《金匮要略》，当时还未出现炒法，故原方中四种虫类药皆用生品，而在服用时选择酒饮服丸，从而达到整体矫味矫臭的目的。现代用法是温开水服丸，或者水煎服，故虫类药宜选用炒制品，矫味矫臭，便于服用。方中大黄逐瘀攻下，凉血清热，土鳖虫攻下积血，共为君药。桃仁、干漆、蛴螬、水蛭、虻虫助君药活血通络，攻逐瘀血，共为臣药。黄芩清热，苦杏仁润燥破血，地黄生品、赤芍养血滋阴，共为佐药。甘草和中补虚，调和诸药，以缓和破血药过于峻猛伤正，酒服以行药势，为使药。诸药合用，去瘀血，清瘀热，滋阴血，润燥结。

【处方规范书写格式】熟大黄 300g　炒土鳖虫 30g　烫水蛭 60g　炒虻虫 45g　炒蛴螬 45g　干漆 30g　桃仁 120g　黄芩 60g　苦杏仁 120g　地黄 300g　赤芍 120g　甘草 90g

3. 其他方剂

下瘀血汤（《金匮要略》）

【组成】大黄_{三两}　桃仁_{二十枚}　䗪虫_{熬，去足，二十枚}

【用法】水煎服。

【功用主治】破血下瘀。主治产妇腹痛，因干血内结，著于脐下者；亦治血瘀而致经水不利之证。

【处方规范书写格式】大黄 9g　桃仁 9g　炒土鳖虫 9g

瓦楞子

本品为蚶科动物毛蚶 *Arca subcrenata* Lischke、泥蚶 *Arca granosa* Linnaeus 或魁蚶 *Arca inflata* Reeve 的贝壳。秋、冬至次年春捕捞，洗净，置沸水中略煮，去肉，干燥。现在常用的炮制品规格有瓦楞子、煅瓦楞子。

一、炮制历史沿革

瓦楞子的炮制历史沿革见表 8-2。

表 8-2 瓦楞子的炮制历史沿革

年代	书名	炮制品规格
唐代	《食疗本草》	醋制
宋代	《太平圣惠方》	细研
	《圣济总录》	炙制
元代	《丹溪心法》	煅、醋制
明、清	《本草蒙筌》《握灵本草》	火煅醋淬法
现代	《中国药典》(2020 年版)	瓦楞子、煅瓦楞子

瓦楞子炮制方法主要有醋制、炙制、醋制、火煅醋淬等。现代主要有瓦楞子和煅瓦楞子两种炮制品规格。

二、不同炮制品临床应用特点

（一）瓦楞子

1. 加工方法　洗净，干燥，碾碎 [《中国药典》(2020 年版)]。

2. 性效特点　咸，平。具有消痰化瘀，软坚散结，制酸止痛的功能。瓦楞子生用擅于消痰化瘀，软坚散结。用于顽痰积结，痰稠难咯，瘿瘤，瘰疬，癥瘕痞块。

（二）煅瓦楞子

1. 加工方法　取净瓦楞子，照明煅法（通则 0213）煅至酥脆 [《中国药典》(2020 年版)]。

2. 性效特点　煅后质地酥脆，便于粉碎，制酸止痛力强，偏于治胃酸过多，胃痛泛酸。常用于软坚汤、平中饮、含化丸等。

（三）临床应用辨析

瓦楞子生用偏于消痰化瘀，软坚散结；煅制后便于粉碎服用，且增强其制酸止痛功效。

三、不同炮制品在传统方剂中的合理选用

煅瓦楞子

1. 软坚汤（《临证医案医方》）

【组成】瓦楞子一两,醋煅　海浮石四钱,醋煅　白芍一两,醋炒　柴胡三钱,醋炒　陈皮三钱　枳壳三钱　桔梗二钱　香附三钱

【用法】水煎服。

【功用主治】软坚磨积，疏肝理气。主治腹中肿块（癥瘕）。症见腹中作痛，拒按，摸之有肿块，舌苔白，脉沉弦。

【炮制品选用分析】本方证见腹中肿块疼痛拒按，故宜用煅瓦楞子，煅后增强其止痛功效。方中瓦楞子、海浮石性平味咸，能软坚磨积散结，为方中主药；白芍能柔肝止痛，柴胡疏肝理气，宜用醋柴胡入肝经，二药配伍，一疏一柔，可缓解腹中疼痛，消除慢性炎症；陈皮、枳壳、桔梗、香附疏肝理气，通调腹中气机。

【处方规范书写格式】煅瓦楞子30g先煎　海浮石12g　白芍30g　醋柴胡12g　陈皮9g　枳壳9g　桔梗6g　香附9g

2. 平中饮（《杂症会心录》）

【组成】人参一钱　白术一钱五分　丹参二钱　瓦楞子一钱,醋淬,研碎　桃仁一钱　炮姜八分

【用法】水煎服。

【功用主治】活血除胀，主治瘀血在中焦作胀。

【炮制品选用分析】方中瓦楞子咸寒，破瘀散结，宜用煅瓦楞子，煅后易于粉碎，并增强止痛作用。炒桃仁活血化瘀，丹参去瘀生新，人参、麸炒白术补气，所谓攻补兼行者，炮姜除胃冷而守中。

【处方规范书写格式】人参3g另煎　麸炒白术4.5g　丹参6g　煅瓦楞子3g先煎　炒桃仁3g　炮姜2g

3. 其他方剂

含化丸（《证治准绳》）

【组成】海藻　海蛤煅　海带　昆布　瓦楞子煅　文蛤　诃子去核　五灵

脂各一两　猪靥 14 个焙干，另研

【用法】上药研末，炼蜜为丸。临卧含化，时时咽下。并用灸法以助丸功。

【功用主治】消痈化积，治瘿气。

【处方规范书写格式】海藻 30g　煅蛤壳 30g　海带 30g　昆布 30g　煅瓦楞子 30g　诃子肉 30g　醋五灵脂 30g

乌梢蛇

本品为游蛇科动物乌梢蛇 *Zaocys dhumnades*（Cantor）的干燥体。多于夏、秋二季捕捉，剖开腹部或先剥皮留头尾，除去内脏，盘成圆盘状，干燥。现在常用的炮制品规格有乌梢蛇、酒乌梢蛇。

一、炮制历史沿革

乌梢蛇的炮制历史沿革见表 8-3。

表 8-3　乌梢蛇的炮制历史沿革

年代	书名	炮制品规格
唐代	《外台秘要》	炙去头、尾，取肉炙过
宋代	《太平圣惠方》	酒炙制、醋制
	《小儿药证直诀》	酒焙制
	《圣济总录》	酒煨、酥制、药汁制
	《扁鹊心书》	酒煮
	《重修政和经史证类备急本草》	烘制
明代	《普济方》	焙制
	《景岳全书》	生用
清代	《本草述》	酒蒸
	《握灵本草》	清蒸制
现代	《中国药典》（2020 年版）	乌梢蛇、乌梢蛇肉、酒乌梢蛇

从以上乌梢蛇炮制品的历史沿革中可以看出，唐代有炙去头、尾，取肉炙过的制法。宋代增加了酒炙制、醋制、酒焙制、酒煨、酥制、药汁制、酒煮、烘制等炮制方法。明代有焙制、生用。清代又增加了酒蒸，清蒸制的方法。现代主要炮制品规格有乌梢蛇（肉）和酒乌梢蛇。

二、不同炮制品临床应用特点

（一）乌梢蛇（肉）

1. 加工方法　乌梢蛇肉去头及鳞片后，用黄酒闷透，除去皮骨，干燥。每 100kg 乌梢蛇，用黄酒 20kg[《中国药典》（2020 年版）]。

2. 性效特点　甘，平。具有祛风通络，止痉的功能。生品以祛风止痒，解痉为主，用于瘾疹瘙痒，小儿惊痫，破伤风等证。常用于藁本乌蛇汤等。

（二）酒乌梢蛇

1. 加工方法　取净乌梢蛇段，照酒炙法（通则 0213）炒干。每 100kg 乌梢蛇，用黄酒 20kg[《中国药典》（2020 年版）]。

2. 性效特点　酒炙后能增强祛风通络作用，并能矫臭，防腐，利于服用和贮存。用于风湿痹痛，肢体麻木，筋脉拘急，中风，口眼㖞斜，半身不遂，痉挛抽搐，惊厥，皮肤顽癣，麻风等证。常用于三味乌蛇散、乌蛇丸等。

（三）临床应用辨析

乌梢蛇生用偏于祛风止痒、解痉；酒炙后便于服用和贮藏，且增强祛风通络功效。

三、不同炮制品在传统方剂中的合理选用

（一）乌梢蛇（肉）

藁本乌蛇汤（《银海精微》）

【组成】藁本　乌蛇　防风　羌活　白芍药　川芎　细辛（原书未著用量）

【用法】上浸酒；煎服亦可。

【功用主治】祛风止痒兼以活络之功效，主治眼内风痒。

【炮制品选用分析】方中羌活、防风、细辛、藁本味辛性温，擅祛外袭风寒而又擅解膜络挛急，膜络舒而气血通；乌梢蛇擅祛风止痒，白芍擅柔肝解痉，川芎擅行气活血，令膜络舒缓，血行流畅，其痒止。此处乌梢蛇宜选

用生品，取其祛风止痒、解痉之功。

【处方规范书写格式】藁本 9g　乌梢蛇 9g　防风 9g　羌活 9g　白芍 9g
川芎 9g　细辛 6g

（二）酒乌梢蛇

1. 三味乌蛇散（《圣济总录》）

【组成】乌蛇_{酒浸，去皮骨，炙，一两}　干荷叶_{半两}　枳壳_{去瓤，麸炒，三分}

【用法】每服一钱匕，空心蜜酒调下，日晚再服。

【功用主治】除湿止痒，主治干、湿癣。

【炮制品选用分析】此处宜选用酒乌梢蛇，酒炙后能增强祛风通络
作用。

【处方规范书写格式】酒乌梢蛇 30g　荷叶 15g　麸炒枳壳 9g

2. 乌蛇丸（《太平圣惠方》）

【组成】乌蛇_{三两，酒浸，炙微黄，去皮，骨}　天南星_{一两，炮裂}　干蝎_{一两，炒}　白附
子_{一两，炮裂}　羌活_{一两}　白僵蚕_{一两，微炒}　麻黄_{二两，去根、节}　防风_{一两，去芦头}　桂
心_{一两}

【用法】上药捣细罗为末，炼蜜和捣三二百杵，丸如梧桐子大。每服十
丸，热豆淋酒下，不计时候。

【功用主治】祛风湿、利水消肿，主治风痹，手足缓弱，不能伸举。

【炮制品选用分析】此处宜选用酒乌梢蛇，酒炙后能增强祛风通络
作用。

【处方规范书写格式】酒乌梢蛇 90g　制天南星 30g　全蝎 30g　制白附
子 30g　羌活 30g　炒僵蚕 30g　麻黄 60g　防风 30g　肉桂 30g

石决明

本品为鲍科动物杂色鲍 *Haliotis diversicolor* Reeve、皱纹盘鲍 *Haliotis
discus hannai* Ino、羊鲍 *Haliotis ovina* Gmelin、澳洲鲍 *Haliotis ruber*（Leach）、
耳鲍 *Haliotis asinina* Linnaeus 或白鲍 *Haliotis laevigata*（Donovan）的贝壳。
夏、秋二季捕捞，去肉，洗净，干燥。现在常用的炮制品规格有石决明、煅
石决明。

一、炮制历史沿革

石决明的炮制历史沿革见表8-4。

表 8-4　石决明的炮制历史沿革

年代	书名	炮制品规格
南北朝刘宋	《雷公炮炙论》	去上粗皮,用盐水洗后再加五花皮、地榆、阿胶煮
唐代	《海药本草》	面煨
宋代	《苏沈良方》	烧制
	《圣济总录》	蜜制
	《重修政和经史证类备急本草》	煨制
元代	《原机启微》	煮制
清代	《良朋汇集经验神方》	焙存性
现代	《中国药典》(2020 年版)	石决明、煅石决明

从以上石决明炮制品的历史沿革中可以看出，南北朝刘宋时期炮制方法较多，如去上粗皮，用盐水洗后再加五花皮、地榆、阿胶煮。唐代最早提到面煨。宋代有烧制、煨制、蜜制等方法。元代有煮制。明代增加了盐炒、盐煅、磨汁、醋制、火煅童便淬等法。清代增加了焙存性。现代主要炮制品规格有石决明和煅石决明。

二、不同炮制品临床应用特点

(一)石决明

1. 加工方法　除去杂质，洗净，干燥，碾碎 [《中国药典》(2020 年版)]。

2. 性效特点　咸，寒。具有平肝潜阳，清肝明目的功能。石决明生用偏于平肝潜阳。用于头痛眩晕，惊痫等证。常用于天麻钩藤饮、阿胶鸡子黄汤等。

(二)煅石决明

1. 加工方法　取净石决明，照明煅法（通则 0213）煅至酥脆 [《中国药典》(2020 年版)]。

2. 性效特点　煅石决明降低了咸寒之性，缓和平肝潜阳的功效，增强了固涩收敛，明目的作用。用于目赤，翳障，青盲雀目，痔漏成管。且煅后质地酥松，便于粉碎，有利于有效成分煎出。常用于石决明散等。

（三）临床应用辨析

石决明生用偏于平肝潜阳，煅制后便于粉碎服用，且增强固涩收敛、明目功效。

三、不同炮制品在传统方剂中的合理选用

（一）石决明

1. 天麻钩藤饮（《中医内科杂病证治新义》）

【组成】天麻 钩藤_{后下} 石决明_{先煎} 山栀子 黄芩 川牛膝 杜仲 益母草 桑寄生 夜交藤 朱茯神（原书未著用量）

【用法】水煎服。

【功用主治】平肝息风，清热活血，补益肝肾。主治肝阳偏亢，肝风上扰证。症见头痛，眩晕，失眠，舌红苔黄，脉弦数。

【炮制品选用分析】治以平肝息风为主，故此方宜选石决明生用，长于平肝潜阳。方中天麻、钩藤平肝息风，为君药。石决明平肝潜阳，川牛膝引血下行，兼益肝肾，并能活血利水，共为臣药。盐杜仲、桑寄生补益肝肾以治本；栀子、黄芩清肝降火，以折其阳亢；益母草合川牛膝活血利水，以利平降肝阳；首乌藤（夜交藤）、茯神宁心安神，均为佐药。诸药合用，共奏平肝息风、清热活血、补益肝肾之功。

【处方规范书写格式】天麻 9g 钩藤 12g^{后下} 石决明 18g^{先煎} 川牛膝 12g 盐杜仲 9g 桑寄生 9g 栀子 9g 黄芩 9g 益母草 9g 首乌藤 9g 茯神 9g

2. 其他方剂

阿胶鸡子黄汤（《通俗伤寒论》）

【组成】陈阿胶_{烊冲，二钱} 生白芍_{三钱} 石决明_{杵，五钱} 双钩藤_{二钱} 大生地_{四钱} 清炙草_{六分} 生牡蛎_{杵，四钱} 络石藤_{三钱} 茯神木_{四钱} 鸡子黄_{先煎代水，二枚}

【用法】水煎服。

【功用主治】滋阴养血，柔肝息风。主治邪热久羁，阴血不足，虚风内动证。症见筋脉拘急，手足瘛疭，或头晕目眩，舌绛苔少，脉细数。

【处方规范书写格式】阿胶 6g^{烊化} 白芍 9g 石决明 15g^{先煎} 钩藤 6g^{后下} 地黄 12g 蜜甘草 2g 牡蛎 12g^{先煎} 络石藤 9g 茯神 12g 鸡子黄 2 个^{先煎}

（二）煅石决明

石决明散（《圣济总录》）

【组成】石决明　羌活_{去芦头}　草决明　菊花各一两　甘草_{炙，锉半两}

【用法】右为散，每服二钱，以水一盏。煎六分，和滓，食后、临卧温服。

【功用主治】清热平肝，明目退翳，祛风散邪。主治风毒气攻入头系，眼昏暗，及头目不利者。

【处方规范书写格式】煅石决明 3g^{先煎}　羌活 3g　决明子（草决明）3g　菊花 3g　蜜甘草 1.5g

地　龙

本品为钜蚓科动物参环毛蚓 *Pheretima aspergillum*（E. Perrier）、通俗环毛蚓 *Pheretima vulgaris* Chen、威廉环毛蚓 *Pheretima guillelmi*（Michaelsen）或栉盲环毛蚓 *Pheretima pectinifera* Michaelsen 的干燥体。前一种习称"广地龙"，后三种习称"沪地龙"。现在常用的炮制品规格有地龙、酒地龙。

一、炮制历史沿革

地龙的炮制历史沿革见表 8-5。

表 8-5　地龙的炮制历史沿革

年代	书名	炮制品规格
南北朝刘宋	《雷公炮炙论》	细切,药制
唐代	《仙授理伤续断秘方》	去土
宋代	《太平圣惠方》	炙制,炒制
	《圣济总录》	醋制,焙制
	《重修政和经史证类备急本草》	熬制,煅炭
	《太平惠民和剂局方》	焯制
元代	《世医得效方》	酒制,油制
	《丹溪心法》	酒炒

续表

年代	书名	炮制品规格
明代	《普济方》	蛤粉炒制
	《本草蒙筌》	盐制
清代	《幼科释谜》	炒炭
现代	《中国药典》(2020 年版)	地龙

地龙最早炮制方法为南北朝《雷公炮炙论》中细切、药制；宋代炮制方法较为丰富，其中有炒制、醋制、焙制、熬制、煅炭、燀制等；明清时期又出现了蛤粉炒制、盐制、炒炭等。现代炮制品规格有地龙和酒地龙。

二、不同炮制品临床应用特点

（一）地龙

1. 加工方法　除去杂质，洗净，切段，干燥[《中国药典》(2020年版)]。

2. 性效特点　咸，寒。功能为清热定惊，通络，平喘，利尿。用于高热神昏，惊痫抽搐，关节痹痛，肢体麻木，半身不遂，肺热咳喘，水肿尿少。常用于小活络丹、小金丹等。

（二）酒地龙

1. 加工方法　取净地龙段，加入黄酒拌匀，置锅内，稍闷润，用文火加热，炒至表面呈棕色时，取出，放凉。每100kg地龙，用黄酒12.5kg。

2. 性效特点　咸，寒。酒炒后质地酥脆，便于粉碎和煎出有效成分，还可矫正不良气味，便于服用，并增强地龙通经活络、祛瘀止痛的作用。常用于补阳还五汤、身痛逐瘀汤、地龙散等。

（三）临床应用辨析

地龙生用具有清热定惊，通络，平喘，利尿功效，酒炒后矫臭矫味便于服用，且增强了其通经活络、祛瘀止痛功效。

三、不同炮制品在传统方剂中的合理选用

（一）地龙

1. 小活络丹（《太平惠民和剂局方》）

【组成】川乌炮去皮、脐，六两　　草乌炮去皮、脐，六两　　地龙去土，六两　　天南星炮，

六两　乳香^{研, 二两二钱}　没药^{研, 二两二钱}

【用法】上为细末，入研药和匀，酒面糊为丸，如梧桐子大，每服二十丸，空心日午冷酒送下，荆芥茶下亦得。

【功用主治】祛风除湿，化痰通络，活血止痛。主治风寒湿痹。症见肢体筋脉疼痛，麻木挛痛，关节屈伸不利，疼痛游走不定。亦治中风，手足不仁，日久不愈，经络中湿痰死血，而见腰腿沉重，或腿臂间作痛。

【炮制品选用分析】方中制川乌、制草乌皆辛热，功专搜风邪、除寒湿而通络止痛，共为君药，宜用制川乌和制草乌。制天南星祛风燥湿化痰，以除经络中之风痰湿浊，为臣药。醋乳香、醋没药合用，行气活血，散瘀通络，止痛；地龙性善走窜，善活血而通经络。此三味，共为佐药。陈酒温气血以助药势，引诸药直达病所，为佐使。诸药相合，共奏祛风除湿，化痰通络，活血止痛之效。

【处方规范书写格式】制川乌 6g^{先煎}　制草乌 6g^{先煎}　制天南星 6g　地龙 6g　醋乳香 5g　醋没药 5g

2. 其他方剂

小金丹（《外科证治全生集》）

【组成】白胶香　草乌　五灵脂　地龙　木鳖^{各制末, 一两五钱}　没药　归身乳香^{各净末, 七钱五分}　麝香^{三钱}　墨炭^{一钱二分}

【用法】以糯米粉一两二钱，为厚糊，和入诸末，捣千捶，为丸如芡实大。此一料，约为二百五十丸，晒干忌烘，固藏，临用取一丸，布包放平石上，隔布敲细入杯内，取好酒几匙浸药。用小杯合盖，约浸一二时，以银物加研，热陈酒送服，醉盖取汗。如流注初起及一应痰核、瘰疬、乳岩、横痃，初起服，消乃止。幼儿不能服煎剂及丸子者，服之甚妙。如流注等证，将溃及已溃者，当以十丸均作五日服完，以杜流走不定，可绝增入者。

【功用主治】化痰除湿，祛瘀通络。主治寒湿痰瘀所致之流注、痰核、瘰疬、乳岩、横痃、贴骨疽、鳝拱头等病，初起肤色不变，肿硬作痛者。

【处方规范书写格式】白胶香 150g　制草乌 150g　醋五灵脂 150g　地龙 150g　木鳖子 150g　醋没药 75g　当归 75g　醋乳香 75g　麝香 15g　墨炭 12g（以糯米粉 120g，制糊丸约为 250 丸。本方为制剂处方，入汤剂酌减。）

（二）酒地龙

1. 补阳还五汤（《医林改错》）

【组成】黄芪^{生, 四两}　归尾^{二钱}　赤芍^{一钱半}　地龙^{去土, 一钱}　川芎^{一钱}　红

花一钱 桃仁一钱

【用法】水煎服。

【功用主治】补气活血通络。主治气虚血瘀之中风证。症见半身不遂，口眼㖞斜，语言謇涩，口角流涎，小便频数或遗尿失禁，舌黯淡，苔白，脉缓。

【炮制品选用分析】本方主治证为气虚血瘀之中风。系由正气亏虚、气虚血滞、脉络瘀阻所致。方用地龙通经活络，力专善走，周行全身，以行药力，故宜用酒地龙，酒炒后可增强通经活络、祛瘀止痛的作用。本方重用黄芪，宜生用，意在补气，令气旺血行，瘀去络通，为君药。当归活血通络而不伤血，为臣药。赤芍、川芎、炒桃仁、红花协同当归以活血祛瘀；酒地龙通经活络，均为佐药。诸药合用共奏补气活血通络之功。

【处方规范书写格式】黄芪 30～120g 当归 6g 赤芍 5g 川芎 3g 红花 3g 炒桃仁 3g 酒地龙 3g

2. 其他方剂

（1）身痛逐瘀汤（《医林改错》）

【组成】秦艽一钱 川芎二钱 桃仁 红花各三钱 甘草二钱 羌活一钱 没药二钱 当归三钱 灵脂炒，二钱 香附一钱 牛膝三钱 地龙去土，二钱

【用法】水煎服。

【功用主治】活血祛瘀，祛风除湿，通痹止痛。主治瘀血痹阻经络证。症见肩痛、臂痛、腰腿痛，或周身疼痛，痛如针刺，经久不愈。

【处方规范书写格式】秦艽 3g 川芎 6g 燀桃仁 9g 红花 9g 甘草 6g 羌活 3g 醋没药 6g 当归 9g 醋五灵脂 6g 醋香附 3g 川牛膝 9g 酒地龙 6g

（2）地龙散（《太平圣惠方》）

【组成】地龙一两，微炒 蜥蜴一两，微炙 芎䓖一两 桂心一两 干姜半两，炮裂，锉 苏枋木一两，锉 木香三分 蒲黄三分 赤芍药三分 牡丹三分 水蛭三分，微炒 桃仁一两，汤浸，去皮尖双仁，麸炒令黄

【用法】上十二味，捣细罗为散。

【功用主治】妇人气血不调，腹中积聚，瘀血疼痛。

【处方规范书写格式】酒地龙 30g 蜥蜴 30g 川芎（芎䓖）30g 肉桂 30g 干姜 15g 苏木 30g 木香 22.5g 蒲黄 22.5g 赤芍 22.5g 牡丹皮 22.5g 水蛭 22.5g 燀桃仁 30g

牡 蛎

本品为牡蛎科动物长牡蛎 *Ostrea gigas* Thunberg、大连湾牡蛎 *Ostrea talienwhanensis* Crosse 或近江牡蛎 *Ostrea rivularis* Gould 的贝壳。全年均可捕捞，去肉，洗净，晒干。现在常用的炮制品规格有牡蛎、煅牡蛎。

一、炮制历史沿革

牡蛎的炮制历史沿革见表 8-6。

表 8-6　牡蛎的炮制历史沿革

年代	书名	炮制品规格
汉代	《金匮玉函经》	熬制
南北朝刘宋	《雷公炮炙论》	煅法
唐代	《食疗本草》	炙制
	《备急千金要方》	熬令黄色
宋代	《太平圣惠方》	火烧通赤
	《史载之方》	煨制
	《伤寒总病论》	炒制
	《妇人大全良方》	童便煅
	《普济本事方》	醋煅
	《类编朱氏集验医方》	韭菜叶和泥煅水飞
明代	《普济方》	生用
清代	《女科要旨》	醋煮
	《增广验方新编》	酒煅
现代	《中国药典》(2020 年版)	牡蛎、煅牡蛎

牡蛎炮制方法最早出现汉代《金匮玉函经》中，为熬制法；南北朝时期又有煅制法；唐宋时期炮制方法丰富，包括炙制、煨制、炒制、童便煅、醋煅等；明清时期又增加了酒煅。现代炮制品规格有牡蛎和煅牡蛎。

二、不同炮制品临床应用特点

（一）牡蛎

1. 加工方法　洗净，干燥，碾碎 [《中国药典》（2020 年版）]。

2. 性效特点　咸，微寒。具有重镇安神、潜阳补阴、软坚散结、收敛固涩的功能。用于惊悸失眠，眩晕耳鸣，瘰疬痰核，癥瘕痞块。常用于三甲复脉汤、桂枝加龙骨牡蛎汤、镇肝熄风汤等。

（二）煅牡蛎

1. 加工方法　煅牡蛎取净牡蛎，照明煅法（通则 0213）煅至酥脆 [《中国药典》（2020 年版）]。

2. 性效特点　煅牡蛎质地酥脆，便于粉碎和煎出疗效，增强了收敛固涩的作用。用于自汗，盗汗，遗精崩带，胃痛吐酸。常用于牡蛎散、牡蛎白术散等。

（三）临床应用辨析

牡蛎生用偏于重镇安神，潜阳补阴；煅制后便于粉碎服用，且增强了收敛固涩功效。

三、不同炮制品在传统方剂中的合理选用

（一）牡蛎

1. 三甲复脉汤（《温病条辨》）

【组成】炙甘草六钱　干地黄六钱　生白芍六钱　麦冬不去心，五钱　阿胶三钱　麻仁三钱　生牡蛎五钱　生鳖甲八钱　生龟板一两

【用法】水八杯，煮取八分三杯，分三次服。

【功用主治】滋阴潜阳。主治温邪深入下焦，热深厥甚，心中憺憺大动，甚或心胸疼痛，脉象细促者。

【炮制品选用分析】本方滋阴潜阳，补肝肾之体而泻肝，方中药物均宜用生品。龟甲、鳖甲潜阳，地黄养阴清热，牡蛎、白芍具敛涩之性。用地黄、白芍、阿胶滋阴，配合牡蛎、鳖甲、龟甲育阴潜阳，共奏息风止痉之功。

【处方规范书写格式】蜜甘草 18g　地黄 18g　白芍 18g　麦冬 15g　阿胶 9g烊化　火麻仁 9g　牡蛎 15g先煎　鳖甲 24g先煎　龟甲 30g先煎

2. 其他方剂

镇肝熄风汤（《医学衷中参西录》）

【组成】怀牛膝一两　生赭石一两，轧细　生龙骨五钱，捣碎　生牡蛎五钱，捣碎

生龟板_{五钱，捣碎}　生杭芍_{五钱}　玄参_{五钱}　天冬_{五钱}　川楝子_{二钱，捣碎}　生麦芽_{二钱}　茵陈_{二钱}　甘草_{一钱半}

【用法】水煎服。

【功用主治】镇肝息风，滋阴潜阳。主治类中风。症见头目眩晕，目胀耳鸣，脑部热痛，心中烦热，面色如醉，或时常噫气，或肢体渐觉不利，口角渐形歪斜；甚或眩晕颠仆，昏不知人，移时始醒；或醒后不能复原，脉弦长有力者。

【处方规范书写格式】牛膝 30g　赭石 30g　龙骨 15g　牡蛎 15g　龟甲 15g　白芍 15g　玄参 15g　天冬 15g　川楝子 6g　麦芽 6g　茵陈 6g　甘草 4.5g

（二）煅牡蛎

1. 牡蛎散（《太平惠民和剂局方》）

【组成】黄芪_{去苗，土}　麻黄根_洗　牡蛎_{米泔浸，刷去土，火烧通赤，各一两}

【用法】上三味为粗散。每服三钱，水一盏半，小麦百余粒，同煎至八分，去滓，热服，一日二次，不拘时候。作汤剂，按原方比例酌减用量，水煎服。

【功用主治】益气固表，敛阴止汗。主治自汗、盗汗。症见诸虚不足，及新病暴虚，常自汗出，夜卧更甚，久而不止，羸瘠枯瘦，心悸惊惕，短气烦倦，虚劳不足，心悸遗精，舌淡，脉细弱。

【炮制品选用分析】自汗者，为表气虚卫外不固；盗汗者，为阴虚而阳不潜藏。本方中宜选用煅牡蛎，煅后增强了牡蛎收敛固涩作用。牡蛎散中，用黄芪补气固表，善治表虚自汗，牡蛎敛阴潜阳，能固涩敛汗，更配以麻黄根功专止汗。诸药相合，使表气得补，阴气敛藏，故而该方既能治自汗，又能治盗汗。

【处方规范书写格式】黄芪 30g　麻黄根 9g　煅牡蛎 30g^{先煎}

2. 其他方剂

牡蛎白术散（《景岳全书》）

【组成】牡蛎_{煅，一钱}　白术_{炒，二钱}　防风_{二钱}

【用法】水二盅，煎八分，食远温服。

【功用主治】治风虚，多汗少气，汗出如洗，少者痿劣。

【处方规范书写格式】煅牡蛎 3g^{先煎}　炒白术 6g　防风 6g

龟 甲

本品为龟科动物乌龟 Chinemys reevesii（Gray）的背甲及腹甲。全年均可捕捉，以秋、冬二季为多，捕捉后杀死，或用沸水烫死，剥取背甲和腹甲，除去残肉，晒干。现在常用炮制品规格有龟甲、醋龟甲。

一、炮制历史沿革

龟甲的炮制历史沿革见表 8-7。

表 8-7　龟甲的炮制历史沿革

年代	书名	炮制品规格
唐代	《千金翼方》	炙制
宋代	《重修政和经史证类备急本草》	酥炙、醋炙
	《圣济总录》	酒制
	《太平惠民和剂局方》	酒醋制
	《类编朱氏集验医方》	煅制
	《疮疡经验全书》	童便制
元代	《丹溪心法》	酒制
明代	《医学入门》	脂制
	《本草纲目》	火炮酒炙
清代	《洞天奥旨》	油制
	《吴鞠通医案》	熬制
现代	《中国药典》(2020 年版)	龟甲、醋龟甲

龟甲从唐代开始就使用辅料和不同方法进行炮制，虽然炮制方法和工艺不同，但是炮制目的都是使其质地变酥脆，易于粉碎，便于有效成分煎出。近年来各地的炮制规范中收载的大多是砂炒醋淬法，亦有酒淬法，认为酒能通脉络，资其祛风活络，治冷痹骨节疼痛。

二、不同炮制品临床应用特点

（一）龟甲

1. 加工方法 置蒸锅内，沸水蒸 45 分钟，取出，放入热水中，立即用硬刷除净皮肉，洗净，晒干 [《中国药典》（2020 年版）]。

2. 性效特点 咸、甘，微寒。功效滋阴潜阳，益肾强骨，养血补心。龟甲生用滋阴潜阳之力较强，用于肝风内动，肝阳上亢等证，但质地坚硬，有腥气。常用于镇肝熄风汤、大定风珠等。

（二）醋龟甲

1. 加工方法 取净龟甲，照烫法（通则 0213）用砂子炒至表面淡黄色，取出，醋淬，干燥用时捣碎。每 100kg 龟甲，用醋 20kg[《中国药典》（2020 年版）]。

2. 性效特点 咸、甘，微寒。砂炒醋淬后质变酥脆，易于粉碎，利于煎出有效成分，并能矫臭矫味，补肾健骨，滋阴止血力强，用于劳热咯血，脚膝痿弱，潮热盗汗，痔疮肿痛。常用于大补阴丸、固经丸、桑螵蛸散等。

（三）临床应用辨析

龟甲功效为滋阴潜阳，益肾强骨，养血补心，固经止崩。龟甲生用偏于滋阴潜阳，砂炒醋淬后便于粉碎服用，且增强补肾健骨、滋阴止血功效。

三、不同炮制品在传统方剂中的合理选用

（一）龟甲

1. 镇肝熄风汤（《医学衷中参西录》）

【组成】怀牛膝一两　生赭石轧细，一两　生龙骨捣碎，五钱　生牡蛎捣碎，五钱　生龟甲捣碎，五钱　生杭芍五钱　玄参五钱　天冬五钱　川楝子捣碎，二钱　生麦芽二钱　茵陈二钱　甘草钱半

【用法】水煎服。

【功用主治】镇肝息风，滋阴潜阳。主治类中风。症见头晕目眩，目胀耳鸣，脑部热痛，面色如醉，心中烦热，或时常噫气，或肢体渐觉不利，口眼渐形㖞斜；甚或眩晕颠仆，昏不知人，移时始醒；或醒后不能复原，脉弦长有力。

【炮制品选用分析】方中牛膝苦酸性平，归肝肾经，重用以引血下行，折其阳亢，并有补益肝肾之效，为君药。赭石质重沉降，镇肝降逆，合牛膝引气血下行以治其标；龙骨、牡蛎、龟甲、白芍益阴潜阳，镇肝息风，共为

臣药，其中龟甲宜选滋阴潜阳之力较强的龟甲生品。玄参、天冬滋阴清热，壮水涵木；肝为刚脏，喜条达而恶抑郁，过用重镇之品以强制，势必影响其疏泄条达之性，故又以茵陈、炒川楝子、麦芽清泄肝热，疏理肝气，以顺肝性，利于肝阳的平降镇潜，均为佐药。甘草调和诸药为使，合麦芽又能和胃安中，以防金石、介壳类药物质重碍胃之弊。诸药相伍，共奏镇肝息风、滋阴潜阳之功。

【处方规范书写格式】牛膝 30g　赭石 30g^{先煎}　龙骨 15g^{先煎}　牡蛎 15g^{先煎}　龟甲 15g^{先煎}　白芍 15g　玄参 15g　天冬 15g　炒川楝子 6g　麦芽 6g　茵陈 6g　甘草 4.5g

2. 大定风珠（《温病条辨》）

【组成】生白芍_{六钱}　阿胶_{三钱}　生龟板_{四钱}　干地黄_{六钱}　麻仁_{二钱}　五味子_{二钱}　生牡蛎_{四钱}　麦冬_{连心，六钱}　炙甘草_{四钱}　鸡子黄_{生，二枚}　鳖甲_{生，四钱}

【用法】水八杯，煮取三杯，去滓，入阿胶烊化，再入鸡子黄，搅令相得，分三次服。

【功用主治】滋阴息风。主治阴虚风动证。症见温病后期，神倦瘛疭，舌绛苔少，脉弱有时时欲脱之势。

【炮制品选用分析】方中鸡子黄、阿胶均为血肉有情之品，滋阴养液以息风，为君药。重用白芍、地黄、麦冬滋水涵木，柔肝濡筋，为臣药。阴虚则阳浮，故以龟甲、鳖甲、牡蛎等介类潜镇之品，滋阴潜阳，重镇息风，其中龟甲宜选滋阴潜阳之力较强的龟甲生品；火麻仁养阴润燥；醋五味子味酸善收，与滋阴药相伍而收敛真阴，配白芍、甘草能酸甘化阴，以上诸药协助君臣以加强滋阴息风之功，均为佐药。蜜甘草调和诸药，为使。诸药相伍，使真阴得复，浮阳得潜，则虚风自息。

【处方规范书写格式】鸡子黄 2 个^{后下}　阿胶 9g^{烊化}　白芍 18g　地黄 18g　麦冬 18g　龟甲 12g^{先煎}　鳖甲 9g^{先煎}　牡蛎 12g^{先煎}　火麻仁 6g　醋五味子 6g　蜜甘草 12g

（二）醋龟甲

1. 大补阴丸（《丹溪心法》）

【组成】熟地黄　龟甲_{各六两}　黄柏　知母_{各四两}

【用法】上为末，猪脊髓蒸熟，炼蜜为丸。每服七十丸，空心盐白汤送下。

【功用主治】滋阴降火。主治阴虚火旺证。症见骨蒸潮热，盗汗遗精，咳嗽咯血，心烦易怒，足膝疼热，舌红少苔，尺脉数而有力。

【炮制品选用分析】本方证乃肾精亏虚，阴虚火旺所致。以阴虚为本，火旺为标。治宜"降阴火，补肾水"。方中熟地黄填精益髓，大补肾阴，龟甲滋阴潜阳，如用于肺火灼伤肺络所致之咳血咯血，则宜选用醋龟甲以增强其滋阴止血之功。熟地黄与醋龟甲相合，大补肾阴，壮水制火以治本，共为君药。黄柏苦寒下清肾火，知母滋肾降火，二药盐炒后取其下行入肾，增强泻火坚阴之功以治标，共为臣药。猪脊髓以髓补髓、蜂蜜甘润以制黄柏之苦燥，共为佐使药。诸药相合，使肾水得充则相火易制，虚火得降则真阴易补，标本兼顾，以滋阴为主，降火为辅。

【处方规范书写格式】熟地黄 25g　醋龟甲 25g^{先煎}　盐黄柏 15g　盐知母 15g

2. 固经丸（《丹溪心法》）

【组成】黄芩_炒　白芍_炒　龟甲_{炙，各一两}　黄柏_{炒，三钱}　椿树根皮_{七钱半}　香附_{二钱半}

【用法】上为末，酒糊丸，如梧桐子大，每服 50 丸，空心温酒或白汤下。

【功用主治】滋阴清热，固经止血。主治阴虚血热之崩漏。症见月经过多，或崩中漏下，血色深红或紫黑稠黏，手足心热，腰膝酸软，舌红，脉弦数。

【炮制品选用分析】方中重用龟甲益肾滋阴而降火，炒白芍敛阴益血以养肝，二药共为君药，此处龟甲宜选取滋阴力较强的醋龟甲。酒黄芩清热止血，盐黄柏泻火坚阴，助醋龟甲以降火，共为臣药。麸炒椿皮固经止血，为佐药。少量香附，宜用醋香附，调气活血，防寒凉太过止血留瘀，亦为佐药。诸药合用，使阴血得养，火热得清，气血调畅，则诸症自愈。

【处方规范书写格式】醋龟甲 30g^{先煎}　炒白芍 30g　酒黄芩 30g　盐黄柏 9g　麸炒椿皮 22.5g　醋香附 7.5g

阿　胶

本品为马科动物驴 *Equus asinus* L. 的干燥皮或鲜皮经煎煮、浓缩制成的固体胶。现在常用炮制品规格有阿胶、阿胶珠。

一、炮制历史沿革

阿胶的炮制历史沿革见表 8-8。

表 8-8　阿胶的炮制历史沿革

年代	书名	炮制品规格
汉代	《金匮玉函经》	炙令尽沸
南北朝刘宋	《雷公炮炙论》	猪脂浸炙
唐代	《外台秘要》	炙珠
	《千金翼方》	炒制、熬制
宋代	《小儿药证直诀》	麸炒
	《圣济总录》	蛤粉炒制、米炒制
	《传信适用方》	蚌粉炒珠
	《类编朱氏集验医方》	面炒制、蒸制
	《太平圣惠方》	炒黄
元代	《汤液本草》	火炮法
明代	《普济方》	酥制
	《证治准绳》	草灰炒制
	《先醒斋医学广笔记》	酒制
清代	《医宗说约》	牡蛎粉炒制
	《外科大成》	葱姜汁制
	《本草述钩元》	煮胶法
	《嵩崖尊生全书》	蒲黄炒
	《本草备要》	童便制
	《叶天士秘方大全》	土炒制
现代	《中国药典》(2020 年版)	阿胶、阿胶珠

阿胶从汉代开始使用辅料和采用不同的方法炮制，近年来各地的炮制规范中收载的大多为蛤粉炒法，也有用蒲黄炒法，增强止血的作用。阿胶已有

的各类炮制方法，均能起到矫臭矫味，使其质地酥脆而便于粉碎，降低其腻滞之性的作用。在阿胶的加辅料制法中，蛤粉炒、牡蛎粉炒等增强滋阴降火、化痰的作用；草木灰、蒲黄炒等增强止血作用；水浸蒸、猪脂浸炙增强滋阴润燥的作用；土炒健脾而增强药物的疗效；麸炒、糯米炒、面炒等增强健脾和胃之功，降低腻滞之性。

二、不同炮制品临床应用特点

（一）阿胶

1. 加工方法 捣成碎块 [《中国药典》（2020 年版）]。

2. 性效特点 甘，平。具有补血滋阴，润燥止血的功能。阿胶长于滋阴补血，用于血虚萎黄，眩晕心悸，心烦失眠，虚风内动，温燥伤肺，干咳无痰。常用于猪苓汤等。

（二）阿胶珠（蛤粉炒阿胶）

1. 加工方法 取阿胶，烘软，切成 1cm 左右的丁，照炒法（通则 0213）用蛤粉烫至成珠，内无溏心时，取出，筛去蛤粉，放凉 [《中国药典》（2020 年版）]。

2. 性效特点 甘，平。阿胶珠（蛤粉烫阿胶）善于益肺润燥，用于阴虚咳嗽、久咳少痰或痰中带血。常用于清燥救肺汤、九仙散等。

（三）蒲黄烫阿胶

1. 加工方法 取阿胶，烘软，切成 1cm 左右的丁，照烫法（通则 0213）用蒲黄粉烫至成珠，内无溏心时，取出，筛去蒲黄粉，放凉。

2. 性效特点 甘，平。蒲黄烫阿胶以止血安络力强，多用于阴虚咳血、崩漏、便血。常用于胶艾汤等。

（四）临床应用辨析

阿胶功效为补血滋阴、润燥、止血。阿胶丁或块长于滋阴补血；阿胶珠（蛤粉炒阿胶）善于益肺润燥；蒲黄烫阿胶以止血安络力强。

三、不同炮制品在传统方剂中的合理选用

（一）阿胶

猪苓汤（《伤寒论》）

【组成】猪苓去皮　茯苓　泽泻　阿胶　滑石碎, 各一两

【用法】上五味，以水四升，先煮四味，取二升，去滓，内阿胶烊消，

温服七合，日三服。

【功用主治】利水清热养阴。主治水热互结伤阴证。症见发热，口渴欲饮，小便不利，或心烦不寐，或咳嗽，或呕恶，或下利，舌红苔白或微黄，脉细数。

【炮制品选用分析】方中猪苓归肾、膀胱经，专以淡渗利水，为君药。泽泻、茯苓助君药利水渗湿，且泽泻兼可泄热，茯苓兼可健脾，同为臣药。其中泽泻用生品，性寒，取其利水渗湿，兼可泄热之效。滑石粉清热利水；阿胶生用滋阴润燥止血，既益已伤之阴，又防诸药渗利伤阴耗津，俱为佐药。诸药配伍，共奏利水清热养阴之效。

【处方规范书写格式】猪苓 10g　茯苓 10g　泽泻 10g　阿胶 10g^{烊化}　滑石粉 10g^{包煎}

（二）蛤粉炒阿胶

1. 清燥救肺汤（《医门法律》）

【组成】桑叶^{经霜者，去枝、梗，净叶，三钱}　石膏^{煅，二钱五分}　甘草^{一钱}　人参^{七分}　胡麻仁^{炒，研，一钱}　真阿胶^{八分}　麦门冬^{去心，一钱二分}　杏仁^{泡，去皮尖，炒黄，七分}　枇杷叶^{一片，刷去毛，蜜涂，炙黄}

【用法】水一碗，煎六分，频频二三次，滚热服。

【功用主治】清燥润肺，益气养阴。主治温燥伤肺证。症见头痛身热，干咳无痰，气逆而喘，咽干鼻燥，心烦口渴，舌干少苔，脉虚大而数。

【炮制品选用分析】方中重用霜桑叶取其质轻性寒，清透肺中燥热之邪，清肺止咳，为君药。温燥犯肺，温者属热宜清，燥胜则干宜润，故用石膏辛甘而寒，清泄肺热，兼能生津止渴；麦冬甘寒，养阴润肺，共为臣药。煅石膏虽沉寒，但用量轻于桑叶，则不碍君药之轻宣；麦冬虽滋润，但用量不及桑叶之半，自不妨君药宣散燥热之功。余皆为佐药，炒苦杏仁、蜜枇杷叶利肺气，使肺气肃降有权；炒胡麻仁（现为炒黑芝麻）、阿胶润肺养阴，使肺得濡润之性，故此处宜选用益肺润燥力强的蛤粉炒阿胶；人参、甘草益气和中，使土旺金生，肺气自旺。甘草调和诸药，兼为使药。诸药相伍，燥邪得宣，肺热得清，气阴得复，共奏清燥救肺、益气养阴之功。

【处方规范书写格式】桑叶 9g　煅石膏 7.5g^{先煎}　麦冬 3.6g　炒苦杏仁 2g　蜜枇杷叶 3g　炒黑芝麻 3g^{打碎}　阿胶珠 2.5g^{烊化}　人参 2g^{另煎}　甘草 3g

2. 九仙散（《王子昭方》，录自《医学正传》）

【组成】人参　款冬花　桑白皮　桔梗　五味子　阿胶　乌梅^{各一两}　贝

母半两　　罂粟壳八两，去顶，蜜炒黄

【用法】上为末，每服三钱，白汤点服，嗽住止后服。

【功用主治】敛肺止咳，益气养阴。主治久咳伤肺，气阴两伤证。症见久咳不已，咳甚则气喘自汗，痰少而黏，脉虚数。

【炮制品选用分析】方中罂粟壳宜用蜜制品，功善敛肺止咳，重用为君。五味子宜用醋五味子，与乌梅合用，敛肺气，助蜜罂粟壳敛肺止咳；人参补肺气，阿胶滋肺阴，气阴双补，共为臣药，此处人参宜用红参，阿胶宜选用益肺润燥力强的蛤粉炒阿胶。款冬花宜用蜜制品，降气平喘、化痰止咳，桑白皮宜用蜜制品，清泄肺热、止咳平喘，川贝母清热化痰、润肺止咳，共为佐药。桔梗宣肺祛痰、载药上行，直趋病所，为佐使药。诸药合用，共奏敛肺止咳、益气养阴之功。

【处方规范书写格式】蜜罂粟壳 6g　醋五味子 12g　乌梅 12g　红参 12g另煎　阿胶珠 12g烊化　蜜款冬花 12g　蜜桑白皮 12g　桔梗 12g　川贝母 6g

（三）蒲黄烫阿胶

胶艾汤（《金匮要略》）

【组成】川芎二两　阿胶二两　甘草二两　艾叶三两　当归三两　白芍四两　干地黄六两

【用法】以水五升，清酒三升，合煮，取三升，去滓，内胶令消尽，温服一升，日三服。不瘥更作。

【功用主治】养血止血，调经安胎。主治妇人冲任虚损，血虚有寒证。症见崩漏下血，月经过多，淋漓不止，产后或流产损伤冲任，下血不绝；或妊娠胞阻，胎漏下血，腹中疼痛。

【炮制品选用分析】方中阿胶补血止血，宜选用止血安络力强的蒲黄烫阿胶；艾叶温经止血；二药又为调经安胎、治崩止漏的要药，共为君药。熟地、当归、白芍、川芎（四物汤）补血调经，并能活血调血，以防出血日久留瘀，共为臣佐药。甘草调和诸药；配白芍缓急止痛；加入清酒助药力运行，亦防出血日久留瘀之意，共为使药。

【处方规范书写格式】酒川芎 6g　蒲黄烫阿胶 6g烊化　甘草 6g　醋艾炭 9g　酒当归 9g　酒白芍 12g　熟地黄 15g

第九章
矿物类

龙　骨

本品为古代（中生代、新生代）哺乳动物如三趾马、犀类、鹿类、牛类、象类、羚羊等骨骼化石或象类门齿的化石。前者习称"龙骨"，后者习称"五花龙骨"。挖出后，除去泥土及杂质。现在常用炮制品规格有龙骨和煅龙骨。

一、炮制历史沿革

龙骨的炮制历史沿革见表 9-1。

表 9-1　龙骨的炮制历史沿革

年代	书名	炮制品规格
晋代	《肘后备急方》	捣碎
南北朝刘宋	《雷公炮炙论》	增加了以香草汤浴过,置燕子腹内,悬于井面上一宿,去燕,取骨粉研的炮制方法
宋代	《太平圣惠方》	烧赤
	《小儿卫生总微论方》	煅红研
	《太平惠民和剂局方》	酒煮焙干,要粘舌者,先以酒浸一宿
	《三因极一病证方论》	醋煮
明代	《本草纲目》	黑豆制法,"凡入药,须水飞过晒干。每斤用黑豆一斗蒸一伏时,晒干用。否则着人肠胃,晚年作热也"
清代	《医宗金鉴》	以僵蚕、防风、当归、川芎等合炙,竹叶包水泡湿火煨
现代		龙骨、煅龙骨

龙骨始见于《神农本草经》。宋代炮制方法丰富，包括烧赤、煅、酒煮、醋淬、水飞等；明清时期又增加了黑豆制、药物合制等。现代常见炮制

品规格有龙骨、煅龙骨。

二、不同炮制品临床应用特点

（一）龙骨

1. 加工方法 取原药材，除去杂质及灰屑，刷净泥土，打碎。

2. 性效特点 甘、涩，平。具有镇静安神、收敛固涩的功效。龙骨镇惊潜阳作用较强，用于怔忡多梦，惊痫，头目眩晕。常用于镇肝熄风汤等。

（二）煅龙骨

1. 加工方法 取净龙骨小块，置耐火容器内，用武火加热，煅至红透，取出放凉，碾碎。

2. 性效特点 甘、涩，平。龙骨煅后可增强收敛固涩、生肌的功效，用于盗汗、自汗、遗精、带下、崩漏、久泻、久痢、疮口不敛等。常用于固冲汤、金锁固精丸、桑螵蛸散等。

（三）临床应用辨析

龙骨功效为镇静安神、收敛固涩。生用镇静安神作用力胜；煅龙骨收敛固涩、生肌作用较强。

三、不同炮制品在传统方剂中的合理选用

（一）龙骨

镇肝熄风汤（《医学衷中参西录》）

【组成】怀牛膝一两　生赭石轧细，一两　生龙骨捣碎，五钱　生牡蛎捣碎，五钱　生龟甲捣碎，五钱　生杭芍五钱　玄参五钱　天冬五钱　川楝子捣碎，二钱　生麦芽二钱　茵陈二钱　甘草钱半

【用法】水煎服。

【功用主治】镇肝息风，滋阴潜阳。主治类中风。症见头晕目眩，目胀耳鸣，脑部热痛，面色如醉，心中烦热，或时常噫气，或肢体渐觉不利，口眼渐形喝斜；甚或眩晕颠仆，昏不知人，移时始醒；或醒后不能复原，脉弦长有力。

【炮制品选用分析】方中牛膝苦酸性平，归肝肾经，重用以引血下行，折其阳亢，并有补益肝肾之效，为君药。赭石质重沉降，镇肝降逆，合牛膝引气血下行以治其标；龙骨、牡蛎、龟甲、白芍益阴潜阳，镇肝息风，共为臣药，其中龙骨宜选镇惊潜阳之力较强的龙骨生用。玄参、天冬滋阴清热，壮水涵木；肝为刚脏，喜条达而恶抑郁，过用重镇之品以强制，势必影响其

疏泄条达之性，故又以茵陈、炒川楝子、麦芽清泄肝热，疏理肝气，以顺肝性，利于肝阳的平降镇潜，均为佐药。甘草调和诸药为使，合麦芽又能和胃安中，以防金石、介壳类药物质重碍胃之弊。诸药相伍，共奏镇肝息风、滋阴潜阳之功。

【处方规范书写格式】牛膝 30g　赭石 30g^{先煎}　龙骨 15g^{先煎}　牡蛎 15g^{先煎}　醋龟甲 15g^{先煎}　白芍 15g　玄参 15g　天冬 15g　炒川楝子 6g　麦芽 6g　茵陈 6g　甘草 4.5g

（二）煅龙骨

1. 固冲汤（《医学衷中参西录》）

【组成】白术_{炒，一两}　生黄芪_{六钱}　龙骨_{煅，捣细，八钱}　牡蛎_{煅，捣细，八钱}　萸肉_{去净核，八钱}　生杭芍_{四钱}　海螵蛸_{捣细，四钱}　茜草_{三钱}　棕边炭_{二钱}　五倍子_{轧细，药汁送服，五分}

【用法】水煎服。

【功用主治】益气健脾，固冲摄血。主治脾肾虚弱，冲脉不固证。症见血崩或月经过多，或漏下不止，色淡质稀，头晕肢冷，心悸气短，神疲乏力，腰膝酸软，舌淡，脉细弱。

【炮制品选用分析】方中酒萸肉，既补益肝肾，又收敛固涩，重用以为君药。煅龙骨、煅牡蛎咸涩收敛，合用收涩之力更强，共助君药固涩滑脱，为臣药，故此处龙骨选用收敛固涩力强的煅龙骨。麸炒白术补气健脾，以助健运统摄；黄芪补气升举，善治流产崩漏，二药合用，令脾气旺而统摄有权，亦为臣药。白芍功能补益肝肾，养血敛阴；棕榈炭（棕边炭）、五倍子味涩收敛，善收敛止血；海螵蛸、茜草固摄下焦，既止血，又化瘀，使血止而无留瘀之弊，共为佐药。诸药合用，共奏益气健脾，固冲摄血之功。

【处方规范书写格式】酒萸肉 24g　煅龙骨 24g^{先煎}　煅牡蛎 24g^{先煎}　麸炒白术 30g　黄芪 18g　白芍 12g　海螵蛸 12g　茜草 9g　棕榈炭 6g　五倍子 1.5g

2. 金锁固精丸（《医方集解》）

【组成】沙苑蒺藜_炒　芡实_蒸　莲须_{各二两}　龙骨_{酥炙}　牡蛎_{盐水煮一日一夜，煅粉，各一两}

【用法】莲子粉糊为丸，盐汤下。

【功用主治】补肾涩精。主治肾虚不固之遗精。症见遗精滑泄，神疲乏力，腰痛耳鸣，四肢酸软，舌淡苔白，脉细弱。

【炮制品选用分析】方中盐沙苑子长于补肾固精止遗，为君药。莲子、莲须、麸炒芡实三药共为臣药，助君药补肾固精。煅龙骨、煅牡蛎收敛固涩，重镇安神，共为佐药，故此处宜选用收敛固涩力强的煅龙骨。诸药合用，既涩精，又补肾，专为肾虚滑精者而设。

【处方规范书写格式】盐沙苑子 12g　麸炒芡实 12g　莲须 12g　莲子 6g　煅龙骨 6g^{先煎}　煅牡蛎 6g^{先煎}

石　膏

本品为硫酸盐类矿物硬石膏族石膏，主含含水硫酸钙（$CaSO_4 \cdot 2H_2O$），采挖后，除去杂石及泥沙。现在常用炮制品规格有石膏、煅石膏。

一、炮制历史沿革

石膏的炮制历史沿革见表 9-2。

表 9-2　石膏的炮制历史沿革

年代	书名	炮制品规格
汉代	《金匮玉函经》	碎
南北朝	《雷公炮炙论》	甘草水飞
唐代	《仙授理伤续断秘方》	煅、黄泥固封煅过
宋代	《全生指迷方》	炒
	《类编朱氏集验医方》	煅：细研入坩埚子内火煅过，飞去石末
	《太平惠民和剂局方》	火煅醋淬法：火煅，醋淬七遍，捣碎水飞令极细，放入药用
明代	《普济方》	湿纸裹，炮令透
	《奇效良方》	碾，用蜡入水或雪水浸三日
	《本草纲目》	糖拌炒过
清代		多沿用煅、炒、煨等方法
现代	《中国药典》（2020 年版）	生石膏、煅石膏

石膏炮制方法最早见于汉代《金匮玉函经》，炮制方法为碎；《雷公炮炙

论》为甘草水飞法；唐宋时期出现了煅、炒、火煅醋淬等方法；明清时期有湿纸裹、炮令透、糖拌炒过、湿纸裹炮令透等。现代有石膏和煅石膏两种炮制品规格。

二、不同炮制品临床应用特点

（一）石膏

1. 加工方法 打碎，除去杂石，粉碎成粗粉 [《中国药典》（2020 年版）]。

2. 性效特点 甘、辛，大寒。清热泻火，除烦止渴。用于外感热病，高热烦渴，肺热喘咳，胃火亢盛，头痛，牙痛。常用于白虎汤、麻黄杏仁甘草石膏汤、玉女煎等。

（二）煅石膏

1. 加工方法 取石膏，照明煅法（通则 0213）煅至酥松 [《中国药典》（2020 年版）]。

2. 性效特点 甘、辛、涩，寒。清热力稍缓，而收湿，生肌，敛疮，止血力强。外治溃疡不敛，湿疹瘙痒，水火烫伤，外伤出血。常用于九一丹等。

（三）临床应用辨析

石膏生用偏于清热泻火，除烦止渴，煅制后清热力稍缓，但收湿、生肌、敛疮、止血力增强。

三、不同炮制品在传统方剂中的合理选用

（一）石膏

1. 白虎汤（《伤寒论》）

【组成】石膏一斤，碎 知母六两 甘草二两，炙 粳米六合

【用法】上四味，以水一斗，煮，米熟汤成，去滓，温服一升，日三服。

【功用主治】清热生津。主治阳明气分热盛证。症见大热，大渴，大汗出，脉洪大有力。

【炮制品选用分析】方中石膏宜生用，辛甘大寒，功善清解，透热出表，以除阳明气分之热为君药。知母苦寒质润，既助石膏清阳明气分之热，又可滋阴润燥救已伤之阴津为臣药。君臣相须为用，可增强清热生津之功。佐以粳米、蜜甘草益胃生津，亦可防石膏大寒伤中之弊。蜜甘草兼以调和诸药为使。四药相配，共奏清热生津之功。

【处方规范书写格式】石膏 50g先煎 知母 18g 粳米 9g 蜜甘草 6g

2. 麻黄杏仁甘草石膏汤（《伤寒论》）

【组成】麻黄_{去节，四两}　杏仁_{去皮，五十个}　甘草_{炙，二两}　石膏_{碎，绵裹半斤}

【用法】上四味，以水七升，煮麻黄，减二升，去上沫，内诸药，煮取二升，去滓，温服一升。

【功用主治】辛凉宣泄，清肺平喘。主治外感风邪，邪热壅肺证。症见身热不解，咳喘，甚则气急鼻扇，口渴，有汗或无汗，舌苔薄白或黄，脉浮而数。

【炮制品选用分析】方中麻黄选用生品，既能宣肺平喘，又能解表透邪；石膏宜选清热泻火力强的石膏生品，清泄肺热，两药相配，既能透邪于外，又能清热于内。麻黄得石膏，则宣肺平喘而不助热；石膏得麻黄，则清解肺热而不凉遏。石膏用量倍于麻黄，相制为用，共为君药。苦杏仁降肺气，止咳喘，作为臣药，与麻黄同用，一宣一降，增强平喘之力。甘草宜炙用，益气和中，调和诸药，为使药。四味合用，共奏辛凉宣泄，清肺平喘之功。

【处方规范书写格式】麻黄 9g^{先煎}　石膏 18g^{先煎}　苦杏仁 9g　蜜甘草 6g

3. 玉女煎（《景岳全书》）

【组成】石膏_{三至五钱}　熟地_{三至五钱或一两}　麦冬_{二钱}　知母　牛膝_{各一钱半}

【用法】上药用水一盅半，煎七分，温服或冷服。

【功用主治】清胃热，滋肾阴。主治胃热阴虚证。症见头痛，牙痛，齿松牙衄，烦热干渴，舌红苔黄而干。亦治消渴，消谷善饥等。

【炮制品选用分析】方中石膏宜用生品，辛甘大寒，清阳明有余之火而不损阴，故为君药。熟地黄甘而微温，以滋肾水之不足，用为臣药。君臣相伍，清火壮水，虚实兼顾。知母宜用盐知母，苦寒质润，滋清兼备，一助石膏清胃热而止烦渴，一助熟地滋养肾阴，且盐炙后，可引药下行，增强滋阴降火作用；麦冬微苦甘寒，助熟地黄滋肾，而润胃燥，且可清心除烦，二者共为佐药。牛膝导热引血下行，且补肾水，为佐使药，诸药配伍，共奏清胃热、滋肾阴之效。

【处方规范书写格式】石膏 15g^{先煎}　熟地黄 15g　盐知母 5g　麦冬 6g牛膝 5g

（二）煅石膏

九一丹（《医宗金鉴》）

【组成】石膏_{煅，九钱}　黄灵药_{一钱}

【用法】上为极细末，用绵纸捻作药线，润以面糊，将丹拌上，插入脓管；或掺疮上，以膏贴之。

【功用主治】提脓生肌，退管生肌。主治疮疡溃后，脓腐将净，欲生肌收回者。

【炮制品选用分析】此处石膏宜选用煅石膏，因石膏煅后虽清热力较缓，但是收湿、生肌、敛疮、止血力强。

黄灵药为复方制剂（《灵药秘方》卷下，处方：铅九钱，汞一两，雄黄一两，火硝三两，枯矾二两，朱砂四钱）。

【处方规范书写格式】煅石膏 7g　黄灵药 3g

赭　石

本品为氧化物类矿物刚玉族赤铁矿，主含三氧化二铁（Fe_2O_3）。采挖后，除去杂石。现在主要的炮制品规格有赭石、煅赭石。

一、炮制历史沿革

赭石的炮制历史沿革见表 9-3。

表 9-3　赭石的炮制历史沿革

年代	书名	炮制品规格
汉、唐	《金匮玉函经》	碎
	《外台秘要》	碎
南北朝刘宋	《雷公炮炙论》	凡使,不计多少,用蜡水细研尽,重重飞过,水面上有赤色,如薄云者去之。然后用细茶脚汤煮之,一伏时了,取出又研一万匝,方入用。净铁档一口,著火得铛热底赤,即下白蜡一两,于铛底逡巡间,便投新汲水冲之,于中沸一二千度了,如此放冷,取出使之
宋朝	《斗门方》	用血师一两米醋一升,以火烧血师通赤,淬入醋中,以淬竭为度,捣罗如面
	《太平惠民和剂局方》	凡使,并用火煅,醋淬七遍,捣研水飞令极细,放入药用
	《太平圣惠方》	烧制:烧令紫色
明、清	《圣济总录》	煅研
	《普济方》	煨赤研
	《本草述》	煨醋淬
	《本草纲目》	酒醋煮制
现代	《中国药典》(2020 年版)	赭石、煅赭石

汉代《金匮要略》有碎法；至唐有研、煮等方法记载；宋代及以后不仅增加煅、煅淬，还有浸、煨赤、烧红等方法。但历代最常用的方法仍是研碎、煅、火煅醋淬法。现代常见的炮制品规格有赭石、煅赭石。

二、不同炮制品临床应用特点

（一）赭石

1. 加工方法 除去杂质，砸碎 [《中国药典》（2020 年版）]。

2. 性效特点 苦，寒。平肝潜阳，重镇降逆，凉血止血。用于眩晕耳鸣，呕吐，噫气，呃逆，喘息，以及血热所致的吐血、衄血。常用于镇肝熄风汤等。

（二）煅赭石

1. 加工方法 取净赭石，砸成碎块，照煅淬法（通则 0213）煅至红透，醋淬，碾成粗粉 [《中国药典》（2020 年版）]。

2. 性效特点 煅赭石降低了苦寒之性，增强了平肝止血作用，并可使质地酥脆，易于粉碎和煎出有效成分。用于吐血、衄血及崩漏等证。常用于震灵丹等。

（三）临床应用辨析

赭石生用具有平肝潜阳、重镇降逆、凉血止血的功效，煅制后便于粉碎服用，且增强平肝止血作用。

三、不同炮制品在传统方剂中的合理选用

（一）赭石

镇肝熄风汤（《医学衷中参西录》）

【组成】怀牛膝一两　生赭石轧细，一两　生龙骨捣碎，五钱　生牡蛎捣碎，五钱　生龟板捣碎，五钱　生杭芍五钱　玄参五钱　天冬五钱　川楝子捣碎，二钱　生麦芽二钱　茵陈二钱　甘草钱半

【用法】水煎服。

【功用主治】镇肝息风，滋阴潜阳。主治类中风。症见头晕目眩，目胀耳鸣，脑部热痛，面色如醉，心中烦热，或时常噫气，或肢体渐觉不利，口眼渐形㖞斜；甚或眩晕颠仆，昏不知人，移时始醒；或醒后不能复原，脉弦长有力。

【炮制品选用分析】方中牛膝苦酸性平，归肝肾经，重用以引血下行，折其阳亢，并有补益肝肾之效，为君药。取赭石质重沉降，镇肝降逆之效，合

牛膝引气血下行以治其标；龙骨、牡蛎、醋龟甲、白芍益阴潜阳，镇肝息风，共为臣药。玄参、天冬滋阴清热，壮水涵木；肝为刚脏，喜条达而恶抑郁，过用重镇之品以强制，势必影响其疏泄条达之性，故又以茵陈、炒川楝子、麦芽清泄肝热，疏理肝气，以顺肝性，利于肝阳的平降镇潜，均为佐药。甘草调和诸药为使，合麦芽又能和胃安中，以防金石、介壳类药物质重碍胃之弊。诸药相伍，共奏镇肝息风、滋阴潜阳之功。

【处方规范书写格式】牛膝 30g　赭石 30g ^{先煎}　龙骨 15g ^{先煎}　牡蛎 15g ^{先煎}　醋龟甲 15g ^{先煎}　白芍 15g　玄参 15g　天冬 15g　炒川楝子 6g　麦芽 6g　茵陈 6g　甘草 4.5g

（二）煅赭石

震灵丹（《太平惠民和剂局方》）

【组成】禹余粮_{火煅醋淬}　紫石英　赤石脂　代赭石_{火煅醋淬，各四两}　乳香_{别研}　五灵脂_研　没药_{研，各二两}　朱砂_{水飞，一两}

【用法】八法并为末，以糯米煮糊为丸，如小鸡头大，晒干出光，每一粒，空心温酒下；妇人醋汤下。

【功用主治】止血化瘀。主治冲任虚寒，瘀阻胞宫。症见出血不止，血色紫红或紫黑，夹有血块，小腹疼痛拒按，血块排出则痛减，舌质紫黯，脉沉细弦等。

【炮制品选用分析】方中赤石脂、禹余粮、紫石英、赭石均经煅过，更增温涩之性，有暖宫固下，养血止崩之功；乳香、没药、五灵脂皆辛温之品，具活血化瘀、理气止痛之功；糯米粉补肺健脾，益气温中。诸药配合，既可固下元之虚冷，又可化内留之瘀血，血止瘀去，故崩漏自愈。

【处方规范书写格式】煅禹余粮 20g　煅紫石英 20g　煅赤石脂 200g　煅赭石 20g　醋乳香 10g　醋五灵脂 10g　醋没药 10g　朱砂 5g

紫石英

本品为氟化物类矿物萤石族萤石，主含氟化钙（CaF_2）。采挖后，除去杂石。现在主要的炮制品规格有紫石英、煅紫石英。

一、炮制历史沿革

紫石英的炮制历史沿革见表 9-4。

表 9-4　紫石英的炮制历史沿革

年代	书名	炮制品规格
唐代	《千金翼方》	七日研之
	《日华子本草》	醋淬,捣为末
宋代	《太平惠民和剂局方》	醋淬水飞:凡使,并用火煅,醋淬七遍,捣碎飞令极细
	《圣济总录》	葵菜煮:紫石英捶作小块,以葵菜叶煮半日,碾细水飞
	《济生方》	煅制:火煅七日,研令极细
明代	《奇效良方》	煨制:醋淬,入坩埚内,以瓦盖口,盐泥固济,候干用硬炭十斤煨通红,火尽为度,入地坑埋,出火毒二宿,研末用
现代	《中国药典》(2020 年版)	紫石英、煅紫石英

　　唐宋时期紫石英炮制方法有研磨、醋淬、水飞煅；明代有煨、醋淬等。现代常用炮制品规格有紫石英、煅紫石英。

二、不同炮制品临床应用特点

　　（一）紫石英

　　1. 加工方法　除去杂石,砸成碎块 [《中国药典》(2020 年版)]。

　　2. 性效特点　甘,温。擅于镇心安神,用于心悸易惊、癫痫抽搐等。常用于风引汤等。

　　（二）煅紫石英

　　1. 加工方法　取净紫石英块,照煅淬法（通则 0213）煅透,醋淬。每 100kg 紫石英,用醋 30kg[《中国药典》(2020 年版)]。

　　2. 性效特点　煅紫石英质酥易碎,醋制后入肝走血分,增强了温肺气、暖下焦的作用,用于肺虚寒咳、宫冷不孕等。常用于白垩丸等。

　　（三）临床应用辨析

　　紫石英功效为温肾暖宫,镇心安神,温肺平喘。紫石英生用擅于镇心安神；煅紫石英温肾暖宫、温肺平喘。

三、不同炮制品在传统方剂中的合理选用

（一）紫石英

风引汤（《金匮要略》）

【组成】大黄　干姜　龙骨_{各四两}　桂枝_{三两}　甘草　牡蛎_{各二两}　寒水石　滑石　赤石脂　白石脂　紫石英　石膏_{各六两}

【用法】上药为粗末。上十二味，杵末粗筛，以韦囊盛之。取三指撮，井花水煎服。

【功用主治】清热息风，镇惊安神，除热瘫痫，除热镇心。主治癫痫、风瘫。症见突然仆卧倒地，筋脉拘急，两目上视，喉中痰鸣，神志不清，舌红苔黄腻，脉滑者。大人风引，小儿惊痫瘛疭，日数十发，医所不药者。

【炮制品选用分析】风邪内并则火热内生，五脏亢盛，逆归于心，故以桂枝、甘草、龙骨、牡蛎通阳气，安心肾为君。然厥阴风木与少阳相火同居，火发必风生，风生必挟木势侮其脾土，故脾气不行，聚液成痰，流注四末，因成瘫痪，故用大黄以荡涤风火湿热之邪为臣。随用干姜之止而不行者以补之为反佐；又取滑石、石膏清金以伐其木，赤、白石脂厚土以除其湿，寒水石以助肾水之阴，紫石英以补心神之虚为使。故此处紫石英应生用，取其镇心安神之效。

【处方规范书写格式】大黄 56g　干姜 56g　龙骨 56g　桂枝 42g　甘草 28g　牡蛎 28g　寒水石 84g　滑石 84g　赤石脂 84g　白石脂 84g　紫石英 84g　石膏 84g

（二）煅紫石英

白垩丸（《严氏济生方》）

【组成】煅白垩　煅禹余粮　鳖甲_{醋炙}　乌贼骨_{醋炙}　当归_{酒浸}　鹊巢灰　炮姜　煅紫石英　炮附子　狗脊　川芎　鹿茸_{醋炙，各一两}　艾叶炭_{半两}

【用法】上药为细末，醋煮米糊为丸，如梧桐子大。每服七十丸，空腹温酒或米饮送下。

【功用主治】主治妇人白带，久而不止，面色黯黦，绕脐疼痛，腰膝冷痛，日渐虚困。产后白带。

【炮制品选用分析】本方中紫石英具有温宫涩带作用，故应选用煅紫石英，取其暖下焦的功效。

【处方规范书写格式】煅白垩 30g　煅禹余粮 30g　醋鳖甲 30g　醋乌贼骨 30g　当归 30g　炮姜 30g　煅紫石英 30g　炮附片 30g　金毛狗脊 30g　川芎 30g　艾叶炭 15g　鹿茸片 30g

磁 石

本品为氧化物类矿物尖晶石族磁铁矿，主含四氧化三铁（Fe_3O_4）。采挖后，除去杂石。现在主要的炮制品规格有磁石、煅磁石。

一、炮制历史沿革

磁石的炮制历史沿革见表 9-5。

表 9-5 磁石的炮制历史沿革

年代	书名	炮制品规格
南北朝刘宋	《雷公炮炙论》	用五花皮、地榆、故棉、东流水煮三日夜，捶细，水飞的炮制方法
南北朝梁代	《名医别录》	炼水饮之，以令人有子
唐宋	《外台秘要》	研，水淘去赤汁，干之研之
	《太平惠民和剂局方》	如入汤剂，即杵，水淘去赤汁使
	《太平圣惠方》	醋制："醋淬七遍，捣碎细研，水飞过""陈醋浸七遍，捣碎细研"
	《圣济总录》	煅，醋淬七遍捣研如粉
现代	《中国药典》（2020 年版）	磁石、煅磁石

南北朝时始用药制水飞法；唐代研水淘去赤汁、醋制、醋浸、煅、烧等。现代常用炮制品规格有磁石和煅磁石。

二、不同炮制品临床应用特点

（一）磁石

1. 加工方法 除去杂质，砸碎 [《中国药典》（2020 年版）]。

2. 性效特点 咸，寒。擅于平肝潜阳，镇静安神，多用于惊悸，失眠，头晕目眩。常用于磁朱丸等。

（二）煅磁石

1. 加工方法 取净磁石块，照煅淬法（通则 0213）煅至红透，醋淬，碾成粗粉。每 100kg 磁石，用醋 30kg[《中国药典》（2020 年版）]。

2. 性效特点 煅磁石聪耳明目，补肾纳气力强，并易于粉碎与制剂，多用于耳鸣、耳聋、视物昏花、白内障、肾虚气喘、遗精等。常用于磁石丸等。

（三）临床应用辨析

磁石功效为镇惊安神，平肝潜阳，聪耳明目，纳气平喘。磁石生品主要用于平肝潜阳，镇静安神；煅磁石多用于聪耳明目、补肾纳气。

三、不同炮制品在传统方剂中的合理选用

（一）磁石

磁朱丸（《备急千金要方》）

【组成】神曲四两　磁石二两　朱砂一两

【用法】上三味末之，炼蜜为丸，如梧子大，饮服三丸，日三服。

【功用主治】益阴明目，重镇安神。主治心肾不交，耳鸣耳聋，心悸失眠，视物昏花，亦治癫痫。

【炮制品选用分析】本方中磁石入肾，能益阴潜阳，重镇安神，故此处宜选磁石生用；朱砂入心，能安神定志。二药合用，一能滋肾潜阳，以使水火既济，交通心肾，乃能入寐；肾精内充，乃能耳目聪明；二能安神定志，以使心安神藏。六神曲在本方具有健脾助运之功，以防石药害胃；更与蜂蜜补中和胃相配合，促使脾胃散精，以填于肾，肾精充足，则诸证可祛。

【处方规范书写格式】炒六神曲 120g　磁石 60g　朱砂 30g

（二）煅磁石

磁石丸（《三因极一病证方论》）

【组成】磁石煅, 醋淬　龙齿　苁蓉酒浸　茯苓各二两　人参　麦门冬去心　远志去心　续断　赤石脂煅, 醋淬　鹿茸酥炙, 各一两半　地黄干者, 三两　韭子炒　柏子仁　丹参各一两一分

【用法】上为末，蜜丸，梧子大。食前温酒下三十丸至五十丸。

【功用主治】主治精虚极，尫羸，惊悸，梦中遗泄，尿后余沥，小便白浊，甚则茎弱核微，小腹里急。

【炮制品选用分析】本方中取磁石补肝肾明目、补肾益气固精作用，故此处宜选用煅磁石。

【处方规范书写格式】煅磁石 60g　煅龙齿 60g　酒肉苁蓉 60g　茯苓 60g　人参 45g　麦冬 45g　远志 45g　续断 45g　煅赤石脂 45g　鹿茸 45g　地黄 90g　韭菜子 37.5g　炒柏子仁 37.5g　丹参 37.5g

参考文献

[1] 国家药典委员会.中华人民共和国药典：2020年版.一部.北京：中国医药科技出版社，2020.

[2] 国家中医药管理局《中华本草》编委会.中华本草.上海：上海科学技术出版社，1999.

[3] 叶定江，张世臣，吴皓.中药炮制学.2版.北京：人民卫生出版社，2011.

[4] 张廷模，彭成.中华临床中药学.2版.北京：人民卫生出版社，2015.

[5] 龚千锋.中药炮制学.2版.北京：中国中医药出版社，2007.

[6] 南京中医药大学.中药大辞典.2版.上海：上海科学技术出版社，2006.

[7] 《全国中草药汇编》编写组.全国中草药汇编.2版.北京：人民卫生出版社，1996.

[8] 邓来送，刘荣禄.实用中药炮制学.北京：中国中医药出版社，1993.

[9] 徐国钧，何宏贤，徐珞珊，等.中国药材学.北京：中医医药出版社，1996.

[10] 肖培根.新编中药志.北京：化学工业出版社，2002.

[11] 张贵君.现代中药材商品通鉴.北京：中国中医药出版社，2001.

12检